“十四五”职业教育国家规划教材

供职业教育药剂、医学检验技术、医学影像技术、医学生物技术、中医、中医康复技术及相关专业使用

临床疾病概要

（第四版）

主　编　吴红侠　刘鸿业

副主编　李　健

编　者（按姓氏汉语拼音排序）

陈依妮（沈阳市中医药学校）

陈禹西（石河子卫生学校）

杜冬梅（沈阳市化工学校）

韩　俊（成都铁路卫生学校）

劳　艳（广西医科大学附设玉林卫生学校）

李　健（山东省莱阳卫生学校）

李　丽（桂林市卫生学校）

李茂良（河源市卫生学校）

刘鸿业（山东省青岛第二卫生学校）

沈　伟（成都中医药大学附属医院针灸学校）

苏春梅（广东省揭阳市卫生学校）

吴红侠（沈阳市中医药学校）

张莎莎（广东省连州卫生学校）

张晓星（山东省济宁卫生学校）

张芝娟（晋中市卫生学校）

科学出版社

北　京

内 容 简 介

本教材为“十四五”职业教育国家规划教材。本教材根据专业的培养目标，对常见病和多发病的病因病机、临床特征、辅助检查、诊疗原则等做了重点介绍，教材内容力求与专业执业资格内容相吻合，正文中适当增加了案例、链接，章后附有自测题，旨在激发学生的学习兴趣，引导学生思考，拓展学生医学相关知识，有助于学生全面掌握专业知识，提高实际工作能力。

本教材可供职业教育药剂、医学检验技术、医学影像技术、医学生物技术、中医、中医康复技术及相关专业使用。

图书在版编目（CIP）数据

临床疾病概要 / 吴红侠，刘鸿业主编. -- 4版. 北京 : 科学出版社，2025. 3. --（“十四五”职业教育国家规划教材）. -- ISBN 978-7-03-081221-6

Ⅰ. R4

中国国家版本馆CIP数据核字第2025XT0006号

责任编辑：谷雨擎 / 责任校对：周思梦
责任印制：师艳茹 / 封面设计：涿州锦晖

科学出版社 出版
北京东黄城根北街16号
邮政编码:100717
http://www.sciencep.com
三河市骏杰印刷有限公司印刷
科学出版社发行 各地新华书店经销
*
2010年7月第 一 版 开本：850×1168 1/16
2025年3月第 四 版 印张：22 1/2
2025年3月第三十八次印刷 字数：476 000

定价：79.80元

（如有印装质量问题，我社负责调换）

前　言

党的二十大报告指出："人民健康是民族昌盛和国家强盛的重要标志。把保障人民健康放在优先发展的战略位置，完善人民健康促进政策。"贯彻落实党的二十大部署，积极推动健康事业发展，离不开人才队伍建设。党的二十大报告还指出："培养造就大批德才兼备的高素质人才，是国家和民族长远发展大计。"本次教材修订旨在贯彻党的二十大报告精神和党的教育方针，落实立德树人的根本任务，坚持为党育人、为国育才。

教材是教学内容的重要载体，是教学的重要依据、培养人才的重要保障。本教材自出版以来，在全国多所医药院校使用，得到广泛好评。为贯彻《国家职业教育改革实施方案》文件精神，落实教育部最新《职业教育专业教学标准》的要求，适应我国卫生职业教育发展与改革的需要，进行了本次教材的修订。

在编写本教材的过程中，全书在上一版的基础上对内容做了一定调整，由原来的40章调整为36章。为避免整个教材体系中知识内容的重叠，在原有教材中把儿科急性肾小球肾炎和营养性缺铁性贫血调整至内科泌尿系统疾病和血液系统疾病部分，并增加贫血、地方性疾病的知识链接，将儿科小儿传染病合并至常见传染病部分，将咽喉部疾病合并至内科呼吸系统疾病等，总学时也由120学时缩减至108学时。我们沿袭上一版以能力为本位、以就业为导向、以培养专业就业所需为目标，强调知识、技能、素养，三位一体的综合培养，内容力求新、准、简、实，以案例形式重点讲述应知应会的临床基本知识和基本理论，主要对常见病、多发病的病因病机、临床特征、辅助检查、诊疗原则做了重点介绍。总结教材内容，总体力求体现以下特点。

1. 知识点多，紧贴临床。本教材知识点多，紧贴临床，涵盖了药剂等专业学生应知应会的大量有关基础、临床的知识点，学生掌握了这些知识，既是下一步直接从事专业工作的基础，也是下一步提升自己、升学备考的基础。

2. 案例丰富，病种齐全。用典型案例，把临床疾病相关知识进行浓缩、梳理、提示，利于学生思考，体验理论联系实际。

3. 创新融合，与时俱进。在教材中吸收新技术、新理论、新成果，使内容紧随医学发展。

4. 在篇章中适当穿插课程思政内容，以响应落实国家对于课程思政建设的要求。

由于水平有限，教材中可能存在不足之处，敬请广大读者提出宝贵意见，以便我们在今后不断修订完善。

编　者

2024年11月

配 套 资 源

欢迎登录“中科云教育”平台，**免费** 数字化课程等你来！

本教材配有图片、视频、音频、动画、题库、PPT 课件等数字化资源，持续更新，欢迎选用！

“中科云教育”平台数字化课程登录路径

电脑端

- 第一步：打开网址 http://www.coursegate.cn/short/MI6JQ.action
- 第二步：注册、登录
- 第三步：点击上方导航栏“课程”，在右侧搜索栏搜索对应课程，开始学习

手机端

- 第一步：打开微信“扫一扫”，扫描下方二维码
- 第二步：注册、登录
- 第三步：用微信扫描上方二维码，进入课程，开始学习

PPT 课件：请在数字化课程各章节里下载！

目录

第1篇 绪论

第2篇 诊断学

第3篇 内科疾病

第 4 篇 外科疾病

第 5 篇 妇产科疾病

第 6 篇 儿科疾病

第 7 篇 眼耳鼻口腔疾病

第 8 篇 传 染 病

第1篇　绪　论

第1章　疾病概述

学习目标

1. 素质目标　培养学生科学、严谨的工作作风，具备医者仁心以及无私奉献的精神。
2. 知识目标　了解健康的标准，掌握疾病的病理变化类型。
3. 能力目标　能初步判断脑死亡和疾病的基本类型。

许多人对健康表现出强烈的渴望，是因为人类长期以来面临各种疾病的困扰，是什么原因导致了疾病的出现？疾病过程中身体都会发生怎样的变化？本章的学习将会使你对以上问题有所了解。

第1节　疾病学概论

一、健康与疾病

（一）健康的概念

世界卫生组织（World Health Organization，WHO）提出，健康不仅是没有疾病和病痛，而是躯体上、精神上和社会上处于完好状态。所以健康包括身体健康、心理健康和社会适应健康三方面，即一个健康的人，机体内部表现为结构的完整、结构与功能的协调，通过各种调节，保持内环境的相对恒定；外部表现为在本人所处的环境中进行有效活动和工作的能力，并且与环境保持协调关系。

（二）疾病的概念

疾病是机体在一定病因的作用下，因自我调节紊乱而发生的异常生命活动过程。体内发生损伤与抗损伤反应，机体组织、细胞发生形态、结构、功能和代谢的病理变化，并出现许多临床表现和社会行为的异常。

二、疾病发生的原因和条件

疾病的发生往往是致病原因和条件综合作用的结果，它们在疾病的发生发展中起着不同的作用。

（一）致病原因

致病的原因是指引起疾病所必不可少的、决定疾病特异性的因素。病因一般分为以下几大类。

1. 生物因素　是最常见的致病原因，包括各种病原生物及其代谢产物。它们引起的疾病，往往具有一定的特异性，有一定的疾病经过、病理特征及临床表现。

2. 理化因素　物理因素是指一定强度的各种机械力、温度、电流、电离辐射、大气压等。化学因素是指一定浓度的或有毒的化学物质。

3. 营养因素　是指机体正常生命活动所必需的物质过多或缺乏，都可引起疾病，如肥胖症、营养不良、佝偻病、夜盲症等。

4. 遗传因素　可分为两种情况：①直接遗传引起的遗传病，是亲代生殖细胞中的遗传物质出现缺陷并传递给后代的结果，如色盲、血友病、唐氏综合征等；②遗传易患性引起的疾病，是某种遗传缺陷和条件因素共同导致的疾病，如葡萄糖-6-磷酸脱氢酶缺乏症、高血压、糖尿病等。

5. 先天因素　是指能损害胎儿发育的因素，而不是遗传物质的异常，如早期孕妇患风疹，则风疹病毒可能损害胎儿，引起先天性心脏病。

6. 免疫因素　包括个体的免疫反应过强发生的变态反应性疾病、由于个体免疫功能不足或缺乏所引起的免疫缺陷病、个体能对自身组织抗原发生免疫反应并引起自身组织损伤的自身免疫性疾病。

7. 精神、自然、社会因素　长期精神紧张、忧思过度或精神创伤会引起某些疾病，如高血压、溃疡、神经衰弱，甚至精神分裂症等。自然因素包括气候条件、地理环境、水土特点等。社会因素主要指社会的环境和条件，包括社会生产力、科学文化水平、劳动及生活条件、社会管理制度等。

考点 常见的致病原因

（二）条件

疾病发生的条件是指影响疾病发生发展的因素。疾病发生的条件包括内部条件和外部条件。致病条件本身不能引起疾病，但可以左右病因对机体的影响。临床上把能促进疾病发生发展的因素称为诱因。

三、疾病发展过程中的共同规律

不同原因引起的疾病，有其不同的发展规律，但又存在一些共同规律。现将疾病发展过程中的共同规律概括如下。

（一）机体稳态的紊乱

正常机体在不断变化的内、外环境中，通过神经、体液调节，使各系统器官的功能和代谢维持在正常范围内，保持内环境的相对稳定，称为自稳调节下的自稳态。疾病时，由于致病因素对机体的损伤作用，使机体的自稳态调节功能紊乱，引起相应功能和代谢的改变，导致严重的生命活动障碍。

（二）损伤与抗损伤反应

致病因素作用于机体，引起机体的损伤时，机体则调动各种防御、代偿功能来对抗致病因素所引起的损伤。损伤与抗损伤的斗争贯穿于疾病的始终，双方力量的较量决定着疾病的发展方向和转归。因此，扶持抗损伤反应、减轻和消除损伤反应，对促进疾病的康复具有极其重要的意义。

（三）因果转化规律

因果转化是指在疾病发生发展的过程中，原因与结果的相互转化、互为因果，形成一个链式发展的疾病过程。一般来说，有因不一定有果，但有果一定有因。即上一个变化过程的结果转化为下一个变化过程的原因，引起新的结果，以此类推。医护人员应注意恶性循环的发生和发展，阻断恶性循环，防止病情恶化，同时采取积极有效的防治措施，建立良性循环，使病情向有利于健康的方向发展，有利于疾病的康复。

（四）局部和整体

局部的病变，可能通过神经、体液途径影响整体，而机体的全身功能状态，也可以通过这些途径影响局部病变的发展过程。

四、疾病的转归

大多数疾病在经历一定时间或若干阶段以后，终将趋于结束，这就是疾病的转归，而诊断和治疗是否及时正确，对疾病的转归起着极为重要的作用，疾病的转归有康复和死亡两种情况。

（一）康复

康复分为完全康复和不完全康复两种情况。完全康复是指机体的功能代谢活动及形态结构得以完全修复，社会行为包括劳动力也完全恢复正常；不完全康复是指损伤性变化得到了控制，主要症状已经消失，但体内仍存在着某些病理变化，只是通过代偿反应才维持相对正常的生命活动。

（二）死亡

死亡是生命活动的终止，也就是机体完整性的解体。

1. 死亡过程　传统概念将死亡过程分为下述三个阶段。

（1）濒死阶段（又称临终状态）：机体各系统的功能发生严重障碍，中枢神经系统的脑干以上部分处于深度抑制状态，表现为血压下降、心跳减弱、体温降低、反应迟钝、意识模糊、呼吸微弱或不规则。持续时间因病而异。

（2）临床死亡阶段：主要标志为心跳和呼吸完全停止，瞳孔散大，反射消失。此期延髓以上的神经中枢处于深度抑制状态，仍为脑死亡的可逆阶段，特别是对于由失血、窒息、触电等原因引起的死亡病例，要考虑到复苏的可能性。

（3）生物学死亡阶段：是死亡过程的最后阶段，也是死亡的不可逆阶段。死亡从大脑皮质开始向下到各系统器官，其实质为功能代谢的相继停止并出现死亡体征（尸冷、尸斑、尸僵，最后尸体腐败）。

2. 脑死亡　包括脑干在内的全脑功能不可逆性的丧失。

（1）判定先决条件　①昏迷原因明确；②排除各种原因的可逆性昏迷。

（2）临床判定标准　①深昏迷；②脑干反射消失；③无自主呼吸，依赖呼吸机维持通气，自主呼吸激发试验证实无自主呼吸。以上三项临床判定标准必须全部符合。

（3）确认试验标准　①脑电图（electroencephalogram，EEG）：显示电静息。②短潜伏期躯体感觉诱发电位（short-latency somatosensory evoked potential，SLSEP）：正中神经 SLSEP 显示双侧 N9 和（或）N13 存在，P14、N18 和 N20 消失。③经颅多普勒超声（transcranial Doppler，TCD）：显示颅内前循环和后循环血流呈振荡波、尖小收缩波或血流信号消失。以上三项确认试验至少两项符合。

考点 脑死亡的判断标准

第 2 节　疾病过程中常见的病理解剖变化

一、细胞和组织的适应、损伤与修复

正常细胞和组织可以对体内、外环境变化等刺激，做出不同的代谢、功能和形态的反应性调整。轻度的损伤大部分是可逆的，但严重的刺激可导致细胞不可逆性损伤——细胞死亡。

（一）细胞和组织的适应

细胞或组织器官对内、外环境中的持续性刺激和各种有害因子产生的非损伤性应答反应，称为适应。适应包括功能代谢和形态结构两方面，其目的在于避免细胞和组织受损，在一定程度上反映了机体的调整应答能力。主要表现为萎缩、肥大、增生、化生。

1. 萎缩　发育正常的器官、组织或细胞体积缩小，称为萎缩。萎缩器官或组织的体积缩小，是由细胞的体积缩小和（或）数目减少所致。萎缩是一种后天性变化，其实质是分解代谢大于合成代谢。

萎缩有生理性和病理性两类。生理性萎缩是机体在正常发育过程中，某些器官由于生理性功能减退而发生的萎缩，如青春期后的胸腺萎缩，妇女更年期后的卵巢、子宫及乳腺萎缩等。病理性萎缩是由疾病引起的，是组织在致病因子的作用下发生物质代谢障碍的结果。按其发生原因，可分为营养不良性萎缩、去神经性萎缩、失用性萎缩、压迫性萎缩、内分泌性萎缩五种类型。

2. 肥大　细胞、组织或器官体积增大，称为肥大。肥大通常是实质细胞体积增大的结果，分为生理性肥大和病理性肥大两种。病理性肥大可分为代偿性肥大和内分泌性肥大两种类型。

3. 增生 组织或器官内细胞数目增多，称为增生。增生常导致组织或器官的体积增大，多发生于再生能力较强的组织，如肝、肾、上皮组织等。可分为代偿性增生和内分泌性增生。

4. 化生 一种分化成熟的细胞或组织转化为另一种分化成熟的细胞或组织的过程，称为化生。化生通常只出现在分裂增殖能力较活跃的细胞类型中，常见类型有：

（1）鳞状上皮化生 如支气管柱状上皮由于炎症刺激，化生为鳞状上皮；慢性子宫颈炎时，子宫颈管的柱状上皮化生为鳞状上皮。

（2）肠上皮化生 如慢性萎缩性胃炎，部分胃黏膜上皮化生为肠黏膜上皮。

（3）间叶组织的化生 间叶组织中幼稚的成纤维细胞在损伤后可转变为成骨细胞和成软骨细胞，称为骨或软骨化生。例如，骨骼肌的慢性劳损发生的骨化性肌炎等。

考点 组织与细胞的适应性变化

（二）细胞和组织的损伤

当机体内、外环境改变超过细胞和组织的适应能力后，可引起受损细胞和细胞间质发生物质代谢障碍，致使细胞、组织形态结构发生改变，称为损伤。轻度的损伤，原因消除后可恢复正常，称为可逆性损伤；严重的损伤可导致细胞死亡，称为不可逆性损伤。

1. 变性 细胞或间质内出现异常物质，或原有物质的数量异常增多，称为变性。变性可发生在细胞内，也可发生在间质中。变性的组织细胞功能降低。多数变性属可逆性变化，消除病因后可恢复正常的形态和功能，如损伤继续加重，可发展为坏死。常见的变性有以下几种。

（1）细胞内水肿 是指细胞内水、钠潴留，又称水样变性，是最常见的一种轻度变性。多发生于含线粒体丰富、代谢活跃的细胞中，如肝细胞、肾近曲小管上皮细胞及心肌细胞等。

（2）脂肪变性 甘油三酯蓄积于非脂肪细胞的细胞质中，称为脂肪变性。多见于肝细胞、心肌细胞、肾小管上皮细胞和骨骼肌细胞。

（3）玻璃样变性 凡在病变的细胞和组织内出现均匀一致、无结构、红染半透明的蛋白样物质，称为玻璃样变性，又称透明变性。常见的玻璃样变性有血管壁玻璃样变、结缔组织玻璃样变、细胞内玻璃样变三类。

2. 细胞死亡 当细胞发生致死性的代谢、结构和功能障碍，可引起不可逆性损伤，即细胞死亡。主要有两种类型：一是坏死，二是凋亡。

（1）坏死 机体的局部组织细胞以自溶性变化为特点的死亡称为坏死。坏死是损伤所致的最严重的变化，为不可逆性病理改变。多数情况下，坏死可由可逆性损伤发展而来。显微镜下确认细胞坏死的标志，主要是细胞核的自溶性变化，细胞核的变化是细胞坏死的主要形态学标志，主要表现为核固缩、碎裂、溶解。

根据坏死组织的性质、坏死发生的原因和形态变化的特点，可将坏死分为三种类型：凝固性坏死、液化性坏死、坏疽。

（2）凋亡　是活体内部局部组织中单个细胞程序性死亡的表现形式，是由体内、外因素触发细胞内预存的死亡程序而导致的细胞主动性死亡方式。

考点 组织与细胞损伤的类型

（三）细胞和组织损伤的修复

当机体的细胞、组织或器官因各种损伤而出现缺损时，机体对缺损进行修补恢复的过程，称为修复。修复的类型可分为两种情况：①由损伤周围的同种细胞来修复，称为再生，如果完全恢复了原组织的结构和功能，则称为完全再生；②由纤维结缔组织来修复，称为纤维性修复，后成为瘢痕，也称瘢痕修复。通常情况下，两种修复过程常同时存在。

二、局部血液循环障碍

局部血液循环障碍表现为器官或组织内循环血量的异常，血量增加或减少，即充血或缺血；血液性状异常，如血栓形成、栓塞，局部血流完全阻断，引起梗死；血管内成分逸出血管外，包括水肿和出血两种形式。

局部血液循环障碍的各种改变是疾病重要的基本病理改变，常出现在许多疾病过程中。

（一）充血

局部组织或器官的血管内血液含量增多，称为充血。按发生原因和机制的不同，可将充血分为动脉性充血和静脉性充血两类。

1. 动脉性充血　局部组织或器官内因动脉血输入量增多而发生的充血，称为动脉性充血，简称充血。

2. 静脉性充血　局部组织或器官内，由于静脉回流受阻使血液淤积于小静脉和毛细血管内而发生的充血，称为静脉性充血，又称瘀血。静脉性充血比动脉性充血更多见，更具有临床意义。

（二）血栓形成

在活体心脏或血管内，血液发生凝固或血液中的有形成分互相黏集，形成固体质块的过程，称为血栓形成。所形成的固体质块，称为血栓。

血液中同时存在凝血系统和抗凝系统（纤维蛋白溶解系统），在生理状态下，凝血因子不断地被激活，形成微量的纤维蛋白，但又不断地被激活的抗凝系统所溶解，这样既保证了血液潜在的可凝固性，又保证了血液的流体状态。如果上述动态平衡被破坏（如心血管内膜受损、血流缓慢、湍流形成、血液凝固性增高等），触发了凝血过程，便可形成血栓。

（三）栓塞

在循环血液中出现的不溶于血液的异常物质，随血流运行，阻塞血管管腔的现象，称为栓塞。阻塞血管腔的异常物质称为栓子，栓子可以是固体、液体和气体。最常见的是血栓栓子，栓子运行的途径一般与血流方向一致。

（四）梗死

局部组织或器官因血流供应中断，侧支循环不能充分建立而引起的缺血性坏死称为梗死。根据梗死灶内含血量的多少，分为贫血性梗死和出血性梗死两种类型。

考点 局部血液循环障碍的类型

三、炎　　症

炎症是指具有血管系统的活体组织对损伤因子所发生的以防御为主的反应。局部的基本病理变化为变质、渗出和增生，临床表现为红、肿、热、痛及功能障碍，同时可伴有不同程度的全身反应，如发热、白细胞增多、单核细胞系统增生等。炎症是疾病中最常见的病理过程，也是最重要的保护性反应，同时对机体也具有不同程度的危害。许多常见疾病如疖、痈、肝炎、肺炎、肠炎、各种传染病、创伤感染等都属于炎症。

凡能引起组织和细胞损伤的因子都可引起炎症，如生物性因子、物理性因子、化学性因子、异常免疫反应等，其中生物性因子最常见。

四、肿　　瘤

肿瘤是机体在各种致瘤因素作用下，局部组织的细胞在基因水平上失去对其生长的正常调控，导致其克隆性异常增生而形成的新生物，常表现为局部肿块。

与非肿瘤性增生相比，肿瘤性增生是自主性生长，增生的细胞分化程度低、不成熟，呈现出异常的形态、结构和功能，以及代谢异常。即使致瘤因素被消除，这种增生仍会持续存在，两者有着本质上的区别。

根据肿瘤的生物学特性及对机体造成的危害不同，一般将肿瘤分为良性和恶性两大类。肿瘤组织在细胞形态和组织结构上与其来源的正常组织有不同程度的差异，这种差异称为异型性。肿瘤组织在形态和功能上与起源组织的相似之处，称为肿瘤的分化。肿瘤异型性的大小反映了分化成熟程度，异型性小则分化程度高，异型性大则分化程度低。良性肿瘤与起源组织相似，接近于成熟，分化程度高，异型性小；恶性肿瘤与正常组织相差大，分化程度低，异型性大，恶性程度高。

考点 良、恶性肿瘤的本质区别

常见的恶性肿瘤又分为癌（起源于上皮组织的恶性肿瘤）与肉瘤（起源于间叶组织的恶性肿瘤）。这种分类在肿瘤的诊断治疗和预后判断上有十分重要的意义。

自 测 题

单项选择题

A_1 型题

1. 以下有关健康的解释，不正确的是（　　）
   A. 躯体健康　　B. 心理健康
   C. 社会适应良好　　D. 道德健康
   E. 机体无功能代谢的改变
2. 引起疾病的因素中，最常见的是（　　）
   A. 生物因素　　B. 理化因素
   C. 遗传因素　　D. 免疫因素
   E. 先天因素
3. 下述致病因素不属于生物因素的是（　　）
   A. 细菌　　B. 紫外线
   C. 病毒　　D. 真菌
   E. 立克次体
4. 疾病的发展方向取决于（　　）
   A. 病因的数量与强度
   B. 存在的诱因
   C. 机体抵抗力
   D. 损伤与抗损伤力量的对比
   E. 机体自我调节的能力
5. 现代死亡的概念是指（　　）
   A. 心跳呼吸停止　　B. 植物人
   C. 一切反射消失　　D. 脑电波消失
   E. 脑死亡
6. 死亡过程中，哪一阶段要考虑心肺复苏（　　）
   A. 濒死阶段　　B. 脑死亡阶段
   C. 生物学死亡阶段　　D. 脑电波消失阶段
   E. 临床死亡阶段
7. 某孕妇在孕早期曾患病毒感染性疾病，产前检查发现胎儿畸形，该病因属于（　　）
   A. 遗传因素　　B. 生物因素
   C. 先天因素　　D. 营养因素
   E. 免疫因素
8. 某患者骨折愈合后进行功能锻炼，其目的是防止（　　）
   A. 营养不良性萎缩　　B. 失用性萎缩
   C. 压迫性萎缩　　D. 去神经性萎缩
   E. 内分泌性萎缩
9. 子宫颈出现鳞状上皮化生属于（　　）
   A. 不完全再生　　B. 适应性反应
   C. 分化不良　　D. 不典型增生
   E. 变性
10. 在组织学上看到有细胞核固缩、碎裂、溶解时，说明（　　）
   A. 细胞正开始死亡
   B. 细胞的功能还有可能恢复
   C. 细胞的功能虽然可能恢复，但已极为困难
   D. 细胞已经死亡一段时间
   E. 细胞质可能还没有发生改变
11. 左心衰竭时发生瘀血的器官是（　　）
   A. 肺　　B. 肝　　C. 脑
   D. 肾　　E. 脾
12. 栓塞最常见的类型是（　　）
   A. 癌细胞栓塞　　B. 血栓栓塞
   C. 气体栓塞　　D. 羊水栓塞
   E. 脂肪栓塞
13. 炎症的本质是（　　）
   A. 以渗出为主的病变
   B. 以变质为主的病变
   C. 以防御为主的病变
   D. 以增生为主的病变
   E. 以损伤为主的病变
14. 良、恶性肿瘤最根本的区别在于（　　）
   A. 手术后是否复发
   B. 肿瘤的生长速度
   C. 肿瘤细胞的异型性
   D. 是否呈浸润性生长
   E. 肿块大小

（吴红侠）

第2篇 诊断学

第2章 问 诊

学习目标

1. 素质目标　培养学生严谨的工作态度和实事求是的工作作风。
2. 知识目标　掌握问诊的内容；理解问诊的技巧及注意事项；了解问诊的意义。
3. 能力目标　能与患者进行有效沟通；能正确采集病史资料；具有良好的沟通能力。

第1节　问诊的方法及注意事项

问诊，又称病史采集，是医生向患者或了解病情的人进行全面、系统的询问而获取病史资料的过程。

一、问诊的方法

1. 有高度的同情心和责任感，仪表得体，言语通俗。对患者要亲切、和蔼，创造宽松和谐的环境。

2. 直接询问患者，如遇幼儿或神志不清者则询问患者家属或知情者。

3. 开始询问时，应先问感受最明显、最简单易回答的问题，如“您哪里不舒服？”“患病多长时间了？”继而再问需要经思考才能回答的问题。有目的、有层次、有顺序的进行系统全面的询问。

4. 对危重患者应简明扼要询问，进行必要的体格检查后，立即进行抢救，待病情稳定后再详细补充询问。

二、问诊的注意事项

1. 避免使用医学术语。

2. 避免暗示性询问，如“您头痛时伴有呕吐吗？”应问“您头痛时还有别的不舒服吗？”

3. 要控制谈话主题，避免患者的叙述离题太远，避免过多、过细的询问与病情无关的内容，尤其是患者的隐私性内容。

4. 在问诊过程中要边问、边听、边观察、边分析、边归纳总结，按先后主次加以整理。保证病史的系统、全面、真实、完整。

第2节 问诊的内容

一、一般项目

问诊的内容包括姓名、性别、年龄、籍贯（出生地）、民族、婚姻状况、现住址、电话号码、工作单位、职业、入院日期、记录日期、病史陈述者及可靠程度。问诊要求完整、准确。

二、主　诉

1. 主诉的定义　让患者感受最痛苦的症状或体征，也是本次就诊最主要的原因。

2. 主诉的特点　主要症状（或体征）及持续时间，简明扼要（一般不超过20个字），症状按时间先后顺序排列，与现病史和诊断相呼应，突出四要素：部位、性质、程度和时间。用患者的语言描述，而不是诊断用语。例如，“吞咽困难，进行性加重已半年”，提示食管疾病的可能；“突然发热、头痛、呕吐2天，昏迷半天”，提示颅内感染性疾病的可能等。

三、现 病 史

现病史是指某一疾病从发生到就诊的全过程。例如，反复发作多年的慢性病，现又复发就诊，则应从第一次出现症状时开始描述。现病史是病史中最重要的部分，可包括下列几个方面：

1. 起病情况　包括起病的时间、原因、诱因及起病急缓。

2. 症状的特点　包括主要症状出现的部位、性质、持续时间和程度，持续时间指起病到就诊或入院的时间，若先后出现几个症状应按时间顺序分别记录，如“劳累后心慌、气短1年，不能平卧、下肢水肿7天”；原因指直接造成本次发病的原因，如外伤、中毒、感染等；诱因如气候变化、环境改变、情绪起伏、饮食失调等。

3. 伴随症状　指在主要症状的基础上同时出现的其他症状，伴随症状常常是鉴别诊断的依据，或提示出现了并发症。例如，咳嗽、咯血伴午后低热、夜间盗汗、食欲减退、体重减轻等症状，则提示患有肺结核病的可能性大；如伴劳累后心悸、气短、两颧紫红、唇部发绀的年轻患者，则提示风湿性心瓣膜疾病的可能性大。

4. 病情的发展与演变　包括患病过程中主要症状的变化或新症状的出现。要详细询问时间、性质、诱发或缓解因素等。病情的发展与演变可揭示疾病的规律性、复杂性，并可推断病情的发展趋势，对诊断的意义很大。

5. 诊治经过 患者于本次就诊前已经接受过其他医疗单位诊治时，应详细询问诊断措施、结果，如有用药，应询问药名、用药剂量及时间等，为本次诊治提供参考。

6. 病程中的一般情况 现病史的最后应记录患者病后的精神状态、体力状态、食欲及食量的变化、睡眠及大小便情况。

四、既往史及系统性回顾

既往史是指患者从出生至这次发病为止的健康状况。内容包括过去的健康情况、患过何种疾病、有无传染病接触史、预防接种情况以及手术、外伤、中毒和过敏史等，特别是与现有疾病密切相关的情况。一般都是按部位和系统，选择常见症状逐一询问。

五、个 人 史

1. 职业与工作条件 包括工种、劳动环境、与工业毒物的接触情况及时间等。

2. 习惯与嗜好 起居与卫生习惯、饮食的规律与质量、烟酒嗜好的时间与摄入量，以及其他易嗜物和麻醉药品、毒品等接触情况。

3. 社会经历 包括出生地、居住地和居留时间（尤其是疫源地和地方病流行区）、受教育程度、经济情况和业余爱好等。

4. 冶游史 有无不洁性交史，是否患过淋菌性尿道炎、尖锐湿疣、软下疳等。

5. 输血史 有无输过血液制品等。

六、婚 姻 史

婚姻史记录婚否、结婚年龄、配偶健康情况、性生活情况、夫妻关系等。

七、月 经 史

月经史包括月经初潮的年龄、月经周期和行经天数、经血的量和颜色、经期症状（如痛经与白带异常等）、末次月经日期（或闭经日期、绝经年龄）。记录格式如下。

$$\text{初潮年龄（岁）}\frac{\text{行经天数（天）}}{\text{月经周期（天）}}\text{末次月经日期（或闭经日期、绝经年龄）}$$

八、生 育 史

生育史包括妊娠与生育次数，人工或自然流产的次数，有无死产、手术产、围生期感染，计划生育情况。对男性也应询问是否患过影响生育的疾病。

九、家 族 史

询问患者的父母、兄弟、姐妹及子女的健康状况，有无与遗传有关的疾病。

自 测 题

单项选择题

A_1 型题

1. 下列有关主诉的说法不正确的是（　　）
   A. 病史的全过程
   B. 可初步反映病情轻重与急缓
   C. 本次就诊的最主要原因
   D. 记载应简明扼要
   E. 感受最主要的疾苦或最痛苦的症状或体征及其持续时间
2. 下列哪项属于暗示性提问（　　）
   A. 您感到哪里不舒服
   B. 您什么情况下疼痛加重
   C. 您上腹痛时向右肩部放射吗
   D. 您什么时候开始出现疼痛的
   E. 您病后用过什么药物治疗

（李　丽）

第3章 常见症状

学习目标

1. 素质目标　培养学生一丝不苟的工作作风和高度的责任感、使命感。

2. 知识目标　掌握常见症状的临床表现；理解常见症状的病因和概述；了解常见症状的发生机制和伴随症状。

3. 能力目标　能正确识别常见症状，判断各种常见症状的临床意义。

症状是疾病的表现，是患者主观感受到不舒适或痛苦的异常感觉或某些客观病态变化。症状是医生进行疾病调查的线索和问诊的主要内容，也是诊断及鉴别诊断的依据。

第1节　发　　热

正常人的体温受体温调节中枢调控，通过神经、体液因素使产热和散热过程呈动态平衡，保持体温在相对恒定的范围内。当机体在致热原作用下或各种原因引起体温调节中枢的功能障碍时，体温升高超出正常范围，称为发热。

正常体温：腋窝为36～37℃；舌下为36.3～37.2℃；直肠为36.5～37.7℃。24h内波动范围不超过1℃。以口腔温度为标准，发热的分级程度为：低热（37.3～38℃）、中等度热（38.1～39℃）、高热（39.1～41℃）、超高热（41℃以上）。

一、发热的病因

1. 感染性发热　最常见，由各种病原体如病毒、细菌、支原体、立克次体、真菌、寄生虫等引起的感染，均可出现发热。

2. 非感染性发热　无菌性坏死物质的吸收；抗原-抗体反应；内分泌代谢障碍；皮肤散热减少；体温调节中枢功能失常；自主神经功能紊乱。

二、发热的临床过程及热型

（一）发热的临床经过

1. 体温上升期　分为骤升型和缓升型。

2. 高热期　体温上升达高峰，并保持一定时间。

3. 体温下降期　分为骤降型和渐降型。

（二）热型

1. 稽留热　体温恒定的维持在 39 ～ 40℃以上的高水平，达数天或数周。24h 内体温波动不超过 1℃。常见于大叶性肺炎、斑疹伤寒、伤寒高热期等。

2. 弛张热　又称败血症热型，体温常维持在 39℃以上，波动幅度大，24h 内波动范围超过 2℃，但都在正常水平以上。常见于败血症、风湿热、重症肺结核、化脓性炎症等。

3. 间歇热　体温骤升达高峰后持续数小时，又迅速降至正常水平，无热期（间歇期）可持续一天至数天，如此高热期与无热期反复交替出现。常见于疟疾、急性肾盂肾炎等。

4. 回归热　体温骤升至 39℃或以上，持续数天后又骤降至正常水平。高热期与无热期各持续若干天后规律性交替一次。常见于回归热、霍奇金淋巴瘤、周期热等。

5. 波状热　体温逐渐上升达 39℃或以上，数天后又逐渐下降至正常水平，持续数天后又逐渐升高，如此反复多次。常见于布鲁氏菌病。

6. 不规则热　体温曲线无一定规律。常见于结核病、风湿热、支气管肺炎、渗出性胸膜炎等。

第 2 节　水　　肿

人体组织间隙有过多的液体潴留使组织肿胀称为水肿。水肿可分为全身性水肿和局部性水肿。

一、水肿的发生机制

在正常人体中，一方面血管内液体不断地从毛细血管小动脉端滤出至组织间隙称为组织液，另一方面组织液又不断地从毛细血管小静脉端回吸入血管中，两者保持动态平衡，因而组织间隙无过多液体积聚。保持这种平衡的主要因素：①毛细血管静水压。②血浆胶体渗透压。③组织压。④组织液的胶体渗透压。当这种平衡被破坏，则产生水肿。产生水肿的主要因素：①水钠潴留。②毛细血管滤过压升高。③毛细血管通透性增加。④血浆胶体渗透压降低。⑤淋巴回流受阻。

二、水肿的分类及临床表现

（一）全身性水肿

1. 心源性水肿　主要是右心衰竭的表现。

2. 肾源性水肿　常见于各型肾炎。

3. 肝源性水肿　常见于肝硬化失代偿期。

4. 营养不良性水肿　常见于慢性消耗性疾病。

5. 其他原因的全身性水肿　常见于黏液性水肿、经前期综合征等。

（二）局部性水肿

局部性水肿常见于局部静脉、淋巴回流受阻或毛细血管通透性增加。

第3节 呼吸困难

呼吸困难是指患者主观上感觉空气不足，呼吸费力；客观上表现为呼吸频率、节律与深度异常，严重时可出现鼻翼扇动、发绀、端坐呼吸及辅助呼吸肌也参与呼吸运动。呼吸困难是呼吸功能不全及心功能不全的重要症状，由通气不足、通气血流比例失调、气体交换障碍以及肺淤血等所引起。

一、病因

呼吸系统疾病和循环系统疾病是引起呼吸困难的主要原因。

（一）呼吸系统疾病

1. 肺部疾病 如肺炎、肺淤血、肺水肿、肺不张、肺栓塞、肺癌等。

2. 呼吸道梗阻 如喉、气管、大支气管的炎症、水肿、肿瘤或异物所致的狭窄或梗阻。

3. 神经肌肉疾病 如脊髓灰质炎病变累及颈部脊髓、急性多发性神经根炎和重症肌无力累及呼吸肌、药物导致呼吸肌麻痹等。

4. 胸廓活动障碍 如严重胸廓畸形、气胸、大量胸腔积液和胸廓外伤等。

5. 膈肌运动受限 如膈肌麻痹、高度鼓肠、大量腹水、腹腔巨大肿瘤、胃扩张和妊娠末期。

（二）循环系统疾病

各种原因所致的心功能不全、心脏压塞、原发性肺动脉高压和肺栓塞等。

（三）中毒

尿毒症、糖尿病酮症酸中毒、吗啡中毒、亚硝酸盐中毒和一氧化碳中毒等。

（四）血液病

重度贫血、高铁血红蛋白症和硫化血红蛋白血症等。

（五）神经精神因素

脑出血、脑肿瘤、脑外伤、脑炎、脑膜炎等引起呼吸中枢功能障碍，以及精神因素所致的呼吸困难，如焦虑症、癔症等。

二、发生机制及临床表现

（一）肺源性呼吸困难

肺源性呼吸困难为呼吸系统疾病引起的通气、换气功能障碍，导致缺氧和二氧化碳潴留，有下列3种类型。

1. 吸气性呼吸困难 见于各种原因引起的喉、气管、大支气管的狭窄与梗阻：①喉部疾病；②气管疾病，如支气管肿瘤、气管异物或气管受压等。其特点是吸气显著困难，高度狭窄时呼吸肌极度紧张，胸骨上窝、锁骨上窝、肋间隙在吸气时明显下陷，称为三凹征。

2. 呼气性呼吸困难　见于小支气管痉挛、狭窄，如喘息型慢性支气管炎、慢性阻塞性肺疾病、支气管哮喘等。

3. 混合性呼吸困难　见于肺部病变广泛，呼吸面积减少，影响换气功能，如重症肺炎、重症肺结核、大面积肺梗死等。

（二）心源性呼吸困难

心源性呼吸困难主要由左心功能不全引起，左心功能不全发生呼吸困难的主要原因是肺淤血和肺泡弹性降低。

1. 劳力性呼吸困难　在体力活动时出现或加重，休息时减轻或缓解。

2. 端坐呼吸　常表现为平卧加重，端坐位减轻，因此常被迫采取端坐位或半卧位。

3. 夜间阵发性呼吸困难　左心衰竭时，因急性肺淤血，常出现阵发性呼吸困难，在夜间入睡后常感到气闷而被惊醒。

（三）中毒性呼吸困难

1. 代谢性酸中毒　血中酸性代谢产物增多，强烈刺激呼吸中枢，出现深大而规则的呼吸，可伴有鼾声，称大呼吸，又称库斯莫尔（Kussmaul）呼吸。

2. 呼吸抑制　药物如吗啡、巴比妥类、有机磷农药中毒等引起呼吸中枢抑制、呼吸道痉挛及分泌物增加等，致呼吸减慢，也可呈潮式呼吸。

3. 急性感染　急性传染病如败血症、急性中毒性痢疾及各种原因引起的高热，由于机体代谢增加、体温增高及毒血症刺激呼吸中枢，使呼吸加快。

（四）中枢性呼吸困难

重症颅脑疾病（如脑出血、颅内压增高、颅脑外伤），呼吸中枢因受增高的颅内压和供血减少的刺激，使呼吸变得慢而深，并常伴有呼吸节律的异常，如呼吸抑制、双吸气等。

第 4 节　咳嗽与咳痰

一、咳　　嗽

（一）病因

1. 呼吸道疾病　如因感染、过敏、肿瘤、物理（如异物、分泌物、冷和热空气、受压等）、化学（如刺激性气体、毒气吸入、吸烟）等因素刺激咽、喉、气管、支气管黏膜，可引起咳嗽。

2. 胸膜疾病　胸膜炎或胸膜受刺激（如自发性气胸、胸腔穿刺）时，可引起咳嗽。

3. 心血管疾病　如二尖瓣狭窄或其他原因所致左心功能不全引起肺淤血与肺水肿，肺泡及支气管内有浆液性或血性漏出物，可引起咳嗽；右心或体循环静脉栓子脱落引起肺栓塞时，也可引起咳嗽与咯血。

4. 中枢性因素 随意性咳嗽起源于大脑皮质，皮质冲动传至延髓咳嗽中枢，引起咳嗽动作。大脑皮质也能在一定程度上抑制咳嗽反射。

（二）临床表现

1. 咳嗽的性质

（1）干性咳嗽 指咳嗽无痰或痰量甚少。常见于急性咽喉炎、急性支气管炎初期、胸膜炎、轻症肺结核、肺癌等。

（2）湿性咳嗽 指带痰液的咳嗽。常见于慢性咽喉炎、慢性支气管炎、支气管扩张症、肺炎、肺脓肿、空洞型肺结核。

2. 咳嗽出现的时间与节律 突然出现的发作性咳嗽，常见于吸入刺激性气体（如氯、碘、溴、硫酸、硝酸、氨的气体及冷空气等）所致急性咽喉炎，气管与支气管异物；发作性咳嗽可见于百日咳、支气管淋巴结核或肿瘤压迫气管分叉处等；少数支气管哮喘，也可表现为发作性咳嗽。长期慢性咳嗽多见于慢性呼吸道疾病，如慢性支气管炎、支气管扩张、慢性肺脓肿、空洞型肺结核等。此外，慢性支气管炎、支气管扩张和肺脓肿等病，咳嗽往往于清晨起床或夜间躺下时（即改变体位时）加剧，并伴咳痰。左心衰竭、肺结核夜间咳嗽明显，可能与夜间肺淤血加重及迷走神经兴奋性增高有关。

（三）咳嗽的音色

咳嗽的音色是指咳嗽的特点，对提示诊断有一定意义，如声音嘶哑多见于声带炎、喉炎；金属音咳嗽多见于纵隔肿瘤、主动脉瘤或支气管癌直接压迫气管等。

二、咳 痰

正常支气管黏膜腺体和杯状细胞只分泌少量黏液，使呼吸道黏膜保持湿润。当口咽、喉、气管、支气管或肺由各种原因使黏液或肺泡充血、水肿，毛细血管通透性增加和腺体分泌增多时，渗出物与黏液、浆液、吸入的尘埃和某些组织破坏产物，一起混合成痰。此外，在肺淤血和肺水肿时，因毛细血管通透性增加，肺泡和小支气管内有不同程度的浆液漏出，也会引起咳痰，急性肺水肿时常咳粉红色泡沫样痰。

痰的性质可分为黏液性、浆液性、脓性、黏液脓性、浆液血性和血性等。

第5节 咯 血

咯血指喉部及以下的呼吸器官出血经咳嗽由口排出。

一、病 因

引起咯血的原因很多，以呼吸系统和循环系统疾病为主。

1. 支气管疾病 常见的有支气管扩张、支气管肺癌和慢性气管炎等。

2. 肺部疾病 常见的有肺结核、肺炎、肺脓肿等。我国最常见的咯血病因是肺结核。

3. 心血管疾病　较常见的是二尖瓣狭窄所致的咯血。

4. 其他　血液系统疾病如血小板减少性紫癜、白血病、血友病等，急性传染病如肺出血型钩端螺旋体病、流行性出血热等，风湿性疾病如结节性动脉周围炎、贝赫切特综合征。

二、临床表现

1. 年龄　青壮年咯血多见于肺结核、支气管扩张、二尖瓣狭窄、先天性肺囊肿等；中年以上，咯血痰或小量咯血，特别是有多年吸烟史的男性患者，多为慢性支气管炎，亦应警惕支气管肺癌的可能性。

2. 咯血的量　每日咯血量在100ml以内属小量咯血；每日咯血量在100～500ml属中量咯血；每日咯血量超过500ml属大量咯血。大量咯血常见于空洞型肺结核、支气管扩张、肺脓肿和风湿性二尖瓣狭窄；其他原因所致的咯血量较少，或仅为痰中带血。

第6节　胸　　痛

胸痛主要由胸部疾病引起，少数由其他部位的病变所致。

一、病　　因

1. 胸壁疾病　胸壁皮肤及皮下组织病变，如蜂窝织炎、乳腺炎等。肌肉病变，如外伤、劳损、肌炎等。肋骨病变，如肋软骨炎、肋骨骨折、肋骨挫伤等。肋间神经病变，如肋间神经炎、带状疱疹等。

2. 心血管疾病　冠状动脉粥样硬化性心脏病，如心绞痛、心肌梗死，尤其是急性冠脉综合征等；心包、心肌病变，如心包炎、肥厚型心肌病等；血管病变，如胸主动脉瘤、主动脉夹层、肺梗死等；心脏神经症。

3. 呼吸系统疾病　支气管及肺部病变，如支气管肺癌、肺炎、肺结核累及胸膜；胸膜病变，如胸膜炎、自发性气胸、胸膜肿瘤等。

4. 其他原因　食管疾病，如食管炎、食管癌等；纵隔疾病，如纵隔气肿、纵隔肿瘤；腹部疾病，如肝脓肿、胆囊炎、胆石症和膈下脓肿等。

二、临床表现

1. 胸痛的部位　胸壁疾病所致的胸痛常固定于病变部位，局部常有压痛；胸壁患处皮肤炎症且伴有红、肿、热等改变。带状疱疹是成簇的水疱沿一侧肋间神经分布伴胸痛，疱疹不超过体表中线；非化脓性肋软骨炎多侵犯第1、2肋软骨，患部隆起，但皮肤不红；心绞痛与急性心肌梗死的疼痛常位于胸骨后或心前区；食管疾病，膈、纵隔肿瘤的疼痛也位于胸骨后；自发性气胸、急性胸膜炎、肺梗死的胸痛多位于患侧的腋前线及腋中线附近。

2. 胸痛的性质 带状疱疹呈阵发性的灼痛或刺痛；肌痛常呈酸痛；骨痛呈酸痛或刺痛；食管炎常呈灼痛或灼热感；心绞痛常呈压榨样痛可伴有窒息感；干性胸膜炎常呈尖锐刺痛或撕裂痛；肺梗死为突发剧烈刺痛或绞痛。

3. 胸痛的诱因与缓解因素 心绞痛常由劳累、过强体力活动或精神紧张而诱发，含服硝酸甘油可迅速缓解；而心肌梗死的胸痛呈持续性剧痛，硝酸甘油含服无效；心脏神经症的胸痛在体力活动后反而减轻。自发性气胸及心包炎的胸痛则可因用力呼吸及咳嗽而加剧，暂停呼吸运动时缓解。胸壁疾病所致的胸痛常于局部压迫或胸廓活动时加剧，局部麻醉后疼痛暂时缓解。食管疾病的胸骨后疼痛常于吞咽食物时出现或加剧。反流性食管炎的胸骨后烧灼痛，在服用抗酸剂和促动力药物后减轻或消失。

第7节 腹 痛

腹痛是临床常见的症状，也是促使患者就诊的重要原因。腹痛多数由腹部疾病引起，但腹腔外疾病及全身性疾病也可引起。

一、病 因

1. 腹膜炎 是腹痛最常见的病因，由胃、肠穿孔所引起。

2. 腹腔脏器炎症 如急性与慢性胃炎、肠炎、肠道感染、胰腺炎、阑尾炎和盆腔炎等。一般腹痛部位与病变脏器的体表投影相符。

3. 空腔脏器梗阻或扩张 腹痛常为阵发性绞痛，如肠梗阻、胆道蛔虫病、胆石症、泌尿系统结石梗阻等。

腹痛的原因还见于脏器扭转或破裂、腹腔或脏器包膜牵张、化学性刺激、肿瘤压迫与浸润等。

二、临床表现

1. 腹痛部位 一般腹痛的部位常为病变的部位。例如，胃、十二指肠疾病，急性胰腺炎疼痛多在中上腹部；肝胆疾病疼痛位于右上腹；急性阑尾炎疼痛在右下腹。

2. 腹痛的性质与程度 消化性溃疡常有周期性、节律性中上腹刺痛或灼痛，如突然呈剧烈的刀割样、烧灼样持续性疼痛，可能并发急性穿孔；合并幽门梗阻者为胀痛，于呕吐后减轻或缓解。胆绞痛、肾绞痛、肠绞痛相当剧烈，患者常呻吟不已、辗转不安。剑突下钻顶样痛是胆道蛔虫梗阻的特征。肝癌疼痛多呈进行性加剧；慢性肝炎与充血性肝大（如心力衰竭、肝淤血）多为胀痛。

3. 诱发、加重或缓解腹痛的因素 胆囊炎或胆石症发作前常有进食油腻食物史。而急性胰腺炎发作前则常有酗酒史。部分机械性肠梗阻与腹部手术史有关。腹部受外部暴力的作用而突然引起的腹部剧痛并有休克者，可能是肝、脾破裂所致。急性出血性坏死性肠炎多与饮食不洁有关。急性腹膜炎腹痛在静卧时减轻，腹部加压或改变体位时加重。

第8节 黄 疸

黄疸是高胆红素血症的临床表现，即血清胆红素浓度增高，导致巩膜、黏膜、皮肤及体液发生黄染的现象。当血清胆红素浓度增高至17.1～34.2μmol/L，临床上尚未出现黄疸者，称为隐性黄疸。血清胆红素浓度超过34.2μmol/L，临床出现黄疸者，称为显性黄疸。黄疸一般分为溶血性、肝细胞性、梗阻性3种。先天性非溶血性黄疸较少见。

一、溶血性黄疸

（一）病因

1. 先天性或与遗传因素有关的溶血性贫血。

2. 获得性免疫性溶血性贫血。

3. 非免疫性溶血性贫血。

（二）临床特点

1. 黄疸颜色　一般黄疸为轻度，呈浅柠檬色。

2. 急性溶血症状　常严重，表现为寒战、高热、头痛、呕吐等，并有不同程度的贫血和血红蛋白尿（尿呈酱油色或浓茶色），严重者可有急性肾衰竭。

3. 慢性溶血　多为先天性，且多呈轻度黄疸，常有脾大和不同程度的贫血。

（三）实验室检查

1. 血清总胆红素增加　以非结合胆红素为主，结合胆红素基本正常。

2. 尿胆原增加、粪胆素增加。

3. 溶血性贫血的表现。

二、肝细胞性黄疸

（一）病因

病因常见于病毒性肝炎、中毒性肝炎、肝硬化、肝癌、脂肪肝或钩端螺旋体病等。

（二）临床特点

1. 黄疸颜色　皮肤、黏膜呈浅黄至深黄色。

2. 如由急性肝炎引起者，常有乏力、倦怠、食欲缺乏、肝区疼痛等症状，肝大且有明显压痛。慢性肝炎的肝脏质地较硬，压痛多不明显。肝硬化患者多较瘦，皮肤黝黑，可有蜘蛛痣，肝脏可不大，但质偏硬，且常无压痛，脾也可肿大；晚期常有腹水，严重者可有出血倾向、肾功能损害，甚至出现肝性脑病。肝癌引起者，肝区疼痛明显，肝大，质硬，表面凹凸不平，患者可有蜘蛛痣、消瘦，晚期可呈恶病质。

（三）实验室检查

1. 血清胆红素检查　血清结合胆红素与非结合胆红素均增加。

2. 尿胆红素和尿胆原试验　均增高。

三、梗阻性黄疸

（一）病因

病因分为两类。①肝内阻塞：由淤胆型病毒性肝炎、原发性胆汁性肝硬化、药物性黄疸（药物性肝内淤胆综合征）等所致。②肝外阻塞：由肝外胆管的炎症水肿、瘢痕形成、蛔虫阻塞、结石或肿瘤等所致。

（二）临床特点

1. 黄疸　皮肤呈暗黄色，完全梗阻者颜色更深，甚至呈黄绿色。结石性黄疸常呈波动性；癌性梗阻呈进行性黄疸，但壶腹癌则可因癌肿溃疡而使黄疸有短暂的减轻。

2. 胆盐潴留　梗阻性黄疸时，因血中胆酸盐增高刺激皮肤感觉神经末梢，引起皮肤瘙痒；刺激迷走神经，使心率减慢。梗阻越完全，粪色越淡，完全梗阻时可呈白陶土色。

3. 实验室检查　①血清胆红素检查：血清结合胆红素增多，结合胆红素与总胆红素比值＞40%。②尿二胆试验：尿中胆红素阳性，但尿胆原减少或消失；梗阻性黄疸者尿中尿胆原持续阳性一周以上时，应高度怀疑梗阻由恶性肿瘤所致的可能。③粪胆素：不完全梗阻时减少，完全梗阻时缺如。④血清碱性磷酸酶及总胆固醇水平增高。

第9节　呕血与便血

呕血与黑便是上消化道出血的主要症状。由上消化道疾病或全身性疾病所致的上消化道出血，若血液经胃从口腔呕出，则为呕血；血液在肠道内停留过久，经硫化物作用而生成硫化亚铁，随粪便排出则成为黑便。

一、病　　因

1. 食管疾病　病因包括食管静脉曲张破裂、食管炎、食管憩室炎、食管溃疡、食管癌、食管异物或器械检查引起损伤、食管贲门黏膜撕裂综合征、食管裂孔疝及食管外伤、放射性损伤、强酸和强碱引起化学性损伤等。大呕血常由门静脉高压所致食管静脉曲张破裂引起。食管异物（如鱼刺）戳穿主动脉可引起大量呕血，并常危及生命。

2. 胃及十二指肠疾病　最常见的病因为消化性溃疡（胃及十二指肠溃疡），其次为慢性胃炎及由服用非甾体抗炎药（如阿司匹林、吲哚美辛等）和应激所引起的急性胃黏膜病变，也可见于胃癌、胃动脉硬化、胃黏膜脱垂症、急性胃扩张及十二指肠炎等。出血常以十二指肠球部溃疡较重。

3. 肝、胆、胰疾病　肝硬化、门静脉高压引起食管与胃底静脉曲张破裂出血，胆囊或胆管结石、胆管寄生虫（常见为蛔虫）、胆囊癌、壶腹癌、胆管癌等均可引起出血。胰腺癌、急性胰腺炎合并脓肿，破裂出血。

二、临床表现

1. 是否为上消化道出血　呕血时必须排除口腔、鼻、咽、喉等部位的出血及咯血（参见本章第 5 节　咯血）；黑便时必须排除食用动物血、活性炭、铁剂、铋剂、某些中草药，以及口、鼻、咽、喉等部位出血吞入消化道后的黑便。

2. 估计出血量　出血＞5ml，可出现大便隐血试验阳性。出血量＞50ml 可发生黑便。胃内积血量＞250ml 可引起呕血。出血量达 400ml 以上可出现头晕、眼花、口干、乏力、皮肤苍白、心悸、出冷汗，甚至晕厥。出血量达 800ml 以上可出现周围循环衰竭。

第 10 节　意识障碍

正常人意识清醒。某些疾病在其发展过程中可出现意识障碍。意识障碍是指人对周围环境及自身状态的识别和觉察能力出现障碍。多由高级神经中枢功能活动受损所引起，严重的意识障碍表现为昏迷。

一、病　　因

1. 颅脑疾病

（1）感染性　如脑炎、脑膜炎等。

（2）非感染性　如脑血管疾病、颅内占位性疾病、颅脑外伤、癫痫等。

2. 全身性疾病

（1）感染性　如败血症、肺炎等。

（2）非感染性　内分泌与代谢障碍、心血管疾病、外源性中毒、物理性损害。

二、临床表现

意识障碍可有下列不同程度的表现。

1. 嗜睡　是最轻的意识障碍，患者陷入一种持续的睡眠状态，患者可以被唤醒，醒后也能回答问题和配合检查，但是刺激消失后会很快入睡。

2. 意识模糊　是一种较嗜睡更重的意识障碍，患者处于觉醒状态，但意识的清晰度明显下降，能保持简单的精神活动，但对时间、地点、人物的定向能力发生不同程度的障碍。

3. 昏睡　是接近于人事不省的意识状态。患者处于熟睡状态，不易被唤醒，虽然在强刺激下可以被唤醒，但是醒时回答问题含糊不清或答非所问，停止刺激后又很快入睡。

4. 昏迷　是最严重的意识障碍，表现为意识完全丧失，任何刺激均不能唤醒患者。具体还可分为以下几种。

（1）轻度昏迷　无自主运动，对周围事物及声、光等刺激全无反应，对疼痛刺激尚可做出痛苦表情或肢体的退缩等防御反应。角膜反射、瞳孔对光反射、眼球运动、吞咽反射仍存在。

（2）中度昏迷　对周围事物及各种刺激均无反应，对强烈的疼痛刺激可出现防御反应。角膜反射减弱，瞳孔对光反射迟钝，眼球运动消失。

（3）深度昏迷 全身肌肉松弛，意识完全丧失，对各种刺激均无反应。眼球固定，各种深浅反射消失，瞳孔散大、血压异常，大小便失禁。

自测题

单项选择题

A_1 型题

1. 引起发热的病因甚多，临床上最为常见的是（　　）
   A. 感染性疾病
   B. 皮肤散热减少性疾病
   C. 体温调节中枢功能失常性疾病
   D. 心脏等脏器梗死性疾病
   E. 组织坏死与细胞破坏性疾病
2. 引起呼吸困难的病因最多见的是（　　）
   A. 呼吸系统疾病
   B. 心血管疾病
   C. 中毒
   D. 血液病
   E. 神经精神因素
3. 呕吐大量宿食可见于（　　）
   A. 急性胃炎　B. 慢性胃炎
   C. 消化性溃疡　D. 急性肝炎
   E. 幽门梗阻
4. 呕血最常见的疾病是（　　）
   A. 消化性溃疡
   B. 食管胃底静脉曲张破裂
   C. 胃癌
   D. 急性胃黏膜病变
   E. 急性出血性胃炎
5. 中度昏迷与深昏迷最有价值的鉴别是（　　）
   A. 各种刺激毫无反应
   B. 不能唤醒
   C. 无自主运动
   D. 深浅反射均消失
   E. 大小便失禁
6. 我国咯血最常见的病因（　　）
   A. 流行性出血热　B. 肺结核
   C. 肺炎　D. 支气管哮喘
   E. 支气管扩张

（李　丽）

第4章 体格检查

学习目标

1. 素质目标　培养学生“以患者为中心”的医学人文关怀理念；培养学生严谨求实、团结协作的工作作风。

2. 知识目标　记住五种叩诊音的表现及临床意义；理解五种叩诊音的区别等难点知识；了解体格检查基本方法的临床运用及注意事项等相关知识。

3. 能力目标　能熟练掌握视诊、触诊、叩诊、听诊、嗅诊等五种体格检查基本方法；能灵活运用各种检查方法，进行人体的常见项目检查。

体格检查是检查者运用感官和借助一些简单的工具（如体温计、血压计、听诊器、叩诊锤等）来检查患者身体状况的方法。检查者通过体格检查所得到的身体征象称为体征。体征根据正常与否，可分为阴性体征和阳性体征。

第1节　体格检查的基本方法

一、视　诊

视诊是检查者用视觉来观察患者全身或局部情况的检查方法。全身视诊用于观察全身一般状态，如性别、年龄、发育、营养、体位、步态等。局部视诊是对身体某一部位进行细致和深入的观察，如皮肤颜色、呼吸运动、心尖冲动、腹部外形等。视诊时被检查部位应充分暴露，最好在自然光线下进行。

二、触　诊

触诊是检查者通过手接触被检查部位时的感觉或被检查者的反应发现其身体有无异常的方法。触诊时多使用指腹和掌指关节的掌面这两个部位。触诊适用于全身各部位，在腹部检查中尤为重要。

触诊可分为浅部触诊法和深部触诊法。

1. 浅部触诊法　用手轻轻放在被检查的部位上，利用掌指关节和腕关节的协同动作，柔和地进行滑动触摸。适用于体表浅在部位，如淋巴结、腹壁的紧张度、阴囊等。

2. 深部触诊法　用一手或两手重叠，由浅入深，逐渐加压达深部（图4-1）。适用于腹腔检查。根据检查目的和手法的不同有下列几种方法。

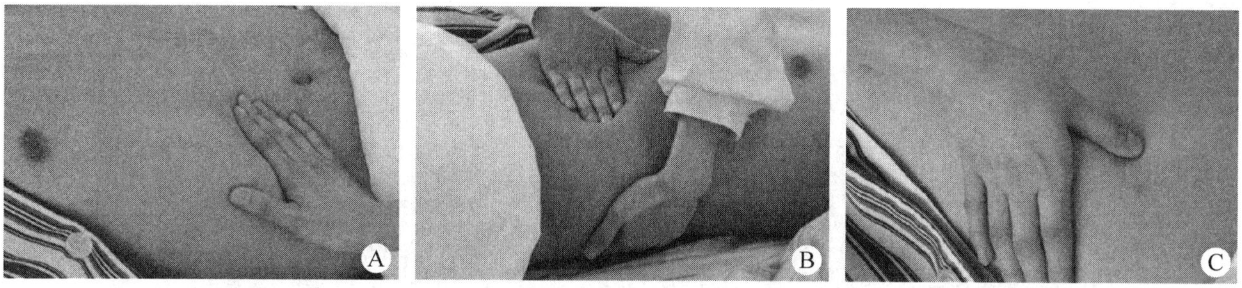

图 4-1 深部触诊法

A. 滑行触诊法；B. 双手触诊法；C. 深压触诊法

（1）滑行触诊法　患者平卧屈膝、平静呼吸以放松腹肌，检查者用手掌置于腹壁上，以并拢的示、中、环指末端逐渐向腹部的脏器或包块表面上做上、下、左、右的滑动触摸。

（2）双手触诊法　用左手置于被检查部位的背面（腰部）或腔内（阴道、肛门），并推向右手方向，右手置于腹壁被检查部位进行触摸。用于检查肝、脾、肾、子宫等脏器和腹腔肿块的检查。

（3）深压触诊法　以拇指或并拢的示指和中指指端逐渐用力深压，以确定有无压痛点及反跳痛。常见的压痛点有阑尾后痛点、胆囊压痛点等。

（4）冲击触诊法　又称浮沉触诊法。以并拢的示指、中指和环指，弯曲成 70° ～ 90°，稍用力急促并反复向下冲击被检查部位，通过指端感触有无浮动的肿块或脏器。此法仅用于有大量腹水且伴有脏器肿大或腹腔肿块的患者。

三、叩　诊

叩诊是用手指叩击患者体表某一部位，使之产生音响，借助振动和音响的特点来判断脏器状况的检查方法。

1. 叩诊方法　依据叩诊的目的和手法不同，分直接叩诊法和间接叩诊法。

（1）直接叩诊法　用并拢手指的掌面直接轻轻拍击被检查部位体表，借助拍击的音响和手指下的振动感来判断病变。常用于胸、腹部面积较广泛的病变，如大量胸腔积液、肺实变及腹水等。

（2）间接叩诊法　包括指叩法和拳叩法（图 4-2），较直接叩诊法更为准确，其中指叩法是临床最常用的叩诊法。将左手中指第二指节紧贴于被叩诊部位，其余手指稍微抬起，勿与体表接触；右手各指自然弯曲，以中指的指端垂直叩击左手中指第二指节背面。叩击时应以掌指关节及腕关节运动为主，叩击动作要灵活、短促、富有弹性，叩击后右手中指应立即抬起，以免影响效果。对叩诊部位只需要连续叩击 2 ～ 3 次，用力要均匀，同时在相应部位左右对比以便正确判断叩诊音的变化。

2. 叩诊音　依据被叩击的组织和脏器的密度、弹性、含气量以及与体表距离的不同，叩击时可产生不同的音响，临床上分为清音、浊音、实音、鼓音和过清音（表 4-1）。

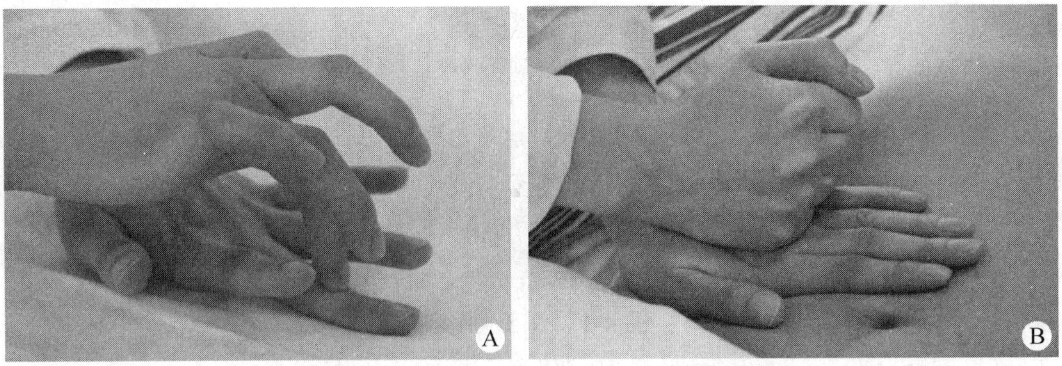

图 4-2 叩诊方法

A. 指叩法；B. 拳叩法

表 4-1 五种叩诊音的特点及临床意义

叩诊音	性质	正常出现部位	临床意义
清音	音调低，音响较强，音时较长	正常肺组织	无
浊音	音调高，音响弱，音时较短	被肺组织覆盖的实质脏器（如心、肝）	肺炎、胸膜增厚
实音	音调更高，音响更弱，音时更短	实质脏器	大量胸腔积液、肺实变
鼓音	音调低，音响强，音时较长	空腔脏器（如空虚的胃、肠）	肺内空腔、空洞，气胸
过清音	音调、音响介于清音与鼓音之间	成人无，儿童肺部可出现	肺气肿

四、听　　诊

听诊是检查者通过耳朵或借助于听诊器来辨别发自身体各部位的声音是否正常的一种检查方法，常用于心、肺部位的检查（图 4-3）。

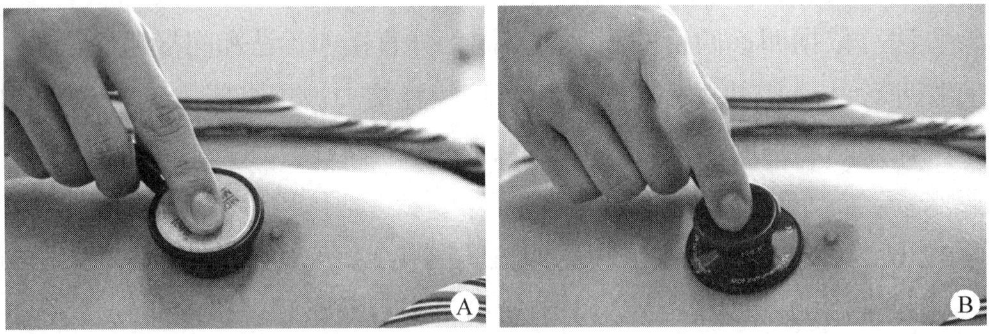

图 4-3 听诊法

A. 钟型胸件听诊；B. 膜型胸件听诊

1. 听诊方法

（1）直接听诊法　用耳朵直接贴于被检查者的体表进行听诊的方法。听到的声音一般较弱，且很不方便，仅用于某些特殊或紧急情况下。

（2）间接听诊法　是借助听诊器进行听诊的方法。为临床常用方法，此法简便，应用范围广，对器官产生的声音可起一定放大作用，常用于心、肺、腹部、血管等部位。

2. 注意事项　听诊时环境应安静、温暖、避风。听诊前应注意耳件方向是否正确，管腔是否通畅。根据病情采取适当体位，充分暴露被检查部位。胸件应紧贴被检查部位。

五、嗅　诊

嗅诊是用嗅觉感知患者发出的异常气味来判断某些疾病的方法，如呼气中的烂苹果味见于糖尿病酮症酸中毒、大蒜味见于有机磷农药中毒、氨味见于尿毒症等。

第2节　体格检查的基本内容

体格检查范围涵盖了全身各个部位，临床上需要根据患者病情进行全面而有重点的检查。进行全身体格检查时，通常按先整体后局部，从上至下的顺序进行，依次为一般状态检查、头颈部检查、胸部检查、腹部检查、神经系统检查、肛门、直肠及外生殖器检查、脊柱与四肢检查。

自 测 题

单项选择题

A 型题

1. 皮肤检查主要运用的检查方法是（　　）
A. 视诊　B. 触诊　C. 叩诊
D. 听诊　E. 嗅诊

2. 正常成人，身体各部位都不会出现的叩诊音是（　　）
A. 清音　B. 浊音　C. 实音
D. 鼓音　E. 过清音

3. 触诊对哪个部位的检查更重要（　　）
A. 胸部　B. 腹部　C. 皮肤
D. 神经系统　E. 颈部

4. 为明确阑尾点有无压痛，可用（　　）
A. 滑行触诊法　B. 双手触诊法
C. 深压触诊法　D. 冲击触诊法
E. 浅部触诊法

5. 正常成人肺泡部位叩诊音是（　　）
A. 浊音　B. 实音　C. 清音
D. 鼓音　E. 过清音

6. 对心、肺疾病的诊断尤为重要的诊断方法是（　　）
A. 视诊　B. 触诊　C. 叩诊
D. 听诊　E. 嗅诊

7. 患者，25岁，昏迷，呼气有刺激性大蒜味，双侧瞳孔2mm，首先考虑（　　）
A. 视神经萎缩
B. 阿托品中毒
C. 昏迷
D. 有机磷农药中毒
E. 濒死状态

8. 呼气有明显的氨味，见于（　　）
A. 糖尿病酮症酸中毒
B. 尿毒症
C. 肝性脑病
D. 支气管扩张
E. 有机磷农药中毒

（沈　伟）

第5章 实验室检查

学习目标

1. 素质目标　培养学生严谨的工作态度和一丝不苟的工作作风。

2. 知识目标　掌握红细胞、白细胞、血小板检查和尿液检查以及粪便检查的参考值。理解肝肾功能检查、病毒性肝炎免疫学检查的临床意义，血液、尿液、粪便、肝肾功能、病毒性肝炎免疫学检查的内容。了解浆膜腔穿刺液检查的临床意义。

3. 能力目标　能正确解释实验室检查结果，能正确分析其临床意义。具有良好的沟通能力，具有解释患者所需检查项目必要性和重要性的能力。

第1节　常规检查

一、血液检查

血液的一般检查主要有红细胞（RBC）计数、血红蛋白（Hb）测定、白细胞（WBC）计数和分类计数，以及血小板计数（PLT）。

（一）红细胞计数

1. 正常参考值　成年男性（4.0～5.5）×10^{12}/L；成年女性（3.5～5.0）×10^{12}/L；新生儿（6.0～7.0）×10^{12}/L。

2. 临床意义

（1）减少　见于各种类型的贫血。

（2）增多　见于慢性心肺疾病、真性红细胞增多症、慢性一氧化碳中毒、大量失水、严重烧伤等。

（二）血红蛋白测定

1. 正常参考值　成年男性120～160g/L；成年女性110～150g/L；新生儿170～200g/L。

2. 临床意义

（1）减少　①血红蛋白减少的程度比红细胞严重，见于缺铁性贫血，即小细胞低色素性贫血。②血红蛋白减少的程度与红细胞相同，见于正细胞正色素性贫血，如再生障碍性贫血。③红细胞减少的程度比血红蛋白严重，见于大细胞高色素性贫血，如巨幼细胞贫血。

（2）增多 见于慢性肺源性心脏病、真性红细胞增多症、发绀型先天性心脏病、大量失水、严重烧伤、休克、急性高原病等。

（三）白细胞计数和分类计数

1. 正常参考值 白细胞计数成人（4.0 ～ 10.0）$\times10^9$/L；6 个月～ 2 岁儿童（11.0 ～ 12.0）$\times10^9$/L；新生儿（15.0 ～ 20.0）$\times10^9$/L。

2. 白细胞分类计数，见表 5-1。

表 5-1 白细胞分类计数

白细胞分类	百分数（%）	绝对值（$\times10^9$/L）
中性杆状核粒细胞（Nst）	0 ～ 5	0.04 ～ 0.50
中性分叶核粒细胞（Nsg）	50 ～ 70	2 ～ 7
嗜酸性粒细胞（E）	0.5 ～ 5.0	0.05 ～ 0.50
嗜碱性粒细胞（B）	0 ～ 1	0 ～ 0.1
淋巴细胞（L）	20 ～ 40	0.8 ～ 4.0
单核细胞（M）	3 ～ 8	0.12 ～ 0.80

3. 临床意义

（1）中性粒细胞

1）增多：见于一般化脓性感染、慢性粒细胞白血病、中毒、急性出血或溶血等。

2）减少：见于某些病毒、革兰氏阴性杆菌感染，以及药物中毒、放射线损伤等。

（2）嗜酸性粒细胞

1）增多：见于过敏性疾病、寄生虫病、皮肤病等。

2）减少：见于长期使用激素以及伤寒、副伤寒等。

（3）嗜碱性粒细胞

1）增多：见于慢性粒细胞白血病、恶性肿瘤等。

2）减少：见于应激、急性过敏反应等。

（4）淋巴细胞

1）增多：见于病毒或某些细菌感染、淋巴细胞白血病。

2）减少：见于应用激素、接触放射线、细胞免疫缺陷病等。

（5）单核细胞

1）增多：见于某些感染，如疟疾；某些血液病。

2）减少：通常无临床意义。

（四）血小板计数

1. 正常参考值 血小板计数正常为（100 ～ 300）$\times10^9$/L。

2. 临床意义

（1）增多　①反应性增多，如急性失血。②骨髓增生性疾病和恶性肿瘤。

（2）减少　①血小板生成障碍，如再生障碍性贫血。②血小板破坏增加，如特发性血小板减少性紫癜。③血小板消耗过多，如弥散性血管内凝血。④感染。

二、尿液检查

（一）一般检查

1. 尿量　正常成人 24 小时尿量为 1000 ～ 2000ml。

（1）少尿　24 小时尿量＜ 400ml 或每小时尿量持续＜ 17ml。

（2）多尿　24 小时尿量＞ 2500ml。

（3）无尿　24 小时尿量＜ 100ml。

2. 颜色　正常新鲜尿液多呈淡黄色。尿液常见的异常情况如下。

（1）血尿　尿内含有一定量的红细胞时，称血尿。血尿提示泌尿系统出血，可见于急性肾炎、肾结石、肾肿瘤。每升尿含血量超过 1ml 时，可出现淡红色，称为肉眼血尿；镜检时每个高倍镜视野红细胞数大于 3 个，称为镜下血尿。

（2）血红蛋白尿　呈酱油色或浓茶色，是由血管内溶血所致。镜检无红细胞，但隐血试验呈阳性。

3. 透明度　新鲜尿清澈透明，放置一段时间后微混浊。

4. 酸碱性　正常新鲜尿液呈弱酸性，pH 为 5.5 ～ 6.5，久置后可呈弱碱性。

（1）酸性尿　见于酸中毒及服用大量酸性药物等。

（2）强碱尿　见于碱中毒及服用大量碱性药物等。

5. 尿相对密度　受饮水、排汗影响较大。正常人尿相对密度为 1.010 ～ 1.025。

（1）尿相对密度增高　见于急性肾炎、糖尿病、高热等。

（2）尿相对密度降低　相对密度常恒定在 1.010±0.003，见于尿崩症、慢性肾衰竭等。

（二）尿液化学检查

1. 尿蛋白定性试验　尿蛋白定性试验正常呈阴性。尿蛋白定性试验呈阳性反应时，称蛋白尿。

（1）生理性蛋白尿　属功能性蛋白尿，见于劳累、剧烈运动等，尿蛋白一般不超过（+）。

（2）病理性蛋白尿　常见于肾小球疾病；其次为肾小管间质疾病及一些全身性疾病（如糖尿病、系统性红斑狼疮等）。

2. 尿糖定性试验　正常呈阴性，尿糖定性试验呈阳性，称为糖尿。

（三）尿液显微镜检查

1. 细胞检查　检查项目包括上皮细胞、红细胞、白细胞。

2. 管型检查　管型是蛋白质、细胞及其破碎产物在肾小管内凝固而形成的圆柱状体。

3. 尿酮检查　正常为阴性。

4. 结晶检查　正常为阴性。

三、粪便检查

（一）粪便一般检查

1. 颜色与性状

（1）稀汁样便　见于各种原因引起的腹泻。

（2）黏液、脓样或脓血便　见于痢疾、溃疡性或过敏性结肠炎、肠癌。

（3）柏油样便　黑色富有光泽，呈柏油样，见于各种原因引起的上消化道出血。

（4）鲜血便　见于肠道下段出血性疾病，如痢疾、结肠癌、痔等。

（5）白陶土样便　见于各种原因引起的梗阻性黄疸。

（6）乳凝块便　常见于乳儿消化不良，婴儿腹泻。

（7）细条状便　经常排细条状或扁条状粪便，说明有肠狭窄，常见于直肠癌。

（8）米泔样便　呈白色淘米水样，量多，见于霍乱和副霍乱。

2. 量　正常大便每日 1 次，排泄量 100 ～ 300g。

3. 气味　正常粪便有臭味，是由粪便中含蛋白质分解产物——吲哚及粪臭素所致。

4. 寄生虫体。

5. 显微镜检查　寄生虫卵及原虫、细胞、食物残渣。

（二）粪便隐血检查

肉眼及显微镜均不能发现的胃肠出血称为隐血。正常人隐血试验为阴性。粪便隐血试验阳性主要见于各种疾病所致的上消化道出血，如消化性溃疡、胃肠道肿瘤等。

四、肝功能检查

（一）血清总胆红素与直接胆红素测定

1. 参考值　血清总胆红素（STB）为 3.4 ～ 17.1μmol/L，结合胆红素（CB）为 0 ～ 6.8μmol/L，非结合胆红素（UCB）为 1.7 ～ 10.2μmol/L。

2. 临床意义

（1）判断有无黄疸及黄疸程度　当血清总胆红素为 17.1 ～ 34.2μmol/L 时为隐性黄疸，34.2 ～ 171μmol/L 为轻度黄疸，171 ～ 342μmo/L 为中度黄疸，＞ 342μmol/L 为高度黄疸。

（2）推断黄疸病因　溶血性黄疸通常 STB ＜ 85.5μmol/L，肝细胞性黄疸 STB 为 17.1 ～ 171μmol/L，不完全性梗阻性黄疸 STB 为 171 ～ 265μmol/L，完全性梗阻性黄疸通常 STB ＞ 342μmol/L。

（3）判断黄疸类型　若血清总胆红素增高伴非结合胆红素明显增高提示为溶血性黄疸，血清总胆红素增高伴结合胆红素明显增高提示为梗阻性黄疸，三者均增高提示为肝细胞性黄疸。

（二）尿液胆红素测定

1. 参考值 正常为阴性，阳性提示血中结合胆红素增加。

2. 临床意义

（1）胆汁排泄受阻 如胆石症、胆管肿瘤、胰头癌等，门静脉周围炎症，肝细胞肿胀等。

（2）肝细胞损害 如病毒性肝炎、药物或中毒性肝炎、急性酒精性肝炎。

（3）黄疸鉴别诊断 肝细胞性及梗阻性黄疸尿内胆红素为阳性，而溶血性黄疸则为阴性。

（三）尿液尿胆原检查

1. 参考值 定量：0.84 ～ 4.2μmol/24h。定性：阴性或弱阳性。

2. 临床意义

（1）增加 见于肝功能障碍（肝病、心功能不全）、溶血性黄疸。

（2）减少 见于胆总管梗阻或肝细胞性黄疸的极期。

（四）蛋白质代谢功能检查

1. 血清总蛋白和白蛋白（A）、球蛋白（G）比值测定 参考值：血清总蛋白 60 ～ 80g/L，白蛋白 40 ～ 55g/L，球蛋白 20 ～ 30g/L；A/G 为（1.5 ～ 2.5）：1。

2. 血清蛋白电泳 参考值（醋酸纤维素法）：白蛋白 62% ～ 71%；α_1 球蛋白 3% ～ 4%；α_2 球蛋白 6% ～ 10%；β 球蛋白 7% ～ 11%；γ 球蛋白 9% ～ 18%。

3. 酶学检查

（1）血清氨基转移酶测定 丙氨酸氨基转移酶（ALT）、天冬氨酸氨基转移酶（AST）测定。

1）参考值：速率法，ALT ＜ 40U/L（37℃）；AST ＜ 45U/L（37℃）；ALT/AST ≤ 1。

2）临床意义：①急性病毒性肝炎，ALT 及 AST 水平均显著升高，高峰可达正常值数十倍，甚至 100 倍，但以 ALT 水平升高更明显。②重症肝炎及急性重型肝炎，ALT 及 AST 水平均明显升高。③慢性病毒性肝炎，氨基转移酶轻度升高或正常，ALT/AST ＞ 1；若 ALT/AST ＜ 1，提示慢性肝炎进入活动期。④血清 AST 测定也可用于急性心肌梗死（AMI）的诊断。

（2）血清碱性磷酸酶（ALP）测定

1）参考值：磷酸对硝基苯酚连续监测法（37℃），成人 40 ～ 110U/L；儿童＜ 350U/L。

2）临床意义：①肝胆疾病，梗阻性黄疸血清 ALP 活性升高，在升高幅度上肝外梗阻＞肝内梗阻、完全梗阻＞不完全梗阻、恶性肿瘤＞胆石症。②原发性肝癌和 90% 转移性肝癌 ALP 升高明显。③无黄疸患者 ALP 异常升高应警惕肝癌可能。④骨骼疾病，如骨软化症、佝偻病、骨折恢复期等患者血清 ALP 活性升高。

五、病毒性肝炎的免疫学检查

（一）甲型肝炎病毒标志物测定

1. 参考值 阴性。

2. 临床意义

（1）抗 HAV-IgM　在发病后升高，并在第 2 周达高峰。约 6 个月后转阴。

（2）抗 HAV-IgG　阳性表示患者过去曾感染过甲型肝炎病毒（HAV），现体内无 HAV，是保护性抗体。

（二）乙型肝炎病毒标志物测定

1. 乙型肝炎表面抗原（HBsAg）测定

（1）参考值　阴性。

（2）临床意义　①乙型肝炎潜伏期及急性期。②慢性肝炎、肝硬化、肝癌等。③慢性 HBsAg 携带者。

2. 乙型肝炎表面抗体（抗 -HBs）测定

（1）参考值　阴性。

（2）临床意义　①阳性提示曾感染过乙型肝炎病毒（HBV），已具有免疫力。②注射乙肝疫苗或抗体免疫球蛋白者，可呈阳性。

3. 乙型肝炎病毒 e 抗体（抗 -HBe）测定

（1）参考值　阴性。

（2）临床意义　①阳性提示病毒复制减少，传染性降低。②部分慢性乙型肝炎、肝硬化及肝癌的患者可检出。

4. 乙型肝炎病毒核心抗原（HBcAg）和核心抗体（抗 -HBc）测定

（1）参考值　阴性。

（2）临床意义　①抗 HBc-IgM，阳性见于急性乙型肝炎。②抗 -HBc 总抗体，阳性可见于急慢性乙型肝炎、肝癌，也可在部分 HBsAg 阴性者体内出现。

5. 乙型肝炎病毒 DNA（HBV-DNA）定性和定量测定　HBV-DNA 阳性是乙型肝炎病毒感染的可靠诊断指标。

（三）丙型肝炎病毒标志物测定

1. 参考值　酶联免疫吸附测定（ELISA）法阴性。

2. 临床意义　①抗 HCV-IgM：阳性表明急性丙型肝炎病毒（HCV）感染。②抗 HCV-IgG：既往感染 HCV 的指标。

（四）丁型肝炎病毒标志物测定

1. 参考值　阴性。

2. 临床意义　①抗 HDV-IgM：出现早，用于丁型肝炎的早期诊断。②抗 HDV-IgG：阳性表明曾感染过丁型肝炎病毒。

（五）戊型肝炎病毒标志物测定

1. 参考值　阴性。

2. 临床意义　约 95% 的急性期患者体内可出现抗 HEV-IgM 阳性。恢复期血中能检出抗 HEV-IgG。

（六）庚型肝炎病毒标志物测定

庚型病毒性肝炎病毒（HGV）侵入人体后，机体可产生相应抗体（抗 HGV）。其阳性表示曾感染过 HGV。

六、肾功能检查

（一）肾小球功能试验

1. 内生肌酐清除率（Ccr）

（1）参考值　成人 80 ～ 120ml/min。

（2）临床意义　①反映肾小球滤过功能有无损害，肾小球损害时 Ccr 呈进行性下降。②反映肾小球滤过功能受损程度。③指导临床治疗。④肾移植术的疗效观察指标。

2. 血清尿素氮（BUN）

（1）参考值　成人 3.2 ～ 7.1mmol/L；儿童 1.8 ～ 6.5mmol/L。

（2）临床意义　血清尿素氮升高见于肾脏疾病；肾前或肾后因素引起的尿量显著减少或尿闭；体内蛋白质分解过多。

3. 血肌酐（Cr）

（1）参考值　①全血肌酐为 88.4 ～ 176.8μmol/L。②血清或血浆肌酐，男性为 53 ～ 106μmol/L；女性为 44 ～ 97μmol/L。

（2）临床意义　血肌酐升高见于肾实质性损害；脏器功能不全；尿素氮的变化。

（二）肾小管功能试验

尿浓缩稀释试验　通过观察尿比重和尿量变化来判断肾小管功能状态的方法，称为尿浓缩稀释试验。

（1）参考值　24h 尿量为 1000 ～ 2000ml，日尿量大于夜尿量，其比值为（3 ～ 4）：1，12h 夜间尿量＜ 750ml。最高尿比重＞ 1.020，最高与最低尿比重之差＞ 0.009。

（2）临床意义　①多尿、夜尿增多：见于慢性肾盂肾炎、慢性肾小球肾炎、慢性肾衰竭等。②少尿伴尿比重增高：见于血容量不足，如休克等。

七、常用生化检查

（一）空腹血葡萄糖检测

1. 参考值　3.9 ～ 6.1mmol/L。

2. 临床意义

（1）增高　见于空腹血糖增高、糖尿病、内分泌疾病、应激性高血糖、药物影响、其他病因以及生理性增高。

（2）减低　见于胰岛素过多、缺乏抗胰岛素激素、血糖来源减少性疾病。

（二）血清钾测定

1. 参考值　正常值 3.5 ～ 5.5mmol/L。

2. 临床意义

（1）降低　见于摄取不足、丢失过度、钾的分布异常。

（2）增高　见于摄入过多、排泄障碍、细胞内钾大量释出、其他原因。

（3）如果血清钾＜ 3.0mmol/L 或＞ 7.5mmol/L 有导致心脏停搏的危险。

（三）血清钠测定

1. 参考值　正常值 135 ～ 145mmol/L。

2. 临床意义

（1）增高　见于摄入过多、肾排钠减少。

（2）降低　见于严重呕吐、腹泻、胰腺手术后造瘘等；钠从尿中排泄增多；大量使用利尿剂又控制钠盐摄入时；烧伤及创伤、大量出汗等。

（四）血清氯化物的测定

1. 参考值　正常值 98 ～ 108mmol/L。

2. 临床意义　血清氯离子的变化与钠离子呈平行关系。

第 2 节　特殊检查

一、浆膜腔积液检查

人体浆膜腔在正常情况下仅有少量液体，主要起润滑作用，胸腔液＜ 20ml，腹腔液＜ 50ml，心包腔液为 10 ～ 30ml，关节腔液 0.1 ～ 0.2ml。病理情况下，腔内有大量液体潴留，称为浆膜腔积液。随部位不同而分为胸腔积液、腹水、心包腔积液及关节腔积液。根据积液的产生原因及性质不同，分为漏出液和渗出液两大类（表 5-2）。

表 5-2　漏出液和渗出液的鉴别

类别	漏出液	渗出液
原因	非炎症所致	炎症、肿瘤或物理、化学刺激所致
外观	淡黄，透明或微浊，浆液性	黄色、血色、脓性或乳糜性
相对密度	＜ 1.018	＞ 1.018
凝固性	不易凝固	易凝固
蛋白质定量	＜ 25g/L	＞ 30g/L
糖定量	近似血糖量	多低于血糖量
李凡他试验（黏蛋白定性）	阴性	阳性
蛋白质电泳	以白蛋白为主，球蛋白比例低于血浆	图谱近似于血浆
细胞总数	＜ 100×10^6/L	＞ 500×10^6/L
细胞分类	淋巴细胞、间皮细胞为主	急性感染以中性粒细胞为主；慢性感染以淋巴细胞为主

二、脑脊液检查

（一）颜色检查

1. 参考值　无色水样液体。

2. 临床意义

（1）红色　常见于蛛网膜下腔出血、脑出血、硬膜下血肿等。

（2）黄色　见于陈旧性蛛网膜下腔出血及脑出血、包囊性硬脑膜下血肿、化脓性脑膜炎、脑膜粘连、脑栓塞；椎管梗阻；脑、脊髓肿瘤及严重的结核性脑膜炎；各种原因引起的重症黄疸；心功能不全、含铁血黄素沉着症、高胡萝卜素血症、早产儿等。

（3）乳白色　见于化脓性脑膜炎。

（4）微绿色　见于铜绿假单胞菌性脑膜炎、甲型链球菌性脑膜炎。

（5）褐色或黑色　见于中枢神经系统的黑色素瘤、黑色素肉瘤等。

（二）透明度检查

1. 参考值　清晰透明。

2. 临床意义

（1）微浑　常见于乙型脑炎、脊髓灰质炎、脑脓肿（未破裂者）。

（2）混浊　常见于化脓性脑膜炎、结核性脑膜炎等。

（3）毛玻璃状　常见于结核性脑膜炎、病毒性脑膜炎等。

（4）凝块　见于化脓性脑膜炎、脑梅毒、脊髓灰质炎等。

（5）薄膜　常见于结核性脑膜炎等。

（三）细胞计数

1. 参考值　成人（0～8）$\times 10^6$/L；儿童（0～15）$\times 10^6$/L；新生儿（0～30）$\times 10^6$/L。

2. 临床意义

（1）细胞数明显增高（$> 200\times 10^6$/L）　常见于化脓性脑膜炎、流行性脑脊髓膜炎。

（2）中度增高（$< 200\times 10^6$/L）　常见于结核性脑膜炎。

（3）正常或轻度增高　常见于无菌性脑膜炎、流行性脑炎（病毒性脑炎）、脑水肿等。

（四）蛋白质定性试验

1. 参考值　阴性。

2. 临床意义

（1）脑脊液蛋白质明显增高（++）　常见于化脓性脑膜炎、结核性脑膜炎、中枢神经系统恶性肿瘤及其转移癌、脑出血、蛛网膜下腔出血及梗阻等。

（2）脑脊液蛋白质轻度增高（+～++）　常见于病毒性脑膜炎、真菌性脑膜炎、流行性乙型脑炎、脊髓灰质炎、脑膜血管梅毒、麻痹性痴呆、脑血栓形成等。

（五）葡萄糖半定量试验

1. 参考值　1～5管或2～5管阳性。

2. 临床意义

（1）脑脊液葡萄糖升高　常见于饱餐或静脉注射葡萄糖后、血性脑脊液、糖尿病、脑干急性外伤或中毒、早产儿或新生儿等。

（2）脑脊液葡萄糖降低　常见于急性化脓性脑膜炎、结核性脑膜炎、真菌性脑膜炎、神经梅毒、脑肿瘤、低血糖等。

（六）细菌及寄生虫检查

1. 参考值　阴性。

2. 临床意义

（1）脑脊液中有细菌，可引起细菌性脑膜炎。

（2）脑脊液中若发现血吸虫卵或肺吸虫卵等，可诊断为脑型血吸虫病或脑型肺吸虫病等。

（七）细胞分类

1. 参考值　①红细胞：无或少量。②淋巴及单核细胞：少量。③间皮细胞：偶见。④其他细胞：无。

2. 临床意义

（1）红细胞增多　常见于脑出血、蛛网膜下腔出血、脑血栓、硬膜下血肿等。

（2）淋巴细胞增多　见于结核性脑膜炎、真菌性脑膜炎、病毒性脑膜炎、麻痹性痴呆、流行性乙型脑炎后期、脊髓灰质炎、脑肿瘤、脑出血、多发性神经炎。

（3）中性粒细胞增多　见于化脓性脑膜炎、流行性脑脊髓膜炎、流行性脑炎、脑出血、脑脓肿、结核性脑膜炎恶化期。

（4）嗜酸性粒细胞增多　见于寄生虫性脑病等。

（5）单核细胞增多　常见于无菌性脑膜炎。

（6）吞噬细胞　常见于麻痹性痴呆、脑膜炎。

（7）肿瘤细胞　见于脑、脊髓肿瘤。

（8）白血病细胞　见于中枢神经系统白血病。

（八）脑脊液白细胞总数

1. 正常值　①婴儿为（0 ～ 20）$\times 10^6$/L。②儿童为（0 ～ 10）$\times 10^6$/L。③成人为（0 ～ 8）$\times 10^6$/L。

2. 临床意义

（1）各种脑膜炎、脑炎时增多，化脓性脑膜炎时显著增多，可达每升数千万，以中性粒细胞为主。

（2）结核性和真菌性脑膜炎亦可增多，早期以中性粒细胞为主，后期以淋巴细胞为主。

（3）病毒性脑膜炎一般增至数十至数百，以淋巴细胞为主，其中流行性乙型脑炎的早期以中性粒细胞为主。

（4）脑出血或蛛网膜下腔出血可见白细胞增多。

（5）脑寄生虫病或过敏性疾病以嗜酸性粒细胞增多为主。

自 测 题

单项选择题

A 型题

1. 梗阻性黄疸患者的粪便为（　　）
   A. 黏液脓血便　B. 柏油样便
   C. 白陶土样便　D. 米泔样便
   E. 绿色稀便
2. 嗜酸性粒细胞增多，多见于（　　）
   A. 过敏性疾病　B. 急性感染
   C. CO 中毒　D. 脾功能亢进
   E. 肾病综合征
3. 患者，女性，35 岁。因高热、腰痛、尿频、尿急、尿痛，来院就诊，诊断为急性泌尿系统感染。此时患者做血常规检查，最有可能出现的结果是（　　）
   A. 红细胞增多
   B. 淋巴细胞增多
   C. 中性粒细胞增多
   D. 嗜酸性粒细胞增多
   E. 中性粒细胞减少
4. 正常人血小板计数为（　　）
   A.（10 ～ 30）$\times 10^9$/L
   B.（300 ～ 500）$\times 10^9$/L
   C.（200 ～ 300）$\times 10^9$/L
   D.（50 ～ 100）$\times 10^9$/L
   E.（100 ～ 300）$\times 10^9$/L
5. 急性肝炎时血清中最早增高的酶是（　　）
   A. 丙氨酸氨基转移酶（ALT）
   B. γ- 谷氨酰转移酶（γ-GT）
   C. 碱性磷酸酶（ALP）
   D. 乳酸脱氢酶（LDH）
   E. 天冬氨酸氨基转移酶（AST）
6. 不符合漏出液特点的是（　　）
   A. 外观浆液性
   B. 相对密度在 1.018 以下
   C. 细胞总数 500×10^6/L
   D. 不易凝固
   E. 细胞分类以淋巴细胞和间皮细胞为主

（李　丽）

第 3 篇　内科疾病

第 6 章 呼吸系统疾病

学习目标

1. 素质目标　培养学生对呼吸系统疾病患者的人文关怀意识，提升学生在呼吸系统疾病诊疗中团队协作的能力，增强学生的职业道德意识。

2. 知识目标　掌握急性上呼吸道感染、急性气管支气管炎、支气管哮喘、慢性支气管炎、慢性阻塞性肺疾病、肺炎链球菌肺炎、肺结核等主要呼吸系统疾病的临床表现及治疗要点；熟悉主要呼吸系统疾病的实验室检查及预防；了解主要呼吸系统疾病的病因及发病机制。

3. 能力目标　能准确诊断常见呼吸系统疾病，熟练掌握呼吸系统疾病的治疗操作技能，具备呼吸系统常见疾病防治方法的健康教育。

呼吸系统疾病是常见病、多发病，严重危害人们的身体健康和影响公共健康。由于大气污染加重、吸烟等不良生活习惯的滋长、人群结构的老龄化等诸多因素，呼吸系统的许多疾病不仅发病率高、致残率也高。本章将重点学习急性上呼吸道感染、急性气管支气管炎、支气管哮喘、慢性支气管炎、慢性阻塞性肺疾病、肺炎链球菌肺炎、肺结核等常见疾病。

呼吸系统由呼吸道和肺组成，承担机体通气、换气功能，兼有嗅觉和发音作用。呼吸道包括鼻、咽、喉、气管和各级支气管，肺由肺泡和肺支气管及肺间质构成。临床上常将鼻、咽、喉称为上呼吸道，气管和各级支气管称为下呼吸道。

第 1 节　急性上呼吸道感染

案例 6-1

患者，女性，19 岁，周末外出偶遇大雨，淋雨后回家未做任何处理。第二天上午，患者因“浑身无力，发热，鼻塞，咽部疼痛明显”入院。查体：T 38.8℃，咽部充血明显，扁桃体肿大和充血，下颌下淋巴结肿大，肺部无异常体征。

问题： 1. 不同情境下该患者初步诊断各是什么？

2. 治疗原则是什么？

急性上呼吸道感染简称上感，是外鼻孔至环状软骨下缘包括鼻、咽或喉部急性炎症的总称。主要病原体是病毒，少数由细菌感染引起。通常病情较轻、有自限性，病程短，预后良好，其发病无年龄、性别、职业和地区差异，免疫力低下者易感。发病率较高，不仅影响工作和生活，还有可能出现严重并发症，甚至威胁生命。本病全年均可发生，是人类最常见的传染病之一，多发生在冬春季节，在有基础疾病的患者、婴幼儿、孕妇和老年人等特殊人群中可能引起严重并发症，并有一定的传染性，通常通过患者咳嗽、打喷嚏时产生的含病毒飞沫在空气中传播，或通过接触被污染的手和物品进行传播。因此，我们需要采取积极的预防和治疗措施。

【病因病机】 病原体大多为自然界中广泛存在的多种类型病毒，同时健康人群亦可携带，机体对其感染后产生的免疫力大约有 200 种病毒可以引起上呼吸道感染。

1. 病因　70% ~ 80% 由病毒引起，主要有鼻病毒、冠状病毒、流感病毒、副流感病毒、腺病毒、埃可病毒、柯萨奇病毒和呼吸道合胞病毒等。细菌感染可直接或继病毒感染之后发生。在这些感染中，溶血性链球菌，尤其是口腔中常见的类型，是最常见的病原体。其次为流感嗜血杆菌、肺炎链球菌和葡萄球菌等。

2. 病机　在受凉、淋雨、气候急剧变化、过度疲劳等情况下，人体的整体或呼吸道局部的防御机制可能会减弱，这时原本寄居在上呼吸道或从外部侵入的病毒和细菌就可能迅速繁殖。此外，与携带病原体的患者直接接触，通过他们咳嗽、打喷嚏时产生的飞沫在空气中传播，或接触被污染的手和物品，以及吸入有害物质、过度使用声带、受伤、过敏反应等因素，均可导致发病。尤其是老幼体弱或有慢性呼吸道疾病者，如患鼻窦炎、扁桃体炎者更易发病，也可多次发病。但接触病原体后是否发病，还取决于传播途径和人群易感性。

【临床特征】 常见类型的临床表现如下。

1. 普通感冒　为病毒感染引起，又称伤风、急性鼻炎。起病较急，初期咽干、咽痒或有烧灼感，发病时或数小时后，可有打喷嚏、鼻塞、流清水样鼻涕。2 ~ 3 天后鼻涕变稠，可伴咽痛、流泪、声嘶、咳嗽、低热、味觉迟钝、呼吸不畅、头痛等，有时由于咽鼓管炎使听力减退。严重者有发热、轻度畏寒和头痛等。一般无高热，全身症状较轻。检查可见鼻咽部黏膜充血水肿，有分泌物。若无并发症，一般经 5 ~ 7 天即可痊愈。

2. 急性病毒性咽炎和喉炎　多由病毒感染引起，临床特征为咽、喉部发痒和有灼热感，咽痛不明显。咽炎临床特征为咽部发痒或灼热感，咳嗽少见，一般咽痛不明显。当吞咽疼痛时，常提示有链球菌感染。查体可见咽部明显充血水肿，下颌下淋巴结肿大且触痛。喉炎临床特征为声嘶、发声困难，常有发热、咽痛或咳嗽。体格检查可见喉部水肿、充血，局部淋巴结轻度肿大和触痛，可闻及喉部的喘鸣音。成人一般全身中毒症状较轻。小儿全身症状较重，易于夜间出现突发吸气性呼吸困难而窒息。原因是小儿喉腔狭小，声门肿胀时容易阻塞；喉软骨柔软，吸气时容易塌陷；声门下区黏膜下组织疏松，炎症时容易肿胀；咳嗽功能差，痰液不易咳出；神经系统功能不稳定，容易诱发喉痉挛，故小儿急性喉炎，应高度警惕夜间病情加重，出现喉阻塞而窒息。

3. 急性疱疹性咽峡炎　夏季高发，多见于儿童，偶见于成人。由柯萨奇病毒 A 引起，表现为明显咽痛、发热，病程约 1 周。体格检查可见咽部充血，软腭、腭垂、咽及扁桃体表面有灰白色疱疹及浅表溃疡，周围伴红晕。

4. 咽结膜热　是一种表现为急性滤泡性结膜炎，并伴有上呼吸道感染和发热的病毒性结膜炎，常发生于夏季，儿童多见，游泳者易于传播。临床主要表现为发热、咽炎、结膜炎三大症状。病程为 4 ～ 6 天。

5. 细菌性咽炎及扁桃体炎　多由溶血性链球菌引起。起病急，畏寒、高热，明显咽痛，体温可达 39℃以上，食欲缺乏及全身酸痛。幼儿常因不能吞咽而哭闹不安，严重时出现呼吸困难。体格检查可见咽部明显充血，扁桃体肥大、充血，表面有黄色点状渗出物，表面可见大量脓性分泌物。下颌下淋巴结肿大、触痛、压痛，而肺部检查无异常体征。

6. 并发症　常因感染扩散导致扁桃体周围脓肿、咽旁脓肿、急性鼻窦炎、急性中耳炎、气管 - 支气管炎、急性喉炎等局部并发症，以咽炎为主要表现的上呼吸道感染，部分患者可继发溶血性链球菌引起的风湿热、肾小球肾炎、风湿性关节炎等全身并发症。少数患者可并发病毒性心肌炎，应予以警惕。有基础疾病的患者如慢性阻塞性肺疾病、哮喘、支气管扩张等，可诱发急性加重。心功能不全患者可出现心力衰竭加重。

链 接　流行性感冒

流行性感冒简称流感，是由流感病毒引起的急性呼吸道传染病。流感病毒主要通过空气中的病毒颗粒在人与人之间传播。起病急，高热、头痛、乏力、眼结膜炎和全身肌肉酸痛等中毒症状明显，而呼吸道卡他症状轻微。部分流感患者出现重症肺炎表现，甚至快速进展为急性呼吸窘迫综合征。发病有季节性，北方常在冬春季，而南方全年可以流行，由于变异率高，人群普遍易感。发病率高，在全世界包括中国已引起多次暴发流行，严重危害人类生命安全。2013 年起新发呼吸道传染病，如 H7N9 等，因并发重症肺炎和急性呼吸窘迫综合征而出现死亡病例，引起了较大的关注。近年来出现的流感疫情，H5N1 主要见于老年人，H1N1 主要见于儿童，H7N9 主要见于老年人，尤其是合并糖尿病和慢性阻塞性肺疾病的老年人。预后与病毒毒力、自身免疫状况有关。年幼体弱者易患肺炎性流感且病死率较高。单纯型流感预后较好。积极进行流感疫苗接种，尤其是年幼和老年人在一定程度上可以减轻继发流感症状。

【辅助检查】　血常规检查，病毒性感染见白细胞计数正常或偏低，淋巴细胞比例升高。细菌感染见白细胞计数与中性粒细胞增多和核左移现象。

【诊疗原则】

1. 诊断　根据病史、流行情况、鼻咽喉部的症状和体征，结合外周血常规和胸部 X 线检查可做出临床诊断。一般无须病因诊断，特殊情况下可进行细菌培养和病毒分离，或病毒血清学检查等确定病原体。但必须与初期表现为感冒样症状的其他疾病如过敏性鼻炎，流行性感冒，急性传染病如麻疹、脊髓灰质炎、流行性脑膜炎鉴别。

2. 治疗　目前尚无特效抗病毒药物，以对症治疗为主，同时戒烟、注意休息、多饮水、保持室内空气流通和防治继发性细菌感染。

（1）对症治疗　如有发热、头痛，可选用解热镇痛药如布洛芬、对乙酰氨基酚等口服。

咽痛可用抗炎喉片含服。鼻塞、流涕可用伪麻黄碱治疗，也可局部滴鼻应用。必要时加用解热镇痛类药物，包括对乙酰氨基酚、布洛芬等。小儿感冒禁用阿司匹林，以防瑞氏综合征（Reye 综合征）。有哮喘病史者禁用阿司匹林。

（2）抗菌药物治疗　有白细胞升高、咽部脓肿、咳黄痰和流鼻涕等细菌感染证据，可根据当地流行病学史和经验选用口服青霉素类、第一代头孢菌素、大环内酯类药物或喹诺酮类药物。16 岁以下禁用喹诺酮类药物。极少需要根据病原菌选用敏感的抗菌药物。

（3）抗病毒药物治疗　对于病毒感染者自身免疫力正常，无发热，且发病不超过 2 天的患者，一般无须应用抗病毒药物。对于免疫缺陷患者，可早期常规使用。奥司他韦和利巴韦林有较广的抗病毒谱，对流感病毒、副流感病毒和呼吸道合胞病毒等有较强的抑制作用，可缩短病程。

（4）中药治疗　可辨证给予清热解毒或辛温解表和有抗病毒作用的中药，有助于改善症状，缩短病程。中医对上呼吸道感染治疗有其独到之处，如风寒型可用荆防败毒散，风热型可用银翘散，暑湿型可用藿香正气丸。

3. 预防　增强机体自身抗病能力是预防急性上呼吸道感染的最好办法，坚持适度、规律的身体锻炼，做好防寒、避免过劳、生活规律、改善营养，避免发病诱因。注意与患者的隔离，防止交叉感染等。

考点 急性上呼吸道感染的诊疗原则

第 2 节　急性气管支气管炎

案例 6-2

患者，男性，69 岁，因“1 周前受凉后感觉乏力、发冷，咳嗽。自测体温 38.1℃，口服布洛芬降热后第二天咳嗽、咳白色泡沫样痰、乏力加重”到医院就诊。查体：T 38.5℃，口唇发绀，可闻及少量散在干、湿啰音。血常规：WBC 9.1×10^9/L，胸部 X 线检查：双肺纹理增强。

问题： 1. 初步诊断为什么疾病？

2. 应如何进行治疗？

急性气管支气管炎是由生物、理化或过敏因素引起的气管支气管黏膜炎症。多散发，无流行倾向，老幼体弱者易感。症状有咳嗽和咳痰。受凉为主要原因，秋冬为本病高发季节，寒冷地区多见，尤以小儿和老年人多见。在流感流行时，本病的发生率更高。

【病因病机】

1. 生物因素　可以由病毒、细菌直接感染，也可由急性上呼吸道感染的病毒或细菌蔓延引起本病。由流感病毒、呼吸道合胞病毒和副流感病毒、鼻病毒等引起，细菌、支原体和衣原体引起者少见。

2. 理化因素　过冷空气、粉尘、刺激性气体或烟雾（如二氧化硫、二氧化氮、氨气、氯气等）的吸入，可引起气管 - 支气管黏膜急性损伤和炎症反应。

3. 过敏因素　常见的吸入致敏原包括花粉、有机粉尘、真菌孢子、动物毛皮等；或对细菌蛋白质过敏，引起气管 - 支气管炎症反应。钩虫、蛔虫的幼虫在肺内移行也可引起气管 - 支气管急性炎症反应。

【临床特征】　起病较急，常先有急性上呼吸道感染症状。全身症状一般较轻，可有发热、咳嗽、咳痰，先为干咳或咳少量黏液性痰，随后可转为咳黏液脓性痰，痰量增多，咳嗽加剧，偶可痰中带血，咳嗽可延续 2 ～ 3 周才消失，如迁延不愈，可演变成慢性支气管炎。若支气管发生痉挛，可出现程度不等的气促，伴胸骨后发紧感。呼吸音常正常，可以在两肺听到散在的干、湿啰音。啰音部位不固定，咳嗽后可减少或消失。

【辅助检查】

1. 血常规检查　外周血中白细胞计数和分类计数无明显改变。细菌感染较重时，白细胞总数和中性粒细胞比例增高，痰培养可发现致病菌。

2. 胸部 X 线检查　大多数表现正常或仅有肺纹理增粗。

【诊疗原则】

1. 诊断　通常根据症状、体征、X 线及血常规检查结果即可做出临床诊断。根据相关实验室检查则可做出病原学诊断。

2. 治疗

（1）一般治疗　多休息，多饮水，避免劳累，对于许多轻微咳嗽的患者，日常活动及睡眠不受影响时，可选择观察。

（2）对症治疗　咳嗽无痰，可口服喷托维林镇咳。咳嗽有痰而不易咳出，可选用盐酸氨溴索、溴己新等，也可雾化祛痰。中成药中的止咳祛痰药也可选用。发生支气管痉挛，可用平喘药物如茶碱类、β 受体激动剂等。发热可用解热镇痛药。

（3）抗菌药物治疗　不推荐对无肺炎的急性单纯性气管支气管炎进行常规抗菌药物治疗。合并细菌感染时，首选大环内酯类或青霉素类药物，也可选用头孢菌素类或喹诺酮类等药物，少数患者需要根据病原学检查结果选择药物。

【预防】　增强体质，避免劳累，防止感冒。改善生活卫生环境，避免接触污染空气及过敏物质。

考点　急性气管支气管炎的常见临床特征

第 3 节　支气管哮喘

案例 6-3

患者，女性，42 岁。因“公园游玩时，突然感觉胸闷，呼吸不畅，气喘”入院。既往有过类似情况。查体：双肺满布哮鸣音，呼气时间延长。初步诊断：支气管哮喘。

问题：1. 患者需要做哪些检查？

2. 如果是支气管哮喘，急性发作期首选什么药物治疗？

支气管哮喘简称哮喘，是由多种细胞以及细胞组分参与的气道慢性炎症疾病，临床表现为反复发作的喘息、气急，伴或不伴胸闷或咳嗽等症状，同时伴有气道高反应性和可变的气流受限，随着病程延长可导致气道结构改变，即气道重塑。哮喘是一种异质性疾病，具有不同的临床表型。

【病因病机】

1. 变应原性因素　室内变应原如尘螨、家养宠物、蟑螂等，室外变应原如花粉、草粉、柳絮等，职业性变应原如油漆、饲料、活性染料等，食物如鱼、虾、蟹、蛋类、奶类等，药物如阿司匹林等非甾体抗炎药和含碘造影剂。

2. 非变应原性因素　如气候骤变、大气污染、吸烟、运动、精神因素等。

3. 遗传因素　具有家族集聚现象，为复杂的多基因遗传倾向的疾病。具有哮喘易感基因的人群发病与否受环境因素影响较大。

支气管哮喘的发病机制非常复杂，目前尚未完全明了，目前可概括为气道免疫-炎症机制、神经调节机制及其相互作用。目前认为支气管哮喘的发作与气道炎症形成机制、气道高反应性及神经源性炎症有关。一般认为患者在内外因素的作用下，通常出现广泛多变的可逆性气流受限，支气管平滑肌收缩，甚至痉挛、血管扩张、黏膜水肿、腺体分泌亢进，导致哮喘的发作。

【临床特征】

1. 典型哮喘的临床症状和体征

（1）反复发作性喘息、气促，伴或不伴胸闷或咳嗽，夜间及晨间多发，常与接触变应原、冷空气、物理或化学性刺激以及上呼吸道感染、运动等有关。

（2）发作时及部分未控制的慢性持续性哮喘，双肺可闻及散在或弥漫性哮鸣音，呼气相延长。

（3）上述症状和体征可经治疗缓解或自行缓解。

2. 不典型哮喘　包括咳嗽变异性哮喘、胸闷变异性哮喘、隐匿性哮喘。无喘息症状、也无哮鸣音的不典型哮喘，患者仅表现为反复咳嗽、胸闷或其他呼吸道症状。

3. 临床分期　根据临床表现可分为急性发作期、慢性持续期和临床缓解期。

（1）急性发作期　哮喘急性发作是指喘息、气促、咳嗽、胸闷等症状突然发生，或原有症状加重，并以呼气流量降低为其特征，常因接触变应原、刺激物或呼吸道感染诱发。

（2）慢性持续期　每周均不同频率和（或）不同程度地出现喘息、气促、胸闷、咳嗽等症状。

（3）临床缓解期　患者无喘息、气促、胸闷、咳嗽等症状4周以上，1年内无急性发作，肺功能正常。

4. 并发症　严重发作时可并发气胸、纵隔气肿、肺不张、肺部感染、肺炎等，长期反复发作可发展为肺气肿、支气管扩张、肺源性心脏病。

【辅助检查】

1. 血常规检查　可有嗜酸性粒细胞增高。若并发感染可有白细胞总数增多，中性粒细胞比例增高。诱导痰嗜酸性粒细胞计数可作为评价哮喘气道炎症的指标之一，也可以作为评估糖皮质激素治疗反应性的敏感指标。

2. 痰液检查　显微镜下可见较多的嗜酸性粒细胞。若合并呼吸道细菌感染，可做痰涂片革兰氏染色、细菌培养。

3. 呼吸功能　检查在哮喘发作时呈现通气障碍，表现为第 1 秒用力呼气量（FEV_1）明显降低、肺活量减少、残气占肺总量百分比增加。

4. 胸部 X 线 /CT 检查　发作时可见两肺透亮度增加，呈过度充气状态。缓解期多无明显异常。部分患者胸部 CT 检查可见支气管壁增厚、黏液阻塞。

5. 特异性变应原监测　体内变应原试验包括皮肤变应原试验和吸入变应原试验。

【诊疗原则】

1. 诊断　根据有反复发作的咳嗽、咳痰、喘息的病史，夜间及晨间多发，发作时带哮鸣音的呼气性呼吸困难，常在变应原刺激下发作或加重，可自行缓解或经治疗缓解等特征，同时具备可变气流受限的客观检查中的任一条，并除外其他疾病引起的喘息、气急、胸闷和咳嗽，可以明确诊断。

2. 治疗　目前哮喘不能根治，治疗的主要目标是达到哮喘症状的良好控制，维持正常的活动水平，减少未来的风险。

（1）脱离过敏原　如果能够引起哮喘发作的过敏原或其他非特异性刺激因素，采取环境控制措施，尽可能减少暴露，是防治哮喘最有效的方法。

（2）药物治疗　所用药物分为缓解性药物和控制性药物（表 6-1）。

1）糖皮质激素：是目前控制哮喘最有效的药物，目前分为吸入、口服、静脉给药。其中吸入给药，已成为目前哮喘长期治疗的首选用药方法，常用药物有倍氯米松、布地奈德、氟替卡松等，需要规律吸入 1 ～ 2 周或以上才能见效。当哮喘严重发作或重度时可选择短期全身给药。

表 6-1　哮喘治疗药物分类

缓解性药物	控制性药物
短效 β_2 受体激动剂（SABA）	吸入性糖皮质激素（ICS）
短效吸入性抗胆碱能药物（SAMA）	白三烯调节剂
全身用糖皮质激素	长效 β_2 受体激动剂（LABA） 缓释茶碱 色甘酸钠 抗 IgE 抗体 抗 IL-5 抗体 联合药物

2）茶碱类药物：治疗支气管哮喘的有效药物之一。氨茶碱每日最大剂量一般不超过 1.0g（包括口服和静脉给药）；如果过快或浓度过大可造成严重心律失常，甚至死亡。

3）β_2受体激动剂：分为短效β_2受体激动剂（SABA）和长效β_2受体激动剂（LABA），SABA 为治疗哮喘急性发作的首选药物，有吸入、口服、静脉给药三种，首选吸入给药，常用药物有沙丁胺醇和特布他林。SABA 应按需间歇性使用，不宜长期单独使用。主要不良反应有心悸、低钾血症、骨骼肌震颤等。LABA 与 ICS 联合给药是目前最常用的哮喘控制性给药措施，常用 LABA 有沙美特罗和福莫特罗，LABA 不能单独用于哮喘的治疗。

4）白三烯调节剂：可作为轻度哮喘 ICS 的替代药物和中、重度哮喘的联合治疗药物。特别适用于阿司匹林哮喘、运动性哮喘和伴有过敏性鼻炎哮喘的治疗。代表药物有孟鲁斯特、扎鲁斯特。

5）免疫疗法：针对过敏原进行脱敏治疗可以减轻或减少哮喘发作，但要注意制剂的标准化和可能出现的严重全身变态反应和哮喘的严重发作。

3. 预后　通过长期的规范治疗，轻症患者容易控制，病情重、气道反应性增高、出现气道重构或伴有其他过敏性疾病的患者则不易控制。长期反复发作，可并发肺源性心脏病。

考点 治疗哮喘的常用药物

第 4 节　慢性支气管炎、慢性阻塞性肺疾病

一、慢性支气管炎

案例 6-4

患者，男性，67 岁，10 余年来每年秋冬季节出现反复发作的咳嗽，咳白色泡沫样痰，持续整个冬季，约 3 个月，天气转暖后好转。因“3 天前受凉后咳嗽、咳痰加剧，痰色黄质稠”入院。查体：T 38.8℃，两肺可闻及散在干、湿啰音。

问题： 1. 初步诊断为什么疾病？

2. 可选用哪些药物治疗？

慢性支气管炎简称慢支，指气管、支气管黏膜及其周围组织的慢性非特异性炎症。临床上以咳嗽、咳痰为主要症状，或有喘息，每年发病持续 3 个月或更长时间，连续 2 年或 2 年以上，并排除具有咳嗽、咳痰、喘息症状的其他疾病。

【病因病机】　病因尚未完全清楚，可能是多种环境因素与机体自身因素长期作用的结果。吸烟是最重要的环境发病因素，吸烟者慢支的患病率比不吸烟者高 2 ～ 8 倍。职业粉尘、化学物质、空气污染、感染（病毒、支原体、细菌）因素等都可以促发慢支；

免疫功能紊乱、气道高反应性、自主神经功能失调、年龄增大等因素均与慢支的发生发展有关。空气寒冷可以刺激腺体增加黏液分泌，使纤毛运动减弱，黏膜血管收缩，局部血液循环障碍，导致继发感染。

链 接　吸烟的危害

吸烟是最重要的环境发病因素，香烟燃烧时所产生的烟雾中含有多种有害成分，能损害人体的各种组织器官，引起癌症、高血压、冠心病、脑卒中、消化性溃疡、慢性支气管炎、肺气肿等多种疾病。吸烟者慢性支气管炎的发病率比不吸烟者高 2 ～ 8 倍，肺癌发病率比不吸烟者高 4 ～ 10 倍（重度吸烟者可高 20 倍）。

青少年吸烟危害更大，这是因为青少年处于生长发育时期，人体各系统器官尚未成熟，毒物容易被吸收，人体组织受损害严重。15 ～ 19 岁开始吸烟，肺癌的发生率比不吸烟者高 15 倍，如果不满 15 岁就开始吸烟，肺癌的发生率比不吸烟者高 17 倍，开始吸烟的年龄越早，到成年后因吸烟所致疾病的死亡率越高。

【临床特征】　起病缓慢，病程长，反复急性发作而使病情加重。

1. 症状　主要表现为咳嗽、咳痰、喘息或气急。急性加重的主要原因是病毒、细菌、支原体、衣原体等引起的呼吸道感染。

（1）咳嗽　一般以晨间咳嗽为主，睡眠时偶有阵咳或排痰。

（2）咳痰　痰液一般呈白色黏液或浆液泡沫状，偶因剧咳而痰中带血。清晨排痰较多，起床后或体位变动可刺激排痰。

（3）喘息或气急　喘息明显者可能伴有支气管哮喘，若伴有肺气肿时，出现活动后气急。

2. 体征　早期多无异常体征。急性发作期可在背部或双肺底闻及干、湿啰音，咳嗽后减少或消失，伴发哮喘时可闻及广泛哮鸣音。长期反复发作的病例可发现有肺气肿的征象。

【辅助检查】

1. 胸部 X 线检查　早期可无异常。病变反复发作，可见两肺纹理增粗、紊乱，呈网状或条索状、斑点状阴影，以双下肺野明显。

2. 血液检查　急性发作期或并发肺部感染时，可见白细胞计数或中性粒细胞增多。喘息型患者嗜酸性粒细胞增多，缓解期多无变化。

3. 痰液检查　可培养出致病菌。涂片可发现革兰氏阳性菌或革兰氏阴性菌，或大量的白细胞和杯状细胞。

4. 呼吸功能检查　早期无异常，如有气塞时第 1 秒用力呼气量、第 1 秒用力呼气流速均降低。

【诊疗原则】

1. 诊断　根据咳嗽、咳痰或伴喘息，每年发病持续 3 个月，连续 2 年或 2 年以上，并排除其他可以引起类似症状的疾病（如肺结核、肺尘埃沉着病、哮喘、支气管扩张、肺癌、心脏病、心力衰竭等）可做出诊断。

2. 治疗

（1）急性加重期的治疗　以控制感染和祛痰、镇咳为主，伴发喘息时，加用解痉平喘药物。

1）控制感染：一般病例可以常见致病菌为用药依据，可选用阿莫西林、氨苄西林、头孢克洛、罗红霉素等，抗菌治疗一般为7～10天，反复感染的病例可适当延长。经治疗3天后，病情未见好转者，应根据痰细菌培养药物敏感试验的结果，选择敏感抗菌药物。

2）祛痰、镇咳：可给予复方氯化铵、盐酸氨溴索、溴己新、桃金娘油等，若痰液黏稠，可用超声雾化吸入以稀释气道内的分泌物。

3）平喘：加用支气管扩张剂，常选用的解痉平喘药物如氨茶碱（0.1～0.2g，3次/日）、沙丁胺醇（2～4mg，2～3次/日）、特布他林（2.5mg，3次/日）等，如有可逆性阻塞者应常规应用支气管舒张剂，如异丙托溴铵（爱喘乐）、特布他林等气雾剂吸入治疗。

（2）缓解期的治疗　戒烟，避免吸入有害气体及气体颗粒，增强体质，预防感冒。反复呼吸道感染者可使用免疫调节剂或中医中药治疗。

二、慢性阻塞性肺疾病

案例 6-5

患者，男性，69岁，10余年来每年秋冬季节出现反复发作的咳嗽，咳白色泡沫样痰，持续2～3个月，天气转暖后好转。因“2天前洗澡时受凉后咳嗽、咳痰加剧，痰量明显增多”入院。查体：神志清醒，桶状胸，双肺呼吸音粗，可闻及散在呼气相哮鸣音。X线检查显示：①双肺纹理增粗，双侧肺气肿。②主动脉硬化。③肺动脉高压。查血气分析：pH7.30，动脉血氧分压（PaO_2）68mmHg，动脉血二氧化碳分压（$PaCO_2$）76mmHg。

问题： 1. 对该患者的初步诊断是什么？

2. 可选用哪些药物治疗？

慢性阻塞性肺疾病简称慢阻肺（COPD），是常见的、可以预防和治疗的疾病，其特征是持续存在的呼吸系统症状和气流受限，通常与显著暴露于有害颗粒或气体引起的气道和（或）肺泡异常有关。慢阻肺患病率和病死率均居高不下。因肺功能进行性减退，严重影响患者的劳动力和生活质量。在我国慢阻肺是导致慢性呼吸衰竭和慢性肺源性心脏病的最常见病因，约占全部病例的80%。

【病因病机】

1. 病因　本病的病因和慢支相似，是多种环境因素与机体自身遗传因素相互作用的结果。

与吸烟，燃料烟雾，空气污染，职业粉尘，呼吸道感染细菌、病毒引起的慢性呼吸道疾病，自身营养状况等密切相关。

2. 病机　慢阻肺发病机制复杂、尚未完全阐明。炎症机制、蛋白酶 - 抗蛋白酶失衡机制、氧化应激机制和自主神经功能失调、营养不良、气温变化等都可能参与慢阻肺的发生、发展。上述机制共同作用，最终产生两种病变：肺血管病变、小气道病变和肺气肿病变共同作用，造成慢阻肺特征性的持续气流受限。

【临床特征】

1. 症状

（1）主要临床表现　慢阻肺的主要症状是慢性咳嗽、咳痰和呼吸困难。早期慢阻肺患者可以没有明显的症状，随病情进展日益显著；咳嗽、咳痰症状通常在疾病早期出现，而后期则以呼吸困难为主要表现。

（2）症状特征及演变　①慢性咳嗽：是慢阻肺常见的症状。咳嗽症状出现缓慢，迁延多年，以晨起和夜间阵咳为主。②咳痰：多为咳嗽伴随症状，痰液常为白色黏液浆液性，常于早晨起床时剧烈阵咳，咳出较多黏液浆液样痰后症状缓解；急性加重时痰液可变为黏液脓性而不易咳出。③气短或呼吸困难：早期仅在劳动时出现，之后逐渐加重，以致日常活动甚至休息时也感到呼吸困难，活动后呼吸困难是慢阻肺的“标志性症状”。④胸闷和喘息：部分患者有明显的胸闷和喘息，此非慢阻肺特异性症状，常见于重症或急性加重患者。

2. 体征　胸廓前后径增大，肋间隙饱满，呈桶状胸。呼吸变浅、呼吸频率增快、呼气时相延长，合并低氧血症时可见患者黏膜和皮肤发绀。胸部叩诊可呈过清音，心浊音界缩小，肺肝界降低，均由肺过度充气所致。双肺呼吸音减低，呼气延长，可闻及干啰音或哮鸣音和（或）湿啰音；心音遥远，剑突下心音较清晰响亮。

3. 并发症　右心功能不全、自发性气胸、呼吸衰竭等。

【辅助检查】

1. 肺功能检查　是目前检测气流受限的公认客观指标，是慢阻肺诊断的“金标准”，也是慢阻肺的严重程度评价、疾病进展监测、预后及治疗反应评估中最常用的指标。肺功能相关指标是判断持续气流受限的主要客观指标。使用支气管扩张剂后 FEV_1/ 用力肺活量（FVC）< 0.70 可确定为持续气流受限。肺总量、功能残气量、残气量增高，肺活量减低，表明肺过度充气。

2. 血气分析　由于换气功能障碍可出现低氧血症，则 PaO_2 降低。虽通气负荷增大，但早期通过代偿，$PaCO_2$ 仍维持在正常范围内。当病情进一步发展，可伴发 CO_2 潴留，则 $PaCO_2$ 升高，引起呼吸性酸中毒。对确定发生低氧血症、高碳酸血症、酸碱平衡失调以及判断呼吸衰竭的类型有意义。

3. 胸部 X 线检查　胸廓扩张，肋间隙增宽，肋骨平行，活动减弱，膈肌降低且变平，两肺野的透亮度增加。有时可见局限性透光度增高的局限性肺气肿或肺大疱。肺野外带肺血管纹理纤细、稀疏、变直，而肺野内带纹理可增粗、紊乱。心脏常呈垂直位，心影狭长。透视下可见胸廓和膈肌活动度减弱。

4. 其他　合并感染时，痰培养可以查出病原菌。

【诊疗原则】

1. 诊断　根据吸烟等高危因素病史，结合临床症状、体征、胸部X线检查可怀疑是慢阻肺，肺功能检查确定持续气流受限是慢阻肺诊断的必备条件，使用支气管扩张剂后，$FEV_1/FVC < 0.70$ 可确定为持续气流受限，若同时能排除其他已知病因或具有特征病理表现的气流受限疾病，则可明确诊断。

2. 治疗　以控制症状、加强呼吸功能为目标进行综合治疗。

（1）呼吸功能锻炼　进行腹式呼吸，缩唇深慢呼气，以加强呼吸肌的活动，增加膈的活动能力使低氧状态改善，耐力提高，肺功能显著改善。

（2）氧疗　为防止高浓度吸氧对通气的抑制作用，应采用低浓度小流量吸氧。经过抗感染、祛痰和支气管解痉剂治疗，缓解期动脉血氧分压仍在7.33kPa（55mmHg）以下者应进行家庭氧疗。

（3）应用支气管扩张剂　支气管扩张剂是慢阻肺的基础一线治疗药物，通过松弛气道平滑肌扩张支气管，改善气流受限，从而减轻慢阻肺的症状，包括缓解气促、增加运动耐力、改善肺功能和降低急性加重风险。与口服药物相比，吸入制剂的疗效和安全性更优，因此多首选吸入治疗。常用支气管扩张剂有茶碱类药物、β_2受体激动剂、抗胆碱能药。

（4）祛痰药及抗氧化剂　可促进黏液溶解，有利于气道引流通畅，改善通气功能。常用祛痰药及抗氧化剂主要有乙酰半胱氨酸（NAC）、羧甲司坦、厄多司坦、福多司坦和氨溴索等。

（5）免疫调节剂　采用常见呼吸道感染病原菌裂解成分生产的免疫调节剂。对有反复呼吸道感染的慢阻肺患者，建议使用。

（6）中医中药治疗　对慢阻肺患者也应根据辨证施治的中医治疗原则，某些中药具有祛痰、支气管扩张和免疫调节等作用，可有效缓解临床症状，改善肺功能和免疫功能，提高生活质量。

（7）内科介入治疗　慢阻肺的内科介入治疗是基于外科肺减容术的原理和患者获益分析，为减少外科肺减容术相关并发症及病死率，而开展经支气管镜肺减容术。

（8）外科手术治疗　肺移植、外科肺减容术。

（9）呼吸康复治疗　视病情制订方案，进行呼吸生理治疗、肌肉训练、营养支持、精神治疗与教育等。

3. 预防　戒烟，改善环境卫生，因职业或环境粉尘、刺激性气体所致者，应脱离污染环境，做好个人劳动保护，减少有害气体或有害颗粒的吸入。流感疫苗接种可降低慢阻肺患者的严重程度和病死率。注意保暖，避免受凉，预防感冒。加强体育锻炼，增强体质，提高机体免疫力，可帮助改善机体一般状况。此外，对于有慢阻肺高危因素的人群，应定期进行肺功能监测，早发现、早干预。

考点 预防慢阻肺的措施

第 5 节　肺炎链球菌肺炎

案例 6-6

患者，女性，33 岁，因“参加婚宴后感觉乏力，咳嗽、咳铁锈色痰，症状加重”到医院就诊。自测体温 38.7℃，口服退热药、止咳药后效果不佳。查体：R 19 次 / 分，P 100 次 / 分。右下肺野语颤增强，叩诊呈浊音，听诊肺泡呼吸音消失。血常规：WBC 14×10^9/L，N 82%。胸部 X 线检查提示：右下肺炎。

问题： 1. 此疾病的诱因是什么？主要临床表现是什么？

2. 可选用哪些药物治疗？

肺炎链球菌肺炎是由肺炎球菌或称肺炎链球菌引起，约占社区获得性肺炎的一半。本病以冬季与初春为高发季节，常与呼吸道病毒感染并行，男性多见。通常起病急，以高热、寒战、咳嗽、咳血痰和胸痛为主要特征。抗菌药物广泛应用后，不典型病例多见，但由于耐药率升高，未能使肺炎的死亡率持续下降。

【病因病机】　肺炎链球菌为革兰氏阳性球菌，多成双排列或短链排列，有荚膜，其毒力大小与荚膜中的多糖有关。为人体上呼吸道正常菌群，随着年龄、季节和机体的免疫功能而改变。当个体免疫力降低时方可致病，发病时，细菌在肺泡内繁殖生长，引起肺泡壁水肿，白细胞和红细胞渗出，渗出液含有细菌，累及整个肺叶或肺段而致肺炎，因病变始于外周，故叶间分界清楚，病变易累及胸膜而导致渗出性胸膜炎。肺炎链球菌在干燥痰中能存活数月，但阳光直射 1h 或加热至 52℃并持续 10min 即可死亡，对苯酚等消毒剂亦甚敏感。

本病多见于冬春季节，好发于原来健康的青壮年或老年与婴幼儿，男性较多见。常见诱因有受凉、疲劳、淋雨、醉酒或病毒感染史等。

【临床特征】

1. 症状　起病急骤，寒战、高热，全身肌肉酸痛，体温可在数小时内上升至 39 ～ 40℃，高峰在下午和傍晚，多呈稽留热，伴咳嗽、咳痰，典型病例可有铁锈色痰，还可出现患侧胸部疼痛，放射到肩部或腹部，咳嗽或深呼吸时加剧。部分病例有恶心、呕吐、腹胀、腹泻，易被误诊为急腹症。重症者可有神经精神症状，如烦躁不安、谵妄，甚至休克、昏迷等。

2. 体征　呈急性热病容，鼻翼扇动、面颊绯红、皮肤干燥，口角及鼻周围有单纯疱疹，病变广泛时可出现发绀。早期肺部体征不明显或仅有呼吸音减低。实变期可有典型体征，如患侧呼吸运动减弱，语颤增强，叩诊呈浊音，听诊呼吸音减低、有湿啰音。累及胸膜时有胸膜摩擦音。若同时出现周围循环衰竭者，称为休克型肺炎。

【辅助检查】

1. 胸部X线检查　早期仅见肺纹理增粗，或受累的肺段、肺叶稍模糊。随着病情进展，表现为显示段或叶形均匀一致的大片状密度增高的阴影。在实变阴影中可见支气管充气征，肋膈角可有少量胸腔积液。在消散期，炎症浸润逐渐吸收，可有片状区域吸收较快而呈现“假空洞”征，多数病例在起病3～4周后才完全消散。老年肺炎病灶消散较慢，容易吸收不完全而成为机化性肺炎。

2. 血液检查　血白细胞总数增加，中性粒细胞达80%以上，核左移。

3. 痰液检查　痰涂片可见大量典型的革兰氏染色阳性、带荚膜的双球菌或链球菌，即可初步做出病原学诊断。痰培养24～48h可以确定病原体。痰标本要及时送检，在抗菌药物应用之前、漱口后采集，取咳出的深部脓性或铁锈色痰。

【诊疗原则】

1. 诊断　根据本病好发于冬春两季，起病前多有上呼吸道病毒感染等前驱表现；突然起病、寒战、高热、咳嗽、咳铁锈色痰、胸痛、呼吸急促、肺实变体征；胸部X线检查显示段或叶性均匀一致的大片状密度增高的阴影，诊断并不困难。但需要与其他肺炎和肺癌等相鉴别。根据典型症状与体征，结合胸部X线检查，容易做出初步诊断。年老体弱、继发于其他疾病或灶性肺炎表现者，临床常不典型，需要认真加以鉴别。病原菌检测痰涂片可见大量革兰氏阳性球菌是确诊本病的主要依据。

2. 治疗

（1）加强护理和支持疗法　患者应卧床休息，注意足够蛋白质、热量和维生素等的摄入，观察呼吸、心率、血压及尿量，注意可能发生的休克。有明显胸痛者，可给少量镇痛药，如可予以可待因15mg缓解。鼓励饮水，不用阿司匹林或其他解热药，以免过度出汗、脱水。若有明显肠麻痹或胃胀，应暂时禁食和胃肠减压。烦躁不安、谵妄、失眠者酌情使用镇静药，禁用抑制呼吸的镇静药。

（2）抗菌药物治疗　可用喹诺酮类（如左氧氟沙星）、第三代头孢菌素类（头孢噻肟、头孢曲松）等，而青霉素G耐药率高已不作为首选。用药剂量及途径视病情之轻重，有无不良征兆和并发症而定。

（3）休克型肺炎的治疗　加强护理，严密监测，补充血容量纠正休克，纠正酸碱失衡，应用血管活性药物、足量抗菌药物。尽早加用糖皮质激素，防治心、肾功能不全及呼吸衰竭。

3. 预防　避免淋雨、受凉、疲劳、醉酒等降低机体抵抗力的诱发因素，积极锻炼身体，增强体质。

考点 肺炎链球菌肺炎的典型症状

第 6 节　肺　结　核

案例 6-7

患者，女性，27 岁，因“发热、胸痛、咳嗽、咳痰并且痰中带血 1 周”入院。3 个月来，患者乏力、厌食、消瘦、盗汗，且低热，午后体温增高、咳嗽，曾就诊于当地医院，诊断为“感冒”，予以抗感冒药、头孢菌素等药物治疗，未见好转。查体：T 38℃，发育正常，消瘦，胸部听诊未发现明显异常。胸部 X 线检查示：双肺纹理增粗，右肺尖有片状阴影。结核菌素试验：红色硬结直径 2cm，有水疱。

问题：1. 对该患者初步诊断为什么疾病？

2. 该如何治疗？

结核病是由结核分枝杆菌引起的慢性传染病，可侵及许多脏器。按病变部位将结核病分为肺结核和肺外结核。肺结核是指发生在肺、气管、支气管和胸膜等部位的结核，分为原发性肺结核、血行播散型肺结核、继发性肺结核、气管及支气管结核、结核性胸膜炎 5 个类型。人肺结核的致病菌 90% 以上为结核分枝杆菌。

【病因病机】　结核分枝杆菌属于放线菌目，分枝杆菌科的分枝杆菌属，为有致病力的耐酸菌。结核分枝杆菌为需氧菌，生长缓慢，一般 2 ～ 4 周可见菌落生长，对干燥、冷、酸、碱等抵抗力强。在干燥的环境中可存活数月或数年，在室内、阴暗、潮湿处，结核分枝杆菌能存活数月。结核分枝杆菌对紫外线、75% 乙醇、含氯消毒液比较敏感，太阳光直射下痰中结核分枝杆菌 2 ～ 7h 可被杀死，实验室或病房常用紫外线灯消毒，10W 的紫外线灯距照射物 0.5 ～ 1m，照射 30min 具有明显杀菌作用。最简便的灭菌方法是直接焚毁带有病菌的痰纸。结核分枝杆菌对药物的耐药性，可由菌群中先天耐药菌发展形成，也可由于在人体中单独使用一种抗结核药而较快形成对该药的耐药性，这类细菌即为获得耐药菌。耐药菌可造成治疗上的困难，影响疗效。

【感染途径】　结核病在人群中的传染源主要是结核病患者，即痰直接涂片阳性者。飞沫传播是肺结核最重要的传播途径；传染性的大小除了取决于患者排出结核分枝杆菌的多少，还与空间含结核分枝杆菌微滴的密度及通风情况、接触的密切程度和时间长短以及个体免疫力的状况有关。通风换气，减少空间微滴的密度是减少肺结核传播的有效措施。婴幼儿（细胞免疫系统不完善）、老年人、人类免疫缺陷病毒（HIV）感染者、免疫抑制剂使用者、慢性病患者等免疫力低下者为易感人群。生活贫困、居住拥挤、营养不良是影响机体对结核分枝杆菌自然抵抗力的常见外界因素。

【临床特征】　肺结核的临床表现不尽相同，但有共同之处。

1. 症状

（1）全身症状　发热为最常见症状，多为长期午后低热，多在下午或傍晚开始体温升高，一般为 37 ～ 38℃，常伴有全身乏力、消瘦、食欲减退、夜间盗汗、烦躁、心悸，女性可导致月经不调或停经。若肺部病灶进展播散，呈不规则高热。

（2）呼吸系统症状　咳嗽、咳痰2周以上或痰中带血是肺结核的常见可疑症状，也表现为咳嗽较轻、干咳或少量黏液痰。有空洞形成时，痰量增多，若合并其他细菌感染时，痰可呈脓性。约1/3患者有不同程度的咯血，咯血量不等，从痰中带血、中量咯血至大量咯血。当炎症累及壁层胸膜时可出现胸痛，胸痛随深呼吸及咳嗽加重。部分患者出现不同程度胸闷、呼吸困难。呼吸困难多见于病变累及多个肺叶、段及以上的支气管或气管、中到大量胸腔积液的患者。

2. 体征　肺部体征依病情轻重、病变范围不同而有差异。肺结核好发于肺上叶尖后段及下叶背段。小范围的结核不易查到阳性体征。病变范围较广者患侧肺部呼吸运动减弱，叩诊呈浊音，语颤增强，肺泡呼吸音低，可闻及湿啰音。晚期结核形成纤维化，局部收缩使胸膜塌陷和纵隔移位、结核性胸膜炎患者早期有胸膜摩擦音，形成大量胸腔积液时，胸壁饱满，叩诊呈浊音或实音，语颤和呼吸音减弱或消失。

3. 肺结核的分型

（1）原发性肺结核　指初次感染即发病的肺结核，包括原发综合征及胸内淋巴结结核。多见于儿童，胸部影像学主要表现为肺内原发病灶及胸内淋巴结肿大，或单纯胸内淋巴结肿大。儿童原发性肺结核也可表现为空洞、干酪性肺炎以及由支气管淋巴瘘导致的支气管结核。

（2）血行播散型肺结核　包括急性血行播散型肺结核、亚急性或慢性血行播散型肺结核。急性血行播散型肺结核：两肺散在粟粒状阴影，大小一致，密度相等，分布均匀，随病情进展，可反复融合。慢性或亚急性血行播散型肺结核：两肺出现大小不一、新旧病变不同、分布不均匀、边缘模糊或锐利的结节和索条阴影。儿童急性血行播散型肺结核有时表现为磨玻璃影，婴幼儿粟粒病灶周围渗出明显，边缘模糊，易于融合。

（3）继发性肺结核　是成人肺结核的最常见类型，由于初次感染后体内潜伏病灶中的结核分枝杆菌复燃增殖而发病。根据不同的影像学特点，继发性肺结核可分为5个亚型。

1）浸润性肺结核：渗出性病变和纤维干酪增殖灶多发生在上叶，影像学表现为小片状或斑点状阴影。

2）空洞性肺结核：空洞大小不一，多为干酪渗出病变溶解形成洞壁不明显、有多个空腔的虫蚀样空洞；伴周围浸润病变的薄壁空洞，当引流支气管出现炎症伴阻塞时，可形成薄壁的张力性空洞。

3）结核球：多由干酪样病变吸收和周围纤维包裹形成，常有钙化，周围有小结节的卫星病灶。

4）干酪性肺炎：机体免疫力减退者受到大量结核分枝杆菌感染，或淋巴结中的大量干酪样物质经支气管进入肺内而发生。大叶性干酪性肺炎影像呈大叶性密度均匀的磨玻璃影，逐渐出现溶解区，呈虫蚀样空洞，可出现播散灶。

5）纤维空洞性肺结核：该型病程长，反复进展恶化，肺组织严重破坏，肺功能严重受损，双侧或单侧出现纤维厚壁空洞和广泛的纤维增生，造成肺门抬高和肺纹理呈垂柳样，患侧肺组织收缩，常见胸膜粘连和代偿性肺过度充气。

4. 气管支气管结核 指发生在气管支气管的黏膜、黏膜下层、平滑肌、软骨及外膜的结核病，是结核病的特殊临床类型。气管支气管结核主要表现为气管或支气管壁不规则增厚、管腔狭窄或阻塞，狭窄支气管远端肺组织可出现继发性不张或实变、支气管扩张及其他部位支气管播散病灶等。

5. 结核性胸膜炎 包括干性胸膜炎和渗出性胸膜炎。干性胸膜炎为胸膜的早期炎性反应，通常无明显异常的影像学表现；渗出性胸膜炎主要表现为胸腔积液，可为少量或中到大量的游离胸腔积液，也可为局限性或包裹性积液，吸收缓慢者常合并胸膜增厚粘连，也可演变为胸膜结核瘤及脓胸等。

【辅助检查】

1. 痰结核分枝杆菌检查 是确诊肺结核的主要方法，也是制订化疗方案和考核治疗效果的主要依据。每一个有肺结核可疑症状或肺部有异常阴影的患者都必须进行此项检查。

（1）痰涂片检查 是简单、快速、易行和可靠的方法，但欠敏感。

（2）痰培养法 可提供准确、可靠的结果，灵敏度高于痰涂片检查。常作为诊断肺结核的“金标准”。同时也为药物敏感性测定和菌种鉴定提供菌株。

（3）药物敏感试验 主要是在初治失败、复发以及其他复治患者中应用，为临床耐药病例的诊断、制订合理的化疗方案以及流行病学检测提供依据。

（4）结核分枝杆菌聚合酶链反应（PCR）、核酸探针检测特异性 DNA 片段、色谱技术检测结核硬脂酸和分枝杆菌等的菌体特异成分、免疫学方法检测特异性抗原和抗体及基因芯片法等使肺结核的快速诊断取得了一些进展，但仍需改进、完善。

2. 结核菌素试验 是诊断结核分枝杆菌感染的参考方法。结核菌素纯蛋白衍生物（PPD）皮试，强阳性者有助于诊断。

链 接 结核菌素试验（PPD 试验）结果判定

结核菌素试验（PPD 试验）是将 0.1ml（5IU）PPD 在左前臂屈侧进行皮内注射，72h（48～96h）检查反应。以皮肤硬结为准。阴性（–）：硬结平均直径＜ 5mm 或无反应者为阴性。阳性反应（+）：硬结平均直径≥ 5mm 者为阳性。硬结平均直径≥ 5mm，且＜ 10mm 为一般阳性；硬结平均直径≥ 10mm，且＜ 15mm 为中度阳性；硬结平均直径≥ 15mm 或局部出现双圈、水泡、坏死及淋巴管炎者为强阳性。

PPD 试验对未接种卡介苗的婴幼儿诊断价值较高。PPD 试验阴性反应，除了表示没有结核分枝杆菌感染外，还应考虑以下情况：①结核分枝杆菌感染的早期。②应用免疫抑制剂或者营养不良、麻疹或百日咳等患者。③严重结核病以及各种危重患者。④免疫系统缺陷患者以及年老体弱者。

3. 影像学检查

（1）胸部 X 线检查 是诊断肺结核的常规首选方法。肺结核影像特点是病变多发生在上叶的尖后段、下叶的背段和后基底段，单侧或双侧，存在时间较长，且有多种不同性质的病灶混合存在及肺内播散现象。密度不均匀、边缘较清楚和病情变化较慢，易形成有环形边界透光区的空洞。

（2）胸部 CT 能提高分辨率，清晰显示各型肺结核的病变特点和性质，能准确显示纵隔淋巴结有无肿大。

4. 纤维支气管镜（纤支镜）检查 常应用于临床表现不典型的肺结核以及气管、支气管结核的诊断，可以在病变部位钳取活体组织进行病理学检查和结核分枝杆菌培养，同时可采集分泌物或支气管肺泡灌洗液进行结核分枝杆菌的涂片、培养以及核酸检测。外周病变性质不清者可进行经皮肺穿刺获得肺组织，考虑为结核性胸膜炎者可经内科胸腔镜获取胸膜进行组织病理学检查。配合浅表淋巴结活检有助于肺结核的鉴别诊断。

【诊疗原则】

1. 诊断 痰涂片、活组织检查找到结核分枝杆菌为金标准。明确症状的发展过程对肺结核的诊断有参考意义。根据病因、临床表现及实验室检查即可做出诊断。必须强调认真根据病史、肺结核接触史、相关实验室检查资料、胸部 X 线检查等综合分析。

2. 治疗

（1）抗结核化学药物治疗（简称化疗） 抗结核化疗对控制肺结核起决定性作用。合理化疗可使病灶内细菌消灭，最终达到痊愈。休息与营养疗法起辅助作用。

1）治疗目的：促进病灶愈合，杀灭结核分枝杆菌，预防复发。

2）适应证：临床上活动性肺结核均为化疗的适应证。

3）化疗基本原则：早期、规律、全程、适量、联合。

4）常用抗结核药物：理想的抗结核药物具有杀菌、灭菌或较强的抑菌作用，毒性低、不良反应少、价廉、使用方便、药源充足、经口服或注射后药物能在血液中达到有效浓度，并能渗入吞噬细胞、腹膜腔或脑脊液内，疗效迅速而持久。

链 接 临床常用抗结核药物

异烟肼（isoniazid，H）杀菌力强，口服吸收快，能渗入组织，通过血 - 脑屏障，能杀灭细胞内外代谢活跃或静止的结核分枝杆菌。利福平（rifampicin，R）对细胞内、外代谢旺盛及偶尔繁殖的结核分枝杆菌均有作用，常与异烟肼联合应用。链霉素（streptomycin，S）有杀菌作用，但对细胞内的结核分枝杆菌作用较小。吡嗪酰胺（pyrazinamide，Z）能杀灭吞噬细胞内酸性环境中的结核分枝杆菌。乙胺丁醇（ethambutol，E）有抑菌作用。与其他抗结核药物联合应用时可延缓细菌对其他药物产生耐药性。对氨基水杨酸钠（sodium-aminosalicylate，P）为抑菌药，与链霉素、异烟肼或其他抗结核药联合应用可延缓细菌对其他药物产生耐药性。

5）初治活动性肺结核（含涂阳和涂阴）治疗方案：每日用药方案为，①强化期：异烟肼、利福平、吡嗪酰胺和乙胺丁醇，顿服，2 个月。②巩固期：异烟肼、利福平，顿服，

4 个月。简写为：2HRZE/4HR。间歇用药方案为，①强化期：异烟肼、利福平、吡嗪酰胺和乙胺丁醇，隔日 1 次或每周 3 次，2 个月。②巩固期：异烟肼、利福平，隔日 1 次或每周 3 次，4 个月。简写为：$2H_3R_3Z_3E_3/4H_3R_3$。

6）复治涂阳肺结核治疗方案（含涂阳和涂阴）：①每日用药方案，2HRZSE/6HRE，3HRZE/6HR，2HRZSE/1HRZE/5HRE；②间歇用药方案，$2H_3R_3Z_3S_3E_3/6H_3R_3E_3$。强烈建议行药物敏感试验，对上述治疗方案无效的患者复治肺结核应考虑耐多药肺结核可能，必须按耐药或耐多药抗结核治疗。

上述间歇方案为我国结核病规划所采用，但抗结核用药至少半年，偶需长达一年半，患者常难以坚持。医护人员按时督促用药。必须采用全程督导化疗管理，加强访视，以保证患者不间断地规律用药。

7）化疗的主要作用：迅速杀死病灶中大量繁殖的结核分枝杆菌，使患者由传染性转为非传染性。临床上表现为痰菌迅速转阴，防止获得性耐药变异菌的出现。彻底杀死结核病变中半静止或代谢缓慢的结核分枝杆菌是抗结核化疗的最终目的，使完成规定疗程后无复发或复发率很低。

（2）对症治疗

1）毒性症状：结核病的毒性症状在有效抗结核治疗 1 ～ 2 周内多可消失，通常无须特殊处理。对重症结核如干酪性肺炎、急性血行播散型肺结核、结核性脑膜炎、结核性胸膜炎伴大量胸腔积液者，在使用有效抗结核药物的同时，加用糖皮质激素，一般用泼尼松顿服，每日 20mg，以减轻炎症、改善症状、减少纤维组织形成及胸膜粘连。待毒性症状减轻后，剂量递减，以后每周递减 5mg，一般至 6 ～ 8 周停药。糖皮质激素对已形成的胸膜增厚及粘连并无作用。

2）咯血：若仅痰中带血或小量咯血，以安慰患者、消除紧张、卧床休息为主，可用氨基己酸、氨甲苯酸、酚磺乙胺、卡巴克络等药物止血。中等或大量咯血时应严格卧床休息，采用垂体后叶素 8 ～ 10U 缓慢静脉注射（15 ～ 20min），然后以 10 ～ 40U 于 5% 葡萄糖注射液 500ml 中静脉滴注维持治疗。垂体后叶素可收缩小动脉，减少肺血流量从而减轻咯血。高血压患者、冠心病患者、孕妇禁用。注射过快可引起恶心。对支气管动脉破坏造成的大咯血可采用支气管动脉栓塞法。

（3）手术治疗　适应证为经合理化疗后无效、多重耐药的厚壁空洞、大块干酪灶、结核性脓胸、支气管胸膜瘘、大咯血保守治疗无效者。

3. 预防

（1）控制传染源　控制本病的关键是加强全程督导。对患者早期发现、早期诊断、早期治疗。

（2）切断传播途径　注意开窗通风，注意消毒。

（3）保护易感人群　接种卡介苗，注意锻炼身体，营养均衡，提高自身抵抗力。

课程思政：中国防痨事业创始人之裘祖源

裘祖源，结核病学家。从20世纪30年代起主持北平第一卫生事务所防痨科的工作，开展肺部健康X线检查，摸清了中国当时结核病的流行情况，实行早期诊断、早期治疗、接触者检查、家庭访视等，为中国早期防痨工作奠定了基础。他长期主持中国防痨协会和中华医学会结核病学分会工作，培育了大批专业人才，为中国防痨事业的发展做出了卓越的贡献。

考点 治疗肺结核常用联合用药方案

自 测 题

单项选择题

（一）A_1 型题

1. 急性上呼吸道感染最常见的病原体为（ ）
A. 真菌 B. 细菌 C. 病毒
D. 衣原体 E. 寄生虫

2. 下列哪项是慢性支气管炎的主要致病因素（ ）
A. 吸烟 B. 酗酒 C. 冬泳
D. 淋雨 E. 感冒

3. 慢性支气管炎急性发作期的主要治疗措施为（ ）
A. 控制呼吸道感染 B. 给予祛痰药物
C. 给予止咳药物 D. 应用解痉平喘药
E. 吸入性糖皮质激素

4. 目前治疗哮喘最有效的药物是（ ）
A. β_2 受体激动剂 B. 糖皮质激素
C. 抗胆碱能药物 D. 钙通道阻滞剂
E. 茶碱类药物

5. 糖皮质激素用于治疗哮喘，最常用的给药途径为（ ）
A. 口服 B. 吸入
C. 肌内注射 D. 静脉注射
E. 静脉滴注

6. 治疗肺炎链球菌肺炎首选的抗生素因耐药率高已不作为首选的是（ ）
A. 青霉素G B. 红霉素
C. 左氧氟沙星 D. 阿奇霉素
E. 头孢曲松

（二）A_3 型题

（7～9题共用题干）

患者，女性，60岁，因“反复咳嗽、咳痰25年，心悸气促、下肢间歇性水肿3年，病情加重伴畏寒发热1周”入院。体格检查：T 38℃，呼吸急促，口唇发绀，双肺叩诊呈过清音，中下肺有湿啰音；HR 110次/分，心律齐，无杂音，双下肢重度水肿。

7. 该病例最适当的诊断应为（ ）
A. 慢性支气管炎（慢支）
B. 慢支 + 肺气肿
C. 慢支 + 肺气肿 + 肺源性心脏病
D. 慢性阻塞性肺疾病
E. 慢支 + 肺气肿 + 心肌病

8. 为明确诊断首选的检查是（ ）
A. 胸部X线检查 B. 心电图检查
C. 动脉血气分析 D. 痰培养及药物敏感试验
E. 血胆固醇和甘油三酯测定

9. 主要治疗措施应为（ ）
A. 控制感染与改善呼吸功能
B. 祛痰与止咳
C. 解痉与平喘
D. 低浓度持续吸氧
E. 给予利尿剂和强心剂

（张晓星）

第7章 循环系统疾病

学习目标

1. 素质目标　培养学生科学、严谨、细致的学习和工作作风，以及敬佑生命、甘于奉献的崇高思想。

2. 知识目标　掌握心力衰竭、心律失常、原发性高血压、冠状动脉粥样硬化性心脏病、风湿性心瓣膜疾病的临床特征、辅助检查和诊疗原则；理解心力衰竭、冠状动脉粥样硬化性心脏病的临床特征；了解心力衰竭、心律失常、原发性高血压、冠状动脉粥样硬化性心脏病、风湿性心瓣膜疾病的病因、发病机制。

3. 能力目标　能运用相关医学知识，对常见循环系统疾病提出初步诊断。

循环系统包括心脏、血管和调节心血管活动的神经体液因素。循环系统疾病主要指心脏疾病和血管疾病，以心脏疾病最多见。本章我们主要学习循环系统常见疾病：心力衰竭、心律失常、原发性高血压、冠状动脉粥样硬化性心脏病、风湿性心瓣膜病等。

第1节　心力衰竭

案例 7-1

患者，男性，55 岁。风湿性心瓣膜疾病 13 年，2 年前出现活动后气促，休息可缓解，间断服用药物治疗。因“10 天前感冒后气短加重，并出现双下肢水肿”入院就诊。查体：T 36.7℃，P 100 次 / 分，R 28 次 / 分，BP 110/70mmHg，口唇发绀，喘息貌，颈静脉怒张，右下肺湿啰音，HR 100 次 / 分，心尖部闻及舒张期隆隆样杂音，胸骨左缘第二肋间肺动脉瓣区第二心音亢进，肝颈静脉回流征阳性，双侧脚踝至小腿下 1/2 水肿，呈凹陷性。医生考虑为心力衰竭，建议住院治疗。

问题：1. 医生的诊断依据有哪些？

2. 需要完善哪些检查？

心力衰竭是心功能不全的失代偿期，当心脏舒缩功能障碍，导致心排血量不能满足机体组织代谢的需求，出现呼吸困难、体力活动受限、体液潴留等临床表现时，称为心力衰竭。心力衰竭按起病缓急分为急性心力衰竭、慢性心力衰竭；按解剖分为左心衰竭、右心衰竭、全心衰竭；按病理生理学分为收缩性心力衰竭、舒张性心力衰竭。

一、慢性心力衰竭

慢性心力衰竭（CHF）是由于各种心脏病变长期反复发作发展，以致心肌结构及心室充盈和（或）射血能力下降，心脏血液排出减少，不能满足组织代谢需要，表现为以器官组织灌注不足、肺循环和（或）体循环淤血为主的一组临床综合征。慢性心力衰竭发生时循环血量正常，故又称为充血性心力衰竭。

【病因病机】

1. 基本病因

（1）心肌损害　①原发性心肌损害：缺血性心脏病、心肌炎、心肌病、心肌代谢障碍性疾病等。②继发性心肌损害：糖尿病心肌病、甲亢性心肌病、心肌淀粉样变性等。

（2）心脏负荷过重　①压力负荷过重：高血压、主动脉瓣狭窄、肺动脉高压、肺动脉瓣狭窄等。②容量负荷过重：二尖瓣关闭不全、主动脉瓣关闭不全、动静脉分流型先天性心血管病、慢性贫血、甲状腺功能亢进症等。

2. 诱发因素　见于感染、心律失常、血容量增加、过度劳累、情绪激动、电解质紊乱、治疗不当、肺栓塞、贫血等情况，其中呼吸道感染是最常见、最重要的诱因。

3. 发病机制　心功能不全发生时，机体通过复杂的神经-体液机制进行调节，如交感神经兴奋性增强、肾素-血管紧张素-醛固酮系统和抗利尿激素的激活等，维持正常的心排血量，满足机体需要，心功能处于代偿期；发病原因的长期反复作用，加之这些代偿机制又会对心肌产生毒性作用，引起心肌重构和心室重塑，最终心脏泵血能力下降，心排血量减少，出现心力衰竭的症状和体征。

【临床特征】　左心衰竭在临床上较为常见，左心衰竭后常可继发右心衰竭，最终导致全心衰竭。

1. 左心衰竭　临床上以肺淤血和心排血量降低为主要表现。

（1）症状　①不同程度的呼吸困难：是左心衰竭最早和最常见的症状。早期表现为劳力性呼吸困难，病情进展可出现夜间阵发性呼吸困难、端坐呼吸、急性肺水肿。②咳嗽、咳痰和咯血：常于夜间发生，坐位或立位时咳嗽、咳痰减轻，痰液呈白色浆液性泡沫状，偶可痰中带血丝，急性肺水肿时可出现粉红色泡沫样痰。③组织器官灌注不足表现：乏力、疲倦、活动耐力下降、头晕、心悸、少尿等。

（2）体征　①肺部湿啰音：是左心衰竭的主要体征，随病情进展，啰音可从肺底部发展至全肺。②心脏体征：除基础心脏病体征外，可出现心脏扩大、心率增快、心尖区舒张期奔马律、肺动脉瓣区第二心音亢进。

2. 右心衰竭　以体循环淤血为主要表现。

（1）症状　①消化道症状：是右心衰竭较早的症状。可出现腹胀、纳差、恶心、呕吐，肝区疼痛、黄疸。②劳力性呼吸困难：继发于左心衰竭或肺部疾病的右心衰竭，在右心衰竭出现前呼吸困难已存在。

（2）体征　①水肿：是右心衰竭的典型体征，首先发生于身体的下垂部位，呈对称性、凹陷性水肿，严重者可波及全身，多于傍晚和活动后出现或加重，休息后可减轻或消失。②颈静脉征：颈静脉怒张是右心衰竭时的主要体征，肝颈静脉回流征阳性更具特征性。③肝脏淤血肿大。④发绀：最早见于指端、口唇和耳郭，较左心衰竭更明显。

3. 全心衰竭　同时有左心衰竭和右心衰竭的临床表现。

【辅助检查】

1. 利尿钠肽　临床上常用脑利尿钠肽（BNP）及氨基末端脑利尿钠肽前体（NT-proBNP），是心力衰竭患者诊断和风险评估的重要指标。未经治疗者利尿钠肽水平正常可排除心力衰竭诊断；患者经治疗症状改善后该值可以下降。

2. 心电图　心力衰竭本身无特异性变化，可发现既往心肌梗死、心室肥厚等。

3. 胸部 X 线检查　可见心脏增大、肺门阴影范围和密度增加；慢性肺淤血时可见克利 B 线以及原有肺部疾病征象等。

4. 超声心动图　可以显示心室壁厚度和运动、心腔大小、心瓣膜结构和功能状态。左室收缩功能障碍时左室射血分数（LVEF）＜ 40%。是诊断心力衰竭最主要的辅助检查方法。

5. 心脏磁共振　可评价心室容积、节段性室壁运动、心肌厚度、心脏肿瘤、瓣膜、心包疾病等。其精确度高，为评价心室容积、室壁运动的金标准。

6. 常规实验室检查　血尿常规、肝肾功能、血糖、血脂、电解质等。

【诊疗原则】

1. 诊断

（1）慢性心力衰竭的诊断　既往有心脏病史，左心或右心衰竭症状与体征，结合辅助检查明确诊断。

（2）心功能分级　通常采用纽约心脏病协会（NYHA）分级。

1）心功能Ⅰ级：有心脏病病史，日常活动不引起疲乏、心悸、气促等症状。

2）心功能Ⅱ级：活动轻度受限，休息时无症状，日常活动可引起明显的气促、疲乏或心悸。

3）心功能Ⅲ级：活动明显受限，休息时可无症状，轻于日常活动即引起显著的上述症状。

4）心功能Ⅳ级：休息时也有症状，任何体力活动均会引起不适。若无须静脉给药，可在室内或床边活动者为Ⅳ a 级；不能下床并需要静脉给药支持者为Ⅳ b 级。

2. 治疗　治疗目标是改善临床症状和生活质量，预防或逆转心肌重构，减少再住院，降低死亡率。

（1）一般治疗　病因治疗和去除诱因，保持健康的生活方式，限制钠盐摄入和液体摄入，低脂饮食，戒烟限酒，失代偿期卧床休息，鼓励病情稳定的患者进行适度规律活动。给予心理支持，预防感染。

（2）药物治疗　根据病情合理选用利尿剂、肾素 - 血管紧张素 - 醛固酮系统抑制剂（如 ARNI、ACEI、ARB）、β 受体阻滞剂、醛固酮拮抗剂、钠 - 葡萄糖耦联转运体 2 抑制剂（SGLT-2i）、新型可溶性鸟苷酸环化酶（sGC）刺激剂、伊伐布雷定、洋地黄类药物等治疗，可辅以中药制剂治疗。

（3）心脏植入型电子器械治疗　用于有指征的慢性射血分数降低的心力衰竭患者。

3. 预防　高危人群应定期进行心力衰竭风险评估，并通过改善生活方式进行管理。心力衰竭的危险因素主要包括高血压、糖尿病、血脂异常等。糖尿病患者应考虑使用SGLT-2i。临床前心力衰竭患者，应控制心力衰竭的危险因素、治疗器质性心脏病。

考点 慢性心力衰竭的临床特点

二、急性心力衰竭

急性心力衰竭（AHF）是指心力衰竭的症状和体征迅速发生或恶化。以急性左心衰竭最常见。

【病因病机】

1. 病因　新发心力衰竭的常见病因为急性心肌坏死和（或）损伤及急性血流动力学障碍。慢性心力衰竭急性失代偿常有一个或多个诱因，如药物治疗依从性差、严重心肌缺血、重症感染、严重心律失常、肺栓塞、肾损伤等。

2. 发病机制　急性发作或加重的左心功能失常导致心肌收缩力明显降低，心排血量骤降、肺循环压力突然升高、周围循环阻力增加，发生急性肺淤血、肺水肿，组织器官灌注不足和心源性休克。

【临床特征】　起病急，病情可迅速发展至危重状态。可表现为严重呼吸困难、端坐呼吸、烦躁不安、表情痛苦、咳嗽并咳粉红色泡沫样痰等，严重者可出现意识障碍、心源性休克甚至心搏骤停。

查体可见心脏增大、心率加快、心尖区舒张期奔马律、肺动脉瓣区第二心音亢进、两肺满布干湿啰音、体循环淤血体征等。

【辅助检查】

1. 胸部X线检查　可见肺淤血、肺水肿、心脏扩大征象。

2. 心电图　常有窦性心动过速及各种心律失常。

3. 超声心动图　可见心脏结构和（或）功能异常。

4. 利尿钠肽水平（BNP、NT-proBNP）　如BNP＜100ng/L、NT-proBNP＜300ng/L可排除急性心力衰竭诊断；诊断急性心力衰竭时NT-proBNP水平应根据患者年龄分层：＜50岁以下者应＞450ng/L，50～75岁者应＞900ng/L，＞75岁以上者应＞1800ng/L。

5. 其他　肝肾功能、电解质、血糖、全血细胞计数等检查。

【诊疗原则】

1. 诊断　根据病史、典型临床症状与体征结合各种辅助检查一般不难得出急性心力衰竭的诊断。

2. 治疗　严重缺氧和呼吸困难可致死，必须尽快缓解。治疗目标：改善症状，稳定血流动力学状态，维护重要脏器功能，避免复发，改善预后。

（1）一般处理

1）调整体位：静息时呼吸困难明显者，取半卧位或端坐位，双腿下垂以减少回心血量。

2）吸氧：鼻导管吸氧，从低流量（1 ～ 2L/min）开始，无 CO_2 潴留者可高流量给氧（6 ～ 8L/min）；伴呼吸性碱中毒者给予面罩吸氧。

3）镇静：吗啡 2.5 ～ 5.0mg 静脉缓慢注射，密切观察疗效和呼吸抑制不良反应。伴意识障碍、慢性阻塞性肺疾病、支气管哮喘、明显和持续低血压、休克者禁用。

（2）急性心力衰竭在临床上分为干暖、干冷、湿暖、湿冷四个类型，根据分型制订治疗方案。

1）干暖：调整口服药物治疗方案。

2）干冷：适当扩容，如低灌注仍无法纠正可给予小剂量正性肌力药物。

3）湿暖：以体、肺循环淤血为主要表现，首选利尿剂，其次为血管扩张药；高血压为主，首选血管扩张药，其次为利尿剂。

4）湿冷：最危重状态。若收缩压＜ 90mmHg，首选正性肌力药物，若无效可考虑使用血管收缩药，低灌注纠正后再使用利尿剂。药物治疗无反应者，可行机械循环支持治疗。

（3）容量管理　应严格控制水钠摄入，保持每日液体负平衡，并根据病情个体化调整治疗方案。

（4）药物治疗　包括利尿剂、血管扩张药、正性肌力药物、血管收缩药、洋地黄类药物等，需要根据病情进行选择并及时做出调整。

考点　急性心力衰竭的临床特点

第 2 节　心 律 失 常

正常情况下，心脏以一定范围的频率和节律搏动，以维持血液在血管内周而复始地循环流动。心脏冲动的频率、节律、起源部位、传导速度与激动次序出现异常称为心律失常。心律失常可以是生理性的，也可以是病理性的。病理性心律失常可单独发病，也可与心血管病伴发，严重者可突然发作而致猝死。

心脏传导系统由窦房结，结间束，希氏束，左、右束支和浦肯野纤维组成。正常情况下，窦房结是冲动起源部位，冲动在窦房结形成后，由结间束和普通心房肌传递，抵达房室结及左心房；冲动在房室结内传导速度减慢，抵达希氏束后传导再度加速，以极快的速度经左、右束支与浦肯野纤维传导，几乎同时激动全部心室肌并抵达心外膜，完成一次心动周期。心脏传导系统受自主神经调节。

【病因病机】

1. 病因

（1）遗传性　多为基因突变导致的离子通道病，使得心肌细胞离子流发生异常。

（2）后天获得性　①生理性因素：运动、激动、生气等可引起交感神经兴奋而产生快速型心律失常。②病理性因素：a. 心脏的器质性病变，包括冠心病、高血压心脏病、风湿性心瓣膜疾病、心肌病、心肌炎和先天性心脏病等。b. 心脏以外的其他器官病变，如甲状腺功能亢进或减退、慢性肾功能障碍、重度感染等。c. 全身性因素，如药物的毒性作用、酸碱平衡及电解质紊乱、神经与体液调节功能失调等。d. 其他，如手术、麻醉、心导管检查、各种心脏介入性治疗及毒素等均可诱发心律失常。

2. 病机　心律失常的发生是由多种原因引起心肌细胞的自律性、兴奋性、传导性发生改变而导致冲动形成异常和（或）冲动传导异常所致。

【分类】

1. 冲动形成异常

（1）窦性心律失常　窦性心动过速、窦性心动过缓、窦性心律不齐、窦性停搏和病态窦房结综合征等。

（2）异位心律　期前收缩（房性、房室交界性、室性）；阵发性心动过速（房性、房室交界性、房室折返性、室性）与非阵发性心动过速；心房扑动、心房颤动；心室扑动、心室颤动等。

2. 冲动传导异常

（1）生理性传导异常　干扰及干扰性房室分离。

（2）病理性传导阻滞　窦房传导阻滞；房内传导阻滞；房室传导阻滞；室内传导阻滞。

（3）折返性心律　阵发性心动过速。

（4）房室间传导途径异常　预激综合征。

【临床特征】　症状轻重与心律失常类型、持续时间、发作时心室率快慢等相关，除原发病症状外，心律失常轻者可无自觉症状，引起血流动力学改变时可有心悸、头晕、乏力、胸闷等，重者出现失眠、记忆力差、反应迟钝、黑矇、晕厥、心绞痛、心力衰竭，甚至阿-斯综合征、猝死。心脏听诊可有心音强度、心率快慢及心律不规则等改变，可伴有脉搏触诊异常如脉搏脱漏、脉搏短绌等。可有特征性心电图改变，如窦性心动过速表现为频率＞100 次 / 分，窦性 P 波，PR 间期和 PP 间期相应缩短；窦性心动过缓表现为频率＜60 次 / 分，窦性 P 波，PR 间期和 PP 间期相应延长；心房颤动表现为 P 波消失，代之以频率 350 ～ 600 次 / 分的 f 波，QRS 波群形态基本正常，频率 100 ～ 160 次 / 分且频率绝对不规则；心室颤动表现为频率可达 200 ～ 500 次 / 分，且形态、频率、振幅极不规则的低小波形，不能区分 QRS 波群和 T 波。

【辅助检查】

1. 心电图　症状发作时的心电图是确诊心律失常的重要依据。

2. 动态心电图　24 小时动态心电图可记录到心律失常的发作，自主神经系统对自发心律失常的影响，自觉症状与心律失常的关系，并评估治疗效果。

3. 其他　还可选择食管内心脏电生理检查、心腔内电生理检查、高分辨体表心电图等，帮助分析心律失常的性质、起源部位、评价治疗效果、评估心室颤动和猝死发生的危险性等。运动试验常用于评估与儿茶酚胺有关的心律失常。

【诊疗原则】

1. 诊断　确诊主要依靠心电图特征，病史和体征可提供对诊断有价值的线索。

2. 治疗　包括发作时治疗与预防发作。

（1）病因治疗　治疗原发疾病，调节自主神经功能，维持电解质稳定，避免诱发因素。

（2）药物治疗　无明显症状、无明显不良后果的心律失常，一般不需要抗心律失常药物治疗。抗心律失常药物种类繁多，临床根据患者的原发疾病、不同类型的心律失常等选择药物，要严格掌握药物的适应证和禁忌证，注意抗心律失常药物治疗的致心律失常作用。

临床常用的抗心律失常药物：①Ⅰ类钠通道阻滞药：ⅠA 类延长动作电位时程，有奎尼丁、普鲁卡因胺等；ⅠB 类缩短动作电位时程，有利多卡因、美西律、苯妥英钠等；IC 类减慢传导与轻微延长动作电位时程，有氟卡尼、恩卡尼、普罗帕酮等。②Ⅱ类β肾上腺素受体阻断药，代表药为普萘洛尔、美托洛尔等。③Ⅲ类阻滞钾通道与延长复极过程，代表药为胺碘酮。④Ⅳ类钙通道阻滞剂，代表药为维拉帕米和地尔硫䓬。

（3）非药物治疗　机械方法刺激迷走神经、心脏起搏治疗、电复律、电除颤、导管射频消融等。

考点 常用抗心律失常药物分类与常用药品

第 3 节　原发性高血压

案例 7-2

患者，男性，19 岁，肥胖体型，爱吃烧烤，不爱运动，作息不规律。近 1 个月来经常头晕、头痛、睡眠不好。患者 2 天前出现视物模糊，到校医室检查，BP 180/110mmHg。医生了解到患者的爸爸、爷爷、奶奶和姑姑均是高血压患者，考虑患者可能是“原发性高血压”，其视物模糊是由高血压引起，建议其到大医院就诊，以明确诊断。

问题： 1. 为什么考虑小强是原发性高血压？

2. 如何对患者进行健康教育？

高血压是以体循环动脉血压升高为主要临床表现的临床综合征。高血压可分为原发性高血压和继发性高血压，其中原发性高血压占绝大多数。随着人们生活方式的改变和生活水平的提高，原发性高血压的发病率呈上升趋势，是心脑血管疾病最重要的危险因素，可对心、脑、肾等靶器官的结构和功能造成损害，是导致患者伤残或死亡的直接原因。

高血压定义：在未使用降压药的情况下，非同日 3 次测量诊室血压≥ 140/90mmHg；或连续 5 ～ 7 天测量家庭血压≥ 135/85mmHg；或 24 小时动态血压≥ 130/80mmHg，白天血压≥ 135/85mmHg，夜间血压≥ 120/70mmHg。目前，我国采用正常血压、正常高值和高血压进行血压水平分类，并根据诊室血压水平进一步将高血压分为 1 级、2 级和 3

级（表 7-1）。

表 7-1 基于诊室血压的血压分类和高血压分级表

分类	收缩压（mmHg）		舒张压（mmHg）
正常血压	＜120	和	＜80
正常高值	120～139	和（或）	80～89
高血压	≥140	和（或）	≥90
1 级高血压（轻度）	140～159	和（或）	90～99
2 级高血压（中度）	160～179	和（或）	100～109
3 级高血压（重度）	≥180	和（或）	≥110
单纯收缩期高血压	≥140	和	＜90
单纯舒张期高血压	＜140	和	≥90

注：当收缩压和舒张压分属于不同级别时，以较高的分级为准。该分类和分级适用于 18 岁以上任何年龄的成年人。

【病因病机】 尚未完全阐明，可能与以下因素有关。

1. 遗传 高血压呈现明显的家族聚集性。父母双亲均为高血压者，子女的发病率高达 46%；约 60% 高血压患者有家族史。

2. 环境

（1）饮食 钠盐摄入量与血压呈正相关、钾摄入量与血压呈负相关、饮酒量与血压尤其收缩压水平线性相关。

（2）环境与职业 长期工作生活在有噪声的环境，过度紧张的脑力劳动均易发生高血压，城市发病率高于农村。

（3）吸烟 可使交感神经末梢释放去甲肾上腺素增加而致血压升高。

3. 其他

（1）年龄 发病率有随年龄增长趋势，40 岁以上者发病率高。

（2）超重和肥胖 体重增加是高血压的重要危险因素。

（3）药物 如麻黄碱、肾上腺皮质激素、非甾体抗炎药、甘草等可使血压升高。

在神经体液功能失调、肾性水钠潴留、血管重构和血管内皮功能异常、胰岛素抵抗等多种因素的作用下，血管外周阻力增加，血压升高。

【临床特征】

1. 症状 大多起病隐匿，病情进展缓慢，称为缓进性高血压。患者早期多无症状，因其他疾病就诊或偶尔体检时发现血压升高，或仅在紧张、激动或劳累后感头晕、头痛、颈项板紧、失眠等，少数患者在出现心、脑、肾及视网膜并发症后才被发现。典型的高血压头痛在血压正常后消失。病情缓慢进展，后期出现靶器官损害和相应临床表现，如引起心肌劳损出现心悸、气急，甚至高血压心脏病；视网膜病变引起视物模糊等。

极少数的患者发病急骤，病情凶险，称急进性高血压。可发生在中、重度缓进性高血压基础上，个别患者原来血压正常。任何年龄都可发生，多见于 30 ～ 40 岁，患者血压显著升高，舒张压多在 130mmHg 以上，出现乏力、口渴、多尿、视力迅速减退，并出现蛋白尿、血尿与肾损伤或发生心力衰竭、高血压脑病和高血压危象，病程进展迅速，多死于尿毒症。高血压脑病是由于过高的血压超过了脑血流自动调节能力，导致脑水肿、颅内压升高而引起的严重的弥漫性头痛、呕吐、意识障碍、精神错乱，甚至昏迷，可伴局灶性或全身性抽搐。高血压危象是指在高血压病程中，突然停药或应激等诱因，使血压急剧升高，患者出现严重的头痛、眩晕、烦躁、心悸、气急、恶心、呕吐、视物模糊等症状。

2. 体征　早期除血压升高外，一般无其他阳性体征。随病情发展可闻及主动脉瓣区第二心音亢进，收缩期杂音，眼底检查可发现视网膜病变。

3. 并发症

（1）脑血管病　包括脑出血、短暂性脑缺血发作、脑血栓形成、腔隙性脑梗死。

（2）心力衰竭和冠心病　长期高血压致左心室肌后负荷增加而引起左心室肥厚和扩张，称高血压心脏病，长期可引发心力衰竭。

（3）慢性肾衰竭　长期高血压使肾小球毛细血管高压力、高灌注、高滤过，最终肾小球硬化，晚期出现肾衰竭。

（4）主动脉夹层　长期高血压对血管壁的冲击作用，造成主动脉内膜撕裂，血液进入血管壁中层，并沿着血管长轴方向延伸剥离。

【辅助检查】

1. 基本项目　血液生化；全血细胞计数、血红蛋白和血细胞比容；尿液分析；心电图。

2. 推荐项目　24 小时动态血压监测、超声心动图、颈动脉超声、餐后 2 小时血糖、同型半胱氨酸测定、尿白蛋白定量测定、尿蛋白定量测定、眼底检查、胸部 X 线检查、脉搏波传导速度及踝臂血压指数检查等。

【诊疗原则】

1. 诊断　依据诊室测量的血压值，必须在未服用降压药、非同日规范化测量 3 次均达高血压诊断标准，并排除继发性高血压，即可诊断为高血压。患者既往有高血压病史，正在服用降压药物，血压虽然正常，也应诊断为高血压。

为指导治疗和判断预后，还应对高血压患者做心血管危险分层。根据血压升高水平、其他心血管危险因素、有无糖尿病、靶器官损害及并发症情况，将高血压患者分为低危、中危、高危和很高危（表 7-2）。

表 7-2 高血压患者心血管危险分层标准

心血管危险因素和疾病史	血压（mmHg）			
	收缩压 130 ～ 139 和（或）舒张压 85 ～ 89	收缩压 140 ～ 159 和（或）舒张压 90 ～ 99	收缩压 160 ～ 179 和（或）舒张压 100 ～ 109	收缩压≥ 180 和（或）舒张压≥ 110
无	低危	低危	中危	高危
1 ～ 2 个其他危险因素	低危	中危	中 - 高危	很高危
≥ 3 个其他危险因素，靶器官损害，CKD 3 期，或无并发症的糖尿病	中 - 高危	高危	高危	很高危
临床并发症，CKD ≥ 4 期，或有并发症的糖尿病	高 - 很高危	很高危	很高危	很高危

注：用于分层的其他危险因素、靶器官损害和并发症：年龄（男性＞ 55 岁，女性＞ 65 岁），吸烟，血胆固醇异常，早发心血管疾病家族史，腹型肥胖，缺乏体力劳动；左心室肥厚、动脉粥样硬化斑块形成，血肌酐轻度升高，尿微量白蛋白；脑血管病，心脏疾病，慢性肾脏病（CKD），周围血管病，视网膜病变、糖尿病。

2. 治疗 尚无根治方法，需要采取综合措施，坚持终身治疗。

（1）治疗目的 ①降低并稳定维持血压至正常范围，一般人群降至＜ 140/90mmHg；合并糖尿病、慢性肾脏病者，降至＜ 130/80mmHg。②控制症状，提高生活质量。③防止靶器官受损，减少和防治并发症。④延长患者生命、提高生存率、降低死亡率。

（2）治疗方法 治疗应遵循个体化原则，分为非药物治疗与药物治疗。

1）非药物治疗：适用于所有高血压患者，即改善生活方式，包括戒烟限酒、减轻体重、减少钠盐摄入、适当的体力活动、减轻精神压力、保持良好心态等。

2）药物治疗：降压药物种类繁多，用药应遵循以下原则：①首选一线降压药物，优先选择长效制剂。②从小剂量开始。③联合用药，个体化用药。④严密观察剂量与降压疗效的关系以及药物的不良反应，酌情调整药物种类和剂量。⑤兼顾并发症的治疗。

目前临床一线降压药物可归纳为五大类：①利尿剂。② β 受体阻滞剂。③钙通道阻滞剂。④血管紧张素转换酶抑制剂。⑤血管紧张素Ⅱ受体拮抗剂。

3. 预防 进行广泛的高血压知识的科普宣传，注意劳逸结合，适当体育锻炼，低盐、低脂、高纤维素饮食，控制体重。开展高血压普查，凡有高血压家族史、精神压力大或工作紧张、职业患病率高者，应列为高血压普查重点，以便早发现、早治疗。

考点 临床一线降压药物的种类

第 4 节　冠状动脉粥样硬化性心脏病

案例 7-3

患者，男性，64 岁，平素抽烟喝酒，爱吃肉，高血压病史 5 年余，偶感胸骨中段后压榨性疼痛，休息后好转 2 年。今早餐后即感胸部压榨性疼痛，剧烈难忍，向左背放射，伴大汗淋漓、心悸、胸闷、濒死感来院就诊。查体：T37℃，P104 次 / 分，R22 次 / 分，BP142/120mmHg，余（–）。心电图示：Ⅱ、Ⅲ、aVF 导联 ST 段弓背向上抬高，Q 波＞ 1/4R，时间 =0.05s。医生诊断急性心肌梗死，建议立刻住院治疗，并下达了病危通知。

问题： 1. 诊断依据有哪些？

2. 应该采取哪些治疗措施？

冠状动脉粥样硬化性心脏病指冠状动脉粥样硬化，使血管管腔狭窄或闭塞和（或）冠状动脉功能性改变（痉挛），引起心肌缺血缺氧或坏死的一组心脏疾病，简称冠心病。WHO 将冠心病分为 5 大类：隐匿型或无症状心肌缺血、心绞痛、心肌梗死、缺血性心肌病和猝死型冠心病。近年趋向于根据发病特点分为急性冠脉综合征和慢性冠脉疾病（又称慢性心肌缺血综合征）。临床上以心绞痛和急性心肌梗死多见。

一、稳定型心绞痛

心绞痛是在冠状动脉粥样硬化的基础上，心肌急剧的、暂时的缺血、缺氧引起的以发作性胸痛或胸部不适为主要表现的临床综合征。特点为前胸阵发性、压榨性疼痛。根据临床特点分为稳定型心绞痛和不稳定型心绞痛，以稳定型多见。本病男性多于女性，40 岁以上多发。

【病因病机】　当冠状动脉粥样硬化导致管腔狭窄，管壁弹性减退时，其血流量减少并趋于固定，在安静状态下尚能维持心肌供血。在体力劳动、情绪激动、饱餐、寒冷等状态时，心肌需氧量增加，而狭窄的冠状动脉不能相应地扩张，引起心肌急剧的、暂时的缺血缺氧，心肌内积聚过多的酸性及多肽类代谢产物，刺激心脏内自主神经传入纤维末梢，经 1 ～ 5 胸交感神经节和相应的脊髓节段传至大脑，产生疼痛。

【临床特征】

1. 症状　典型的心绞痛以发作性胸痛或胸部不适为主要表现，具有以下特点：

（1）诱因　常由体力劳动、情绪激动、饱食、寒冷等诱发。

（2）部位　典型部位多发生在胸骨体中上段之后，可波及心前区，可向左肩、左臂内侧及小指和环指放射，少数至颈、咽、下颌部。

（3）性质　多为压榨样疼痛或紧束感、发闷感、窒息感，发作后疼痛持续加重，偶伴濒死感，迫使患者立即停止活动，直至症状缓解。

（4）持续时间　每次发作多为 3 ～ 5min，一般不超过 15min。

（5）缓解方式　停止活动或舌下含化硝酸甘油后 1 ～ 2min 可缓解。

2. 体征　缓解期无异常体征。发作时，面色苍白、表情焦虑、心率加快、血压升高，可出现心尖区舒张期奔马律和收缩期杂音。

【辅助检查】

1. 心电图　是发现心肌缺血、诊断心绞痛最常用的检查方法。静息时心电图大多正常。发作时心电图检查可出现 ST 段压低 > 0.1mV，T 波平坦或倒置。在诊室可做运动负荷试验，诱发心绞痛发作。24 小时动态心电图连续监测，更有助于确定心绞痛的诊断，已广泛应用于临床。

2. 放射性核素检查　对诊断心肌缺血较有价值。

3. 冠状动脉造影　是有创性检查，目前诊断冠心病最准确的方法。

4. 冠状动脉内超声检查　可显示管壁的病变，也可用于冠心病的诊断。

【诊疗原则】

1. 诊断　根据典型的发作特点，结合年龄等其他冠心病危险因素，除外其他原因所致心绞痛，可建立诊断。

2. 治疗　治疗原则是改善冠脉血供，减少心肌耗氧，防止血小板凝聚，改善症状，防止复发，提高生活质量，同时积极防治冠状动脉粥样硬化，预防心肌梗死和死亡，延长生存期。

（1）发作时的治疗

1）休息：发作时立刻休息，一般患者在停止活动后症状即可缓解。

2）药物治疗：较重的发作，可使用作用快的硝酸酯制剂舌下含服。常用硝酸甘油、硝酸异山梨酯等。

（2）缓解期的治疗

1）一般治疗：避免各种诱因，清淡饮食，避免过饱；戒烟限酒；调整日常生活与工作，减轻精神负担；保持适度、适量的体力活动，一般无须卧床休息。

2）药物治疗：可单独选用、交替应用或联合应用下列药物，选择性地扩张病变的冠脉血管，降低血压，改善动脉粥样硬化，以防心绞痛发作。①硝酸酯制剂。常用制剂有硝酸异山梨酯、长效硝酸甘油制剂等。服用长效片剂使硝酸甘油持续而缓慢释放。用 2% 硝酸甘油软膏或膜片制剂涂或贴在胸前皮肤，作用可维持 12 ～ 24h。② β 受体阻滞剂。常用制剂有普萘洛尔、阿普洛尔、吲哚洛尔、索他洛尔、美托洛尔、阿替洛尔、醋丁洛尔、纳多洛尔等。③钙通道阻滞剂。常用制剂有维拉帕米、硝苯地平、地尔硫䓬、尼卡地平、尼索地平、氨氯地平等。常见不良反应有外周水肿、便秘、心悸、面部潮红等。④抗血小板聚集药。常用制剂有阿司匹林、氯吡格雷、双嘧达莫等。

（3）介入治疗　经皮冠状动脉腔内成形术（PTCA）或支架植入术。

（4）外科手术治疗　冠状动脉旁路移植术。

3. 预防　对稳定型心绞痛除采用药物治疗防止反复发作外，还要积极阻止或逆转粥样硬化病情进展，预防心肌梗死等，改善预后。

课程思政：坚守初心，救“心”人葛均波

“我始终在想，一个医生的初心是什么？一个好医生的标准，不仅仅是治病救人，治好病的同时，我还想让他们更有尊严、有质量的回归生活。”这是中国科学院院士葛均波教授坚守的信念。他在国际上首次发现冠状动脉心肌桥影像学特征“半月现象”。为研制可降解涂层心脏支架，他带领团队吃住在实验室，经过了无数个日夜，无数次实验。支架研制成功后，费用大幅下降，为无数患者带来生的希望。他说：“我始终相信，世上没有不治之症，只有不知之症，必须不断坚持、不断探索，绝不停下前进的脚步，才能让患者更好地回归生活。”他是科学家、创新者，更是“一切为了患者”的好医生。

二、急性心肌梗死

急性心肌梗死是急性、持续性冠状动脉供血中断或减少，部分心肌急性严重的缺血缺氧所导致的心肌缺血性坏死。临床表现为剧烈而持久的胸痛，伴有血清心肌酶增高及心电图动态演变，可并发心律失常、休克或心力衰竭，常可危及生命。本病在我国近年来发病率和死亡率总体呈上升趋势。临床典型的为 ST 段抬高型心肌梗死。

【病因病机】

1. 病因　基本病因是冠状动脉粥样硬化，少数发生于先天性冠状动脉畸形、冠状动脉痉挛等。交感神经活性增加、饱餐、吸烟、重体力活动、用力排便、休克、脱水等可诱发。

2. 发病机制　冠状动脉内不稳定斑块破裂，继而出血及血小板在破裂的斑块表面聚集，形成血栓，冠状动脉管腔急性闭塞，导致心肌缺血坏死（图 7-1，图 7-2）；另外，心肌耗氧量剧烈增加或冠状动脉痉挛，也可诱发急性心肌梗死。

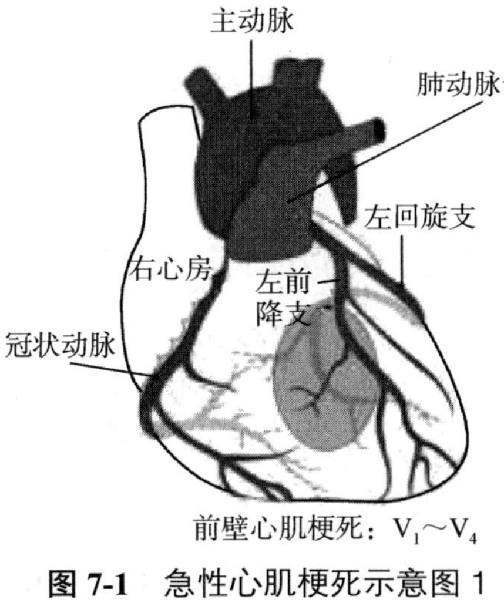

图 7-1　急性心肌梗死示意图 1

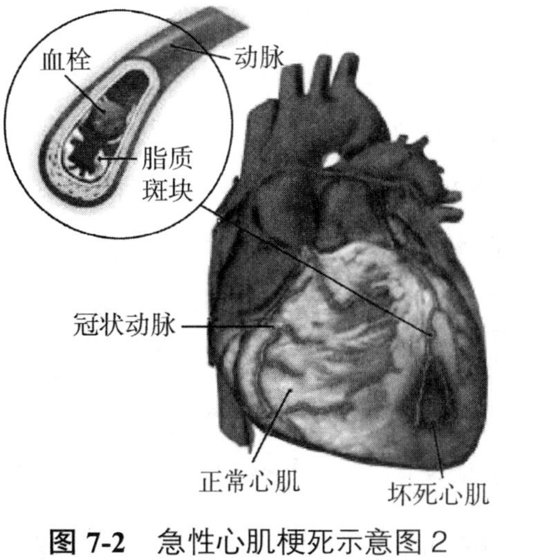

图 7-2　急性心肌梗死示意图 2

【临床特征】　与梗死面积、部位、侧支循环建立等情况密切相关。

1. 症状　半数以上的患者在起病前 1 ～ 2 天或 1 ～ 2 周有先兆症状，表现为原有的心绞痛加重，发作时间延长，硝酸甘油不易缓解或发作诱因不明显。典型的心肌梗死症状包括：

（1）胸痛　最早且最明显的症状，突然出现剧烈而持久的胸骨后或心前区压榨性疼痛，持续数小时甚至数天，休息和含服硝酸甘油不能缓解，常伴有烦躁不安、面色苍白、大汗淋漓、濒死感。少数患者无疼痛，一开始即表现为休克、急性心力衰竭、心律失常、猝死等，多见于高龄或合并糖尿病患者。

（2）胃肠道症状　常伴有频繁恶心、呕吐、上腹胀痛。

（3）全身症状　可有发热（发病后1周内体温可升至38℃左右）、心动过速、全身乏力等。

（4）心律失常　可见于75%～95%患者，多在发病1～2周内，以24小时内最多见。室性期前收缩最常见，房室传导阻滞、束支传导阻滞亦常见。心室颤动是急性心肌梗死患者早期死亡的主要原因。

（5）低血压与休克　梗死发生时由于剧烈疼痛、恶心、呕吐、出汗、血容量不足、心律失常等可引起低血压，但未必是休克。若疼痛缓解而收缩压＜80mmHg，面色苍白，皮肤湿冷，烦躁不安或神志淡漠，脉搏细速，尿量减少（＜20ml/h），则为心源性休克。

（6）心力衰竭　主要为急性左心衰竭，在起病的最初几小时内易发生，也可发生在发病几日后，为梗死后心肌舒缩力减弱或不协调所致。表现为呼吸困难、咳嗽、发绀、烦躁等症状，严重者发生急性肺水肿。右心肌梗死者一开始即出现右心衰竭表现，伴血压下降。

2. 体征　心尖区可出现第一心音减弱、第四心音奔马律；有时可闻及心包摩擦音；二尖瓣乳头肌功能失调或断裂时心尖区可闻及粗糙的收缩期杂音；极早期血压可升高，几乎所有患者血压均降低。

3. 并发症　起病1周内可发生乳头肌功能失调或断裂、心脏破裂；起病后1～2周附壁血栓脱落可引起栓塞；后期可并发心室壁瘤、心肌梗死后综合征等。

【辅助检查】

1. 心电图　是诊断急性心肌梗死最方便快捷、最简单的方法。特征性改变为宽而深的病理性Q波及弓背向上型ST段抬高和T波倒置。

2. 血清心肌坏死标志物检测　肌酸激酶同工酶（CK-MB）及肌钙蛋白（I或T）升高是诊断急性心肌梗死的重要指标。CK-MB于发病4h内升高，16～24h达高峰，3～4天恢复正常，其增高程度能较准确地反映梗死的范围；肌钙蛋白于3～4h升高，肌钙蛋白I于11～24h达高峰，7～10天恢复正常，肌钙蛋白T于24～48h达高峰，10～14天恢复正常。

3. 其他　白细胞数增多，中性粒细胞数增多，嗜酸性粒细胞减少或消失，红细胞沉降率加快，C反应蛋白增高，血清肌红蛋白轻度增高。

【诊疗原则】

1. 诊断　根据典型的临床表现，特征性心电图改变以及血清心肌坏死标志物的动态变化，可做出急性心肌梗死诊断。对老年患者，突发不明原因的严重心律失常、休克、心力衰竭，或剧烈而持久的胸闷、胸痛者，都应考虑急性心肌梗死的可能。

2. 治疗　急性心肌梗死发病突然，病死率高。强调早发现、早治疗，并加强入院前处理。治疗原则为尽快恢复心肌的血液灌注，挽救濒死心肌，缩小梗死面积，保护和维持心脏功能，及时处理各种并发症，防止猝死。

（1）一般治疗　急性期绝对卧床，保持环境安静，杜绝不良刺激，解除焦虑；低盐低脂饮食、少量多餐、保持大便通畅。吸氧。持续心电监护，观察心率、心律变化及血压和呼吸，及时发现病情变化，除颤器处于床前备用状态。入院后尽快建立静脉通道。

（2）缓解疼痛　吗啡 2 ～ 4mg 静脉注射，也可用哌替啶 50 ～ 100mg 肌内注射，必要时可重复使用。硝酸酯类药物可扩张冠状动脉，增加冠脉血流，改善症状。β 受体阻滞剂早期使用可减少心肌耗氧量和改善缺血区心肌的氧供需失衡，防止梗死面积扩大，常用阿替洛尔、美托洛尔等。

（3）抗栓治疗　无禁忌证者立即嚼服阿司匹林，负荷量 150 ～ 300mg，每日 1 次，3 日后改维持剂量，每日 75 ～ 100mg，长期服用。

（4）再灌注治疗　是急性 ST 段抬高心肌梗死最主要的治疗措施。在发病 3 ～ 6h 内，最多 12h 内开通闭塞冠状动脉，挽救濒死心肌，缩小心肌梗死范围，改善预后。常用方法有经皮冠状动脉介入术（PCI）、溶栓治疗、紧急冠状动脉旁路移植术。常用溶栓剂包括尿激酶、链激酶和重组组织型纤溶酶原激活物（rt-PA），静脉注射给药。溶栓治疗的主要并发症是出血。非 ST 段抬高心肌梗死患者不应进行溶栓治疗。

（5）其他药物治疗　溶栓治疗后用低分子肝素皮下注射或肝素静脉注射 3 ～ 5 天，有助于防止梗死范围扩大或再梗死。ACEI 或 ARB 的早期使用，有助于改善心肌重塑。早期服用他汀类药物调节血脂。极化液有助于恢复心肌细胞膜的极化状态，有利于心肌的正常收缩，减少心律失常的发生。

（6）抗心律失常治疗　频发室性早搏或室性心动过速者，立即利多卡因静脉注射继之持续静脉滴注维持；发生心室颤动或持续多形性室性心动过速时，立即采用非同步直流电除颤。缓慢心律失常，可用阿托品肌内注射或静脉注射；Ⅱ～Ⅲ度房室传导阻滞者，尽早安装临时起搏器。

（7）心源性休克的治疗　根据情况补充血容量、应用升压药或血管扩张药，纠正酸中毒，防治脑缺氧，保护肾功能。

（8）心力衰竭的治疗　左心衰竭引起肺水肿时应予以吸氧，静脉注射吗啡（或哌替啶）、利尿剂为主。急性心肌梗死后 24h 内尽量避免使用洋地黄类药物。右心肌梗死者慎用利尿剂。

3. 预防　对正常人群，应预防动脉粥样硬化和冠心病，对已有冠心病和心肌梗死病史者，应预防再次梗死和其他心血管事件的发生。

考点 心绞痛和心肌梗死的临床特点

第 5 节 风湿性心瓣膜疾病

案例 7-4

患者，女性，38 岁，平素反复患咽峡炎，到村卫生所输注青霉素后很快好转，未曾到正规医院诊治。因“3 天前受凉后咽峡炎复发，在村卫生所输青霉素效果不理想，精神食欲差，活动后心悸、气促，2h 前输完液起身时突然晕倒，意识不清”入院诊治。查体：意识清醒，精神差，P 100 次 / 分，BP 110/60mmHg，心尖区舒张期隆隆样杂音，胸骨左缘舒张期杂音。

问题： 1. 该患者最可能是什么病？

2. 诊断依据有哪些？

风湿性心瓣膜疾病简称风心病，是指由于风湿性炎症引起心瓣膜损害而造成的心脏病。主要侵犯二尖瓣，其次为主动脉瓣，导致瓣膜狭窄和（或）关闭不全，引起血流动力学变化，出现相应的症状和体征。临床上二尖瓣狭窄最常见，其次为二尖瓣合并主动脉瓣病变。

心瓣膜疾病可以由多种病因引起，包括炎症、黏液样变性、先天畸形、缺血、创伤等，其中风湿性炎症是最常见的病因，是由 A 组 β 溶血性链球菌感染所致。

一、二尖瓣狭窄

二尖瓣狭窄是风湿性心瓣膜疾病中最常见的类型。

【病因病机】

1. 病因　A 组 β 溶血性链球菌与人体心肌和心瓣膜有共同抗原，链球菌感染后，体内产生的抗链球菌抗体与这些共同抗原形成免疫复合物，沉积于心肌、心瓣膜，激活补体产生炎症反应，炎症反复发作，引起瓣膜间发生粘连、融合，瓣叶与腱索增厚、钙化、缩短，使瓣膜僵硬，瓣口狭窄和（或）关闭不全。急性风湿热后至少需要 2 年才能形成明显二尖瓣狭窄。

2. 病理生理　二尖瓣开放受限，瓣口面积缩小，血流受阻。

根据二尖瓣瓣口面积，可将二尖瓣狭窄分为轻、中、重度：正常二尖瓣瓣口面积 4 ～ 6cm^2; 轻度狭窄二尖瓣瓣口面积 1.5 ～ 2.0cm^2; 中度狭窄二尖瓣瓣口面积 1.0 ～ 1.5cm^2; 重度狭窄二尖瓣瓣口面积＜ 1.0cm^2。

病理生理过程可分为三个阶段。①左心房代偿期：二尖瓣狭窄致使瓣口血流受阻，舒张期左心房内压力升高，发生代偿性肥大扩张；②左心房失代偿期：随着病变发展，左心房压力进一步增高，使肺静脉、肺毛细血管压升高，肺毛细血管扩张和淤血，肺间质水肿。③右心衰竭期：二尖瓣狭窄继续加重，肺动脉压力增高，引起肺小动脉痉挛，最终导致肺小动脉硬化，形成肺动脉高压，右心室后负荷增加，右心室肥厚扩张，进而右心功能不全致右心衰竭。

【临床特征】

1. 症状

（1）呼吸困难　最常见、最早出现的症状。随病程进展逐渐加重，甚至发生急性肺水肿。

（2）咳嗽、咯血　常见，多在夜间睡眠或劳动后出现，早期干咳无痰或泡沫样痰。可出现痰中带血或血痰，甚至大咯血。并发急性肺水肿时，咯粉红色泡沫样痰。

（3）其他症状　可有声音嘶哑、吞咽困难。右心衰竭时出现食欲减退、腹胀、恶心等症状。

2. 体征　“二尖瓣面容”为特征性面容。心尖区可触及舒张期震颤，可闻及第一心音亢进、舒张早期二尖瓣开放拍击音，提示瓣膜有弹性且活动度较好；心尖区舒张中晚期递增性隆隆样杂音是特征性体征。肺动脉瓣区舒张期递减性吹风样杂音，伴肺动脉瓣第二心音亢进。右心衰竭时颈静脉怒张、肝大、下肢水肿等。

3. 并发症　心房颤动最常见，其他可见急性肺水肿、血栓栓塞、右心衰竭等。

【辅助检查】

1. 胸部 X 线检查　左房明显增大，后前位右心缘双房影，左心缘变直；主动脉弓缩小，肺动脉干突出、后前位心影呈梨形，称为“二尖瓣型心”；肺淤血和肺间质水肿。

2. 超声心动图检查　是确诊二尖瓣狭窄首选的检查方法，并可较准确地判断狭窄程度。可直接对瓣叶厚度和活动度、瓣口面积、房室腔大小及室壁厚度，血流速度、跨瓣压差等进行测定。M 型超声心动图二尖瓣前叶呈“城墙样”改变，后叶与前叶同向运动，瓣叶回声增强。

3. 心电图检查　“二尖瓣型 P 波”，提示左心房扩大。右室肥大时电轴右偏和 V_1 导联 R 波振幅增加。病程晚期可见心房颤动。

【诊疗原则】

1. 诊断　中青年患者，反复链球菌感染或风湿热病史，心尖区舒张期隆隆样杂音伴 X 线或心电图示左心房增大，提示二尖瓣狭窄，确诊有赖于超声心动图。

2. 治疗

（1）内科治疗　预防及治疗风湿热活动，长期甚至终身肌内注射苄星青霉素 120 万 U，每月 1 次。对症治疗及防治并发症。

（2）手术治疗　根据瓣膜的病变程度及心功能选择手术时机。二尖瓣狭窄手术包括经皮球囊二尖瓣成形术、二尖瓣分离术、人工瓣膜置换术。

二、二尖瓣关闭不全

【病因病机】

1. 病因　二尖瓣关闭不全最常见的病因是风湿热。非风湿性单纯性二尖瓣关闭不全的病因以腱索断裂最常见，其次是感染性心内膜炎、二尖瓣黏液样变性、缺血性心脏病等。

2. 病机　由于二尖瓣关闭不全，左心室每次收缩时部分血流反流入左心房，向前的血流减少，左心房充盈度及压力和左心室舒张期充盈量增多，继而引起一系列血流动力学变化。

【临床特征】

1. 症状　轻度二尖瓣关闭不全患者，可长期没有症状。随着病程的延长，左心功能失代偿，可出现乏力、心悸、胸闷、程度不等的呼吸困难，最后导致肺动脉高压、右心衰竭。

2. 体征　心尖区全收缩期吹风样杂音是二尖瓣关闭不全最主要的体征，前叶损伤多向左腋下及左肩胛下传导，后瓣受损时向心底部传导。心尖区第一心音减弱，肺动脉瓣第二心音亢进、分裂。心尖冲动增强，向左下移位。右心衰竭时，出现相应体征。

3. 并发症　心力衰竭、心房颤动、感染性心内膜炎、栓塞等。

【辅助检查】

1. 胸部 X 线检查　轻度者无明显异常。严重者左心房和左心室增大，左心衰竭者肺淤血、肺间质水肿征。晚期可见右心室增大、二尖瓣环和瓣膜钙化影。

2. 超声心动图检查　脉冲多普勒超声和彩色多普勒显像可确诊二尖瓣反流并评估反流程度。M 型超声心动图可测量房室大小，二维超声心动图可显示瓣叶形态特征。

3. 心电图检查　重者可见 P 波增宽及双峰，提示左心房增大；左心室肥厚劳损，电轴左偏。

【诊疗原则】

1. 诊断　出现典型的心尖区收缩期吹风样杂音，左心房和左心室扩大，结合辅助检查明确诊断。

2. 治疗

（1）内科治疗　早期无症状，无须治疗，但需要定期随访，为手术治疗选择合适的时机，预防风湿热及感染性心内膜炎的发生。出现临床症状时酌情给予血管紧张素转换酶抑制剂、利尿剂、强心剂、抗凝剂等治疗。

（2）手术治疗　是治疗的根本性措施，应在左心室功能发生不可逆损害之前进行二尖瓣修补术或二尖瓣置换术。

三、主动脉瓣狭窄

【病因病机】

1. 病因　风湿性炎症、先天性病变、退行性病变。风湿热引起的主动脉瓣狭窄常合并关闭不全和二尖瓣病变。

2. 病机　风湿性炎症导致瓣叶纤维化、钙化、僵硬、挛缩畸形，瓣叶交界处融合。当瓣口面积≤ $1.0cm^2$ 时，引起血流动力学改变，继而左心室、左心房出现功能及器质性改变，出现左心衰竭表现。

【临床特征】

1. 症状　患者长期无症状，劳力性呼吸困难为常见的首发症状。随病情发展，可出现夜间阵发性呼吸困难、端坐呼吸甚至肺水肿。呼吸困难、心绞痛、晕厥为典型的主动脉瓣狭窄三联征。

2. 体征　心界正常或向左下移位，抬举样心尖冲动。特征性体征为胸骨右缘第 2 肋间可闻及收缩期粗糙响亮的喷射性杂音，伴收缩期震颤。脉搏细弱，收缩压降低、脉压减小。

3. 并发症　心律失常、左心衰竭、心源性猝死、感染性心内膜炎等。

【辅助检查】

1. 胸部 X 线检查　心室一般无明显增大。左心房可轻度增大，常见升主动脉扩张。

2. 超声心动图检查　二维超声示主动脉瓣瓣叶增厚、回声增强，开放幅度减小、速度减慢。彩色多普勒超声可见血流于瓣口下方加速，连续多普勒可测定心脏和血管内的血液流速。

3. 心电图检查　中度狭窄者 QRS 波群电压增高，严重者可见左心肥厚伴劳损及左心房增大的表现。

【诊疗原则】

1. 诊断　出现典型主动脉瓣区收缩期喷射性杂音，考虑主动脉瓣狭窄，超声心动图帮助确诊。

2. 治疗

（1）内科治疗　无症状者定期随访，预防风湿热复发和感染性心内膜炎。一旦出现症状，即考虑手术治疗。等待手术过程中进行对症治疗。

（2）手术治疗　行人工瓣膜置换术。

四、主动脉瓣关闭不全

【病因病机】

1. 病因　常见病因有风湿性心脏病（占 2/3）、先天畸形、感染性心内膜炎、退行性主动脉瓣病变、马方综合征（马凡综合征）等。

2. 病机　主动脉瓣关闭不全导致舒张期主动脉血液反流，一方面使左心室舒张末容量增加，左心室扩张肥厚，逐渐发展为左心衰竭；另一方面使主动脉舒张压降低，心脑供血不足，脉压增大。

【临床特征】

1. 症状　可较长时间无症状。随反流量增加出现头部搏动感、心悸等。左心功能不全时，劳力性呼吸困难为早期表现，病情进展，可出现夜间阵发性呼吸困难和端坐呼吸。心绞痛较主动脉瓣狭窄少见，改变体位可出现头晕或眩晕。

2. 体征　心尖冲动向左下移位，呈抬举样搏动；心浊音界向左下扩大；胸骨左缘第 3 ～ 4 肋间闻及舒张期叹息样杂音为其特征性体征。收缩压升高、舒张压降低、脉压增大，可见周围血管征，包括点头征、水冲脉、毛细血管搏动征、股动脉枪击音等。

【辅助检查】

1. 胸部 X 线检查 左心室向左下增大，升主动脉结扩张，心腰加深，呈“主动脉型心”，即靴型心。

2. 超声心动图检查 左心室内径及左室流出道增宽，主动脉根部扩张。

3. 心电图检查 常见左心室肥厚劳损、电轴左偏。如有心肌损害，可出现室内传导阻滞、房性和室性心律失常等改变。

【诊疗原则】

1. 诊断 典型主动脉瓣关闭不全时心脏舒张期杂音伴周围血管征，可诊断主动脉瓣关闭不全，结合超声心动图检查可确诊。

2. 治疗 治疗原则为控制病情发展，防止风湿活动，改善心功能，减轻症状，防治并发症。

（1）内科治疗 无症状且心功能正常者，定期随访，为手术选择最佳时机。预防与控制风湿活动：长期应用苄星青霉素 120 万 U 肌内注射，每月 1 次。预防呼吸道感染或感染性心内膜炎等并发症。

（2）手术治疗 手术宜在不可逆左心室功能不全发生之前进行。根据情况选择经皮球囊扩张瓣膜成形术、主动脉瓣置换术、瓣膜修复术等。

考点 各瓣膜疾病的特征性体征

自 测 题

单项选择题

A_1 型题

1. 心功能等级的评估依据（ ）

A. 病程长短

B. 心脏大小、病理性杂音

C. 水肿程度

D. 静息或活动时的症状

E. 有无并发症

2. 心绞痛发作时，首选药物是（ ）

A. 硝酸酯制剂 B. 哌替啶

C. 去痛片 D. β 受体阻滞剂

E. 阿托品

3. 男性，65 岁，BP 165/97mmHg，属于（ ）

A. 2 级高血压

B. 3 级高血压

C. 1 级高血压

D. 单纯收缩期高血压

E. 临界高血压

4. 慢性心功能不全诱发因素中哪项最常见（ ）

A. 心律失常

B. 感染

C. 过度劳累或情绪激动

D. 摄取钠过多或补液过量过快

E. 严重贫血或大出血

5. 急性心肌梗死发生休克的主要原因是（ ）

A. 心律失常

B. 心脏前负荷加重

C. 心脏后负荷加重

D. 剧烈疼痛
E. 左心室排血量下降

6. 急性肺水肿的特征性表现是（　　）
A. 端坐呼吸
B. 咳粉红色泡沫样痰
C. 刺激性咳嗽
D. 口唇发绀
E. 两肺哮鸣音

7. 急性心肌梗死患者解除疼痛，无效的是（　　）
A. 哌替啶　　B. 吗啡
C. 硝酸甘油　　D. 罂粟碱
E. 阿托品

8. 多数急性心肌梗死患者最早出现和最突出的症状是（　　）
A. 剧烈而持久的胸骨后疼痛
B. 心源性休克
C. 心律失常
D. 胃肠道反应
E. 心力衰竭

9. 急性心肌梗死患者在起病 24h 内最主要的死因是（　　）
A. 急性左心衰竭　　B. 心源性休克
C. 心律失常　　D. 心脏破裂
E. 脑栓塞

10. 医护人员应告诉心绞痛患者在什么天气时注意防范（　　）
A. 干燥　　B. 潮湿　　C. 炎热
D. 寒冷　　E. 湿热

11. 心绞痛发作的典型部位在（　　）
A. 心前区
B. 心尖部
C. 胸骨体上段或中段之后
D. 胸骨体下段之后
E. 剑突附近

12. 下列各项表现中能最早提示左心衰竭的是（　　）
A. 倦怠乏力
B. 咳嗽、咳粉红色泡沫样痰
C. 阵发性夜间呼吸困难
D. 劳力性呼吸困难
E. 端坐呼吸

13. 风湿性心瓣膜疾病中最常见的类型是（　　）
A. 二尖瓣关闭不全
B. 主动脉瓣狭窄
C. 联合瓣膜病
D. 二尖瓣狭窄
E. 主动脉瓣关闭不全

（张芝娟）

第8章 消化系统

学习目标

1. 素质目标　培养学生良好的综合素质和科学的工作态度。

2. 知识目标　掌握消化系统的临床特征、辅助检查及诊疗原则。了解消化系统疾病的病因和发病机制。

3. 能力目标　有初步识别和分析消化系统疾病临床特征的能力，能主动为患者缓解不适，能对人体的健康状态和疾病提出初步诊断。

消化系统由消化管和消化腺两部分组成。消化道是一条起自口腔，延续为咽、食管、胃、小肠、大肠，终于肛管的很长的肌性管道。消化管包括口腔、咽、食管、胃、小肠（十二指肠、空肠、回肠）和大肠（盲肠、结肠、直肠），消化腺包括口腔腺、肝、胰及消化管壁内的小消化腺。在临床上，常把十二指肠及以上的消化道称为上消化道，空肠及以下的消化道称为下消化道。

消化系统除具有消化和吸收功能外，还有内分泌功能和免疫功能。

第1节　慢性胃炎

案例8-1

患者，女性，36岁，因“上腹部反复疼痛6月余”于2004年3月18日就诊。患者半年前无明显诱因出现上腹部隐痛，遇劳加重，饥饿时加重，进食后疼痛减轻。伴有胃胀、嗳气，偶有恶心呕吐、口干口苦、有吞咽梗塞感，大便时干时稀，胸闷气短，身困乏力、烦躁、发冷。曾在当地医院就诊，被诊断为慢性胃炎，予以多潘立酮片、枸橼酸铋钾、养胃舒等药口服。现因“口服药物治疗效果不明显，症状逐渐加重”来院就诊。胃镜检查示：慢性浅表性胃炎（中度），伴胆汁反流。初步诊断：慢性浅表性胃炎。

问题： 1. 该病例的治疗原则是什么？

2. 如何预防此疾病的发生？

慢性胃炎是由多种病因引起的慢性胃黏膜炎症病变。本病的发生随年龄增长而增加，特别是中年以上的人群更为常见。幽门螺杆菌是导致慢性胃炎的主要原因，而饮食不节、精神因素、胆汁反流等则是导致本病的重要诱因。

链接 胃炎的日常保健

胃炎发作患者应注意休息，避免劳累。注意饮食规律和卫生，少量多餐，进食营养且易消化的食物，不暴饮暴食，避免粗糙和刺激性食物，勿食过冷、过热和容易发酵产气的食物，养成细嚼慢咽的习惯，使食物和唾液充分混合。进食后应休息 20min。胃酸低者多食肉汤、鸡汤等，胃酸高者应避免进食酸性、多脂肪和刺激性强的食物。腹部可用热水袋热敷或用腹带保暖。

【病因病机】 慢性胃炎的病因和发病机制尚未完全阐明，可能与下列因素有关。

1. 幽门螺杆菌（Hp）感染 是最常见病因。Hp 经口进入胃内，部分可被胃酸杀灭，部分则附着于胃窦部黏液层，依靠其鞭毛穿过黏液层，定居于黏液层与胃窦黏膜上皮细胞表面，一般不侵入胃腺和固有层内。这样一方面避免了胃酸的杀菌作用，另一方面难以被机体的免疫系统清除。其对胃黏膜炎症发展的转归取决于 Hp 毒株及毒力、宿主个体差异和胃内微生态环境等多因素的综合结果。

2. 十二指肠胃反流 研究发现慢性胃炎患者因幽门括约肌功能失调，常引起胆汁反流，可能是一个重要的致病因素。

3. 自身免疫 免疫功能的改变在慢性胃炎的发病上已普遍受到重视，萎缩性胃炎特别是胃体胃炎患者的血液、胃液或在萎缩黏膜内可找到壁细胞抗体；胃萎缩伴恶性贫血的患者血液中发现有内因子抗体，说明自身免疫反应可能是某些慢性胃炎的病因。

4. 刺激性食物和药物 长期服用对胃黏膜有强烈刺激的饮食及药物，如浓茶、烈酒、辛辣食物、水杨酸盐类药物，或进食时咀嚼不充分导致粗糙食物反复损伤胃黏膜，均可导致慢性胃炎。

5. 其他因素 如环境、气候改变、精神因素；疾病如尿毒症等。

【临床特征】 本病进展缓慢，常反复发作，各型胃炎的表现不尽相同。大多数患者无明显症状，即便有症状也多为非特异性。可表现为中上腹不适、饱胀钝痛、烧灼痛等，也可表现为食欲缺乏、嗳气、反酸、恶心等消化不良症状。体征多不明显，有时上腹轻压痛。恶性贫血者常有全身衰弱、疲软、可出现明显的厌食、体重减轻、贫血，一般消化道症状较少。非甾体抗炎药所致者多数症状不明显，或仅有轻微上腹不适或隐痛；危重症应激者由于症状被原发疾病所掩盖，患者可以突然呕血和（或）黑便为首发症状。

【辅助检查】

1. 胃镜和活组织检查 是诊断慢性胃炎的主要方法。浅表性胃炎常以胃窦部最为明显，多为弥漫性胃黏膜表面黏液增多，有灰白色或黄白色渗出物，病变处黏膜呈红白相间或花斑状，似麻疹样改变，有时有糜烂。萎缩性胃炎的黏膜多呈苍白或灰白色，也可呈红白相间，白区凹陷；皱襞变细或平坦，由于黏膜变薄可透见呈紫蓝色的膜下血管；病变可弥漫或主要在胃窦部，若伴有增生性改变者，黏膜表面呈颗粒状或结节状。

2. 胃肠道 X 射线检查　用气钡双重造影显示胃黏膜细微结构时，萎缩性胃炎可出现胃黏膜皱襞相对平坦、减少。

3. 幽门螺杆菌检测　常用 ^{13}C 或 ^{14}C 尿素呼气试验，该检查不依赖内镜，依从性好，准确性较高，为 Hp 检测的重要方法之一，目前被医院广泛使用，为非侵入性方法。侵入性方法主要包括快速尿素酶试验，细菌培养等。

【诊疗原则】

1. 诊断　慢性胃炎症状无特异性，体征很少，X 射线检查一般只有助于排除其他胃部疾病，故确诊要靠胃镜检查及胃黏膜活组织检查。

2. 治疗　大部分成人胃黏膜均有轻度的浅表性胃炎，Hp 阴性、无症状、无糜烂可不治疗。慢性胃炎波及黏膜全层或呈活动性，可短期或长期间歇治疗。

（1）消除病因　去除各种可能致病的因素，如避免进食对胃黏膜有强刺激的饮食及药品，戒烟忌酒。注意饮食卫生，防止暴饮暴食。积极治疗口、鼻、咽部的慢性病。加强锻炼，提高身体素质。

（2）Hp 相关胃炎　目前倡导的联合方案为含有铋剂的四联方案，即 1 种质子泵抑制剂（PPI）+2 种抗菌药物 +1 种铋剂，疗程为 10 ～ 14 天，见表 8-1。

表 8-1　具有杀灭和抑制 Hp 作用的药物

药物	举例
抗菌药物	克拉霉素、阿莫西林、甲硝唑、替硝唑、呋喃唑酮、四环素等
PPI	奥美拉唑、兰索拉唑、雷贝拉唑、艾普拉唑等
铋剂	枸橼酸铋钾、果胶铋等

（3）对症药物　胃酸增高可用法莫替丁、雷尼替丁、氢氧化铝凝胶等。胃酸缺乏或无酸者可给予 1% 稀盐酸或胃蛋白酶合剂，伴有消化不良者可加用胰酶片、多酶片等助消化药。胆汁反流明显者可给予多潘立酮片以增强胃窦部蠕动，减少胆汁反流。恶性贫血患者需要终身注射维生素 B_{12}。

3. 手术治疗　萎缩性胃炎如出现Ⅲ级不典型增生或合并反复复发的胃溃疡者，可考虑手术治疗。

4. 预防　保证心情舒畅，生活规律。积极治疗鼻腔、口腔、咽喉等部位的慢性感染。慎用、忌用对胃黏膜有损伤的药物，如阿司匹林、磺胺类、保泰松等。本病常与饮食有关，指导患者加强饮食卫生和饮食管理，帮助患者掌握胃炎的自我护理，防止疾病复发和加重。

第2节 消化性溃疡

案例 8-2

患者，女性，41岁。1年来，晚上睡到半夜总是胃部隐痛，为了减少胃疼，她晚上吃饭更少，但是胃疼还是没有好转。后来发现胃疼时吃几块苏打饼干可有好转，因此也没有在意。因“今日晨起，患者突然觉得头晕，无力，大便后站起来症状更加明显，同时伴有面色苍白、大汗淋漓”，就诊于急诊科。

问题：1. 该患者可能发生了什么？

2. 明确诊断，需要做哪些检查？

消化性溃疡，是指胃肠黏膜发生的炎症性缺损，因为溃疡主要发生在胃和十二指肠，故又称胃十二指肠溃疡。消化性溃疡是全球性疾病，男性多于女性。十二指肠溃疡（DU）多见于青壮年，胃溃疡（GU）多见于老年人，临床上十二指肠球部溃疡与胃溃疡发生率的比值约为3 ∶ 1。

【病因病机】 胃、十二指肠黏膜除经常接触高浓度胃酸外，还受到胃蛋白酶、微生物、胆盐、乙醇和其他有害物质的侵袭。因此本病的病因和发病机制十分复杂，概括起来就是溃疡的形成是由于胃、十二指肠黏膜的自身防御-修复（保护）因素和侵袭（损害）因素平衡失调所致，当损害因素增强和（或）保护因素削弱时，就可发生溃疡。

1. 幽门螺杆菌　Hp感染是消化性溃疡的重要致病因素。

2. 胃酸和胃蛋白酶　DU的最终形成是胃酸-胃蛋白酶自身消化所致，其中胃酸起决定性的作用。

3. 药物　长期服用阿司匹林、吲哚美辛、氯吡雷格、肾上腺皮质激素等药物的人，易发生消化性溃疡，如前所述或通过削弱黏膜屏障，或增加胃酸分泌等各种机制可促进溃疡发生。

4. 其他因素

（1）遗传　调查显示消化性溃疡患者的亲属中，本病发病率高于一般人群，存在遗传易感性。

（2）吸烟　与吸烟增加胃酸、胃蛋白酶的分泌，抑制胰腺分泌碳酸氢盐，降低幽门括约肌的张力和影响胃黏膜前列腺素的合成等因素有关。

（3）神经精神因素　如紧张、忧伤、焦虑、强烈的精神刺激，可影响胃酸分泌、胃肠运动等，导致溃疡形成。

【临床特征】 多数消化性溃疡患者具有典型的临床表现。症状主要特点是慢性病程、周期性发作和节律性上腹痛，体征不明显。

1. 典型症状

（1）慢性病程　起病多缓慢，一般少则几年，多则十几年，甚至几十年。

（2）周期性发作　本病有反复发作的趋势，在晚秋及早春易复发，可因气候突变、过度疲劳或饮食失调而引起发作。发作期可达数周至数月。如病情逐渐发展，则发作次数增多，发作时间延长，缓解时间缩短。

（3）节律性上腹痛　多呈隐痛、灼痛或钝痛。有时可仅感上腹不适。有时在进食、呕吐或服用抗酸剂后，疼痛可暂时减轻或消失。疼痛与饮食密切相关，胃溃疡疼痛多发生在饭后 0.5 ～ 1h，十二指肠溃疡则发生在饭后 3 ～ 4h，有时还出现在半夜。因此，胃溃疡患者常害怕进食，进食后疼痛发作；而十二指肠溃疡患者则常依赖进食来暂时缓解疼痛。

（4）疼痛部位　胃溃疡疼痛多位于剑突下正中或偏左，十二指肠溃疡位于上腹正中或偏右。

（5）其他症状　常有反酸、恶心、呕吐、胸骨后灼烧感、便秘等。

2. 体征　体检时可有上腹部局限性压痛。

3. 并发症

（1）上消化道出血　是消化性溃疡最常见的一种并发症，常表现为呕血和黑粪。呕吐物为咖啡色，出血量大时可出现呕血。出血后患者腹痛可较出血前减轻。

（2）穿孔　当溃疡穿透胃、十二指肠壁时，发生穿孔。1/3 以上的患者穿孔与服用非甾体抗炎药有关。急性穿孔是消化性溃疡最严重的并发症之一，内科治疗难以奏效，需要考虑手术治疗。

（3）幽门梗阻　表现为上腹胀痛，恶心、呕吐，餐后疼痛加重，但呕吐后腹痛可稍缓解，呕吐物为酸臭的隔夜食物，严重者可致失水和低氯低钾性碱中毒。常发生营养不良和体重减轻。

（4）癌变　反复发作、病程长的胃溃疡癌变风险高，十二指肠溃疡一般不发生癌变，胃镜结合胃黏膜活检有助于明确良、恶性溃疡及是否发生癌变。

4. 特殊类型的消化性溃疡

（1）老年人消化性溃疡　发病率有增高的趋势，症状不典型，无症状者多见，疼痛多无规律，食欲减退、恶心、呕吐、体重减轻、贫血等症状较突出。胃体上部或高位巨大溃疡多见。

（2）复合性溃疡　夜间痛及背部放射痛多见、疗效差、易并发出血及漏诊。

（3）幽门管溃疡　症状常不典型，餐后痛多见，对抗酸剂反应差，易出现呕吐、幽门梗阻及并发出血、穿孔。

【辅助检查】

1. 胃镜检查及活检　胃镜检查是诊断消化性溃疡的金指标和首选方法。可以确定有无病变，鉴别良、恶性胃溃疡，评价治疗效果等。

2. 胃肠道 X 射线检查　尤其是气钡双重造影，虽然随着内镜技术的普及在临床应用中逐渐减少，但在某些特定情况下仍具有重要价值。溃疡的钡餐直接征象有龛影出现，尤以胃溃疡明显。间接征象可见溃疡局部有压痛、易激惹，溃疡对侧有痉挛性切迹。

3. CT 检查　对于穿透性溃疡、穿孔很有价值，可以发现穿孔周围组织炎症、包块、积液，对于游离气体的显示优于立位胸片。

4. 粪便隐血检查　溃疡活动期，粪便隐血试验阳性，经积极治疗，多在 1 ～ 2 周内转阴。

【诊疗原则】

1. 诊断　根据病史与主要症状可做出初步诊断；胃镜可确诊，如不能接受胃镜，上消化道钡剂发现龛影，可以诊断溃疡，但难以区分良恶性。

2. 治疗　消化性溃疡的治疗目标是去除病因，控制症状，促进愈合，预防复发及避免并发症。具体措施包括以下几点。

（1）一般治疗　饮食要规律，进食不宜太快，避免过饱过饥，还应避免粗糙、过冷过热和刺激性食物如香料、浓茶、咖啡等；戒烟戒酒；禁用能损伤胃黏膜的非甾体抗炎药，如阿司匹林、吲哚美辛、保泰松等；稳定情绪，消除焦虑。

（2）药物治疗　① H_2 受体拮抗剂，能阻断组胺兴奋壁细胞的泌酸作用，是强有力的胃酸分泌抑制剂。常用法莫替丁、尼扎替丁、雷尼替丁。②质子泵抑制剂，抑酸作用比 H_2 受体拮抗剂更强且作用持久。常用药物有奥美拉唑、兰索拉唑、泮托拉唑。③铋剂，这类药物分子量较大，在酸性溶液中呈胶体状，与溃疡基底面的蛋白形成蛋白 - 铋复合物，覆于溃疡表面，阻隔胃酸、胃蛋白酶对黏膜的侵袭损害。不作为 DU 的单独治疗药物。为根除 Hp 的药物治疗四联方案的主要组成之一。服药后常见舌苔和粪便变黑。④弱碱性抗酸剂，常用铝碳酸镁、磷酸铝、硫糖铝、氢氧化铝凝胶等。这些药物可中和胃酸，可短暂缓解疼痛，但很难治愈溃疡，已不作为治疗 DU 的主要或单独药物。⑤抗菌药物，如四环素、卡拉霉素、阿莫西林、庆大霉素和甲硝唑等。

（3）手术治疗　绝大多数消化性溃疡经内科治疗后可以愈合。一般手术指征为：①急性溃疡穿孔。②大出血内科治疗无效者。③器质性幽门梗阻。④胃溃疡癌变时。

3. 预防　保持乐观情绪，注意生活规律，适当进行体育锻炼，注意劳逸结合，慎用药物，如阿司匹林、保泰松等，避免暴饮暴食及进食生冷刺激食物，戒烟、酒。

第 3 节　肝　硬　化

案例 8-3

患者，男性，45 岁，平时工作应酬多抽烟喝酒。乙肝病史 6 年，进行过间断性的治疗，但病情一直迁延不愈。因“最近工作压力大，有乏力、肝区不适、胸闷、食欲减退等多种症状，体重没有明显变化”就诊于消化科。查体：生命体征正常，腹软、肝肋下未触及，肝区有压痛、面部和双眼巩膜黄染、腹部膨隆、尿少。实验室检查：天冬氨酸氨基转移酶（AST）261U/L、丙氨酸氨基转移酶（ALT）30U/L、白蛋白（Alb）54g/L、球蛋白（GLB）29g/L。B 超示：早期肝硬化、脾大。

问题：1. 该患者的诊断是什么？

2. 主要治疗原则是什么？

肝硬化是各种慢性肝病进展至以肝脏慢性炎症、弥散纤维化、假小叶、再生结节和肝内外血管增殖为特征的病理阶段、代偿期无明显症状、失代偿期以门静脉高压和肝功能减退为临床特征，患者常因并发食管胃静脉曲张出血、肝性脑病、感染、肝肾综合征、门静脉血栓等多器官功能慢性衰竭而死亡。

【病因病机】 肝硬化的病因很多，以下几种因素均可引起肝硬化。我国目前仍以乙型肝炎病毒为主，在欧美国家，以酒精为主要病因。

1. 病毒性肝炎　在我国病毒性肝炎是引起肝硬化的主要原因，其中大部分发展为门静脉高压、肝硬化。

2. 慢性酒精中毒　在欧美国家，酒精是引起肝硬化的主要原因。

3. 寄生虫感染　血吸虫感染可导致血吸虫病，治疗不及时可发生肝硬化。

4. 胆汁淤积　长期慢性胆汁淤积，导致肝细胞炎症及胆小管反应，甚至出现坏死，形成胆汁性肝硬化。

5. 遗传和代谢性疾病　由遗传性和代谢性的肝脏病变逐渐发展而成的肝硬化，称为代谢性肝硬化。例如，先天性铜代谢异常导致的肝豆状核变性。

6. 药物性或化学毒物因素　长期服用一些对肝脏有损害的药物，如甲基多巴、辛可芬、双醋酚丁等可以引起肝硬化。长期接触某些化学毒物，如砷、四氯化碳、黄磷等可引起中毒性肝炎，发展为肝硬化。

7. 其他因素　如肥胖、糖尿病等导致的肝营养障碍、隐源性肝硬化等。

【临床特征】 肝硬化在临床上分为肝功能代偿期和失代偿期。

1. 肝功能代偿期　症状轻，缺乏特异性。常见乏力、食欲减退、恶心、厌油腻、腹胀、上腹不适、腹泻和消瘦等。症状间歇性出现，劳累时加重，休息或治疗后缓解。肝脏轻度肿大，轻度压痛，表面光滑、质偏硬。

2. 肝功能失代偿期　症状显著，主要为肝功能减退和门静脉高压所致的症状和体征，并可有全身多系统症状。

（1）肝功能减退的临床表现

1）全身症状：主要有乏力、易疲倦、体力减退。

2）消化道症状：食欲减退、上腹不适、饱胀、恶心、呕吐、腹泻、黄疸等症状。

3）出血和贫血：因凝血功能障碍，肝硬化易出现鼻腔出血、牙龈出血及皮下瘀斑、血肿等，女性出现月经量过多或经期延长，或为外伤后出血不易止住等出血倾向。

4）内分泌失调：肝硬化时，由于肝功能减退，雌激素的灭活减少及雌激素分泌增加，导致血中雌激素增多，同时抑制了雄激素的产生，出现男性性功能减退，可出现睾丸萎缩，乳房发育，毛发脱落，女性患者则为月经不调、闭经、不孕等。少数患者皮肤可出现蜘蛛痣、肝掌及面部色素沉着。

（2）门静脉高压症的临床表现

1）脾肿大：一般为中度肿大（是正常的 2 ～ 3 倍），左上腹不适及隐痛、胀满，脾功能亢进，表现为白细胞、红细胞及血小板均不同程度地减少。

2）侧支循环建立与开放：门静脉与体静脉之间有广泛的交通支，在门静脉高压时因建立侧支循环而静脉曲张，主要有食管下段与胃底静脉曲张、腹壁脐周围的皮下静脉曲张及痔核形成。

3）腹水：是肝硬化门静脉高压最突出的临床表现，腹部隆起，感觉腹胀。大量腹水可出现呼吸困难、心悸、脐疝、下肢水肿，腹部膨隆呈蛙腹状，患者直立时下腹部皮肤饱满，腹壁皮肤紧张，甚至发亮，部分患者出现胸腔积液。

3. 并发症

（1）肝性脑病　是最常见的死亡原因。表现为精神错乱，定向力和理解力减退，嗜睡，终致昏迷。诱因如下：①上消化道出血。②摄入过多的含氮物质。③水、电解质代谢紊乱及酸碱平衡失调。④缺氧与感染。⑤低血糖。⑥便秘。⑦催眠、镇静剂及手术。

（2）上消化道大量出血　是最常见的并发症，以食管胃静脉曲张破裂出血多见。多突然发生，一般出血量较大，多在1000ml以上，很难自行止血，除呕鲜血及血块外，常伴有柏油便。大量出血可导致休克、肝性脑病，甚至死亡。

（3）感染　常见的是原发性腹膜炎，表现为发热、腹痛与腹壁压痛和反跳痛，白细胞可有增高，腹水多为渗出液，但因渗出的腹水常被原有的漏出性腹水所稀释，其性质可介于漏出液与渗出液之间。

（4）原发性肝癌　肝癌与肝硬化关系密切。肝硬化在短期内病情迅速发展与恶化、进行性肿大及疼痛、甲胎蛋白（AFP）持续性或进行性增高、B超和CT等影像学检查发现肝内占位性病变者，应特别警惕肝癌的发生。

（5）肝肾综合征　肝硬化合并顽固性腹水且未获恰当治疗时可出现肝肾综合征，其特点为少尿或无尿、氮质血症。

（6）水、电解质代谢紊乱和酸碱平衡失调　低钠血症、低钾低氯血症和代谢性碱中毒。

【辅助检查】

1. 血液检查　轻重不同的贫血。

2. 尿液检查　可出现血尿、蛋白尿及管型，黄疸患者尿中胆红素、尿胆原含量增加。

3. 肝功能试验　①晚期血浆白蛋白减少，球蛋白早期即增高，A/G比例降低或倒置，γ球蛋白明显增高。②血清胆固醇降低。③晚期时凝血酶原时间明显延长，用维生素C不能纠正。④血清ALT、AST有轻度或中度增高。

4. 腹水检查　多为淡黄色漏出液，如并发腹膜炎时则透明度降低，比重增加，李凡他试验阳性，细胞数增多，细菌培养有时阳性。

5. 超声检查、腹部CT、食管胃X射线检查、肝脏活组织检查等有助于诊断和鉴别诊断。

【诊疗原则】

1. 诊断　起病隐匿，有乏力、食欲减退、腹胀、腹泻、消瘦、肝大、边缘硬、常为结节状、蜘蛛痣、肝掌、脾肿大、腹壁静脉曲张、腹水等症状和体征。常有轻度贫血，血小板及白细胞数减少。CB、ALT、AST、γ-谷氨酰转移酶（GGT）等增高，凝血酶原时间延长，血浆白蛋白降低，A/G比例倒置，AFP增高等。B超、CT可提示诊断，食管钡餐透视若见静脉曲张的X射线阳性征也有决定性诊断意义。

2. 治疗　目前，肝硬化的治疗以综合治疗为主。早期重在保养，防止病情进一步加重；失代偿期除了保肝、恢复肝功能外，还要积极防治并发症。

（1）一般治疗　①休息：肝功能代偿者，宜适当减少活动，失代偿期患者应以卧床休息为主。②饮食：一般以高热量、高蛋白质、维生素丰富且可口的食物为宜。③支持疗法。

（2）药物治疗　目前无特效药，不宜滥用药物，否则，将加重肝脏负担而适得其反。①补充各种维生素。②保护肝细胞的药物：如多烯磷脂酰胆碱、水飞蓟宾、还原型谷胱甘肽及甘草酸二铵等。③中药。

（3）肝移植　是终末期肝硬化患者的最佳选择，掌握手术时机、尽可能充分做好术前准备可提高手术存活率。

3. 预防　预防和治疗慢性肝炎、肝硬化、血吸虫病、胃肠道感染；慎用损肝药物；合理膳食、平衡营养，改善肝功能、抗肝纤维化治疗；预防并发症的发生。

第4节　急性胰腺炎

案例8-4

患者，男性，36岁，晚上出现上腹部持续性隐痛，恶心、欲吐，认为饮酒所致。因“近4天以来腹痛、腹胀没有缓解，出现发热，食欲减退，恶心、呕吐加重，吐后腹痛也不减轻，疼痛向背部放射”来医院消化内科就诊。查体：T 38.5℃，P 120次/分，R 20次/分，BP 149/100mmHg，全身皮肤黏膜黄染。心肺正常，腹部膨隆，无腹壁静脉曲张，无反跳痛，无包块，肝、脾肋下未触及，胆囊未触及，肝区无叩击痛，脾脏叩诊正常，肝浊音界正常。双侧肾区无叩击痛，移动性浊音阴性。实验室检查：血清淀粉酶2642IU/L。胰腺CT平扫示：胰腺周围有明显渗出，胰腺略肿大，无出血及坏死。

问题： 1. 患者可初步诊断为什么疾病？

2. 主要病因和临床表现是什么？

急性胰腺炎是指因胰酶异常激活对胰腺自身及周围器官产生消化作用而引起的、以胰腺局部炎性反应为主要特征，甚至可以导致器官功能障碍的急腹症。临床以急性发作的持续性上腹部剧烈疼痛，常向背部放射，伴有恶心、呕吐、发热和血清淀粉酶增高等为特点。病变程度轻重不等，轻者以胰腺水肿为主，临床多见，病情常呈自限性，预后良好。少数患者可伴发多器官功能障碍及胰腺局部并发症，病死率高。

【病因和发病机制】

1. 胆道疾病　胆石症是我国急性胰腺炎的主要病因。胰管与胆总管汇合成共同通道开口于十二指肠壶腹部，一旦结石、蛔虫嵌顿在壶腹部，胆管内炎症或胆石损伤奥狄（Oddi）括约肌，使胰管流出道不畅，胰管内高压。

2. 酒精因素、不洁饮食　长期饮酒者容易发生胰腺炎，在此基础上，当大量饮酒和暴食的情况下，促进胰酶的大量分泌，致使胰腺管内压力骤然上升，引起胰腺泡破裂，胰酶进入腺泡之间的间质而促发急性胰腺炎。酒精与高蛋白、高脂肪食物同时摄入，不仅胰酶分泌增加，同时又可引起高脂蛋白血症。这时胰脂肪酶分解甘油三酯释出游离脂肪酸而损害胰腺。

3. 胰管阻塞　胰管结石、狭窄、肿瘤或蛔虫钻入胰管等均可引起胰管阻塞，胰管内压力过高，使胰管小分支和胰泡破裂，胰液与消化酶外溢到间质引起急性胰腺炎。

4. 其他因素　外伤、感染、药物、代谢性疾病、手术创伤等。

【临床特征】　根据病情程度，急性胰腺炎临床表现多样。

1. 急性腹痛　是绝大多数患者的首发症状，常较剧烈，多位于中左上腹甚至全腹，部分患者腹痛向背部放射。患者病初可伴有恶心、呕吐，轻度发热。常见体征为中上腹压痛，肠鸣音减少，轻度脱水貌。

2. 急性多器官功能障碍及衰竭　在上述症状基础上腹痛持续不缓、腹胀逐渐加重，可陆续出现循环、呼吸、肠、肾及肝功能衰竭。

3. 胰腺局部并发症　急性液体积聚、胰腺坏死、胰性腹腔积液时，患者腹痛、腹胀明显，病情进展迅速时，可伴有休克及腹腔间室综合征。大量胰性胸腔积液时，患者呼吸困难。病程早期出现胸腔积液，提示易发展为重症急性胰腺炎。胰腺坏死导致出血量大且持续时，除休克难以纠正，血性腹腔积液可在胰酶的协助下渗至皮下，常可在两侧腹部或脐周出现皮肤呈蓝色或棕褐色，皮下出血瘀斑。

【辅助检查】

1. 血常规　多有白细胞计数增多及中性粒细胞核左移。

2. 血、尿淀粉酶测定　血清淀粉酶在起病后 2 ～ 12h 开始升高，48h 开始下降，持续 3 ～ 5 天，血清淀粉酶超过正常值 3 倍可确诊为本病。尿淀粉酶在起病后 12 ～ 14h 开始升高，下降缓慢，持续 1 ～ 2 周。

3. 血清脂肪酶测定　血清脂肪酶常在起病后 24 ～ 72h 开始升高，持续 7 ～ 10 天，对病后就诊较晚的急性胰腺炎患者有诊断价值，且特异性也较高。

4. 淀粉酶内生肌酐清除率比值　急性胰腺炎时，可能由于血管活性物质增加，导致肾小球的通透性增加，进而使得肾脏对淀粉酶的清除率增加，而对肌酐的清除率保持不变。

5. 血清铁蛋白　当腹腔内出血时红细胞破坏释放血红素，经脂肪酸和弹性蛋白酶作用能变为正铁血红素，后者与白蛋白结合成铁蛋白，重症急性胰腺炎起病时常为阳性。

6. 生化检查　暂时性血糖升高，持久的空腹血糖高于 10mmol/L 反映胰腺坏死，提示预后不良。高胆红素血症可见于少数临床患者，多于发病后 4 ～ 7 天恢复正常。

7. 腹部 X 线检查　可发现肠麻痹或麻痹性肠梗阻。观察位于第 1 ～ 3 腰椎左侧胰腺区钙化或结石，对诊断有意义。

8. 腹部 B 超　应作为常规初筛检查，急性胰腺炎 B 超可见胰腺肿大，胰内及胰周回声异常；也可了解胆囊和胆道情况；后期对脓肿及假性囊肿有诊断意义，但因患者腹胀常影响其观察。

9. CT 检查　对急性胰腺炎的严重程度及附近器官是否受累有诊断意义。

【诊疗原则】

1. 诊断　疾病史结合辅助检查确诊，在临床上需要与消化性溃疡急性穿孔、胆石症和急性胆囊炎、急性肠梗阻、心肌梗死等疾病鉴别。

2. 治疗　轻症急性胰腺炎经非手术治疗 3 ～ 5 天可治愈。重症急性胰腺炎需要采用综合治疗措施，包括手术治疗。

（1）非手术治疗　原则为防治休克，改善微循环、解痉、镇痛，抑制胰酶分泌，抗感染，营养支持，预防并发症的发生，加强重症监护等。

1）防治休克、改善微循环：应积极补充液体、电解质和热量，以维持循环的稳定和水电解质平衡。

2）抑制胰腺分泌：① H_2 受体拮抗剂。②抑肽酶。③ 5- 氟尿嘧啶。④禁食和胃肠减压。

3）解痉镇痛：应定时给予镇痛药，传统方法是静脉滴注 0.1% 的普鲁卡因用以静脉封闭。并可定时将哌替啶与阿托品配合使用，既镇痛又可解除奥狄括约肌痉挛，禁用吗啡，以免引起奥狄括约肌痉挛。另外，亚硝酸异戊酯、亚硝酸甘油等在剧痛时使用，特别是年龄大的患者使用，既可一定程度地解除奥狄括约肌的痉挛，同时对冠状动脉供血也大有好处。

4）营养支持：重症急性胰腺炎时，机体的分解代谢高、炎性渗出、长期禁食、高热等，患者处于负氮平衡及低蛋白血症，故需要营养支持，而在给予营养支持的同时，又要使胰腺不分泌或少分泌。

5）抗感染：抗菌药物对急性胰腺炎的应用在综合治疗中不可缺少。常选用对大肠埃希菌、对胰腺渗透性较好的抗菌药物。

6）腹膜腔灌洗：腹膜腔渗出者，可做腹腔灌洗，使腹腔内含有大量胰酶和毒性物质的液体稀释并排出体外。

（2）手术治疗　可解除梗阻、清除坏死组织。适应证主要有重症急性胰腺炎经内科治疗无效、胰腺炎并发脓肿、假囊肿、弥漫性腹膜炎、肠麻痹坏死、胆源性胰腺炎等。

3. 预防　积极治疗胆、胰疾病，适度饮酒与进食，部分患者需要严格戒酒。

自测题

单项选择题

A 型题

1. 慢性胃窦炎最常见的病因是（　　）
   A. 消炎药物
   B. 胆汁反流
   C. 幽门螺杆菌（Hp）感染
   D. 吸烟
   E. 大量饮酒
2. 慢性胃炎的确诊主要依赖于（　　）
   A. 超声胃镜
   B. 胃镜检查加胃黏膜活检
   C. 上消化道钡餐检查
   D. 计算机断层扫描（CT）
   E. B 超检查
3. 胃溃疡节律性疼痛特点是（　　）
   A. 餐后 0.5 ～ 1h 痛　B. 餐后 3 ～ 4h 痛
   C. 空腹痛　D. 暂时痛
   E. 夜间痛
4. 消化性溃疡的发病因素中最主要的是（　　）
   A. 幽门螺杆菌　B. 非甾体抗炎药
   C. 胃蛋白酶　D. 前列腺素缺乏
   E. 胃酸
5. 消化性溃疡最常见的并发症是（　　）
   A. 急性穿孔　B. 幽门梗阻
   C. 出血　D. 癌变
   E. 穿孔
6. 消化性溃疡并发大出血的表现，下列错误的是（　　）
   A. 出血后疼痛加重　B. 呕血常混有食物
   C. 呕血呈酸性　D. 呕血常为咖啡色
   E. 呕血常伴黑便
7. 下列哪项对判断幽门梗阻有意义（　　）
   A. 上腹部饱胀不适
   B. 大量呕吐酸酵宿食
   C. 消瘦贫血
   D. 腹部移动性浊音
   E. 上腹部有蠕动波
8. 下列哪一项是肝硬化最为常见的并发症（　　）
   A. 肝性脑病　B. 感染
   C. 原发性肝癌　D. 功能性肾衰竭
   E. 上消化道出血
9. 下列哪项对诊断门静脉高压最有特征性（　　）
   A. 脾大
   B. 腹水
   C. 侧支循环的建立及开放
   D. 蜘蛛痣
   E. 脾功能亢进表现
10. 肝硬化患者以下哪种情况最危险（　　）
    A. 肝性脑病
    B. 脾功能亢进
    C. 全血细胞减少
    D. 食管胃底静脉曲张破裂
    E. 腹水
11. 肝病患者下列哪项对诊断肝硬化最具参考价值（　　）
    A. 出血倾向　B. 腹水
    C. 肝触诊呈结节状　D. ALT 增高较显著
    E. 肝组织活检见有假小叶形成
12. 男性，患者，50 岁。因“患胃溃疡已 10 年，近 3 个月来，胃酸减少”就诊。食管胃 X 射线检查提示：胃窦部可见 2.5cm×3.0cm 龛影，边缘不齐。粪便隐血试验 3 次阳性，首先应考虑的疾病是（　　）
    A. 胃溃疡出血
    B. 胃溃疡合并胃息肉
    C. 胃溃疡合并胃黏膜脱垂
    D. 胃溃疡癌变
    E. 胃溃疡合并幽门梗阻

（陈依妮）

第9章 泌尿系统疾病

学习目标

1. 素质目标　培养良好的综合素质和科学的工作态度。

2. 知识目标　掌握泌尿系统的临床特征，辅助检查及诊疗原则。了解泌尿系统疾病的病因和发病机制。

3. 能力目标　能初步识别和分析疾病临床特征，对人体的健康状态和疾病提出初步诊断。

第1节　肾小球肾炎

案例 9-1

患儿，男性，8岁，因“眼睑水肿、少尿3天，加重1天”入院。患儿3天前无明显诱因出现眼睑水肿，尿量减少，未予以重视。1天前水肿加重，双下肢有水肿，尿量明显减少，患儿2周前患过“感冒”，未做特殊处理而自行缓解。起病以来精神不佳，食欲减退，睡眠尚可，活动减少，体重增加，大便无明显改变。

问题：1. 考虑该患儿可能是什么病？

2. 本病的治疗原则是什么？

一、急性肾小球肾炎

急性肾小球肾炎简称急性肾炎，是一种与感染有关的、以两侧肾小球弥漫性炎症为主的急性免疫反应性疾病。急性肾炎好发于6～12岁小儿，男性多于女性。发病以秋冬季节较多，绝大多数预后良好。

【病因病机】　本病病因为A群乙型血性链球菌致肾炎菌株感染，如扁桃体炎、猩红热和脓疱性痤疮等。本病由感染诱发的免疫反应所致。

【临床特征】

1. 典型表现　除起病有低热、乏力、食欲减退、头痛、头晕、呕吐等一般症状，典型表现如下。

（1）水肿　水肿是最常见的症状。

（2）血尿　临床上均有肾小球源性血尿，约30%为肉眼血尿。

（3）高血压　80%的患者可有一过性高血压。

2. 重症表现　可出现严重循环充血，高血压脑病及急性肾衰竭的表现。

【辅助检查】

1. 尿液检查　其中红细胞管型是急性肾炎的重要特征。

2. 血液检查　血清抗链球菌溶血素 O（ASO）抗体增高；总补体及 C3 均明显下降，6 ～ 8 周后恢复正常。

3. 肾功能检查。

【治疗要点】

1. 休息　急性期（起病 2 周内）应绝对卧床休息，直到水肿消退，血压正常，肉眼血尿消失，可下床轻微活动或室外散步；红细胞沉降率正常后可上学，但仅限于完成课堂作业。3 个月内应避免重体力活动，3 个月后 12 小时尿沉渣计数（阿迪斯计数）正常，可恢复正常体力活动。

2. 加强饮食管理　对有水肿、高血压者应限盐。

3. 控制感染。

4. 对症治疗　利尿、降压。

5. 预防原则　根本的预防是防止链球菌感染。

考点 急性肾炎的临床表现

二、慢性肾小球肾炎

案例 9-2

患者，女性，35 岁。因“反复发作血尿、眼睑水肿伴腰痛 5 年”入院。查体：BP 164/98mmHg，双踝部凹陷性水肿。实验室检查：Hb 100g/L，尿蛋白（++），RBC 10 ～ 15 个 /HP，WBC 0 ～ 3 个 /HP，24 小时尿蛋白定量 2.0g，血浆白蛋白（Alb）34g/L，血 Cr 33.8μmol/L，血 BUN 10.5mmol/L。

问题：1. 该患者最可能的诊断是什么？

2. 如何与患者进行沟通？

慢性肾小球肾炎简称慢性肾炎，是一组病情迁延、病变进展缓慢，最终将发展至终末期肾衰竭的疾病。

【病因病机】　绝大多数慢性肾炎是由不同病因的原发性肾小球疾病发展而来，少数由急性肾炎发展所致。慢性肾炎的病因、发病机制和病理类型不尽相同，但起始因素多为免疫介导性炎症。

【临床特征】　慢性肾炎可发生于任何年龄，但以中青年男性为主；起病隐匿、缓慢，临床表现呈多样化，水肿、高血压、蛋白尿、血尿及肾损伤为其基本表现。病情迁延，时轻时重，渐进性发展为慢性肾衰竭。

1. 水肿　多数患者以水肿为首发症状，轻重不一，多为晨起眼睑、颜面部水肿，下午或劳累后出现下肢轻中度凹陷性水肿。一般无浆膜腔积液。

2. 尿液改变　蛋白尿为慢性肾炎必有的表现，偶有大量蛋白尿；可见肉眼血尿，但大多为镜下血尿。

3. 高血压　部分以高血压为首发表现。

4. 肾功能损害　肾功能呈现慢性进行性损害，早期可出现夜尿增多，后期则出现疲倦、乏力、头晕、头痛、恶心、呕吐、食欲减退、营养不良、贫血等表现。

5. 并发症　心力衰竭、感染、高血压脑病等。

【辅助检查】

1. 尿液检查　24h 尿蛋白定量多在 1.0 ～ 3.0g，尿沉渣镜检可见多形性红细胞增多及颗粒管型。尿比重偏低，多在 1.020 以下，晚期常固定在 1.010。

2. 血液检查　有轻至中度正色素性贫血，红细胞沉降率增快，低蛋白血症。

3. 肾功能检查　肾衰竭时患者有血尿素氮及肌酐增高，内生肌酐清除率降低。

4. B 超　早期肾脏大小正常；晚期双肾可对称性缩小、皮质变薄。

5. 肾组织活检　可确定慢性肾炎的病理类型。

【诊疗原则】

1. 诊断　患者尿检异常（具有蛋白尿、血尿）、伴或不伴有高血压及水肿病史达 3 个月以上，无论有无肾损伤，均应考虑本病，在除外继发性肾小球肾炎和遗传性肾小球肾炎后，临床上可诊断为慢性肾炎。

2. 治疗

（1）综合治疗　积极控制高血压和减少尿蛋白是两个重要的环节，同时限制食物中蛋白质及磷的摄入，避免加重肾损伤的因素，如感染、劳累及肾毒性药物使用。

（2）防止并发症　以防止或延缓肾功能进行性恶化、改善或缓解临床症状及防治严重并发症为主要目的。

（3）用药注意　一般不主张积极使用糖皮质激素及细胞毒性药物。

3. 预后　慢性肾炎病情迁延，最终将发展成慢性肾衰竭。病变进展速度主要取决于其病理类型，也与保健和治疗效果有关。

第 2 节　尿路感染

案例 9-3

患者，女性，30 岁，已婚。因“恶心呕吐伴腰部酸痛 3 天，劳累后出现尿频、尿急、尿痛，后出现高热伴寒战、乏力、肌肉酸痛 2 天”入院。查体：P 128 次 / 分，BP 120/80mmHg，肾区有明显叩痛，肋脊角及上、中输尿管处有压痛。实验室检查：WBC 15.8×10^9/L，N 88%。尿常规镜检可见成堆脓细胞，少许红细胞、白细胞管型。中段尿培养大肠埃希菌菌落计数 10^6/ml。

问题：1. 此患者考虑诊断为什么？

2. 如何诊治？

尿路感染（UTI）又称泌尿系统感染（简称尿感），是指各种病原微生物在尿路中生长、繁殖而引起的炎症性疾病，多见于育龄期女性、老年人、免疫力低下及尿路畸形者。本章主要叙述由细菌引起的尿路感染。

尿路感染根据感染部位分为上尿路感染（主要为肾盂肾炎）和下尿路感染（主要为膀胱炎）；多数患者上尿路感染伴下尿路感染。

【病因病机】 革兰氏阴性杆菌为尿路感染最常见的致病菌，以大肠埃希菌最为常见，约占全部尿路感染的 75% ～ 90%，其次为克雷伯菌、变形杆菌、柠檬酸杆菌等。

1. 感染途径

（1）上行感染　是尿路感染的主要途径。病原菌经尿道上行至膀胱，甚至输尿管、肾盂引起的感染称为上行感染。

（2）血行感染　指病原菌通过血运到达肾脏和尿路其他部位的感染，少见。多发生于慢性病或接受免疫抑制剂治疗的患者。

（3）直接感染　泌尿系统周围器官、组织发生感染时，病原菌偶尔可直接侵入泌尿系统导致感染。

（4）淋巴道感染　盆腔和下腹部的器官感染时，病原菌可从淋巴管侵入泌尿系统，但罕见。

2. 易感因素

（1）尿路梗阻　是最主要的易感因素。常见如尿路结石，肿瘤，前列腺增生等。

（2）膀胱输尿管反流。

（3）泌尿系统畸形及结构异常　如肾发育不良、重度肾盂输尿管畸形等。

（4）医源性因素　如尿路器械的使用。

（5）机体抵抗力下降　糖尿病、慢性肾炎、长期使用糖皮质激素等。

（6）女性尿道解剖生理特点　女性由于尿道短而宽、尿道口距肛门及阴道近、月经期及妊娠期雌激素变化，抵抗力下降，更易发生尿路感染。

【临床特征】

1. 膀胱炎　占尿路感染的 60% 以上，主要表现为膀胱刺激征，即尿频、尿急、尿痛，膀胱区或会阴部不适及尿道烧灼感，部分患者迅速出现排尿困难；尿频程度不一，严重者可出现急迫性尿失禁；尿混浊、尿液中有白细胞，常见终末血尿，有时为全程血尿，甚至见血块排出。一般无明显的全身感染症状，体温正常或有低热。

2. 肾盂肾炎

（1）急性肾盂肾炎

1）全身感染的症状：起病急，常有高热、寒战、头痛、恶心、呕吐、食欲减退等，体温多在 38℃以上。

2）泌尿系统症状：包括尿频、尿急、尿痛等膀胱刺激征；血尿、尿液混浊；患侧或双侧腰痛；患侧肋脊角有明显的压痛或叩击痛等。

（2）慢性肾盂肾炎　多数由急性肾盂肾炎迁延不愈所致，病程超过半年。临床表现为全身感染症状及泌尿系统疾病症状，反复发作。典型病例常有急性肾盂肾炎发作史，后出现不同程度的低热、间歇性尿频、排尿不适、腰部酸痛及肾小管功能受损表现，如夜尿增多、低比重尿等。病情持续可发展为慢性肾衰竭。急性发作时症状明显，类似急性肾盂肾炎。

3. 无症状细菌尿　是指患者有真性菌尿，而无尿路感染的症状，可由症状性尿路感染演变而来或无急性尿路感染病史。20 ～ 40 岁女性无症状细菌尿的发病率低于 5%，而老年女性及男性发病率为 40% ～ 50%。

4. 复杂性尿路感染　是伴有泌尿系统结构功能异常（包括异物），或免疫低下的患者发生的尿路感染。复杂性尿路感染显著增加治疗失败的风险，增加疾病的严重性。患者的临床表现多样，从轻度的泌尿系统症状，到膀胱炎、肾盂肾炎，严重者可导致菌血症、败血症。

5. 并发症　肾乳头坏死、肾周围脓肿。

【辅助检查】

1. 血常规检查　急性或慢性复发性尿路感染常有白细胞计数和中性粒细胞增多，可出现核左移，红细胞沉降率增快。

2. 尿液检查

（1）尿常规检查　急性期尿液镜检可见大量白细胞或成堆脓细胞，若出现白细胞管型提示肾盂肾炎。尿沉渣中红细胞增多，可见肉眼血尿。尿蛋白常为阴性或微量。

（2）尿细菌学检查　常用新鲜清洁中段尿做尿沉渣涂片、细菌培养、菌落计数，以明确诊断尿路感染，若有真性菌尿即可诊断。

3. 肾功能检查　急性期无改变；慢性期可出现氮质血症。

4. 影像学检查　急性肾盂肾炎不宜做静脉肾盂造影（IVP），可做 B 超检查确定结石、梗阻等。慢性久治不愈者可做 IVP，男性首次患病也应做 IVP。

【诊疗原则】

1. 诊断　症状及疾病史结合辅助检查可确诊。临床上需要与肾病综合征、肾结核、慢性肾小球肾炎等疾病相鉴别。

2. 治疗

（1）急性肾盂肾炎

1）一般治疗：卧床休息 1 ～ 2 周，多饮水，保持尿量每天在 2500ml 以上。

2）抗菌药物的应用原则：①一般在留取尿液标本行细菌检查之后根据细菌种类选用抗菌药物。②对于轻者尽可能单用一种药物并口服。③优选抗菌效果好、不易产生耐药性、对肾功能无损害的药物，如在尿细菌学检查结果出来前，主要选用针对革兰氏阴性杆菌的抗菌药物。常用药物有氟喹诺酮类、磺胺类、氨基糖苷类、青霉素类及头孢类。

3）碱化尿液：口服碳酸氢钠片。

4）抗菌药物的应用方法：常先用注射制剂，至热退 72h 后可改用口服制剂。轻症患者单用一种，较重者应联合用药。在治疗 72h 未显效时，应更换药物。一般疗程为 2 周，或用药至症状消失，尿检阴性后继续用药 3～5 日。停药后每周复查尿常规和尿培养 1 次，共 2～3 周，至第 6 周再复查 1 次，若均为阴性，即为临床治愈，若尿细菌学检查结果阳性，应再用 1 个疗程。急性肾盂肾炎若及时有效治疗，一般预后良好。

（2）慢性肾盂肾炎

1）积极寻找并去除易感因素，提高机体免疫功能。

2）抗菌药物的治疗原则：①选用的抗菌药物与急性肾盂肾炎相似，选敏感的 2～3 种抗菌药物联合用药。②疗程适当延长，一般以 2～4 周为 1 个疗程，总疗程 2～4 个月。

（3）膀胱炎　急性膀胱炎多采用单剂或短程疗法。①单剂疗法：复方磺胺甲噁唑 5 片，顿服。②短程疗法：目前更推荐此法，多选用 3 日疗法。复方磺胺甲噁唑 1.0g，2 次 / 日，口服；或诺氟沙星 0.2g，3 次 / 日，口服。以上均连续应用 3 日。

3. 预防　①多饮水、勤排尿是最有效的预防方法。②注意会阴部清洁。③尽量避免使用尿路器械，必要时要严格无菌操作。④积极治疗有关疾病，改变不良生活习惯。

第 3 节　慢性肾衰竭

案例 9-4

患者，男性，36 岁。因“反复水肿、尿少 4 年，食欲减退、恶心 2 周”入院。患者 4 年前因“感冒”发热后出现眼睑、双下肢水肿，曾以“肾炎”进行治疗。查体：T 39.2℃，P 108 次 / 分，R 22 次 / 分，BP 162/100mmHg。贫血貌，双肺无异常，HR 108 次 / 分，律齐。肝、脾未触及，双下肢明显水肿。实验室检查：Hb 46g/L，血清钾 6.1mmol/L，血 Cr 700μmol/L，血 BUN 25mmol/L，尿液检查可有少许红细胞和尿蛋白。

问题： 1. 该患者最可能的诊断是什么？

2. 该患者目前该如何治疗？

慢性肾衰竭（CRF）是各种慢性肾实质疾病进行性发展恶化的最终结局，主要表现为肾功能减退，代谢产物潴留引起全身各系统症状，水、电解质代谢紊乱及酸碱平衡失调的一组临床综合征。

【病因病机】

1. 病因　①原发性肾脏疾病：如肾小球肾炎、慢性肾盂肾炎、多囊肾等。②继发性肾脏病变：如糖尿病肾病、各种药物或重金属所致的肾病。③尿路梗阻性肾病：如尿路结石、前列腺肥大等。在发展中国家，慢性肾衰竭的主要病因仍然是原发性肾小球肾炎，近年来糖尿病肾病导致的慢性肾衰竭明显增加，有可能成为导致我国慢性肾衰竭的首要病因。

2. 机制　机制未完全明了，有以下主要学说：①肾单位高灌注、高滤过。②肾单位高代谢。③肾组织上皮细胞表型转化的作用。④细胞因子和生长因子促纤维化作用。

【临床特征】 慢性肾衰竭的病变十分复杂，可累及人体各个脏器，出现各种代谢紊乱和各系统损害表现。

（1）消化系统 最早、最突出的是胃肠道症状。初期表现为食欲减退、上腹饱胀，以后出现恶心、呕吐、呃逆、腹泻、口中有氨味。严重者可有口腔及胃黏膜糜烂、溃疡、消化道大出血，上述症状的产生与体内毒素刺激胃肠黏膜及水、电解质代谢紊乱及代谢性酸中毒等因素有关。

（2）心血管系统 心血管病变是慢性肾衰竭患者的常见并发症和最主要的死因。主要有，①高血压：主要与水钠潴留有关，部分与肾素活性增高有关。②心力衰竭：可表现为急性左心衰竭、慢性全心衰竭，是常见的死亡原因之一，主要与高血压、水钠潴留、贫血、尿毒症心肌病等有关。③尿毒症心包炎：可为干性心包炎，少数患者可为心包积液，多与尿毒症毒素沉着有关。尿毒症心包炎是病情危重的表现之一。④血管钙化和动脉粥样硬化：由于高磷血症、钙分布异常等引起血管钙化，可发生冠心病、脑动脉和全身周围动脉粥样硬化，是患者死亡原因之一。

（3）造血系统 主要为肾性贫血、出血倾向和血栓形成倾向。多数患者均有轻至中度贫血，由肾组织分泌促红细胞生成素（EPO）减少所致，故称为肾性贫血；同时与缺铁、营养不良、红细胞寿命缩短、胃肠道慢性失血、炎症等因素有关。晚期慢性肾衰竭患者有出血倾向，多与血小板功能降低有关，血栓形成倾向指透析患者动静脉瘘容易阻塞，可能与抗凝血酶活性下降、纤维溶解不足有关。

（4）呼吸系统 代谢产物潴留可引起尿毒症性支气管炎、胸膜炎、肺炎等，表现为咳嗽、咳痰、咯血、胸闷、气短等，酸中毒时呼吸深而长。

（5）神经系统 早期常精神萎靡、疲乏、失眠，后期可出现性格改变、幻觉、抑郁、记忆力下降、昏迷等。晚期患者常有周围神经病变，可能与毒素潴留有关。

（6）骨骼病变 慢性肾脏病患者存在钙、磷等矿物质代谢及内分泌功能紊乱，导致矿物质异常、骨病、血管钙化等临床综合征，称为慢性肾脏病矿物质和骨异常（CKD-MBD）。慢性肾衰竭出现的骨矿化和代谢异常称为肾性骨营养不良，包括高转化性骨病、低转化性骨病和混合性骨病，以高转化性骨病最多见。

（7）皮肤表现 常见皮肤瘙痒、干燥、脱屑。患者面色萎黄、色素沉着，轻度浮肿感，称“尿毒症”面容，与贫血、尿素霜的沉积等有关。

（8）内分泌系统 患者的血浆活性维生素 D_3 和红细胞生成素降低。患者性激素失调，常有性功能障碍，女性患者月经不规则甚至闭经，男性患者常有阳痿现象。

（9）代谢紊乱 尿毒症时毒素可干扰胰岛素作用，增强外周组织对胰岛素的抵抗性，故可表现为空腹血糖轻度升高，糖耐量异常。因长期恶心、呕吐使蛋白质摄入不足，出现负氮平衡及低蛋白血症。

另外，还引起水、电解质代谢紊乱和酸碱平衡失调。表现为：①脱水或水肿：因肾小管浓缩功能差而致多尿、夜尿多，晚期患者每日尿量可少于 400ml；另外，肾脏排水能力差，当水、钠的摄入量增加而不能相应地排泄，则引起水钠潴留，出现水肿、高血压甚至心力衰竭。大量应用强有力的利尿剂可引起低钠血症，容易脱水和水肿为尿毒症的特点。②高血钾及低血钾：肾衰竭晚期，钾平衡失调多见。由于利尿、呕吐、腹泻、摄入不足可出现低血钾。终末期患者常发生高血钾，主要因进食水果、肉类较多，尿量少及使用保钾利尿剂造成。③酸中毒：尿毒症患者均有轻重不等的代谢性酸中毒。④低钙血症与高磷血症：慢性肾衰竭时，尿磷排出减少，血磷升高。为维持钙、磷乘积，血钙下降。

【辅助检查】

1. 血常规　红细胞数量减少，血红蛋白含量降低，多数为 40 ～ 60g/L；白细胞、血小板计数偏低或正常。

2. 尿液检查　尿比重低而固定；尿蛋白（+ ～ ++），晚期反而减少，甚至阴性；尿沉渣中可有红细胞、白细胞、颗粒管型及蜡样管型等。尿量减少，多数每日少于 1000ml，晚期可无尿。

3. 肾功能检查　肾小球滤过率（GFR）降低，血尿素氮、血肌酐增高，血钾、血钠增高或降低，代谢性酸中毒等。

4. B 超或腹部 X 线检查、CT 及 MRI　双肾体积缩小，往往是慢性肾衰竭的特征性改变。

【诊疗原则】

1. 诊断　慢性肾衰竭诊断并不困难，主要依据病史、肾功能检查及相关临床表现。但其临床表现复杂，各系统表现均可成为首发症状，因此临床医生应当十分熟悉慢性肾衰竭的病史特点，仔细询问病史和查体，并重视肾功能的检查，以尽早明确诊断，防止误诊。对既往病史不明，或近期存在急性加重诱因的患者，需要与急性肾损伤鉴别，是否存在贫血、低钙血症、高磷血症、肾脏缩小等有助于本病与急性肾损伤鉴别。如有条件，可尽早行肾穿刺活检以尽量明确导致慢性肾衰竭的基础肾脏病，积极寻找引起肾功能恶化的可逆因素，延缓慢性肾脏病进展至慢性肾衰竭。

2. 治疗

（1）一般治疗　去除病因，休息，低蛋白、高热量、低钠、低钾、低磷饮食。

（2）对症治疗　包括及时有效地控制高血压，严格控制血糖、蛋白尿及感染，积极纠正贫血、酸中毒和电解质紊乱等，可延缓肾衰竭发展至终末期的进程。

（3）肾脏替代治疗　包括血液透析、腹膜透析和肾移植。肾移植是目前最佳的肾脏替代疗法，成功的肾移植可以恢复正常肾的内分泌和代谢功能。

3. 预后　慢性肾衰竭一般为不可逆病变，病程拖延可长达数年，透析疗法或肾移植可明显延长患者的生存时间，若不进行积极治疗，所有慢性肾衰竭患者都可能死于尿毒症。

自 测 题

单项选择题

A 型题

1. 常于晨起眼睑和颜面部水肿多见于（　　）
   A. 心源性水肿　　B. 肾性水肿
   C. 肝性水肿　　D. 营养不良性水肿
   E. 黏液性水肿
2. 肾性高血压患者短期内血压急剧升高时易出现（　　）
   A. 心力衰竭　　B. 高血压心肌病
   C. 高血压脑病　　D. 高血压脑出血
   E. 高血压肾病
3. 引起肾盂肾炎的致病菌最常见的是（　　）
   A. 大肠埃希菌　　B. 变形杆菌
   C. 葡萄球菌　　D. 粪链球菌
   E. 真菌
4. 尿毒症患者出现下列哪种病症最为危急（　　）
   A. 左心衰竭　　B. 代谢性酸中毒
   C. 高钾血症　　D. 高血压
   E. 贫血
5. 慢性肾衰竭最常见的酸碱失衡是（　　）
   A. 代谢性碱中毒　　B. 代谢性酸中毒
   C. 呼吸性碱中毒　　D. 呼吸性酸中毒
   E. 代谢性酸中毒合并呼吸性碱中毒
6. 引起慢性肾衰竭最常见的病因是（　　）
   A. 慢性肾小球肾炎
   B. 慢性肾盂肾炎
   C. 狼疮性肾炎
   D. 肾小动脉硬化症
   E. 肾结核
7. 下列哪项是与急性肾小球肾炎发病有关的细菌（　　）
   A. 双歧杆菌
   B. 脑膜炎奈瑟菌
   C. 链球菌
   D. 肺炎链球菌
   E. 流感嗜血杆菌
8. 患者，女性，29 岁，反复双下肢水肿 1 年余，BP 146/95mmHg，24 小时尿蛋白定量 3.0g，RBC 10 ～ 15 个 /HP，最可能的诊断是（　　）
   A. 急性肾小球肾炎
   B. 慢性肾小球肾炎
   C. 急进性肾小球肾炎
   D. 隐匿型肾小球肾炎
   E. 肾病综合征

（陈依妮）

第10章 血液系统疾病

学习目标

1. 素质目标　培养学生良好的人文素养、科学素养、职业道德，精益求精的工匠精神。

2. 知识目标　了解白血病的治疗原则和药物治疗。掌握缺铁性贫血的药物治疗原则、药物选择及药物相互作用；再生障碍性贫血的治疗原则和药物作用特点。

3. 能力目标　能够完成血液系统疾病的药品调配。能对相关处方进行正确审核、点评。

血液系统包括血液和造血器官，血液由血浆和血细胞组成，骨髓是人出生以后主要的造血器官，骨髓造血能力下降时，由骨髓以外的器官(如肝、脾)参与造血，即髓外造血。血液系统疾病指原发或主要累及血液和造血器官的疾病。

第1节　贫血性疾病

贫血指人体外周血中红细胞（RBC）计数、血红蛋白（Hb）浓度、红细胞比容（HCT）减少，不能把足够的氧运输到全身组织的一种病症。临床上常以血红蛋白（Hb）浓度作为贫血的判断指标。各国诊断标准存在差异，在我国海平面地区，成年男性 Hb < 120g/L，女性 Hb < 110g/L，孕妇 Hb < 100g/L 可诊断贫血。

【临床分类】

1. 按进展速度分类　急性和慢性贫血。

2. 按病因和发病机制分类　红细胞生成减少性、红细胞破坏过多性和红细胞丢失过多性贫血。

3. 按程度分类　轻度、中度、重度和极重度贫血（表10-1）。

表10-1　贫血的分度

	轻度	中度	重度	极重度
血红蛋白浓度	> 90g/L	60～90g/L	30～59 g/L	< 30g/L

4. 按红细胞形态分类　大细胞性、正常细胞性和小细胞低色素性贫血（表10-2）。

5. 按骨髓红系增生情况分类　增生性贫血和增生不良性贫血。

表 10-2 贫血的红细胞形态学分类

类型	MCV（fl）	MCHC（%）	常见疾病
大细胞性贫血	＞100	32～35	巨幼红细胞贫血、骨髓增生异常综合征等
正常细胞性贫血	80～100	32～35	再生障碍性贫血、溶血性贫血、急性失血性贫血等
小细胞低色素性贫血	＜80	＜32	缺铁性贫血、铁粒幼细胞贫血、珠蛋白生成障碍性贫血

注：MCV，平均红细胞体积；MCHC，平均红细胞血红蛋白浓度。

一、缺铁性贫血

案例 10-1

患者，男性，38 岁，软件工程师，平素生活不规律，爱喝咖啡，1 年多来经常有“胃痛”的现象，两餐之间或晚上加班时明显，未做过检查。因“近日胃痛发作频繁，伴恶心、嗳气，自感疲乏，困倦但睡眠质量差、注意力不易集中，面色苍白，大便发黑”入院。实验室检查：RBC 3.8×10^{12}/L，Hb 80g/L，WBC 4.1×10^{9}/L，PLT 220×10^{9}/L。医生考虑其是慢性失血引起的贫血，建议住院进一步诊治。

问题：1. 请你指出诊断依据有哪些？

2. 应如何进行治疗？

缺铁性贫血是一种由于人体储存铁缺乏或释放障碍、缺铁性红细胞生成的小细胞低色素性贫血。是发达国家唯一常见的营养缺乏症，是发展中国家最常见的贫血类型。据 WHO 估计，全球约 1/4 的人口患有贫血，主要集中于学龄前儿童和女性，大多数贫血由铁缺乏引起。

【病因病机】

1. 病因

（1）铁需要量增加而摄入不足　多见于婴幼儿、青少年、妊娠期和哺乳期妇女。

（2）铁吸收障碍　胃大部切除术后或胃肠道功能紊乱可造成铁吸收障碍。

（3）铁丢失过多　见于各种慢性失血，如消化系统失血、咯血、女性月经过多等。

2. 发病机制　健康男性铁总量为 50～55mg/kg，女性为 35～40mg/kg，其中 1.5～2.0g 铁存在于骨髓及红细胞，每毫升血液中含 0.4～0.5mg 元素铁，0.4g 存在于肌红蛋白和各种酶中，储存铁大约 1.6g，主要存储于肝脏和单核巨噬细胞系统，以水溶性的铁蛋白或非水溶性的含铁血黄素的形式储存。铁的吸收主要在十二指肠完成。人类没有铁排泄的生理机制，正常机体的铁稳态受铁调素调控。

体内储存铁缺乏或释放障碍、红细胞内缺铁、血红蛋白生成减少，都可能发生小细胞低色素性贫血。

【临床特征】

1. 贫血表现　常见乏力、易倦、头晕、头痛、耳鸣、心悸、气促、纳差等，伴面色苍白、心率增快。

2. 组织缺铁表现　出现精神行为异常，烦躁、易怒、注意力不集中、异食癖；体力、耐力下降；易感染；口炎、舌炎、舌乳头萎缩、口角皲裂；头发干枯易脱落，指（趾）甲缺乏光泽、脆薄易裂或扁平，甚至匙状甲。儿童生长发育迟缓、智力低下。

3. 缺铁原发病表现　如消化性溃疡、肿瘤或痔。

【辅助检查】

1. 血常规　呈现小细胞低色素性贫血。平均红细胞体积（MCV）及平均红细胞血红蛋白浓度（MCHC）降低。白细胞正常，部分患者血小板增高。

2. 骨髓铁染色　普遍认为骨髓铁染色是评估铁含量的金标准；骨髓铁染色显示骨髓小粒可染铁消失，铁粒幼细胞＜ 15%。

3. 铁代谢指标　血清铁降低，总铁结合力升高。血清铁蛋白降低。

【诊疗原则】

1. 诊断　①小细胞低色素性贫血。②血清铁蛋白降低等铁代谢指标符合。③存在铁缺乏的病因，铁剂治疗有效可诊断为缺铁性贫血。

2. 治疗　治疗原则是根除病因，补足储存铁。

（1）病因治疗　是纠正贫血、防止复发的前提和关键。

（2）补铁治疗　铁剂分为无机铁和有机铁，按应用途径分为口服铁剂和静脉铁剂。口服铁剂中，无机铁以硫酸亚铁为代表，有机铁包括多糖铁复合物、蛋白琥珀酸铁口服溶液、富马酸亚铁、琥珀酸亚铁和葡萄糖酸亚铁（依据药品上市时间排序）等，注意若无明显胃肠道反应，一般不应将铁剂与食物一同服用。患者不能或不愿忍受口服铁剂的胃肠道不良反应或生理解剖情况影响口服铁剂的吸收，可选用静脉铁剂。常见的静脉铁剂有低分子右旋糖酐铁、葡萄糖酸亚铁、蔗糖铁、纳米氧化铁、羧基麦芽糖铁、异麦芽糖酐铁等。静脉铁剂应用禁忌证：败血症、低磷血症患者；妊娠早期妇女；铁剂过敏者。

考点 缺铁性贫血的补铁治疗

二、再生障碍性贫血

案例 10-2

患者，女性，22 岁，因“近日面色苍白，少气、懒言、爱睡觉，自感疲乏无力，月经过多 2 个月”入院。查体：肝肋下触及，质软，脾肋下未及。实验室检查：Hb 68g/L，WBC 3.27×10^9/L，PLT 30×10^9/L，在髂前及髂后上棘进行骨髓穿刺，取材不满意，胸骨穿刺增生活跃，粒细胞、红细胞二系成熟停滞于晚期。医生考虑再生障碍性贫血将其收住院诊治。

问题： 1. 医生的诊断依据有哪些？

2. 如何治疗？

再生障碍性贫血（AA），简称再障，是由不同原因和机制引起骨髓造血功能衰竭，导致全血细胞减少，出现贫血、出血、感染表现的疾病。根据严重程度可分为重型 AA

和非重型 AA。

【病因病机】 发病原因不明，可能与下列因素有关。

1. 病毒感染　如肝炎病毒、人类微小病毒 B19 等。

2. 化学因素　如氯霉素、磺胺类药物、抗肿瘤化疗药物、苯等。

3. 电离辐射　长期接触 X 射线、镭、放射性核素等。

AA 分为先天性及获得性。目前认为 T 淋巴细胞异常活化、功能亢进造成骨髓损伤在原发性获得性 AA 发病机制中占主要地位，新近研究显示辅助性 T 细胞亚群 Th1/Th2 分化偏移，调节性 T（Treg）细胞及自然杀伤（NK）细胞调节功能不足，Th17、树突状细胞（DC 细胞）以及巨噬细胞等功能异常甚至某些遗传背景都参与了 AA 发病。

【临床特征】

1. 重型 AA　起病急，进展快，病情重。主要表现有以下几点。

（1）贫血　苍白、乏力、头晕、心悸和气短等贫血症状进行性加重。

（2）感染　以呼吸道感染最常见，致病菌以革兰氏阴性杆菌、金黄色葡萄球菌、真菌常见，常合并败血症。多数患者有发热，体温＞39℃。

（3）出血倾向　以皮肤黏膜出血为主，可见皮肤出血点、鼻出血、牙龈出血，少数患者可有内脏出血，如呕血、咯血、便血、阴道出血，久治无效者可发生颅内出血而危及生命。

2. 非重型 AA　起病和进展较缓慢，病情较重型轻。

（1）贫血　慢性过程。输血后症状改善，但不持久。

（2）感染　高热比重型少见，相对易控制，很少持续 1 周以上。重症感染少见。

（3）出血　出血倾向较轻，以皮肤、黏膜出血为主，内脏出血少见。

【辅助检查】

1. 血常规　全血细胞（包括网织红细胞）减少，淋巴细胞比例增高。

2. 骨髓细胞学检查　是确诊 AA 的主要依据。多部位（不同平面）骨髓增生减低或重度减低；小粒空虚，非造血细胞（淋巴细胞、网状细胞、浆细胞、肥大细胞等）比例增高；巨核细胞明显减少或缺如；红系、粒系细胞均明显减少。

【诊疗原则】

1. 诊断　严重的贫血伴出血、感染和发热。全血细胞减少，至少符合以下 3 项中的 2 项：血红蛋白（HGB）＜ 100g/L；血小板计数（PLT）＜ 50×10^9/L；中性粒细胞绝对值（ANC）＜ 1.5×10^9/L。一般无肝、脾肿大。骨髓多部位增生减低。除外引起全血细胞减少的其他疾病。

2. 治疗

（1）一般治疗　预防感染，注意饮食及环境卫生，重型 AA 保护性隔离；防止出血；避免接触危险因素等。

（2）对症治疗　纠正贫血、控制出血（促凝血药、抗纤溶药等）、控制感染、祛铁治疗等。

（3）AA 本病治疗　IST[抗胸腺细胞球蛋白（ATG）/ 抗淋巴细胞球蛋白（ALG）+ 环孢素 A（CsA）] 联合海曲泊帕（TPO-RA）方案为重型 AA 不适合移植患者的一线治疗方案。同胞全相合异基因造血干细胞移植术（MSD-HSCT）为重型 AA 适合移植患者的首选治疗方案。

考点 再生障碍性贫血的常用治疗药物

第 2 节　白　血　病

白血病是发生在造血祖细胞的恶性克隆性疾病。临床以贫血、出血、发热、白血病细胞浸润为主要表现。

【临床分类】

1. 按自然病程及白血病细胞的分化程度分类　急性白血病、慢性白血病。

2. 按细胞类型分类　急性白血病（AL）分为急性髓细胞性白血病（AML）、急性淋巴细胞白血病（ALL）。慢性白血病（CL）又分为慢性髓细胞性白血病（CML），又称慢性粒细胞白血病（CGL）和慢性淋巴细胞白血病（CLL）等。

【病因病机】　人类白血病的病因和机制仍未完全阐明。主要与病毒感染、免疫功能异常、电离辐射、化学物质、遗传因素等因素有关。

一、急性白血病

【临床特征】　急性白血病起病急，进展快，自然病程短。常以发热、出血倾向为首发症状，部分病例起病较缓，以进行性贫血为主要症状。

1. 正常骨髓造血功能受抑制　可有贫血、发热、出血等症状。

2. 组织和器官浸润　可有肝脾淋巴结大、胸骨下段局部压痛、中枢神经系统浸润、牙龈增生肿胀，皮肤蓝灰色斑丘疹、皮下结节、绿色瘤、一侧睾丸无痛性肿大。

【辅助检查】

1. 血常规　大多数患者白细胞增多，血涂片分类检查可见数量不等的原始细胞和幼稚细胞。不同程度的贫血、血小板减少。

2. 骨髓象　是诊断急性白血病的主要依据，骨髓增生多明显活跃或极度活跃，也可增生减少。白血病细胞的形态一般与正常原始细胞和幼稚细胞不同。

3. 其他　细胞化学检查、免疫学检查、细胞遗传学和分子生物学检查等。

【诊疗原则】

1. 诊断　根据临床表现、血常规及骨髓象的改变，大部分病例可做出正确诊断。

2. 治疗

（1）一般治疗　包括紧急处理高白细胞血症、感染防治、改善贫血、防治出血、防止高尿酸血症、维持营养、纠正电解质紊乱及酸碱平衡失调。

（2）联合化疗　是白血病治疗的重要手段，可分为诱导缓解和缓解后治疗（巩固强化和维持治疗）两个阶段。诱导缓解阶段ALL常用VP方案（长春新碱和泼尼松），AML用HA（高三尖杉酯碱和阿糖胞苷）和DA（柔红霉素和阿糖胞苷）方案。鞘内注射甲氨蝶呤等用于预防中枢神经系统白血病。

（3）骨髓移植　有可能成为治愈白血病的方法之一。

考点 急性白血病的常用化疗方案

二、慢性白血病

（一）慢性髓细胞性白血病

慢性髓细胞性白血病（CML）是一种以髓系细胞异常增生为主的造血干细胞恶性疾病，各年龄组均可发生，发病率随年龄增长而增加，自然病程3～5年，酪氨酸激酶抑制剂（TKI）的应用使CML的病程彻底改观，对于绝大多数患者来说，CML已经成为一种慢性可控的肿瘤。

【临床特征】　起病缓慢，患者早期常无症状。

1. 慢性期　可有乏力、低热、多汗或盗汗、体重减轻等症状，脾大为最突出体征，部分患者胸骨中下段压痛。

2. 加速期　表现为发热、虚弱、体重进行性下降、骨骼疼痛，逐渐出现贫血、出血，脾进行性肿大，巨脾为最突出体征。

3. 急变期　CML的终末期，临床与急性白血病类似。预后极差，常在数月内死亡。

【辅助检查】

1. 血常规　白细胞总数升高是本病的显著特征，白细胞通常在25×10^9/L以上，一半以上的患者白细胞可达100×10^9/L以上，血涂片中粒细胞显著增多，可见各阶段粒细胞；血小板多数增高或正常；血红蛋白及红细胞早期正常。

2. 骨髓象　骨髓细胞增生明显或极度活跃，以粒系增生为主，粒红比常为（10～30）∶1。

3. 细胞遗传学　95%的患者常规染色体分析发现费城染色体（Ph染色体）而明确诊断。

【诊疗原则】

1. 诊断　根据典型临床表现、血常规及骨髓象改变、Ph染色体阳性等特点可做出正确诊断。

2. 治疗　CML的治疗经历了从放疗、化疗、免疫治疗、骨髓移植到分子靶向治疗的发展，疗效逐渐提高。20世纪90年代末，酪氨酸激酶抑制剂伊马替尼的出现标志着CML治疗进入分子靶向治疗时代，并成为CML一线治疗。

一线酪氨酸激酶抑制剂药物：国际指南推荐的新诊断CML慢性期患者的一线治疗药物包括伊马替尼、尼洛替尼和达沙替尼。我国批准的一线治疗药物为伊马替尼和尼洛替尼。

（二）慢性淋巴细胞白血病 / 小淋巴细胞淋巴瘤

慢性淋巴细胞白血病 / 小淋巴细胞淋巴瘤（CLL/SLL）是主要发生在中老年人群的一种具有特定免疫表型特征的成熟 B 淋巴细胞克隆增殖性肿瘤。以淋巴细胞在外周血、骨髓、脾脏和淋巴结聚集为特征。因目前仍为不可治愈疾病，需要根据 *TP53* 缺失和（或）突变、年龄及身体状态进行分层治疗，一线药物可选用伊布替尼、泽布替尼等。

自 测 题

单项选择题

A_1 型题

1. 贫血患者最常见的客观体征是（　　）

A. 呼吸加快　　B. 心悸、气短

C. 恶心、呕吐　　D. 皮肤、黏膜苍白

E. 记忆力差

2. 血细胞来源于骨髓的（　　）

A. 网织细胞　　B. 原血细胞

C. T 细胞　　D. B 细胞

E. 造血多能干细胞

3. 可以区分白血病和再生障碍性贫血的表现是（　　）

A. 发热　　B. 皮肤出血

C. 贫血　　D. 颅内出血

E. 胸骨压痛

4. 再生障碍性贫血与非淋巴细胞白血病有鉴别意义的是（　　）

A. 贫血、出血

B. 白细胞减少

C. 血小板减少

D. 网织红细胞减少

E. 骨髓内可见大量白血病细胞

5. 重型再生障碍性贫血早期最突出的表现是（　　）

A. 进行性贫血　　B. 感染和出血

C. 进行性消瘦　　D. 黄疸

E. 肝、脾、淋巴结肿大

6. 慢性粒细胞白血病特异性的表现是（　　）

A. 贫血　　B. 骨髓疼痛

C. 脾大　　D. 出血

E. 感染

7. 下列哪项是缺铁性贫血的主要治疗药物（　　）

A. 泼尼松　　B. 叶酸

C. 铁剂　　D. 雄激素

E. 维生素 B_{12}

（李　健）

第11章 内分泌和代谢性疾病

学习目标

1. 素质目标　培养学生良好的人文素养、科学素养、职业道德，以及精益求精的工匠精神。

2. 知识目标　了解糖尿病的病因和发病机制。了解骨质疏松症的治疗原则。掌握甲状腺功能亢进症的药物治疗机制和选用。记住糖尿病的治疗原则、药物治疗和降糖药的治疗机制。记住骨质疏松症的药物选择。记住痛风的治疗原则、药物选择。

3. 能力目标　能够完成内分泌和代谢性疾病的药物调配。能对相关处方进行正确审核、点评。

内分泌系统主要由内分泌腺和分布在全身其他组织器官的内分泌组织与细胞组成。激素是内分泌系统实现这种协调作用的物质基础，由内分泌器官和内分泌组织细胞产生，释放入血并转运至靶器官或者靶组织，产生相应的生物学效应。激素的合成、分泌、运输及与靶组织受体结合出现异常，均可引起其调节功能亢进或低下，而出现相应的病症。

人类通过摄取食物中的各种营养素，通过复杂的中间代谢过程，供给机体利用，并把废物排出体外。当代谢某个环节障碍时引起的疾病即为代谢性疾病。

第1节　甲状腺功能亢进症

案例11-1

患者，女性，23岁，已婚未育，因“近来食欲亢进但明显消瘦，爱说爱动，怕热多汗，脾气急躁”入院。检查过程中医生发现其睑裂增宽，目光炯炯有神，多言善动，双手细颤，T 38℃，HR 140次/分，甲状腺对称性Ⅰ度肿大，质地柔软，可闻及血管杂音。医生考虑其可能是甲状腺功能亢进，建议进一步规范检查以确诊。

问题：1. 医生为什么考虑其是甲状腺功能亢进？

2. 需要完善哪些检查帮助诊断？

3. 如何处理？

甲状腺功能亢进症是指甲状腺腺体不适当地持续合成和分泌过多甲状腺激素而引起的内分泌疾病，简称甲亢。按照发病部位和病因可分为原发性甲亢和中枢性甲亢。原发性甲亢属于甲状腺腺体本身病变，以格雷夫斯（Graves）病（GD），又称毒性弥漫性甲状腺肿最为多见，约占所有甲亢的80%。格雷夫斯病为本节主要讨论内容。

【病因病机】　为自身免疫性疾病，在具有遗传易感的人群（特别是女性）中，环境因素如吸烟、高碘饮食、应激、感染、妊娠等可促进发病，细胞免疫及体液免疫均参与了发病过程。该病的特征性自身抗体是促甲状腺激素（TSH）受体抗体（TRAb），这是一组多克隆抗体，主要包括促甲状腺激素受体刺激性抗体（TSAb）和促甲状腺激素刺激阻断性抗体（TSBAb），TSAb 是诱发格雷夫斯病的主要致病抗体，通过激活 TSH 受体，促进甲状腺合成和分泌过多的甲状腺激素（TH），导致甲亢，而 TSBAb 可阻断 TSH 与受体的结合，与甲状腺功能减退症（甲减）发生有关。

【临床特征】

1. 各系统症状　主要由循环中甲状腺激素过多引起，程度不一。

（1）代谢综合征　是最常见的临床表现，可有乏力、怕热、多汗、低热、体重下降等。

（2）神经系统　过敏多疑、紧张多虑、多言好动、烦躁易怒、失眠不安，偶有寡言、淡漠；可有手、眼睑、舌震颤，腱反射亢进。

（3）心血管系统　心悸、胸闷、气短，脉压增大，心律失常，以心房颤动最为常见，严重者发生甲亢性心脏病。

（4）消化系统　食欲亢进、大便次数增多或腹泻。

（5）肌肉骨骼系统　可伴发周期性瘫痪和甲亢性肌病。

（6）造血系统　可出现血小板减少性紫癜。

（7）生殖系统　女性月经稀少或闭经，男性有阳痿、乳腺发育。

2. 甲状腺肿　程度不等的甲状腺弥漫性肿大是 GD 患者典型体征之一，多呈对称性肿大，质地中等，无压痛，甲状腺上下极可有震颤或血管杂音。少数患者可见胫前黏液性水肿。

3. 眼征　眼部表现是特征性表现。①单纯性突眼，由甲状腺毒症引起的交感神经兴奋性增高导致，突眼度＜ 18mm，睑裂增宽，瞬目减少，炯炯发亮，上视额纹消失、下视上睑不能随眼球下落。②浸润性突眼：是由眶后淋巴细胞浸润，成纤维细胞分泌的大量黏多糖沉积，透明质酸增多所致；眼球明显突出，出现畏光、流泪、复视、眼肿痛、眼球活动受限，甚至眼球固定，眼睑闭合不全、角膜外露而形成充血、水肿、溃疡。

4. 特殊表现

（1）甲状腺危象　常发生在甲亢未得到治疗或经治疗尚未控制的患者，遇感染、手术、精神刺激等应激因素使大量甲状腺激素进入循环而诱发甲状腺危象。表现有高热（体温＞ 39℃）、大汗，厌食、恶心、呕吐、腹泻，心动过速（＞ 140 次 / 分），焦虑、烦躁，可因大量失水而致虚脱、休克、意识障碍等。本症的死亡率达 20% 以上。

（2）甲状腺功能亢进性心脏病　简称甲亢性心脏病，主要表现为心动过速、心脏排血量增加、心房颤动和心力衰竭。甲状腺毒症纠正后，症状可缓解。

（3）胫前黏液性水肿　见于少数 GD 患者，白种人中多见。多发生在胫骨前下 1/3 部位，也可见于足背、踝关节、肩部、手背等处，呈对称性。皮肤增厚变粗，有广泛大小不等的棕红色或红褐色凸起不平的斑块或结节，边界清楚，皮损周围的表皮稍发亮，病变表面及周围可有毳毛增生、变粗，毛囊角化，后期皮肤粗厚，如树皮样。

【辅助检查】

1. 血清甲状腺激素的测定　血清游离甲状腺素（FT_4）、游离三碘甲腺原氨酸（FT_3）的测定可直接反映甲状腺的功能状态。血清总甲状腺素（TT_4）、总三碘甲腺原氨酸（TT_3）是判断甲状腺功能基本指标。

2. 促甲状腺激素（TSH）　反映甲状腺功能的敏感指标。

3. TSH 受体抗体（TRAb）　格雷夫斯病患者 TRAb 阳性率达 80% ～ 100%，多呈高滴度阳性，对诊断、判断病情活动及评价停药时机有一定意义，并且是预测复发的最重要指标。

4. ^{131}I 摄取率　格雷夫斯病患者 ^{131}I 摄取率升高、多有高峰前移。

5. 影像学检查　彩色多普勒超声、放射性核素扫描、CT、MRT 等，根据需要选用。

【诊疗原则】

1. 诊断

（1）甲亢的诊断　①高代谢症状和体征。②甲状腺肿大和（或）甲状腺结节。③血清 TT_3、FT_3、TT_4、FT_4 水平增高，TSH 降低。若具备以上 3 项，并除外非甲亢性甲状腺毒症，甲亢诊断成立。

（2）格雷夫斯病的诊断　①甲亢症状和体征；②甲状腺弥漫性肿大；③血清 TSH 水平降低，TT_3、FT_3、TT_4、FT_4 升高；④眼球突出和其他浸润性眼征；⑤胫前黏液性水肿；⑥ TRAb、TSAb 阳性。①②③项为诊断必备条件，④⑤⑥项为诊断辅助条件。

2. 治疗　现普遍采用抗甲状腺药物、放射性碘及手术治疗。

（1）抗甲状腺药物（ATD）治疗　ATD 适用于各种类型的甲亢，包括：①病情较轻，甲状腺轻至中度肿大的患者；②青少年及儿童、老年患者；③甲状腺术后复发，又不适用于 ^{131}I 治疗者；④术前准备；⑤作为 ^{131}I 治疗的辅助治疗。

常用硫脲类药物，主要为咪唑类和硫氧嘧啶类，前者的代表药物是甲巯咪唑（MMI），后者的代表药物是丙硫氧嘧啶（PTU）。PTU 通过抑制 5′ 脱碘酶活性而减少外周组织 T_4 转化为 T_3，但肝毒性大于 MMI，故除严重病例、甲状腺危象、妊娠早期或对 MMI 过敏者首选 PTU 治疗外，其他情况 MMI 应列为首选药物。

（2）放射性 ^{131}I 治疗　^{131}I 被甲状腺摄取后释放 β 射线，破坏甲状腺组织细胞。简单、经济、治愈率高。

（3）手术治疗　甲状腺次全切除术。

（4）其他药物治疗　复方碘化钠、β 受体阻滞剂。

（5）甲状腺危象的治疗　①去除诱因。②选用抑制 TH 合成的药物，首选 PTU 500 ～ 1000mg 首次口服或经胃管给药，以后每次 250mg，每 4 小时 1 次；抑制 TH 释放的药物，如复方碘口服液，每次 5 滴，每 6 小时 1 次，首次在服用 PTU 1 小时后给药。③ β 受体阻滞剂，如普萘洛尔，阻断 TH 对心脏的刺激作用和抑制外周组织中 T_4 向 T_3 转换，普萘洛尔 60 ～ 80mg/d，每 4 小时 1 次。④糖皮质激素：氢化可的松防止和纠正肾上腺皮质功能减退。⑤对症和支持治疗：镇静、供氧，防感染，体温过高给予物理降温，避免用乙酰水杨酸类药物，纠正水、电解质代谢紊乱，对心力衰竭、休克等做相应处理，加强护理。

考点 甲状腺功能亢进症治疗可以选用的药物

第 2 节 糖 尿 病

案例 11-2

患者，男性，41 岁，父母都是糖尿病患者，且父亲因糖尿病足截肢。因“近 1 个月来自感尿量增多、食欲旺盛，在家拿尿糖试纸自测尿糖阳性，担心自己也患上糖尿病”到医院检查。查体：无明显异常。实验室检查：空腹血糖 12mmol/L，尿糖（+++），甲状腺系列检查正常。医生说可以确定糖尿病诊断。

问题： 1. 该患者的诊断依据有哪些？

2. 该病的治疗原则是什么？

3. 如何为其拟定治疗方案？

糖尿病（DM）是一组与遗传和环境因素有关的以慢性高血糖为特征的代谢性疾病。临床主要表现为多尿、多饮、多食、消瘦等代谢紊乱症状并可出现急、慢性并发症及多系统损害。糖尿病是常见病、多发病，已成为严重危害人类健康的世界性公共卫生问题。

目前国际上通用 WHO 糖尿病专家委员会提出的分型标准（表 11-1）。

表 11-1 糖尿病分型及特点

分型	特点
1 型糖尿病（T1DM）	胰岛 β 细胞破坏，胰岛素绝对缺乏
2 型糖尿病（T2DM）	从以胰岛素抵抗为主伴胰岛素分泌不足，到以胰岛素分泌不足为主
其他特殊类型糖尿病	病因学相对明确的一类高血糖状态
妊娠糖尿病	妇女在妊娠期间发生的糖尿病

考点 糖尿病的分型及各型的特点

【病因病机】 T2DM 最多见，占 90% ～ 95%，T1DM 绝大多数是自身免疫性疾病。糖尿病的病因和发病机制尚未阐明，遗传因素和环境因素共同参与其发病。

【临床特征】

1. 基本表现　典型表现为“三多一少”，即多尿、多饮、多食、体重减轻。多数患者早期可无典型症状，常在体检时、因其他疾病就诊或因并发症就诊时被发现。

考点 糖尿病的基本表现

2. 不同类型临床特点

（1）T1DM　青少年多见，起病急，“三多一少”症状明显，如诊断不及时，胰岛素严重缺乏时，可出现糖尿病酮症酸中毒。起病初期即需要胰岛素治疗。

（2）T2DM　可发生在任何年龄，多见于40岁以上的成年人，常有家族史，起病隐匿，早期半数以上无症状，常因慢性并发症、伴发病就诊时被发现，很少发生糖尿病酮症酸中毒。

【并发症】

1. 急性并发症

（1）糖尿病酮症酸中毒（DKA）　DKA最常见，T1DM有自发DKA倾向，T2DM常因感染、胰岛素治疗不当等诱发。以高血糖、酮症和酸中毒为主要表现。糖尿病加重时，胰岛素缺乏致三大营养物质代谢紊乱，血糖显著升高，脂肪分解增加产生大量酮体（β-羟丁酸、乙酰乙酸和丙酮）。主要表现为“三多一少”症状加重，疲乏无力、食欲减退、恶心、呕吐、头痛、嗜睡、呼吸深快、呼气中有烂苹果味，还可出现严重脱水、尿量减少、皮肤黏膜干燥、眼眶下陷、血压下降，甚至发生休克、昏迷。

（2）高渗性高血糖状态（HHS）　多见于老年T2DM患者，死亡率高。诱因为引起血糖增高和脱水的因素，如感染、急性胃肠炎、水摄入不足及利尿剂的使用等。以严重高血糖、高血浆渗透压、脱水为特点，无明显酮症。患者先有多尿、多饮，食欲减退，逐渐出现严重脱水、神经精神症状，如迟钝、烦躁、淡漠、嗜睡、昏迷。

（3）感染　常引起皮肤化脓性感染、真菌感染；尿路感染；女性患者常并发真菌性阴道炎、巴氏腺囊肿等。糖尿病患者肺结核发病率高。

2. 慢性并发症

（1）微血管病变　是糖尿病的特异性并发症，典型改变是微血管基底膜增厚和微循环障碍，可累及全身各组织器官，主要累及视网膜、肾、神经、心肌组织。糖尿病肾病易导致终末期肾衰竭，视网膜病变可致失明，糖尿病心肌病可诱发心力衰竭、心律失常、心源性休克和猝死。

（2）大血管病变　糖尿病患者动脉粥样硬化的患病率较高、发病早、进展快，可侵犯主动脉、冠状动脉、脑动脉、肾动脉和肢体动脉，引起冠心病、脑血管病、肾动脉硬化、肢体动脉硬化等。心血管病是糖尿病患者致残、致死的主要原因。

（3）神经系统并发症　可累及神经系统的任何一部分。周围神经病变常见，最常见的类型是远端对称性多发性神经病变：手足远端感觉、运动神经受累，先出现肢端感觉异常，呈手套或袜套式分布，后期感觉丧失，可伴运动神经受累，手足小肌群萎缩，出现感觉性共济失调及神经性关节病。

（4）糖尿病足　是糖尿病非外伤性截肢的最主要原因，表现有足部疼痛、溃疡、肢端坏疽等。

（5）眼部病变　除视网膜病变外，还可引起黄斑病、白内障、青光眼、屈光改变、虹膜睫状体病变等。

【辅助检查】

1. 尿糖测定　是诊断糖尿病的重要线索，目前多采用尿糖试纸测定。

2. 血糖测定　血糖升高是诊断糖尿病的主要依据，也是评估病情的主要指标。正常空腹血糖＜6.1mmol/L，糖负荷后2小时血糖＜7.8mmol/L。空腹血糖≥7.0mmol/L和（或）随机血糖≥11.1mmol/L，可诊断为糖尿病。

3. 口服葡萄糖耐量试验（OGTT）　空腹和餐后血糖高于正常但未达到糖尿病诊断标准者必须做OGTT。

4. 糖化血红蛋白（HbA1c）测定　反映近8～12周平均血糖水平，有助于病情控制情况的监测。

5. 胰岛β细胞功能检查　胰岛素释放试验、C肽释放试验。

6. 其他　血脂、肾功能、尿常规、血电解质、血尿酮体等。

【诊疗原则】

1. 诊断　典型症状加上空腹血糖≥7.0mmol/L或加上随机血糖≥11.1mmol/L或加上OGTT 2小时血糖≥11.1mmol/L或加上HbA1c≥6.5%，糖尿病诊断成立。

2. 治疗　近期目标是控制高血糖和相关代谢紊乱，消除糖尿病症状、防止急性代谢紊乱；远期目标是预防和（或）延缓慢性并发症的发生发展，维持良好的健康和学习劳动能力，提高生活质量，降低病死率，延长寿命。

考点　糖尿病的治疗目标

国际糖尿病联盟（IDF）提出糖尿病综合管理的五个要点：健康教育、医学营养治疗、运动治疗、血糖监测、药物治疗。

（1）健康教育　包括糖尿病防治专业人员的培训、医护人员的继续教育、患者及家属的卫生保健教育。

（2）医学营养治疗　是糖尿病基础管理措施，要控制总能量摄入并注意营养物质和餐次的合理分配。注意个体化原则。结合患者的理想体重、工作性质、生活习惯等计算每日所需总热量。

（3）运动治疗　运动可增加胰岛素敏感性，有助于控制体重和血糖。需要根据患者个体化情况开展有规律的恰当运动，循序渐进，长期坚持。

（4）血糖监测　患者可使用便携式血糖仪监测空腹血糖、餐后血糖，了解病情并指导调整治疗方案。定期测量血压、血脂、眼底等情况。

（5）药物治疗　包括口服降糖药和注射胰岛素治疗。

1）口服降糖药物：①促胰岛素分泌药，磺脲类、格列奈类。磺脲类作用于β细胞膜上的ATP敏感的钾离子通道，促进钙离子内流及细胞内钙离子浓度增高，刺激含有胰岛素的颗粒外移和胰岛素释放。常用格列本脲、格列齐特、格列美脲等，主要选择应用于新诊断的T2DM非肥胖患者、医学饮食和运动治疗血糖控制不理想者。从小剂量开始，早餐前半小时单次服用，根据血糖逐渐增加剂量，量大时可分早、晚餐前两次服用，直到血糖达标。不良反应主要有低血糖反应、体重增加、皮肤过敏及对心血管系统的不利影响。禁忌证：T1DM、有严重并发症的 T2DM、儿童糖尿病、妊娠期和哺乳期妇女、大手术围手术期、全胰切除术后、有严重不良反应者。格列奈类也作用于β细胞膜上的钾离子通道，但作用位点与磺脲类不同，吸收快、起效快、作用时间短，主要用于控制餐后高血糖，常用瑞格列奈，每次 0.5 ～ 4mg，每日 3 次；那格列奈每次 60 ～ 120mg，每日 3 次，不良反应和禁忌证基本同磺脲类。②胰岛素增敏剂，双胍类、噻唑烷二酮类，以及 α- 葡萄糖苷酶抑制药等。二甲双胍目前在我国是 T2DM 患者控制血糖的一线药，也是联合用药的基础药，通过抑制肝脏输出葡萄糖、改善外周组织对胰岛素的敏感性、增加对葡萄糖的摄取和利用发挥降糖作用；可引起消化道反应、皮肤过敏等不良反应，肝肾功能不全、缺氧和高热、药物过敏及有严重不良反应患者禁用。噻唑烷二酮类药物常用制剂为比格列酮、罗格列酮，可单独或与其他药联合治疗 T2DM，常见不良反应有体重增加和水肿，有增加骨折和心力衰竭的风险，故严重骨质疏松和有骨折、心力衰竭病史的患者禁用。

口服药物治疗原则是要注意药物的用法用量、适应证、禁忌证、不良反应及注意事项，遵循个体化用药原则，指导患者正确用药。

考点 降糖药物的作用机制

2）胰岛素治疗：适应证为 T1DM；T2DM 伴严重急、慢性并发症，或处于应激状态者；新发病且与 T1DM 鉴别困难的消瘦糖尿病患者；新诊断的 T2DM 伴血糖明显升高者，或病程中无明显诱因体重明显下降者；T2DM，β细胞功能明显减退者；某些特殊类型糖尿病。

目前临床常用人胰岛素和胰岛素类似物。按起效速度和维持时间，胰岛素分短效、中效、长效和预混胰岛素。胰岛素类似物可分速效、长效和预混胰岛素类似物。短效胰岛素可经静脉注射用于抢救 DKA；皮下注射短效胰岛素和速效胰岛素类似物可用于控制餐后高血糖；中效胰岛素和长效胰岛素类似物主要提供基础胰岛素。

胰岛素使用原则：胰岛素治疗应在综合治疗的基础上进行；治疗方案应力求模拟胰岛素生理性分泌模式；胰岛素应从小剂量开始，根据血糖水平逐渐调整至合适剂量。T1DM 一经诊断就应开始胰岛素治疗并需要终身替代治疗。由于患者残余β细胞数量和功能有差异，胰岛素治疗方案要注意个体化。T2DM 在以下情况时应考虑胰岛素治疗：①经生活方式干预和较大剂量口服降糖药联合应用，血糖仍未达到控制目标。②在糖尿病病程中，出现无明显诱因的体重显著下降。③对症状显著，血糖明显升高的新诊断 T2DM，诊断时即可考虑胰岛素治疗，可以联用或不联用其他药物。根据患者个体情况，选择胰岛素的种类和给药方法。

胰岛素不良反应有低血糖、过敏反应、脂肪营养不良；治疗初期可出现水肿、视物模糊，可自行缓解。

考点 胰岛素的使用原则

（6）并发症治疗　DKA 和 HHS 要及时发现，尽快采取补液、监测、控制血糖、维持重要脏器功能等措施。积极预防慢性并发症的发生。

第 3 节　痛　　风

案例 11-3

患者，男性，43 岁，1 年前体检发现血尿酸高，当时无症状，未在意，平时饮食无节制，爱喝酒吃烧烤，体重指数 34kg/m^2。因“昨晚参加同学聚餐，吃较多海鲜及肉食，饮啤酒约 1500ml，凌晨 2 点左右感觉左脚踇趾关节剧烈疼痛，局部红肿，不能着地”入院。实验室检查：WBC 15.11×10^9/L，RBC 5.06×10^{12}/L，PLT 369×10^9/L，UA 699μmol/L。医生考虑其痛风急性发作，建议进一步检查。

问题：1. 该患者发病与哪些因素有关？

2. 应选用哪些药物治疗？

尿酸是嘌呤代谢的终产物。高尿酸血症是一种常见的生化异常，由尿酸生成过多和（或）肾脏尿酸排泄减少导致。临床上 5% ～ 15% 的高尿酸血症患者会发展为痛风。

痛风是嘌呤代谢紊乱和（或）尿酸排泄减少导致的一组代谢性疾病，以血清尿酸升高、反复发作急性关节炎、痛风石形成、痛风性肾病等为特征。

本病见于世界各地，发病率地域差异性较大。据估计，我国目前痛风发病率为 1% ～ 3%。

【病因病机】　痛风分为原发性、继发性和特发性 3 类。原发性痛风由遗传因素和环境因素共同致病，具有一定的家族易感性。继发性痛风主要由肾脏疾病、药物、肿瘤化疗、放疗等所致。特发性痛风原因未知。临床上原发性痛风占绝大多数。

高尿酸血症的形成，可以是尿酸生成过多和（或）排泄减少所致。约 90% 持续高尿酸血症的患者因肾脏处理尿酸的能力缺陷，表现为尿酸排泄减少。食物引起的尿酸生成量与食物中的嘌呤含量成正相关，富含嘌呤的食物主要包括动物内脏、海鲜、香菇、紫菜等。机体内源性嘌呤的产生同样可引起尿酸的升高。过量饮酒可以促进尿酸形成并阻断尿酸从肾小管分泌。

当血尿酸浓度过高或在酸性环境下，尿酸盐结晶析出，可沉积于关节及周围软组织、肾小管和血管等部位，趋化中性粒细胞、巨噬细胞与晶体相互作用后释放炎症因子等，引起骨关节、肾脏以及血管内膜等急、慢性炎性损伤。

【临床特征】　多见于 40 岁以上男性，女性更年期后发病，近年发病有年轻化趋势。

1. 无症状期　血清尿酸盐水平持续性或波动性升高，但无临床症状，可长达数年至数十年，亦可终生无症状。

2. 急性关节炎期　痛风的首发症状。特点：①受累的关节依次为单侧第一跖趾关节，踝、膝、腕、指和肘关节。②多发作突然，常于夜间熟睡中或凌晨被痛醒，关节突发剧痛，呈刀割样、撕裂样等，数小时内，受累关节即出现红、肿、热和功能障碍。③多呈自限性，在 2 周内自行缓解。④多伴高尿酸血症，白细胞增多、红细胞沉降率增快，部分患者急性发作期血尿酸水平正常。⑤可有发热。⑥秋水仙碱治疗可迅速缓解。缓解后患者症状消失，进入痛风间歇期。

3. 痛风石及慢性关节炎期　痛风石可见于耳郭、关节周围、鹰嘴、跟腱、髌骨滑囊等处，是痛风的特征性表现，呈大小不一的隆起的黄白色赘生物，表面菲薄，破溃后排出白色粉状或糊状物。破溃后可形成窦道，经久不愈，但不易感染。若治疗不规范，可致受累关节不规则肿痛，痛风石在关节部位大量沉积，最终关节骨质被破坏，导致关节畸形和功能障碍。

4. 肾脏受累　可表现为痛风性肾病、尿酸性肾结石和急性肾衰竭。

【辅助检查】

1. 尿酸测定　正常血尿酸（UA）男性 208 ～ 416μmol/L（3.5 ～ 7.0mg/dl），女性 149 ～ 358μmol/L（2.5 ～ 6.0mg/dl），更年期后接近男性。尿尿酸：限制嘌呤饮食 5 天后，每日尿酸排出量超过 3.57mmol（600mg），可诊断为尿酸生成增多。

2. 关节液或痛风石内容物检查　偏振光显微镜下可见双折光的针形尿酸盐结晶。

3. 影像学检查　关节超声检查可见双轨征或不规则高低回声混杂团块影。X 线检查可见软组织肿胀、反复发作后软骨缘破坏、关节面不规则、穿凿样、虫蚀样骨质透亮缺损；CT 扫描可见不均匀斑点状高密度痛风石影像；MRI 的 T_1 和 T_2 加权图像呈斑点状低信号。

【诊疗原则】

1. 诊断　血尿酸＞ 420μmol/L（7.0mg/dl），特征性关节炎、尿路结石或肾绞痛发作，可考虑痛风；关节液穿刺或痛风石有尿酸盐结晶可明确诊断。

2. 治疗　目的：①迅速控制急性关节炎发作。②控制高尿酸血症，预防尿酸盐沉积。③防止尿酸结石形成和肾功能损害。

（1）改善生活方式　包括避免剧烈运动、受凉，减少高嘌呤食物摄入、严格限酒，多饮水等。

（2）药物治疗　急性痛风关节炎的治疗：①非甾体抗炎药：可有效缓解急性关节炎症状。常用药物有吲哚美辛、双氯芬酸、依托考昔等。常见不良反应有消化性溃疡及出血，活动性消化性溃疡禁用，肾功能不全者慎用。②秋水仙碱：治疗急性发作的特效药，小剂量秋水仙碱（1.5mg/d）有效，且不良反应少，在 48h 内使用效果更好。③糖皮质激素：非甾体抗炎药和秋水仙碱治疗无效或有禁忌证、肾功能不全者，中等剂量短期口服或关节腔注射。

对急性痛风关节炎频繁发作，有慢性痛风关节炎或痛风石的患者，应进行降尿酸治疗。目前降尿酸药物主要有抑制尿酸生成的药物，如别嘌醇、非布司他和促进尿酸排泄的药物，如苯溴马隆、丙磺舒。

（3）手术治疗　必要时可行外科剔除痛风石、残毁关节矫形术等治疗。

考点 治疗痛风的常用药物

第 4 节　骨质疏松症

案例 11-4

患者，女性，56 岁，退休工人，近年来，感觉全身乏力，腰酸背痛，自称身体状况大不如前，故常年服用各种“保健品”以期提高免疫力。两年前有过腰椎骨折史。因“2 天前不慎摔倒，导致左前臂骨折”入院。X 线检查显示：左尺、桡骨横断性骨折，伴有骨质减少，可见骨透亮度增加，骨小梁减少、间隙增宽，横行骨小梁消失，骨结构模糊。实验室检查：血钙降低，其他检查（–）。

问题：1. 该患者骨折的根本原因是什么？

2. 应如何治疗？

骨质疏松症（OP）是发生在骨组织的代谢性疾病，主要特点是骨量减少和骨组织微结构破坏，导致骨脆性增加而容易骨折。其发病率紧随糖尿病、阿尔茨海默病，跃居老年疾病的第 3 位。与骨质疏松相关的骨折在老年人中发病率高达 30% 以上。

骨质疏松症按病因可分为原发性和继发性两类。原发性包括Ⅰ型原发性骨质疏松症即绝经后骨质疏松症，见于绝经后妇女；Ⅱ型原发性骨质疏松症即老年性骨质疏松症，见于老年人。继发性骨质疏松症的原发病因明确，常由内分泌代谢疾病（如性腺功能减退症、甲亢、甲状旁腺功能亢进症、库欣综合征、1 型糖尿病等）或全身性疾病引起。

【病因病机】

1. 内分泌因素　女性经绝后雌激素下降、老年男性雄激素不足；降钙素以及维生素 D 不足。

2. 遗传因素。

3. 不良的生活方式和生活习惯　户外活动少、吸烟、酗酒、高饱和脂肪酸饮食等。

4. 疾病影响　①内分泌性：皮质醇增多症、甲亢。②妊娠、哺乳。③营养性：蛋白质缺乏，维生素 C、D 缺乏，低钙饮食。④肝肾疾病。⑤药物。⑥失用性：长期卧床、截瘫、骨萎缩等。⑦胃肠性：吸收不良、胃切除。⑧类风湿性关节炎。⑨肿瘤等其他原因。

雌激素减少使破骨细胞功能增强，骨丢失加速，这是绝经后骨质疏松症的主要机制；长期光照不足、高龄和肾功能减退使 1，25（OH）$_2D_3$ 生成不足，肠道对钙和磷的吸收减少及骨的钙化受抑制；长期使用糖皮质激素抑制骨基质蛋白质合成，增加钙磷排泄，抑制肠钙的吸收；老年人成骨细胞的功能与活性下降导致骨形成不足和骨丢失，是老年性骨质疏松的重要机制。

【临床特征】　早期无症状，仅在 X 线检查或骨密度测量时被发现。

1. 骨痛　以腰背痛多见，也可见全身其他部位骨痛，呈弥漫性，无固定压痛区（点）。腰背痛沿脊柱向两侧扩散，直立后伸时或久立、久坐时疼痛加剧，仰卧或坐位时疼痛减轻。可有乏力，常于劳累或活动后加重，负重能力下降或不能负重。

2. 脊柱变形　随着年龄增长，骨质疏松加重，椎体压缩变形，逐渐出现身高缩短和驼背，外观脊椎前倾，背曲加剧，伸展受限，形成驼背。

3. 脆性骨折　表现为日常活动或轻微外力即发生骨折，是骨质疏松症最常见和最严重的并发症。常见部位为胸椎、腰椎、髋部、尺桡骨远端、肱骨近端，也可发生在其他部位。脆性骨折可多次发生。

4. 其他　胸椎压缩性骨折，导致胸廓畸形，影响心肺功能，患者可出现胸闷、气短、呼吸困难等症状。腰椎骨折可引起腹胀、腹痛、便秘等。

【辅助检查】

1. 血钙、磷和碱性磷酸酶　原发性骨质疏松症患者，血清钙、磷以及碱性磷酸酶通常在正常范围，骨折后碱性磷酸酶水平可轻度升高。

2. 影像学检查　X 线可见骨密度降低。正、侧位 X 线检查（必要时可加特殊位置）确定骨折的部位、类型、移位方向和程度；CT 和 MRI 对椎体骨折和微细骨折有较大诊断价值。

3. 骨密度测定　采用双能 X 射线吸收法（DEXA），是目前国际学术界公认的骨质疏松症诊断的金标准。骨密度即单位体积或单位面积的骨量。

【诊疗原则】

1. 诊断　绝经后和老年性骨质疏松症的诊断。

（1）年龄、详细的病史和临床特点是诊断的基本依据，但确诊有赖于 X 线检查或骨密度测定。

（2）根据骨密度（BMD）或骨矿物质含量（BMC）值对骨质疏松症进行分级诊断：①正常：BMD 或 BMC 在正常成人骨密度平均值 ±1 个标准差（SD）之内。②骨质减少：BMD 或 BMC 较正常成人骨密度平均值降低 1 ～ 2.5 个标准差。③骨质疏松症：BMD 或 BMC 较正常成人骨密度平均值降低 2.5 个标准差以上。④严重骨质疏松症：BMD 或 BMC 较正常成人骨密度平均值降低 2.5 个标准差以上并伴有 1 处及以上的脆性骨折。

（3）排除其他各种原因所致的继发性骨质疏松症，如甲状旁腺功能亢进症和多发性骨髓瘤、骨质软化症、肾性骨营养不良等。

2. 治疗　骨质疏松症患者极易发生骨折，影响患者生活质量，骨折并发症可致残或致死，故强调早期治疗、综合治疗。

（1）一般治疗

1）运动：适当增加户外活动和日照时间，紫外线和运动有助于骨量的维持。

2）营养：良好的营养对于预防骨质疏松症具有重要意义，包括足量的钙、维生素 D、维生素 C 以及蛋白质。日常饮食应摄入足量的钙，绝经后妇女和老年人每天 1000 ～ 1500mg，同时每天补充维生素 D 400 ～ 800U。骨质疏松症和骨质疏松症性骨折患者需要补充足够的蛋白质，但伴有肾衰竭者要选用优质蛋白饮食并适当限制其摄入量。

3）预防摔倒：应尽量避免骨质疏松症患者摔倒，以减少骨折概率。

4）纠正不良生活习惯和行为偏差：提倡低钠、高钾、高钙和不饱和脂肪酸饮食，戒烟忌酒。慎用影响骨代谢的药物。

（2）药物治疗　抗骨质疏松症药物根据药理作用分为两大类：①抑制骨吸收药，包括二磷酸盐类、降钙素、雌激素类以及选择性雌激素受体调节剂。②促进骨形成药，包括小剂量甲状旁腺激素、小剂量氟化物等。

考点 治疗骨质疏松的常用药物

（3）外科治疗　只有在因骨质疏松症发生骨折以后，才需要外科治疗。

自 测 题

单项选择题

A_1 型题

1. 最有助于诊断甲状腺功能亢进症的是（　　）
   A. 突眼　B. 多食
   C. 心悸　D. 甲状腺肿大
   E. 睡眠差
2. 确诊糖尿病最可靠的依据是（　　）
   A. 多尿　B. 多食
   C. 消瘦　D. 血糖升高
   E. 多饮
3. 糖尿病“三多一少”不包括（　　）
   A. 多饮　B. 多睡
   C. 多尿　D. 体重减轻
   E. 多食
4. 下列用于治疗痛风的药物中，能抑制尿酸生成的是（　　）
   A. 丙磺舒　B. 秋水仙碱
   C. 布洛芬　D. 别嘌醇
   E. 糖皮质激素
5. 诊断甲状腺功能亢进症最灵敏可靠的实验室检查方法为（　　）
   A. 基础代谢率
   B. 血清蛋白结合碘
   C. 测 TGA，TMA
   D. 测 TT3，TT4，FT3，FT4
   E. 甲状腺摄 ^{131}I 率
6. 诊断糖尿病的标准是空腹血糖（　　）
   A. ≥ 7.0mmol/L　B. ≥ 5.8mmol/L
   C. ≥ 6.5mmol/L　D. ≥ 11.1mmol/L
   E. ≥ 7.5mmol/L
7. 伴发甲状腺危象时首先给予（　　）
   A. 大剂量碘剂
   B. 控制感染
   C. 抗甲状腺药物增量口服
   D. 氢化可的松静滴
   E. 心得安
8. 痛风发作首选治疗药物（　　）
   A. 泼尼松　B. 别嘌醇
   C. 丙磺舒　D. 吲哚美辛
   E. 秋水仙碱
9. 骨质疏松症诊断的金标准是（　　）
   A. X 线检查　B. 血清钙浓度测定
   C. 尿钙测定　D. 骨密度测定
   E. 碱性磷酸酶测定
10. 痛风性关节炎最常累及的部位（　　）
    A. 肘关节　B. 第一跖趾关节
    C. 膝关节　D. 肩关节
    E. 腕关节

（李　健）

第12章 风湿性疾病

学习目标

1. 素质目标　培养学生良好的人文素养、科学素养、职业道德，精益求精的工匠精神。

2. 知识目标　了解类风湿性关节炎药物治疗方案，了解系统性红斑狼疮的治疗原则和方法，记住抗类风湿药物的分类、常用非甾体抗炎药的用法及不良反应，记住类风湿药物治疗方案、药物的相互作用。

3. 能力目标　能够完成风湿性疾病的药物调配。能对相关处方进行正确审核、点评。

风湿性疾病是一组累及骨与关节及其周围软组织（软骨、滑膜、滑囊、肌肉、肌腱、韧带等）及其他组织和器官的慢性疾病，多与自身免疫反应有关。

第1节　类风湿性关节炎

案例12-1

患者，男性，48岁，近半年来双侧腕、掌指、踝、趾、肩等关节肿、痛，晨起时感觉关节僵硬，活动后好转，症状时轻时重，疼痛加重时自行口服阿司匹林。因“活动后气促5天”到医院就诊。查体：T 36.2℃，P 88次/分，R 22次/分，BP 130/80mmHg。双侧腕、掌指关节、近端指间关节、足趾等处红肿、压痛，肩关节压痛。听诊肺部有细小的啰音。实验室检查：Hb 98g/L，类风湿因子（+）。胸部X线检查显示：肺部弥漫分布网状小点。门诊检查后以类风湿性关节炎收入院。入院后胡先生整日唉声叹气，情绪低落，对治疗信心不足。

问题： 1. 请你指出该患者的诊断依据有哪些？

2. 可以采取哪些治疗措施帮助患者？

类风湿性关节炎（RA）是以对称性多关节病变为主要表现的全身性自身免疫疾病。

【病因病机】　类风湿性关节炎病因和发病机制不明确，在遗传、感染、环境等多因素共同作用下，自身免疫反应导致的免疫损伤和修复是RA发生和发展的基础。

1. 病因　可能与下列因素有关。

（1）遗传因素　流行病学调查显示，RA的发病与遗传因素密切相关。

（2）环境因素　某些细菌、病毒、支原体等感染可影响RA的发病和病情进展。吸烟能够显著增加RA发生的风险。寒冷、潮湿、疲劳、营养不良、创伤、内分泌紊乱、精神因素等，常为RA的诱发或加重因素。

（3）免疫因素　约80%的RA患者体内可检出类风湿因子（RF）；约75%的患者

出现抗环瓜氨酸肽抗体（ACPA）。

2. 发病机制　免疫紊乱是 RA 主要的发病机制。RA 的基本病理改变是滑膜炎，形成血管翳。

【临床特征】　临床表现个体差异大，以对称性四肢远端多关节肿痛为首发表现，常伴有晨僵。

1. 关节表现

（1）晨僵　指晨起感觉关节及周围组织明显的僵硬，如胶黏着样，活动后减轻。95% 以上的 RA 患者发生。持续时间超过 1h 者意义大，可作为观察疾病活动的指标之一。

（2）疼痛与压痛　最早出现的症状。最常累及的部位为腕、掌指、近端指间关节，其次是足趾、膝、踝、肘、肩等关节。多呈对称性、持续性疼痛，时轻时重，并反复发作，常伴压痛。

（3）关节肿胀　凡受累关节均可发生，关节呈梭形，称梭状指。

（4）畸形　晚期骨组织破坏严重，出现掌指关节半脱位、手指尺侧偏斜、“纽扣花样”及“天鹅颈样”畸形等。

（5）功能障碍　由关节肿痛和结构破坏引起，重者日常生活不能自理。

2. 关节外表现

（1）类风湿结节　提示病情活动，多位于关节隆突部和受压部位的皮下，如前臂伸面、尺骨鹰嘴突下方及跟腱等处，对称分布，结节大小不一，数毫米至数厘米不等。

（2）类风湿血管炎　可出现在任何部位，如皮肤、肌肉、眼、肺、心、肝、神经等组织器官。皮肤表现各异，可见瘀点、紫癜、指（趾）坏疽、梗死、溃疡等。

（3）其他　还可出现巩膜炎、胸膜炎、肺间质病变、心包炎、手足麻木或多发性单神经炎等。血液系统表现最常见的是正细胞正色素性贫血。部分患者可出现干燥综合征。

【辅助检查】

1. 实验室检查

（1）血常规　轻至中度贫血；活动期血小板增高。白细胞数及分类多正常。

（2）炎性标志物　红细胞沉降率增快、C 反应蛋白升高，是反映病情活动度的标志。

（3）自身抗体　①类风湿因子，80% 的患者阳性，类风湿因子的滴度与病变的严重性成正比，但特异性差，故不能单凭这一项确诊。②抗环瓜氨酸肽抗体，包括抗核周因子抗体（APF）、抗角蛋白抗体（AKA）、抗聚丝蛋白抗体（AFA）、抗环瓜氨酸肽（CCP）抗体和抗突变型瓜氨酸化波形蛋白（MCV）抗体。其中抗 CCP 抗体敏感性和特异性均很高，约 75% 的 RA 患者出现。

（4）关节滑液　滑液增多，呈淡黄色透明、黏稠状，滑液中的白细胞明显增多，约 2/3 为多核白细胞。

2. 影像学检查　X 线检查：手指及腕关节的 X 线片最有价值，是诊断关节病变分期和疗效观察的重要指标。MRI 对 RA 的早期诊断价值高。

3. 关节镜及针刺活检　关节镜对诊断、治疗都有意义，针刺活检操作简单、创伤小。

【诊疗原则】

1. 诊断　参照 2010 年美国风湿病学会（ACR）和欧洲抗风湿联盟（EULAR）共同发布的类风湿性关节炎（RA）分类标准。

2. 治疗　治疗目标是缓解症状，控制病情发展，保护病变关节的功能，降低致残率，提高生活质量。

（1）一般治疗　对患者进行健康教育，急性期关节制动，恢复期进行功能锻炼并理疗。

（2）药物治疗　最为重要。①非甾体抗炎药：是治疗 RA 的基本药物，常用阿司匹林、布洛芬、吲哚美辛、萘普生等，有明显的消肿、镇痛作用，但不能改变病情发展。②改善病情药：作用慢，起效时间长达 1 ～ 6 个月，能缓解病情，控制病程发展，常用甲氨蝶呤（首选）、来氟米特、柳氮磺吡啶、雷公藤制剂等，使用时注意观察药物的不良反应。③糖皮质激素：能迅速缓解关节肿痛症状，但不能控制疾病，且不良反应多。常用泼尼松口服，根据需要小剂量、短疗程使用。

考点 类风湿药物的分类

（3）手术治疗　可行滑膜切除术和关节置换术。

第 2 节　系统性红斑狼疮

系统性红斑狼疮（SLE）是一种累及全身多系统、多脏器的慢性自身免疫性疾病。

【病因病机】

1. 病因　尚不十分清楚，可能与环境、遗传、内分泌等因素相关。

（1）遗传　有遗传倾向。

（2）环境因素　阳光中的紫外线、感染的微生物病原体、某些食物、药物与 SLE 发病相关。另外，在精神创伤、外伤、大手术等应激状态下可诱发或加重本病。

（3）性激素　SLE 患者多见于育龄期妇女。

2. 发病机制　目前尚未完全阐明，认为主要是外来抗原（如病原体、食物、药物等）引起人体 B 细胞活化。

【临床特征】　SLE 受累器官不一，临床表现多样。早期症状多不典型，多数患者缓解与发作交替进行。少数急性发作，进展迅速。

1. 全身症状　约 90% 以上的患者活动期出现发热，热型不定。

2. 皮肤黏膜　80% 以上的患者有多种皮肤损害，最具有特征性的是鼻梁和双面颊部蝶形红斑，呈不规则轻度水肿性，鲜红或暗红色。在其他暴露部位可见盘状红斑。

3. 肌肉关节痛　为常见症状之一。常见对称性肌肉关节痛，红肿少见，一般不引起关节畸形，指、腕、膝、踝等关节常受累。

4. 肾　25.8% 的患者以肾脏受累为首发表现，主要表现为蛋白尿、血尿、管型尿、水肿、高血压，乃至肾衰竭。

5. 心血管　常出现心包炎，可为纤维蛋白性心包炎或渗出性心包炎，少见心脏压塞。

6. 肺与胸膜　约 35% 的患者可有单侧或双侧胸膜腔积液，表现为胸痛、气促。

7. 神经系统　中枢神经和外周神经系统均可累及。

8. 消化系统　部分患者消化系统症状为首发表现，可有食欲减退、腹痛、呕吐、腹泻等。

9. 血液系统　活动性 SLE 中常见血红蛋白下降、白细胞和（或）血小板减少。

10. 其他　可有眼底和视神经病变、抗磷脂综合征、干燥综合征等表现。

【辅助检查】

1. 一般检查　不同系统受累可出现相应的血、尿常规，肝、肾功能等异常。疾病活动期红细胞沉降率增快，C 反应蛋白升高；球蛋白增高，白蛋白降低；系统性红斑狼疮性脑病者脑脊液压力及蛋白含量升高。

2. 免疫学检查　①抗体：抗核抗体，几乎所有患者为阳性，但特异性差。抗双链 DNA 抗体，为 SLE 的特异性抗体，对确诊本病及病情估计有较高价值。抗 Sm 抗体，是诊断 SLE 的标记抗体，特异性 99%，但敏感性低。类风湿因子，约有 30% 的患者阳性。②补体：总补体（CH50）、C3、C4 低下。

3. 其他检查　肾脏活组织检查对狼疮肾炎的诊断、治疗和预后的估计有价值；X 线、CT、超声帮助早期发现脏器的损害。

【诊疗原则】

1. 诊断　目前普遍采用美国风湿病学会（ACR）1997 年推荐的 SLE 分类标准诊断。

2. 治疗　治疗原则是急性期积极用药物诱导缓解，尽快控制病情活动；病情缓解后调整用药，并维持治疗使其保持在缓解状态。

（1）一般治疗　急性活动期卧床休息，缓解期患者注意劳逸结合，避免诱发因素。

（2）药物治疗　发热、关节痛为主而无明显内脏和血液系统受累者可用非甾体抗炎药；缓解期糖皮质激素加免疫抑制剂，能较快控制病情活动，症状缓解后减量并长期维持；雷公藤制剂对狼疮肾炎有一定疗效；抗疟药，如氯喹对控制皮疹、光敏感和关节症状有一定疗效。

自 测 题

单项选择题

A_1 型题

1. 下列哪种临床表现在类风湿性关节炎中不常见（　　）
   A. 类风湿结节　　B. 肾炎
   C. 肺间质病变　　D. 心包炎
   E. 神经炎

2. 下列哪项不是类风湿性关节炎关节表现特点（　　）
   A. 关节晨僵　　B. 不对称关节肿

C. 关节痛　　D. 关节压痛

E. 关节畸形

3. 下列哪项是类风湿性关节炎的最早关节表现（　　）

A. 关节晨僵　　B. 关节肿

C. 关节痛　　D. 关节压痛

E. 关节畸形

4. 类风湿性关节炎活动期，下列哪项最不常见（　　）

A. 轻至中度贫血

B. 血小板减少

C. 红细胞沉降率快

D. C 反应蛋白高

E. 类风湿因子高

5. SLE 的特异性抗体，哪项特异性最高（　　）

A. ANA　　B. 抗 dsDNA 抗体

C. 抗 rRNP 抗体　　D. 抗 SSA 抗体

E. 抗 Sm 抗体

6. SLE 最具有特征性的皮肤损伤是（　　）

A. 蝶形红斑　　B. 盘状红斑

C. 紫癜　　D. 网状青斑

E. 甲周红斑

（李　健）

第13章 神经系统疾病

学习目标

1. 素质目标　培养学生科学、严谨、细致的学习和工作作风，具有敬佑生命、甘于奉献的崇高思想。

2. 知识目标　掌握脑梗死、脑出血、癫痫的临床特征、辅助检查和诊疗原则；理解脑梗死、脑出血、癫痫的临床特征；了解脑梗死、脑出血、癫痫的病因、发病机制。

3. 能力目标　能运用相关医学知识，对脑血管疾病和癫痫提出初步诊断。

第1节　脑血管病

脑血管病是各种原因导致脑血管病变或血流障碍引起的脑部疾病的总称。常见的急性脑血管病包括脑梗死、脑出血、蛛网膜下腔出血等。脑血管病可分为缺血性脑血管病和出血性脑血管病。缺血性脑血管病包括脑梗死和短暂性脑缺血发作，出血性脑血管病包括脑出血和蛛网膜下腔出血。

脑血管病的病因包括血管壁异常；心脏病和血流动力学改变；血液成分和血液流变学改变；各类栓子、脑血管受压、外伤、痉挛等。

脑血管病危险因素：①不可干预的危险因素：年龄、性别、种族和遗传因素。②可干预的危险因素：高血压、糖尿病、吸烟、心房颤动、其他心脏病、血脂异常、无症状性颈动脉狭窄、不合理膳食、缺乏运动和锻炼、肥胖、饮酒过量等。

一、脑　梗　死

脑梗死即缺血性脑卒中，指脑部血液循环障碍病因导致脑血管堵塞或严重狭窄，使脑血流灌注不足，进而缺血、缺氧导致脑血管供血区脑组织死亡，出现突发局灶或弥散性的神经功能缺损的临床表现，头部CT或MRI可见形成性的局灶脑梗死病灶，24h之后往往留有后遗症

【病因病机】

1. 病因　按照美国学者制订的TOAST分型，可分为5大类：大动脉粥样硬化型、心源性脑栓塞、小动脉闭塞型、其他可确定的病因型、不能确定病因型。高龄、原发性高血压、高脂血症、糖尿病、吸烟等是其重要的危险因素。

2. 发病机制　包括栓塞机制、血流动力学机制及其他发病机制（血管痉挛、血液学

异常、机械压迫等）。

【临床特征】

1. 一般表现　大动脉粥样硬化型脑梗死多见于中老年人，常在安静或睡眠中发病，发病时多无明显头痛和呕吐，病情进展缓慢，局灶性体征多在发病后 1 ～ 2 天达到高峰，症状体征取决于梗死灶的部位和大小，以及侧支循环和血管变异情况。患者一般发病后 1 ～ 2 天内意识清醒或轻度障碍，严重时意识障碍程度加重，甚至危及生命。

心源性脑栓塞可发生于任何年龄，青壮年多见，多在活动中急骤发病，无前驱症状，局灶性神经体征在数秒至数分钟达到高峰，多表现为完全性卒中，意识清醒或轻度障碍。

2. 不同脑血管闭塞的临床特点

（1）颈内动脉　可出现病变侧单眼一过性黑矇，偶见永久性失明或霍纳（Horner）综合征。对侧偏瘫、偏身感觉障碍和偏盲。病变侧颈动脉搏动减弱或消失，听诊可闻及血管杂音。

（2）大脑前动脉　主干闭塞可表现为双下肢截瘫、二便失禁、意志缺失、运动性失语等。远端闭塞表现为对侧足和下肢的感觉运动障碍，尿失禁、淡漠、反应迟钝、欣快和缄默等。皮质支闭塞出现对侧中枢性下肢运动和感觉障碍、强握反射及精神症状。深穿支闭塞出现对侧中枢性面舌瘫，上肢近端轻瘫。

（3）大脑中动脉　主干闭塞可出现三偏症：对侧偏瘫、偏身感觉障碍及偏盲，伴双眼向病灶侧凝视，优势半球受累出现失语，非优势半球受累出现体象障碍。皮质支闭塞可出现病灶对侧面部、上肢较重的运动和感觉障碍。深穿支闭塞表现为对侧中枢性轻偏瘫、偏身感觉障碍。

（4）大脑后动脉　典型表现是对侧同向性偏盲、偏身感觉障碍，不伴有偏瘫；大脑后动脉起始段的脚间支闭塞可引起偏瘫。

（5）椎基底动脉　引起脑干梗死，出现眩晕、呕吐、四肢瘫痪、共济失调、针尖样瞳孔、肺水肿，消化道出血、昏迷和高热等，常病情危重导致死亡。

【辅助检查】

1. CT 和 MRI　脑 CT 显示低密度梗死灶。MRI 可清晰显示早期缺血性梗死，在识别急性小梗死灶和后颅窝梗死方面优于 CT。

2. 血管病变　彩色经颅多普勒超声、数字减影血管造影、颈动脉超声等。

3. 心电图　应做常规检查，确定心肌梗死、风湿性心脏病、心房颤动或其他心律失常等。

4. 实验室　糖化血红蛋白、同型半胱氨酸、抗磷脂抗体等。

【诊疗原则】

1. 诊断　根据病因、病史、发病特点、临床表现和影像学检查确诊。

2. 治疗　急性脑梗死治疗的最根本目标，是挽救缺血脑细胞，避免或减轻原发性脑损伤。

（1）急性期　尽早改善脑缺血区的血液循环、保护缺血脑细胞，防止脑水肿，促进神经功能恢复。

1）基础治疗：维持生命体征，维护脏器、脑部血液循环功能，维持水电解质和酸碱平衡，加强营养支持，对症支持治疗，防治并发症。

2）静脉溶栓：重组组织型纤溶酶原激活物（rt-PA）和尿激酶是我国目前使用的主要溶栓药。发病 3 ～ 4.5h 内，按照适应证和禁忌证严格筛选患者，尽快给予 rt-PA 静脉溶栓治疗。

3）有条件者可行血管内介入治疗、动脉溶栓等治疗。

4）抗血小板治疗：不符合静脉溶栓或血管内治疗且无禁忌证的患者，可首选单药阿司匹林 100mg/d 或氯吡格雷 75mg/d，长期服用。未行溶栓的轻型脑卒中患者应在 24h 之内尽早启动双重抗血小板治疗（阿司匹林和氯吡格雷）并维持 21 天。

5）抗凝治疗：常用普通肝素、低分子量肝素、类肝素等。

6）降纤治疗：高纤维蛋白原血症者选用。

7）缓解脑水肿：使用脱水剂（20% 甘露醇）或利尿剂。

8）脑保护治疗。

9）其他：扩容，高压氧疗法，中医中药治疗等。

（2）早期康复　加强神经功能的恢复训练，除药物外，可配合理疗、体疗和针灸等。

二、脑　出　血

脑出血是指非外伤性脑内血管破裂，脑实质内血液集聚。脑出血发病凶险，发病 30 天的病死率为 35% ～ 52%，幸存者中多留有不同程度的偏瘫、认知障碍、言语障碍等后遗症。

【病因病机】

1. 病因　最常见的病因是高血压合并细小动脉硬化，其他包括脑血管畸形、脑动脉炎、血液病、抗凝或溶栓治疗等。

2. 病机　脑内细小动脉在长期高血压作用下发生玻璃样变性、纤维素样坏死或形成微小动脉瘤，当血压骤升时，病变血管破裂出血。

【临床特征】

1. 一般表现　多见于 50 岁以上中老年人，常有高血压病史，在情绪激动、用力或活动等过程中突然发病，病情很快达高峰。常有头痛、呕吐和不同程度的意识障碍。可并发脑水肿，使颅内压增高，形成脑疝。

2. 不同部位出血的表现

（1）基底节区出血　壳核出血最常见，主要是大脑中动脉发出的豆纹动脉破裂引起。

可出现病灶对侧偏瘫、偏身感觉障碍和同向性偏盲，双眼球向病灶对侧同向凝视不能，优势半球受累可有失语。丘脑、尾状核出血发生率较低。

（2）脑叶出血　顶叶出血可有偏身感觉障碍、轻偏瘫、对侧下象限盲。颞叶出血可有韦尼克（Wernicke）失语、精神症状、对侧上象限盲、癫痫。枕叶出血可有视野缺损。额叶出血可有偏瘫、尿便障碍、布罗卡（Broca）失语、摸索反射和强握反射等。

（3）脑桥出血　突发剧烈头痛、头晕、眼花、复视、呕吐等。大量出血时迅速昏迷、双侧针尖样瞳孔、呕吐咖啡样胃内容物，中枢性高热、呼吸障碍、眼球浮动、四肢瘫痪和去大脑强直等。多在 24 ～ 48h 内死亡。

（4）小脑出血　起病突然，枕部疼痛、呕吐、眩晕和病侧肢体共济失调，出血量较多者，数小时内出现昏迷及脑干受压，可很快死亡。

（5）脑室出血　突发头痛、呕吐，严重者意识障碍、脑膜刺激征、针尖样瞳孔、眼球分离浮动或斜视、四肢弛缓性瘫痪等。

【辅助检查】

1. CT　首选。病灶多呈圆形或卵圆形均匀高密度影，边界清楚。

2. MRI 和 MRA　MRI 对检出脑干和小脑的出血灶和监测脑出血的演进过程优于 CT 扫描。CT 血管成像（CTA）、磁共振血管成像（MRA）可发现脑血管畸形、血管瘤等病变，有助于了解导致脑出血病变的血管及病因，指导选择治疗方案。

3. 其他　血常规、血液生化、凝血功能、心电图和胸部 X 线检查等。

【诊疗原则】

1. 诊断　急性起病，有局灶性神经功能缺损症状，头痛、呕吐、血压升高及不同程度的意识障碍；头颅 CT 或 MRI 显示出血灶；排除非血管性脑部病变。

2. 治疗　治疗原则为安静卧床、脱水降颅压、调整血压、防止继续出血、加强护理、防治并发症，以挽救生命，降低死亡率、残疾率和减少复发。

（1）一般处理　急性期安静卧床休息 2 ～ 4 周，避免血压升高。严密观察生命体征、瞳孔和意识改变。保持呼吸道通畅，维持水、电解质和营养平衡。防止便秘，适当镇静镇痛。

（2）降低颅内压　抬高床头；镇痛镇静；可用 20% 甘露醇和呋塞米脱水利尿治疗。

（3）血压管理　对于收缩压＞ 220mmHg 的脑出血患者，在密切监测血压的情况下，持续静脉输注药物控制血压，收缩压目标值为 160mmHg。

（4）血糖管理　应加强血糖监测并进行相应处理，血糖值控制在 7.8 ～ 10.0mmol/L。

（5）外科手术治疗　严重脑出血危及患者生命时内科治疗通常无效，外科治疗有可能挽救生命。

（6）康复治疗　待患者生命体征平稳、病情不再进展，宜尽早进行康复治疗。

第 2 节　癫　　痫

案例 13-1

患者，女性，17 岁，因"反复抽搐 5 年，加重半月"入院。5 年前开始，无明显诱因出现发作性四肢抽搐，伴意识丧失、口吐白沫，面色发绀、小便失禁，每次发作约 10min，后自行缓解，每年不定期发作 3 ～ 5 次，曾去医院诊治，医生诊断为"癫痫"，予口服药物治疗。该患者服药不规律。近半个月来发作频繁，经常在上课中发作，导致无法正常上学。

问题： 1. 医生的诊断依据有哪些？

2. 如何正确防治？

癫痫是一组反复发作的脑神经元高度同步化异常放电引起的短暂性脑功能障碍综合征，临床发作的过程称为痫性发作，以发作性、短暂性、重复性和刻板性为共同特点。

【病因病机】

1. 病因

（1）特发性癫痫　可能与遗传相关，脑部无结构性或功能性异常。

（2）症状性癫痫　有明确的病变影响中枢神经系统结构或功能。

（3）隐源性癫痫　临床表现提示症状性癫痫，但未找到明确病因。

2. 病机　尚未完全阐述清楚，神经元异常放电是癫痫发病的电生理基础。

【临床特征】

1. 全面性发作

（1）癫痫大发作　以意识丧失和全身肌肉抽搐为特征，发作过程分三期：强直期主要表现为全身骨骼肌持续性收缩；阵挛期表现为肌肉一张一弛交替节律性抽动，在一次强烈痉挛后发作突然停止，进入发作后期，呼吸首先恢复，意识逐渐清醒。醒后常感头痛、全身酸痛、对发作过程无记忆。从发作到意识恢复历时 5 ～ 10min。

（2）强直性发作　儿童睡眠中发作较多，全身骨骼肌强直性收缩，持续数秒到数十秒。

（3）失神发作　突然短暂的（5 ～ 10s）意识丧失和正在进行的动作中断，双眼茫然凝视，呼之不应，后立即清醒，无明显不适，可继续先前活动。事后对发作不能回忆。

（4）肌阵挛发作　快速、短暂的触电样肌肉收缩，可遍及全身或仅限于某个肢体或肌群，常成簇发生。

（5）失张力发作　部分或全身肌肉张力突然降低导致垂颈、张口、肢体下垂或猝倒发作，持续数秒至 1min，发作后立即清醒和站起。

2. 局灶性发作

（1）意识保留的局灶性发作　突发突止，历时不超过 1min，无意识障碍。可表现为局灶起源运动发作（包括自动症、失张力发作、阵挛发作、痉挛性发作、过度运动性发作、肌阵挛发作、强直发作）和局灶起源非运动发作（包括自主神经发作、行为终止发作、认知发作、情感发作、感觉发作）。

（2）意识受损的局灶性发作　又称精神运动发作，伴有意识障碍。

（3）局灶性进展为双侧强直阵挛发作　局灶性发作泛化为全面性强直阵挛发作。

3. 癫痫持续状态　1 次癫痫发作持续时间超过 30min，或者癫痫连续发作，发作间隙意识和神经功能未恢复正常又频繁再发，总时间超过 30min 者。

【辅助检查】

1. 脑电图（EEG）　是诊断癫痫最重要的检查。典型的发作期时呈爆发性多棘波、棘慢复合波。

2. 影像学检查　包括 CT 和 MRI，可帮助做出病因诊断。

3. 实验室检查　血、尿、便常规，脑脊液检查及血糖、电解质（钙、磷）测定等。

【诊疗原则】

1. 诊断　临床符合发作性、短暂性、重复性、刻板性特点，辅以脑电图癫痫活动波形可建立诊断。

2. 治疗　癫痫的治疗可分为控制发作、病因治疗、外科治疗。最重要的是控制发作，以抗癫痫药物治疗为主。

（1）药物治疗　常用抗癫痫药有苯妥英钠、丙戊酸钠、卡马西平、苯巴比妥、乙琥胺、扑米酮、拉莫三嗪等。用药注意：①根据发作类型选用药物，一旦找到可以完全控制发作的药物和剂量，应不间断地服用。②尽可能单药治疗。③从小剂量开始，缓慢增量至能最大限度地控制发作而无不良反应或不良反应很轻的剂量。④确认单药治疗失败后，方可考虑联合治疗。⑤换药宜采取加用新药及递减旧药的原则，不能骤然停药。⑥控制发作后必须坚持长期服用，若无严重不良反应，不宜随意减量或停药。⑦停药：遵循缓慢和逐渐减量原则，一般应于发作完全控制后，如无不良反应再继续服用 3 ～ 5 年，方可考虑停药。停药前应有缓慢减量的过程，无发作一般不少于 1 ～ 1.5 年方可停药。

（2）癫痫持续状态的治疗　保持呼吸道通畅、给氧，防护；地西泮、苯妥英钠静脉注射，10% 水合氯醛保留灌肠等尽快终止发作，积极防治并发症。

（3）手术治疗　经过长时间正规单药治疗，或先后用两种抗癫痫药达到最大耐受剂量，以及经过正规的联合治疗仍不见效，可考虑手术治疗。

考点 癫痫治疗的用药原则

自 测 题

单项选择题

A_1 型题

1. 癫痫诊断的有效检查项目是（　　）

A. 头部 CT　　B. 腰穿

C. 头部 MRI　　D. 脑电图

E. 脑血管造影

2. 癫痫患者服用抗癫痫药最切忌（　　）

A. 用药剂量太多

B. 同时合用两种药

C. 只在夜间服

D. 药物价格太高

E. 骤然停药

3. 患者发病后出现偏瘫、偏身感觉障碍及偏盲，最可能闭塞血管（　　）

A. 大脑前动脉主干

B. 大脑中动脉主干

C. 大脑后动脉主干

D. 内听动脉

E. 椎基底动脉

4. 脑出血最常见的原因是（　　）

A. 脑动脉炎

B. 高血压和脑动脉硬化

C. 血液病

D. 脑动脉瘤

E. 脑血管畸形

5. 脑出血的预后与哪种因素有关（　　）

A. 出血量

B. 并发症严重程度

C. 出血部位

D. 出血量和部位

E. 出血量、部位及并发症严重程度

（张芝娟）

第4篇 外科疾病

第14章 外科学基础

学习目标

1. 素质目标 培养学生严谨细致的工作作风、医者仁心和团结合作的职业素养。

2. 知识目标 掌握水、电解质代谢紊乱、休克及心搏骤停的临床特征及诊疗要点和心肺脑复苏的操作要点，理解酸碱平衡失调的临床特征及诊疗原则，了解无菌术的临床应用，了解水、电解质代谢紊乱、休克及心搏骤停的病因。

3. 能力目标 能判断水、电解质代谢紊乱与酸碱平衡失调及休克，并及时纠正。能尽早识别心搏骤停并按正确程序实施心肺脑复苏。

外科学是医学科学的一个重要组成部分，主要研究外科疾病的发生和发展规律，要求掌握外科疾病的诊断、预防及治疗的知识和技能。外科疾病指的是只有通过手术或手法整复处理才能获得最好治疗效果的疾病。按病因不同，外科疾病大致分为七类：损伤、感染、肿瘤、畸形、内分泌功能失调、寄生虫病及其他（如器官梗阻、血液循环障碍、结石及大出血等）。本章介绍手术基本知识，水、电解质代谢紊乱和酸碱平衡失调，休克和心肺脑复苏。

第1节 手术基本知识

案例14-1

患者，男性，43岁，因“腹痛6h”入院，诊断为急性阑尾炎，拟手术治疗。王医生来到手术室，开始做术前准备。

问题：1. 从病情急缓程度考虑，该手术属于哪一类？

2. 王医生个人需要做好哪些无菌准备，才能上手术台？

一、手术基础知识

【定义】 手术是医生借助医疗器械，对患者进行的诊疗性操作。

【手术分类】

1. 按病情急缓程度 分为急症手术、限期手术、择期手术。

2. 按手术目的 分为根治性手术、诊断性手术和姑息性手术。

3. 按术中污染情况 分为无菌手术、污染手术、感染手术。

4. 按手术次数 分为一期手术、分期手术。

二、无菌术的临床应用

无菌术是指在临床工作过程中，针对微生物及其感染途径所采取的一系列操作规范，包括消毒法、灭菌法、无菌操作规程及手术室管理制度。灭菌是指杀灭一切活的微生物，包括芽孢。消毒则是指杀灭病原微生物和其他有害微生物，但并不要求清除或杀灭所有微生物。通常对应用于手术区域或患者伤口的物品按照灭菌的要求处理；而患者的皮肤、手术人员手臂、某些特殊手术器械以及手术室的空气等，则按照消毒的标准处理。医护人员在临床工作过程中，应严格遵循操作规程，确保无菌术的实施。

【临床应用】

1. 手术用品的消毒与灭菌 临床上通常依据手术用品的材料与性能，采取相应的方法进行消毒或灭菌。

（1）高压蒸汽灭菌法 目前医院应用最多，效果很可靠。此法适用于大多数医用物品，包括手术器械、消毒衣巾及布类敷料等的灭菌。高压蒸汽灭菌器分为下排气式和预真空式两种。下排气式灭菌器通常在压力为 102.9kPa，温度达到 121℃的条件下，维持 20 ～ 30min，即可杀灭包括芽孢在内的所有微生物。已灭菌物品应注明有效日期，通常为 2 周。

现不少医院采用更为先进的预真空式灭菌器，方法是先抽吸灭菌器内的空气使其呈真空状态，然后由中心供气系统将蒸汽直接输入灭菌室。其优点是蒸汽分布均匀，整个灭菌过程所需时间缩短，对物品的损害也更轻微。

（2）化学消毒灭菌法 适用于不耐高温、湿热的医疗材料的灭菌，如电子仪器、光学仪器、内镜及其专用器械、心导管、导尿管及其他橡胶制品等物品。常用方法有环氧乙烷灭菌法、过氧化氢低温等离子灭菌法等。

1）环氧乙烷灭菌法：物品以专用纸袋密封后放入灭菌室。室内气体有效浓度需要达到 450 ～ 1200mg/L，温度为 37 ～ 63℃，持续 1 ～ 6h 才能达到灭菌要求。灭菌的有效期为 6 个月。

2）过氧化氢低温等离子灭菌法：该方法的原理是在灭菌设备内激发产生辉光放电，以过氧化氢为介质，形成低温等离子体，发挥灭菌作用。灭菌前物品应充分干燥。过氧化氢浓度＞ 6mg/L，温度为 45 ～ 65℃，时间为 28 ～ 75min。灭菌的有效期为 6 个月。

（3）煮沸法 该方法简单易行，效果较好，适用于金属器械、玻璃制品及橡胶类等耐热、耐湿的物品。在水中煮沸至 100℃，持续 15 ～ 20min 可杀死一般细菌，但带芽孢的细菌至少需要煮沸 1h 才能被杀灭。若在水中加入 2% 碳酸氢钠，既能够增强杀菌作用，又可防止金属器械生锈。

（4）浸泡消毒法　适用于锐利手术器械、内镜等。常用药液有 2% 中性戊二醛、10% 甲醛、70% 乙醇、1 ∶ 1000 苯扎溴铵和 1 ∶ 1000 氯己定等。

（5）干热灭菌法　适用于耐热、不耐湿，蒸汽或气体不能穿透物品的灭菌，如玻璃、粉剂、油剂等。干热温度达到 160℃时，最短灭菌时间为 2h；温度达到 170℃时为 1h；180℃时仅需 30min。

（6）电离辐射法　属于工业化灭菌法，主要用于无菌医疗耗材（如一次性注射器、丝线）和某些药品。常用钴 60 释放的 γ 射线或者加速器产生的电子射线起到灭菌作用。

2. 手术室的管理　手术室需要有严格的管理制度以保证其环境洁净。相关制度包括消毒、卫生制度，灭菌消毒物品的保存和监测，以及特殊感染患者所用器械物品的处理。

（1）手术室布局合理，分区明确，标识清楚。医护人员出入通道与患者出入通道分开，医疗用品也应做到洁污分开，流向合理。

（2）手术室必须严格管理：①凡进入手术室的工作人员必须更换手术室专用的清洁衣、裤、鞋、帽及口罩。②手术间应做到每日清洁消毒一次，连台手术前、当天手术全部完毕后，都应对手术间进行及时的清洁消毒处理；每周应对手术室的墙面、地面以及室内设备、仪器表面进行一次彻底的清洁消毒。③若一天内同一手术间安排了多台手术，则按先无菌手术，再污染手术、感染手术，最后特殊感染手术的顺序合理安排。

3. 手术人员的准备　手术人员进入手术室后，应换穿手术室准备的衣物，并清洁消毒手臂、穿无菌手术衣及戴无菌手套，方可上台手术。

（1）一般准备　进入手术室的医护人员，需先更换手术室专用的清洁鞋和衣裤，戴好帽子及口罩（头发、鼻孔不外露）。剪短指甲，清除甲垢，然后用皂液或洗手液清洁洗手。凡手臂皮肤有破损或化脓性感染者，不宜参加手术。

（2）外科手消毒　手臂的消毒包括清洁和消毒两个步骤，先用皂液或洗手液，按“七步洗手法”彻底清洗手臂，去除表面各种污渍，然后用消毒剂做皮肤消毒。消毒方法有刷洗法、冲洗法和免冲洗法，最常用的是刷洗法。目前常用的手消毒剂有乙醇、氯己定、异丙醇、碘伏（聚维酮碘）等。完成后应将双手置于胸前，直至穿手术衣。若在此期间手不慎触物或被他人碰触，应重新进行手臂皮肤消毒。

（3）穿无菌手术衣与戴无菌手套

1）穿无菌手术衣：①取手术衣，双手提起手术衣领两角至一空旷处轻轻抖开，注意勿将衣服外面对向自己或触碰其他未灭菌物品。②朝上轻抛手术衣，将两手顺势插入衣袖内，两臂前伸，请巡回护士在背后协助拉紧衣角。③双臂交叉提起腰带递向身后，交由巡回护士在身后系紧（图 14-1）。

2）戴无菌手套：将手套包摊开，先捏住两只手套的翻折面，将一只手插入手套内，再用已戴好手套的手伸入另一只手套的翻折处，协助戴上第二只手套。在戴手套的过程中，应注意未戴手套的手只允许接触手套的内面；已戴手套的手，不可再触碰未灭菌区域（图 14-2）。

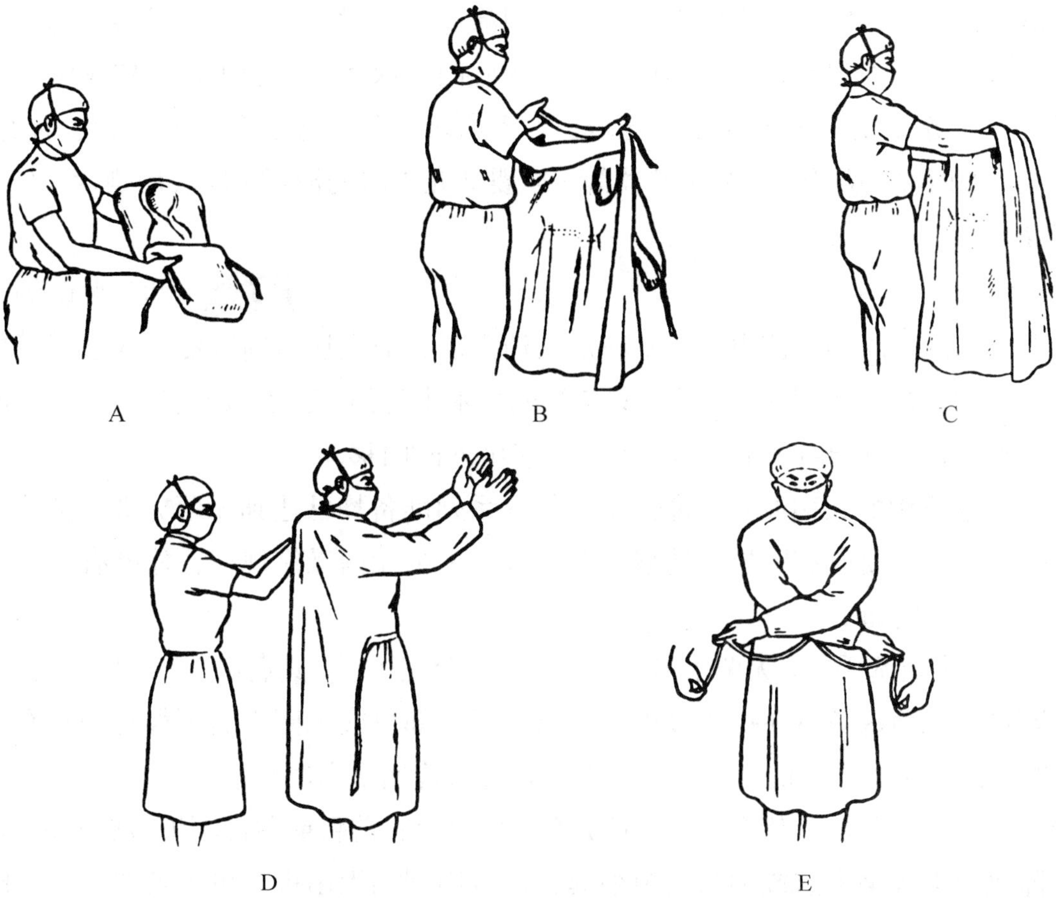

图 14-1　穿无菌手术衣

A. 取手术衣；B. 双手提起手术衣领两角，空旷处轻轻抖开；C. 朝上轻抛手术衣，两手顺势插入衣袖内；D. 两臂前伸，巡回护士在背后协助拉紧衣角；E. 双臂交叉提起腰带

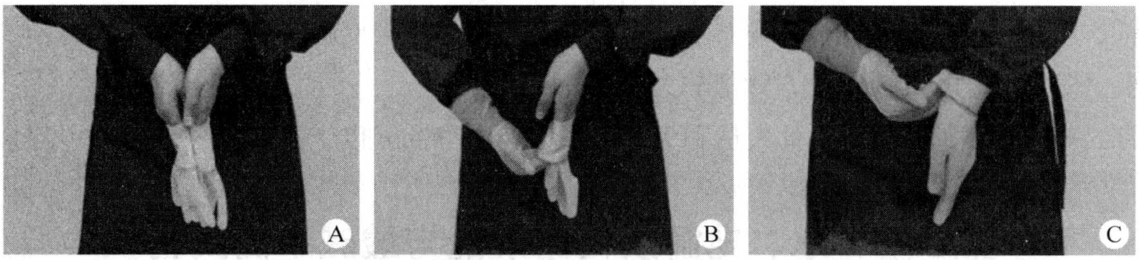

图 14-2　戴无菌手套

A. 捏住两只手套的翻折面，将右手插入手套内；B. 已戴好手套的右手指伸入左手套的翻折处，协助左手插入手套内；C. 将手套翻折部翻回盖住手术衣袖口

4. 患者手术区的无菌准备

（1）术前准备　术前 1 日，若患者健康状况允许应进行沐浴清洁，手术区域附近的皮肤如有浓密毛发，也应于术前剃除。若患者体表有难以去除的油脂或胶布痕迹，可用汽油或松节油擦拭。

（2）手术区皮肤消毒　传统的皮肤消毒法多采用 2.5% ～ 3% 的碘酊先涂擦 1 遍，待干后再用 70% 乙醇涂擦 2 遍。现多用新型消毒剂进行常规消毒。

涂擦消毒剂时，应由手术区中心部向外周涂擦；但对于感染伤口或会阴部手术区消毒，则应从手术区外周逐渐向感染伤口或会阴肛门处涂擦。一般手术区皮肤消毒范围要求包括离手术切口周围至少 15cm 的区域，若手术切口有可能延长，应扩大其消毒范围。特殊部位（如面部、会阴部、外生殖器等）或婴幼儿皮肤的消毒，应改用碘伏、1 ∶ 1000 氯己定等。

考点 手术区皮肤消毒的范围

（3）手术区皮肤铺无菌巾　手术区皮肤消毒后，应在切口周围覆盖四层无菌巾，若是小手术，可仅铺盖一块小孔巾，旨在避免和减少术中污染。无菌巾铺完后，不可随便移动，如果位置不准确，只能由手术区向外移，不能由外向内移动。

5. 手术进行中的无菌原则　即使术前的一系列准备均已达到无菌标准，从手术开始至结束时，仍然需要所有医护人员继续严格遵循术中无菌操作规程，才能有效地避免术中感染。具体规定如下。

（1）手术人员洗手、穿无菌手术衣、戴无菌手套完毕后，其肩以下、腰以上的身前区，双侧手臂均为无菌区域，在操作过程中自己的无菌部位或无菌物品不得与相对有菌区域接触，亦不准在手术人员的肩以上、腰以下和背后传递手术用品。

（2）手术过程中若手套破损要及时更换无菌手套；前臂或肘部不慎接触有菌区域后，必须立即更换无菌手术衣或加戴无菌袖套；切口周围的无菌巾（单）若湿透，应随时加盖干无菌巾。

（3）坠落于手术台下的手术用品，未经灭菌不得捡回再用，按污染物处理。

（4）切开皮肤或缝合之前，应采用 70% 酒精棉球重复消毒皮肤 1 次。

（5）手术过程中，同侧手术人员如需调整位置，应一人先退一步，转身、背对背移到另一人位置，以防触及对方背部非无菌区。

（6）手术参观者应与手术人员和无菌器械台保持 30cm 以上的距离，尽量减少走动。

第 2 节　水、电解质代谢紊乱与酸碱平衡失调

案例 14-2

患者，女性，43 岁，因“呕吐、腹泻伴发热、口渴、尿少 4 天”入院。查体：T 38.2℃，BP 110/80mmHg，汗少，皮肤黏膜干燥，眼窝下陷。实验室检查：血钠 158mmol/L，血浆渗透压 320mmol/L，尿比重＞ 1.020，其余各项实验室检查基本正常。

问题： 1. 该患者属于哪种类型的脱水？

2. 目前属于什么程度？

体液由水及溶解于其中的物质组成，包括电解质和非电解质。在生理情况下，人体通过正常体液容量、渗透压及电解质的含量来维持机体正常代谢、内环境稳定和各器官功能的正常。

正常人体的体液量与性别、年龄及胖瘦有关。成年男性体液量约占体重的 60%，成年女性体液量约占体重的 50%。体液分细胞内液和细胞外液，细胞内液占男性体重的 40%，占女性体重的 35%；男、女性细胞外液均占体重的 20%。细胞外液又可分为血浆和组织间液两部分，前者约占体重的 5%，后者约占体重的 15%。另有一部分组织间液仅有缓慢的交换与平衡能力，故又称无功能性细胞外液。

细胞外液和细胞内液中电解质分布差异很大。细胞外液中最主要的阳离子是 Na^+，主要的阴离子是 Cl^-、HCO_3^-。细胞内液中的主要阳离子是 K^+，主要阴离子是 HPO_4^{2-} 和蛋白质。由于细胞膜为半透膜结构，水分子能自由通过细胞膜，故而细胞内液和细胞外液的渗透压相等。Na^+ 是维持细胞外液渗透压的主要阳离子，临床上常以血清 Na^+ 浓度作为判断细胞外液渗透压的指标，血 Na^+ 浓度正常即为渗透压正常。

人的体液必须维持适宜的酸碱度，这是机体维持正常生理活动和代谢的重要条件。机体主要通过血液缓冲系统、肺的呼吸、肾的调节作用及细胞内外的离子交换使 pH 保持在 7.35 ～ 7.45 范围内。

链 接 人体的体液恒定

人体的体液恒定是由于每日水的摄入量与排出量呈动态平衡：正常人每日排出水分为 2000 ～ 2500ml。其中每日皮肤蒸发约 500ml；随呼吸排出 350ml；经消化道随粪便排出约 150ml；每日经肾排出的尿量应维持在 1000 ～ 1500ml。故正常人生理情况下每日需水量为 2000 ～ 2500ml，其中饮水占 1000 ～ 1500ml，食物含水约 700ml，内生水每日 300ml。

一、水、钠代谢紊乱

在细胞外液中，水和钠的关系非常密切，水、钠代谢紊乱往往同时或相继发生，并相互影响，临床上常将两者同时考虑。根据体液容量和渗透压变化，将水、钠代谢紊乱分为脱水、水中毒和水肿。本节主要介绍脱水。

脱水是指人体由于饮水不足或消耗、丢失大量水而无法及时补充，导致细胞外液减少而引起新陈代谢障碍的一组临床综合征。通常根据血钠和渗透压变化，将脱水分为高渗性脱水、低渗性脱水和等渗性脱水。

（一）高渗性脱水

高渗性脱水又称原发性脱水，其特点是失水多于失钠，血清 Na^+ 浓度高于 150mmol/L，细胞外液呈高渗状态。当机体严重缺水时，会使细胞内液移向细胞外间隙，导致细胞内、外液量均减少。

【病因病机】

1. 摄入水分不足，如食管癌导致吞咽困难、危重患者给水不足等。

2. 水分丢失过多，如高热大量出汗、大面积烧伤暴露疗法、糖尿病未控制致大量尿液排出等。

【临床特征】 一般将高渗性脱水分为3度。①轻度缺水：缺水量占体重的2%～4%，除口渴外无其他症状。②中度缺水：缺水量占体重的4%～6%，表现为极度口渴、乏力、尿量减少，唇舌干燥、皮肤弹性差、眼窝凹陷等组织缺水征，常有烦躁不安。③重度缺水：缺水量超过体重的6%，除上述表现外，可出现狂躁、幻觉、谵妄甚至昏迷等脑功能障碍症状；亦出现脉搏细速、血压下降甚至休克等循环系统功能异常表现。

【辅助检查】 实验室检查可见：①血清Na^+浓度升高至150mmol/L以上。②尿比重增高，尿Na^+和Cl^-增高。③红细胞计数、血红蛋白含量、血细胞比容升高。

【诊疗原则】

1. 诊断 病史和临床表现有助于诊断。血清Na^+浓度高于150mmol/L可协助确诊。

2. 治疗 除积极治疗原发病外，应补充水分或低渗盐水。轻度缺水患者饮水即可，不能饮水或中度缺水以上的患者应首先静脉输注5%葡萄糖溶液。对中、重度缺水患者，高渗状态缓解后应给予部分生理盐水，以补充丢失的钠盐。

（二）低渗性脱水

低渗性脱水又称缺盐性脱水，其特点是失钠多于失水，血清Na^+浓度低于135mmol/L，细胞外液呈低渗状态。当机体严重缺钠时，由于细胞外液的渗透压明显下降，水向细胞内转移，细胞内液增多，细胞外液减少。

【病因病机】

1. 反复呕吐或慢性肠梗阻等导致胃肠道消化液慢性丢失。

2. 大创面的慢性渗液。

3. 使用排钠性利尿剂（如氯噻酮、依他尼酸等），却未注意补给适量的钠盐。

4. 等渗性缺水治疗时补充水分过多而忽略了钠的补充。

【临床特征】 一般可分为3度：①轻度缺钠：血清Na^+浓度在135mmol/L以下，患者感疲乏、头晕、手足麻木，无口渴；尿中Na^+减少。②中度缺钠：血清Na^+浓度在130mmol/L以下，除上述症状外，还伴有恶心、呕吐、脉搏细速、血压不稳定或下降、脉压变小，同时可出现视物模糊、直立性晕倒等。尿量少，尿中几乎不含Na^+和Cl^-。③重度缺钠：血清Na^+浓度在120mmol/L以下。患者常发生肌痉挛性抽搐、腱反射减弱甚至消失，出现神志不清甚至昏迷，常发生休克。

【辅助检查】 实验室检查可见：①血清Na^+浓度低于135mmol/L。②尿比重常低于1.010，尿Na^+和Cl^-可明显减少。③红细胞计数、血红蛋白量、血细胞比容及血尿素氮值均升高。

【诊疗原则】

1. 诊断 病史和临床表现有助于诊断。血清Na^+浓度低于135mmol/L可协助确诊。

2. 治疗 除积极治疗原发病外，轻、中度缺钠者，一般补5%葡萄糖盐溶液。重度缺钠出现休克者，应先输晶体溶液（如复方氯化钠溶液、等渗盐水）；后输胶体溶液（如右旋糖酐、白蛋白、血浆等），以补充血容量，改善微循环和组织器官的灌注；再静脉输注高渗盐水，以纠正细胞外液的低渗状态。

（三）等渗性脱水

等渗性脱水又称混合性脱水，是外科患者中最常见的脱水类型。其特点是水和钠成比例丢失，血清 Na^+ 浓度和血浆渗透压均在正常范围内。其主要改变是细胞外液迅速减少致血容量不足，细胞内液容量改变不明显。

【病因病机】

1. 消化液的急性丢失，如大量呕吐、腹泻、肠外瘘等。

2. 体液丢失在感染区或软组织内，如急性腹膜炎、大面积烧伤早期等。

【临床特征】 患者不口渴或仅有轻度口渴，主要表现有厌食、恶心、乏力、尿少等，此时体液丢失占体重的 2% ～ 4%。当体液急性丢失达体重的 5% 时，即相当于丢失细胞外液的 25% 时，患者出现脉搏细速、肢端湿冷、血压下降等休克早期表现。若体液继续丢失达体重的 6% ～ 7% 时（相当于丢失细胞外液的 30%），则会出现严重的休克。

【辅助检查】 实验室检查可见：①血清 Na^+、Cl^- 浓度一般无明显降低。②尿比重常低于 1.010，尿 Na^+ 和 Cl^- 正常或稍增高。③红细胞计数、血红蛋白量、血细胞比容升高。

【诊疗原则】

1. 诊断　病史和临床表现有助于诊断。血清 Na^+ 浓度正常可协助确诊。

2. 治疗　积极治疗原发病。轻度缺水患者饮含盐饮料，不能饮水或中度以上缺水者可通过静脉滴注平衡盐溶液或等渗盐水，以补充血容量。大量输入等渗盐水可导致血清 Cl^- 浓度过高，引起高氯性酸中毒，故应避免单用等渗盐水。

链 接　水中毒

水中毒是指水潴留使体液量明显增多，血清 Na^+ 浓度＜130mmol/L，血浆渗透压＜280mmol/L，但体内钠总量正常或增多，故又称为高容量性低钠血症。常见原因为肾功能不全或抗利尿激素分泌增多导致排尿能力下降，持续性大量饮水或精神性饮水过多，过多过快输入不含盐或含盐量少的液体等。急性水中毒发病急骤，水过多可致脑细胞肿胀，继而引起颅内压增高，甚至脑疝。慢性水中毒症状往往被原发疾病的症状所掩盖，患者体重明显增加，皮肤苍白而湿润。临床上需要预防水中毒发生，如急性肾衰竭、心力衰竭患者应严格限制水摄入。轻度水中毒者只要停止或限制水摄入，在机体排出多余水后，水中毒即可解除。重者还需用利尿剂（20% 甘露醇、呋塞米等）以促进水排出。

二、钾代谢紊乱

K^+ 是细胞内最主要的电解质。体内 K^+ 总量的 98% 在细胞内，只有 2% 在细胞外液。K^+ 具有维持细胞代谢、调节细胞内外渗透压与酸碱平衡的功能，还参与维持神经、肌肉的应激性及心肌的功能。正常血清 K^+ 浓度为 3.5 ～ 5.5mmol/L。钾代谢紊乱包括高钾血症和低钾血症，临床上后者更为常见。

考点 正常的血钾浓度

（一）低钾血症

血清 K^+ 浓度低于 3.5mmol/L，称为低钾血症。

【病因病机】

1. K^+ 摄入不足，如长期禁食、昏迷、消化道梗阻等患者。

2. K^+ 丢失过多，如呕吐、持续胃肠减压、肠瘘等致 K^+ 从消化道丢失；长期使用呋塞米、依他尼酸等排钾利尿剂，致 K^+ 从肾脏排出过多。

3. K^+ 向组织内转移，如大量输注葡萄糖液，尤其与胰岛素合用时，可使部分 K^+ 进入细胞内，碱中毒时也会出现相同的结果。

【临床特征】 缺少 K^+ 可引起神经肌肉的应激性降低和心功能障碍。①神经肌肉系统：表现为肌无力，是低钾血症最早出现的表现。重者可出现软瘫、腱反射减弱或消失，呼吸肌麻痹可引起呼吸困难。②中枢神经系统：患者淡漠、倦怠、反应迟钝、定向力障碍、嗜睡甚至昏迷。③消化系统：可有厌食、恶心、呕吐、腹胀，严重时会出现麻痹性肠梗阻。④心血管系统：主要表现为窦性心动过速、传导阻滞和节律异常，重者出现心室颤动。⑤代谢性碱中毒：严重低钾血症者，细胞内 K^+ 外移，细胞外液 H^+ 被交换到细胞内，造成代谢性碱中毒。

考点 低钾血症的临床特征

【辅助检查】

1. 实验室检查 血清 K^+ 浓度低于 3.5mmol/L。

2. 心电图检查 表现为 ST 段压低、T 波低平、双相或倒置，Q-T 间期延长，部分出现 U 波对诊断也具有意义。

【诊疗原则】

1. 诊断 根据典型的病史、临床表现，实验室检查血清 K^+ 浓度低于 3.5mmol/L 即可确诊。心电图检查可作为辅助性诊断手段。

2. 治疗 除积极治疗原发病外，应注意补充钾盐。轻度缺钾且能正常进食者，鼓励患者进食含钾丰富的食物，或口服氯化钾；不能口服或缺钾较重者均应采用静脉途径补钾。静脉补钾应遵循以下原则：①见尿补钾：尿量超过 40ml/h 时方可补钾；②补钾不过量：一般每日补氯化钾 3 ～ 6g（以每克氯化钾等于 13.4mmol 钾计算，即每日补钾 40 ～ 80mmol）；③浓度不过高：静脉补液中氯化钾浓度不超过 0.3%（钾浓度 40mmol/L）；④速度不过快：成人静脉补钾速度不宜超过 20mmol/h（一般不超过 60 滴 / 分）；⑤禁止直接静脉注射或快速中心静脉滴入，以免导致心搏骤停。

（二）高钾血症

血清 K^+ 浓度超过 5.5mmol/L，称为高钾血症。

【病因病机】

1. 进入体内 K^+ 过多，如使用含钾药物，静脉补钾过多过快或大量输入库存血。

2. 肾排 K^+ 功能减退，如急性肾衰竭、应用保钾利尿剂（如螺内酯）、盐皮质激素不足等。

3. 细胞内 K^+ 移出，如酸中毒、严重创伤、严重感染、溶血等。

【临床特征】　轻度高钾者神经肌肉兴奋性可增高，但多为一过性，很快会出现神经肌肉兴奋性降低。①神经肌肉功能异常：早期肌肉轻度震颤，远端肢体感觉异常；进一步发展表现为肌无力、软瘫、吞咽和呼吸困难、腱反射减弱或消失。中枢神经系统表现为烦躁不安、淡漠、昏迷等。②心血管系统：主要表现为窦性心动过速、房室传导阻滞或快速型心律失常，重者心室颤动或心搏骤停。③代谢性酸中毒：严重高钾血症者，细胞外 K^+ 内移，细胞内液 H^+ 被交换到细胞外，造成代谢性酸中毒。

【辅助检查】

1. 实验室检查　血清 K^+ 浓度超过 5.5mmol/L。

2. 心电图检查　表现为 T 波高尖，Q-T 间期延长，QRS 波群增宽，P-R 间期延长。

【诊疗原则】

1. 诊断　根据典型的病史、临床表现，实验室检查血清 K^+ 浓度超过 5.5mmol/L 即可确诊。心电图检查可作为辅助性诊断手段。

2. 治疗　高钾血症患者有心搏骤停的危险，故一经诊断应积极治疗，尽快降低血钾。首先应立即停用一切含钾的药物或溶液，并采取以下几项措施：① 10% 葡萄糖酸钙溶液 10 ～ 20ml 稀释后缓慢静脉注射，对抗心律失常。② 5% 碳酸氢钠溶液 250ml 静脉滴注，也可将 10IU 胰岛素加入 10% 葡萄糖溶液 300 ～ 500ml 中静脉滴注，能使血中的 K^+ 转入细胞内，暂时降低血 K^+ 浓度。③用袢利尿剂如呋塞米 40 ～ 100mg 或噻嗪类利尿剂，可促使 K^+ 从肾排出，但对肾功能障碍者效果较差。④阳离子交换树脂口服，每日 2 ～ 3 次，每次 15g，可从消化道排出 K^+，无法口服的患者可进行灌肠。⑤血液透析是最快速有效的降低血钾方法。多用于上述治疗后仍无法降低血清 K^+ 浓度、病情较重的患者。

三、酸碱平衡失调

临床上，许多因素可以引起体内酸碱负荷过度或调节机制障碍，导致体液酸碱度稳定性破坏，称为酸碱平衡失调。pH ＜ 7.35 称为酸中毒，pH ＞ 7.45 称为碱中毒。凡是 HCO_3^- 的减少或增加都可能引起代谢性酸中毒或碱中毒；而 $PaCO_2$ 的增加或减少，则会引起呼吸性酸中毒或碱中毒。

（一）代谢性酸中毒

代谢性酸中毒指体内酸性物质堆积过多和（或）HCO_3^- 丢失过多引起 pH 下降，以血浆 HCO_3^- 原发性减少为特征，是临床上最常见的酸碱平衡失调。

【病因病机】

1. 肾功能不全　见于肾小管功能障碍致 HCO_3^- 吸收减少或 H^+ 无法排出的患者。

2. 酸性物质产生过多　见于组织缺血缺氧，急性循环衰竭的患者，糖尿病或长期不能进食也会造成糖尿病酮症酸中毒。

3. 碱性物质丢失过多　如腹泻、高位肠瘘、肠梗阻、胆瘘等。

4. 其他　如过多地输入酸性药物，或高钾血症时细胞内液 H^+ 向细胞外转移。

【临床特征】 轻度患者可无明显症状，重度患者可出现呼吸加深加快，糖尿病酮症酸中毒者呼气带酮味（烂苹果味）。患者面色潮红，心率加快，血压偏低。严重者出现疲乏、神志不清甚至昏迷等中枢神经系统症状。

【辅助检查】

1. 血气分析 代偿期血 pH 可在正常范围，但 HCO_3^-、碱剩余（BE 值）和 $PaCO_2$ 均有一定程度降低。失代偿时血 pH 下降。

2. 血清电解质 K^+ 可升高。

【诊疗原则】

1. 诊断 根据患者有严重腹泻、肠瘘或休克等病史，又有深快呼吸，即应怀疑代谢性酸中毒。动脉血气分析及血生化检测可以明确诊断。

2. 治疗 ①轻症患者：消除病因为首要原则，再辅以补液、纠正缺水即可，此类患者不宜过早使用碱剂。②重症患者：应立即输液和补充碱剂治疗。临床常用 5% 碳酸氢钠溶液纠正代谢性酸中毒。但在酸中毒被纠正时，容易出现低钾血症和低钙血症，应注意防治。

（二）代谢性碱中毒

代谢性碱中毒指体内酸性物质大量丢失和（或）碱性物质堆积过多引起 pH 升高，以血浆 HCO_3^- 原发性增高为特征。

【病因病机】

1. 胃液丢失过多 是外科患者发生代谢性碱中毒最常见原因，如严重呕吐、胃肠减压导致胃酸和 K^+ 的丢失。

2. 碱性物质摄入过多 如长期服用碱性药物或大量输注库存血等。

3. 钾缺乏 低钾血症时，促进 H^+ 向细胞内转移，同时肾排 H^+ 增加。

【临床特征】 轻度患者一般无明显症状。重者可出现呼吸变浅变慢，或精神神经方面的异常如嗜睡、精神错乱等，严重者可出现昏迷。

【辅助检查】

1. 血气分析 代偿期血液 pH 可基本正常，但 HCO_3^-、BE 值均有一定程度的增高。失代偿时血 pH 和 HCO_3^- 明显增高，$PaCO_2$ 正常。

2. 血清电解质 K^+ 可下降。

【诊疗原则】

1. 诊断 根据病史、临床表现可初步诊断。动脉血气分析可确定诊断及其严重程度。

2. 治疗 轻症患者仅需积极治疗原发病、适量输入等渗盐水或葡萄糖盐水；重症患者可给予 0.1mmol/L 稀盐酸溶液治疗。原则上纠正碱中毒不宜过速，不要求完全纠正，解除病因才是治疗的关键。

（三）呼吸性酸中毒

呼吸性酸中毒指二氧化碳（CO_2）排出障碍或吸入过多引起的 pH 下降，以血浆碳酸（H_2CO_3）浓度原发性升高为特征。

【病因病机】

1. 肺通气不足　常见于镇静剂过量、全身麻醉过深、呼吸机使用不当、气胸及急性肺水肿等。

2. 肺换气障碍　肺组织纤维化等慢性阻塞性肺疾病也可导致体内 CO_2 潴留，引发高碳酸血症。

3. 环境中 CO_2 浓度过高，吸入 CO_2 过多。

【临床特征】　初期患者可出现胸闷、呼吸困难、烦躁不安等症状，后期因换气不足可导致缺氧，出现发绀、头痛等症状。随酸中毒程度加重，患者出现血压下降、谵妄、昏迷等症状，甚至可因脑缺氧导致呼吸骤停。

【辅助检查】　血气分析显示 $PaCO_2$ 增高，pH 降低，通过肾代偿后，BE 正值增大。

【诊疗原则】

1. 诊断　根据患者有通气、换气不足，或过多吸入 CO_2 应考虑呼吸性酸中毒。动脉血气分析可以明确诊断。

2. 治疗　及时消除原发病因，积极改善患者的通气及换气功能，尽快排出蓄积的 CO_2。如呼吸停止、气道阻塞引起者应尽快行气管插管，机械通气，并注意调整呼吸机参数。

（四）呼吸性碱中毒

呼吸性碱中毒是由于肺泡过度通气，体内生成的 CO_2 排出过多，导致血 pH 升高，以血浆 H_2CO_3 浓度原发性减少为特征。

【病因病机】　呼吸性碱中毒的病因，如疼痛、发热、创伤、中枢神经系统疾病、低氧血症及呼吸机辅助通气过度等。

【临床特征】　患者可有呼吸急促，手、足、口麻木伴针刺感，手足搐搦，严重者甚至出现意识障碍、急性呼吸窘迫综合征。

【辅助检查】　血气分析显示血 $PaCO_2$ 降低，pH 增高，代偿后，BE 负值增大。

【诊疗原则】

1. 诊断　根据患者有过度通气病史可初步诊断。动脉血气分析可以明确诊断。

2. 治疗　首先应积极治疗原发病。可吸入含 5%CO_2 的混合气体或嘱患者反复屏气，或用纸袋罩住口鼻使其反复吸回呼出的 CO_2，以维持血浆 H_2CO_3 浓度。危重患者可采用呼吸机辅助呼吸，并注意调整参数。

链接　代谢与营养支持

外科患者由于疾病或手术治疗等原因，处于饥饿、感染或创伤状态，会发生明显的代谢改变。如果得不到及时纠正，易导致营养不良，影响机体的康复。医护人员可通过人体测量（体重、体重指数、皮褶厚度与臂围、握力测定）、实验室检查（血浆蛋白、氮平衡、免疫功能）等手段，综合判定患者营养状况，预测相关并发症的发生，并给予相应的营养支持。首选通过胃肠道提供营养的肠内营养支持，比较符合生理状态，具有费用低、使用和监护简便、并发症较少等优点。若患者既需要营养支持，又无法接受肠内营养支持，则可采用肠外营养支持，即静脉途径提供营养。

第3节 休 克

案例 14-3

患者，男性，24岁，工人，因"半小时前从3m高处坠地，左胸先落于地面，出现呼吸困难"入院。查体：BP 80/50mmHg，P 140次/分，患者烦躁不安，痛苦状，呼吸急促，口唇发绀，气管移向右侧，左胸廓饱满，呼吸运动较右胸弱。

问题：1. 请问该患者休克处于什么程度？

2. 针对患者的休克状态，该如何进行治疗？

休克是由于各种强烈的致病因素作用于机体，引起有效循环血量减少、组织灌注不足、细胞代谢紊乱和功能受损的病理生理过程。组织细胞氧供给不足和需求增加是休克的本质，产生炎症介质是休克的特征。

【病因病机】 有效循环血量急剧下降、组织灌注不足及产生炎症介质是各类休克共同的病理生理基础。有效循环血量取决于有效的心排血量、充足的血容量和适宜的周围血管张力。其中任何一个因素的变化超过代偿范围，出现心排血量降低、血容量减少、外周阻力下降，均可诱发休克。

【分类】 通常按病因将休克分为低血容量性休克、感染性休克、心源性休克、神经源性休克、过敏性休克五类。外科最常见的是低血容量性休克和感染性休克。大量失血失液和严重创伤所致者均属低血容量性休克。

【临床特征】 发病过程可分为休克代偿期和失代偿期，代偿期表现为轻度休克，失代偿期可表现为中度甚至重度休克。

1. 轻度休克 患者表现为精神紧张、兴奋或烦躁不安、皮肤苍白、四肢厥冷、心率快、脉压小、呼吸急促、尿量减少等。此期若处理及时，可较快纠正休克，否则进入休克失代偿期。

2. 中度休克 患者神志尚清醒，但表情淡漠，可有明显口渴、皮肤黏膜苍白、血压下降、脉率加快、尿少等症状，若不及时救治可出现重度休克。

3. 重度休克 为休克抑制期，患者意识模糊甚至昏迷、极度口渴、全身皮肤苍白、肢端厥冷发绀、脉搏及血压无法测出、少尿或无尿等。若皮肤、黏膜出现瘀斑或消化道出血，提示病情发展至弥散性血管内凝血阶段。若出现进行性呼吸困难、烦躁、发绀，一般吸氧无改善，应考虑急性呼吸窘迫综合征。此期患者常因多器官功能衰竭而死亡。

考点 休克的定义、分类及临床分期

链 接　弥散性血管内凝血

弥散性血管内凝血（DIC）是指在某些致病因子的作用下，大量促凝物质入血，凝血因子和血小板被激活，使凝血酶增多，微循环中形成广泛的微血栓，继而因凝血因子和血小板大量消耗，引起继发性纤维蛋白溶解功能增强，机体出现以止血、凝血功能障碍为特征的病理生理过程。主要临床表现为出血、休克、器官功能障碍和微血管病性溶血性贫血等，是一种危重的综合征。休克导致微循环严重障碍时，血液淤滞，红细胞和血小板容易发生聚集，微循环障碍所致的缺血、缺氧可引起酸中毒及血管内皮细胞损伤等，这些均会促进 DIC 的发生发展。

【诊疗原则】

1. 诊断　关键是早期发现并准确分期。凡遇到严重损伤、大量出血、重度感染以及过敏和有心脏病史者，均应想到并发休克的可能。结合患者的临床特征和监测数据可以判断分期。

2. 治疗　针对休克的病因及不同发展阶段的重要生理紊乱采取相应的治疗措施，以尽快恢复有效循环血量，改善组织灌注，纠正细胞缺氧，防止多器官功能障碍综合征的发生。

（1）紧急治疗　①现场救治：包括损伤处包扎、固定、制动及控制大出血等。②体位：可采用 V 形体位，将患者头和躯干抬高 20° ～ 30°、下肢抬高 15° ～ 20°，以增加回心血量和改善呼吸。③保持呼吸道通畅：早期给予鼻导管或面罩给氧，必要时行气管插管或气管切开，给予呼吸机辅助呼吸。④保温：体温过低时应注意保暖，但不要进行体表加温，以免皮肤血管扩张、组织耗氧量增加致休克加重。感染性休克出现高热时，则应适当降温。

（2）补充血容量　是纠正休克引起的组织低灌注与缺氧的关键措施。首选晶体液补充，若需要大量液体复苏也可联合应用胶体液，必要时辅以成分输血。对于休克患者，应在确诊后 6h 内积极进行输液治疗，以快速恢复最佳心排血量、稳定循环功能与组织供氧。补液效果常通过监测患者动脉血压、尿量及中心静脉压，并结合患者皮肤温度、末梢循环及毛细血管充盈时间等微循环情况判断。

（3）积极处理原发病　针对不同类型的休克采用相应方案进行救治。外科多存在需要手术处理的原发病变，如内脏大出血、消化道穿孔、肠袢坏死等，应尽快恢复有效循环血量后，及时进行手术处理。有时则需要在积极抗休克的同时及早实施手术，以免延误抢救时机。

（4）纠正酸碱失衡　目前多主张“宁酸毋碱”，酸性环境有利于氧和血红蛋白解离，从而增加组织供氧，利于早期纠正休克。

（5）应用血管活性药　目的在于提升血压，改善循环，保证对心、脑的血流灌注，改善腹腔内脏器血液灌流。常用药物包括：①血管收缩剂：常用药物有去甲肾上腺素、多巴胺和间羟胺等。多巴胺最常用，多采用小剂量治疗。②血管扩张剂：常用药物有酚妥拉明、阿托品、山莨菪碱等。③强心药：最常用的药物为强心苷类，如去乙酰毛花苷（又称毛花苷 C、西地兰），可增强心肌收缩力、减慢心率，当扩容已足够，而动脉压仍低时，可采用去乙酰毛花苷 0.4mg 缓慢静脉注射，有效时再给维持量。

（6）治疗 DIC 以改善微循环　对于诊断明确的 DIC，早期可用肝素抗凝；晚期纤维蛋白溶解系统亢进，则使用抗纤溶药物，如氨甲苯酸、氨基己酸，以及抗血小板黏附和聚集的药物，如阿司匹林、双嘧达莫和低分子右旋糖酐。

（7）皮质类固醇和其他药物的应用 皮质类固醇适用于感染性休克及其他较严重的休克。一般主张大剂量短期应用。其他药物如钙通道阻滞剂、吗啡类拮抗剂、自由基清除药、前列环素、三磷酸腺苷 - 氯化镁（ATP-$MgCl_2$）等亦有助于休克的治疗。

第 4 节 心肺脑复苏

案例 14-4

患者，女性，65 岁，既往有心脏病史，因“与他人发生口角后，感胸闷喘憋”独自来医院就诊。挂号时突然倒地，不省人事，无心搏和呼吸，双瞳孔扩大。

问题：如何对该患者实施抢救？

心肺复苏（CPR）是指针对心搏骤停患者所采取的紧急医疗措施，以人工呼吸替代患者的自主呼吸，以心脏按压或其他方法形成暂时的人工循环，以达到恢复患者心脏自主搏动及自主呼吸、挽救生命的目的。心肺脑复苏（CPCR）是指使心搏骤停患者迅速恢复循环、呼吸和脑功能的一系列抢救措施。完整的复苏过程可分为基础生命支持、高级生命支持和复苏后治疗三个阶段。

一、基础生命支持

基础生命支持又称为初期复苏（BLS），主要目的是通过建立人工呼吸和循环暂时维持患者的生命，以保证最低限度的脑供血。

（一）尽早识别心搏骤停和启动紧急医疗服务系统

首先判断患者的意识，可轻拍其肩并大声呼唤，判断患者有无反应，同时检查呼吸和大动脉（颈动脉）搏动，检查时间至少 5s，但不超过 10s。若患者无意识、无呼吸、无大动脉搏动（非专业人员可不用检查脉搏），则立即按心搏骤停处理，第一时间大声呼救以寻求周围人的帮助，呼叫急救中心，启动紧急医疗服务系统，以获得专业人员的救助和尽快获取除颤器，并立即实施心肺复苏。

（二）尽早开始心肺复苏

CPR 是基础生命支持的关键。其基本步骤为 C-A-B：即在现场复苏时，首先进行胸外心脏按压 C（circulation）30 次，随后打开气道，保持呼吸道通畅 A（air way），并进行人工呼吸 B（breathing）。

1. 心脏按压 可通过掌根部对患者心脏处间接施压，以维持心脏充盈与搏出功能，并诱发心脏进行自主搏动。

（1）胸外心脏按压 是建立人工循环的主要方法。按压时，患者应仰卧于坚实平面上，头、颈部与躯干保持在同一轴面上。抢救人员立于或跪于患者一侧（多为右侧），将一手掌根部置于患者胸骨中下 1/3 交界处或两乳头连线中点的胸骨上，另一手掌根部覆于前掌之上，手指翘起，两臂伸直，凭自身重力垂直向患者胸骨加压。按压需要迅速有力，按压频率在 100 ～ 120 次 / 分，成人按压深度为 5 ～ 6cm，儿童约为 5cm，婴儿约为 4cm。

（2）开胸心脏按压　适用于胸廓畸形、多发肋骨骨折、胸外伤并具备开胸条件的患者，但因其所需要的技术要求较高，难以立即开始，可能会延迟复苏时间。

2. 开放气道　保持气道通畅是进行有效人工呼吸的先决条件。心搏骤停患者容易因舌后坠或呼吸道内的异物、分泌物、呕吐物等导致气道梗阻，故首先应打开气道、清除异物以解除梗阻。常用仰头提颏法，即一手小鱼际置于患者前额固定头部，并使头部尽量后仰，另一手托拇指和示指置于患者的下颌角处并抬起下颌部，使下颌角和耳垂的连线与地面垂直。疑有颈椎或脊髓损伤者，采用托下颌法。应清除患者口鼻腔的异物与分泌物，若患者戴有义齿等均应及时取出。

3. 人工呼吸　口对口（鼻）人工呼吸最适于院前复苏。抢救人员一手保持患者头后仰，捏紧患者鼻孔，另一手托起下颌，维持患者头后仰体位。深吸一口气，对准患者口部以中等力量吹入，每次送气量为 500 ～ 600ml，送气时间＞ 1s，继而将口移开，再次重复，如此反复。人工呼吸有效的标志是胸廓随吹气而抬起。有条件者可用简易人工呼吸器（球囊面罩），必要时可行机械通气。人工呼吸频率以 10 ～ 12 次 / 分为宜。

有效的初期复苏必须是心脏按压与人工呼吸相互配合的连续过程。成人及 8 岁以上儿童为 30 ∶ 2，即每心脏按压 30 次，人工呼吸 2 次；8 岁以下儿童及婴儿单人抢救时比例为 30 ∶ 2，双人配合抢救时比例为 15 ∶ 2。

（三）尽早电除颤

电除颤是以一定能量的电流冲击心脏使心室颤动终止的方法，是目前治疗心室颤动和无脉性室性心动过速的最有效方法。在院外实施急救时，应在启动胸外心脏按压的同时，尽快寻求现场有无自动体外除颤器，心室颤动后 4min 内、CPR8min 内除颤可使其预后明显改善。除颤完毕，应立即施行 5 个循环的高质量 CPR（大约 2min），再检查大动脉搏动及心律，以评估除颤效果。

考点 初期复苏的步骤及注意事项

链 接 自动体外除颤器

自动体外除颤器（AED）是一种便携式的除颤设备。基本上所有发生心搏骤停需要心肺复苏的患者都需要使用 AED。与医院内使用的专业电除颤器不同，AED 的操作程序较为简单，本身会自动判断心电图，然后决定是否需要电击。非专业救援人员在短时间内即可根据机器的语音提示学会使用。AED 被广泛安置在大型公共场所（如机场、大型商超、公园景区、学校、体育场馆等），以备进行现场急救。

二、高级生命支持

高级生命支持（ACLS）又称后期复苏，是在初期复苏的基础上，应用高质量的复苏器械、设备和复苏药物等为患者建立更为有效的通气与循环功能支持。

（一）呼吸支持

首选气管内插管，通气管插入后立即将气囊充气，可防止发生患者呕吐物等流入气管。进行正压通气时，频率为 8 ～ 10 次 / 分，避免过度通气。

（二）循环支持

1. 复苏期监测　心搏骤停患者应尽早给予心电及血压监测，必要时进行血流动力学监测，做到早期识别各种危险性心律失常及循环衰竭危象，也可及时发现患者是否恢复自主循环。

2. 药物复苏　用药目的是激发心脏恢复自主搏动；增强心肌收缩力；防治心律失常；调整急性酸碱平衡失调等。

常用复苏药物有：①肾上腺素：为 CPR 的首选药物，有助于自主心律的恢复，且能增强心肌收缩力，从而提高电除颤的成功率。②胺碘酮：是 CPR 时首选的抗心律失常药。③利多卡因：是治疗室性心律失常的首选药。④其他药物：阿托品、钙剂、碳酸氢钠等，不推荐在心搏骤停时常规使用。

三、复苏后治疗

当患者出现心搏骤停后，可引起机体组织器官出现缺血缺氧症状，器官缺氧损害程度决定了患者的功能恢复是否良好。系统的复苏后治疗不仅可降低因复苏后循环不稳定而导致的早期死亡率，以及因多器官功能障碍和脑损伤导致的晚期死亡率，还能够改善患者的生存质量。

1. 呼吸管理　当患者已出现自主呼吸后，应常规进行吸氧治疗；对昏迷或自主呼吸尚未恢复者，应行机械通气治疗。

2. 多器官功能衰竭的防治　由于心搏骤停所引起的各器官缺血缺氧，可引起机体器官出现功能衰竭。某一器官的功能衰竭往往会影响其他器官功能的恢复，引发多器官功能障碍。若组织细胞灌注不足，则会引起代谢性酸中毒、肝肾功能障碍或急性肺损伤等。故复苏后应保持呼吸和循环功能的稳定，根据监测情况调整体液平衡，以改善组织的血流灌注和供氧。

3. 脑复苏　指为防治心搏骤停后缺氧性脑损伤而采取的措施，主要为减轻脑组织再灌注损伤，保护脑细胞功能。常用的方法有：①维持适宜的血压，保证平均动脉压不低于 65mmHg。②低温治疗：可减少脑的耗氧率，维持脑部氧供需平衡。③防治脑缺氧及脑水肿：包括脱水治疗、高压氧治疗、激素疗法等。

课程思政：医者仁心，见义勇为之中国好护士——王丹萍

浙江省台州市第一人民医院护士王丹萍心地善良，乐于助人。她经常说："帮助别人，也是快乐自己，一举两得。"2015 年 6 月 29 日，王丹萍在晨练途中，遇到一老人摔倒昏迷，她毫不犹豫跪在老人面前，实施胸外心脏按压，清理老人口腔污物并进行口对口人工呼吸。其后又跟随救护车，在车上与另一名护士轮流进行心肺复苏。整个过程持续约 30min，她虽精疲力竭，但绝不放弃。王丹萍对生命的不抛弃、不放弃，诠释了医护人员崇高的职业道德，受到广泛好评。

自 测 题

单项选择题

A 型题

1. 穿无菌衣、戴无菌手套后，必须保持无菌的区域包括双上肢及（　　）
   A. 整个胸、腹、背部
   B. 整个颈、胸、腹、背、肩部
   C. 腰部以上的前胸和背部
   D. 腰部以上的前胸和侧胸
   E. 腰部、背部
2. 手术区皮肤消毒范围，应包括手术切口周围多大区域（　　）
   A. 5cm　B. 10cm　C. 15cm
   D. 25cm　E. 20cm
3. 低血钾时何时补钾合理（　　）
   A. 尿量＞ 20ml/h　B. 尿量＞ 25ml/h
   C. 尿量＞ 30ml/h　D. 尿量＞ 40ml/h
   E. 尿量＞ 50ml/h
4. 患者，女性，40 岁，因急性肠梗阻呕吐后出现口渴、尿少、血压偏低等症状，该患者脱水类型是（　　）
   A. 高渗性脱水　B. 低渗性脱水
   C. 等渗性脱水　D. 原发性脱水
   E. 继发性脱水
5. 低钾血症时，血钾低于（　　）
   A. 3.5mmol/L　B. 5.5mmol/L
   C. 2mmol/L　D. 2.5mmol/L
   E. 3mmol/L
6. 纠正呼吸性酸中毒最根本措施是（　　）
   A. 吸氧　B. 改善肺通气
   C. 抗感染　D. 给予乳酸钠
   E. 给予抗菌药
7. 体液酸碱度正常范围是（　　）
   A. 7.35 ～ 7.45　B. 7.35 ～ 7.55
   C. 7.25 ～ 7.35　D. 7.45 ～ 7.55
   E. 7.15 ～ 7.25
8. 抗休克最基本的措施是（　　）
   A . 吸氧　B. 补充血容量
   C. 应用血管活性药　D. 应用糖皮质激素
   E. 应用抗菌药物
9. 成人胸外心脏按压与人工呼吸次数比是（　　）
   A. 5 ∶ 2　B. 10 ∶ 2
   C. 15 ∶ 2　D. 30 ∶ 2
   E. 5 ∶ 1
10. 胸外按压时，成人胸骨下陷需（　　）
    A. 5 ～ 6cm　B. 2 ～ 3cm
    C. 6 ～ 8cm　D. 9 ～ 10cm
    E. 7 ～ 8cm

（韩　俊）

第 15 章 颅脑疾病

学习目标

1. 素质目标　培养学生科学严谨的治学态度及作风、救死扶伤的医学精神。

2. 知识目标　记住颅内压增高的临床特征及诊断要点，理解颅脑损伤的临床特征及诊断要点，了解各种颅脑疾病的病因病机及治疗原则。

3. 能力目标　能对颅内压增高及常见颅脑损伤患者做出早期识别及初步诊断，并做出初步处理。

第 1 节　颅内压增高

案例 15-1

患者，女性，26 岁，因“不慎从高处坠落致头部损伤”入院，伤后 3h 出现头痛、呕吐、神志模糊等症状。

问题： 1. 如何进行确诊？

2. 对该患者的诊疗措施是什么？

颅腔内容物（脑脊液、脑组织、血液）会对颅腔壁产生一定的压力，称为颅内压，一般维持在成人 70 ～ 200mmH_2O，儿童 50 ～ 100mmH_2O 的稳定范围内。当颅腔内容物体积增大或颅腔容量缩减超过颅腔容积的 8% ～ 10%，都会导致颅内压超过正常上限，从而引起相应的症状，称为颅内压增高。颅内压增高是神经外科常见的临床综合征。

【病因病机】　成人的颅腔容积为 1400 ～ 1500ml，正常情况下，受到血压与呼吸的影响，颅内压会发生轻微的波动。其中引起颅内压增高较常见的病因有以下几点。

1. 颅内占位性病变　①颅脑损伤：多由颅脑外伤所致，包括由颅内血管损伤所致颅内血肿、脑挫裂伤伴脑水肿等。②脑肿瘤：如胶质瘤或脑转移瘤，由于肿瘤生长迅速，周围伴有严重的脑水肿，多在短期内出现较明显的颅内压增高。③脑寄生虫病：脑内多发性囊虫结节可引起弥散性脑水肿；单个或数个囊虫堵塞导水管产生梗阻性脑积水等。

2. 颅内感染　化脓性脑膜炎、脑脓肿、结核性脑膜炎晚期，均容易引起颅内压增高。

3. 脑缺氧　心搏骤停或昏迷患者出现呼吸道梗阻、全身麻醉过程中出现喉痉挛或呼吸停止，可导致严重脑缺氧和继发性脑水肿，从而引发颅内压增高。

4. 脑血管病　主要指脑血栓、脑软化区周围水肿、颅内动脉瘤和脑动静脉畸形引起的脑出血等，同样可引发颅内压增高。

5. 颅脑先天性疾病　见于先天性脑积水、先天性小脑扁桃体下疝畸形等。

【临床特征】

1. 颅内压增高“三主征”　①头痛：是颅内压增高最常见的症状，通常以夜间及清晨较重，多呈胀痛或撕裂痛。当咳嗽、低头活动、用力时加重，头痛程度随颅内压的增高而进行性加重。②呕吐：多伴剧烈头痛而出现，呈喷射状，吐后头痛可有所缓解。③视神经盘水肿：是颅内压增高的重要体征，眼底检查可见视神经盘充血、边界模糊不清、静脉怒张等。早期多不影响视力，若持续时间较长则会继发视神经萎缩，引起视力进行性下降，甚至失明。

考点 颅内压增高的“三主征”

2. 意识及生命体征改变　意识障碍初期表现为意识模糊、嗜睡、反应迟钝，严重者可出现昏睡或昏迷、瞳孔散大、对光反射消失，甚至发生脑疝，去脑强直；生命体征变化包括血压、体温升高，脉搏、呼吸变慢，严重者甚至继发呼吸衰竭而死亡。

【辅助检查】

1. 颅脑 CT 检查　CT 快速、精准、无创伤，是目前诊断颅内病变的首选方法。

2. 脑血管造影术　用于诊断脑血管畸形或脑肿瘤等疾病，此法成像清晰，检出率较高。

3. 腰椎穿刺术　可通过腰椎穿刺测压观察颅内压变化，同时可检出脑脊液生化指标，但有诱发脑疝的危险，故应慎重进行。

4. 颅内压监测　临床上需要监测颅内压者，可植入颅内压力传感器，进行持续监测，对药物治疗和手术时机进行指导。

【治疗原则】　应根据患者病情采取个体化治疗措施。

1. 一般措施　凡颅内压增高患者，应密切监测神志、瞳孔、血压、呼吸、脉搏、体温等生命体征。清醒患者给普食，呕吐频繁或昏迷者应暂禁食。补液时应维持出入液量的平衡，不宜过多。为防止便秘可用润肠缓泻剂疏通大便，禁忌用力排便或高位灌肠。昏迷患者可采用气管切开术，给予氧气吸入，以保持呼吸道通畅。

2. 病因治疗　是控制颅内压最合理、有效的方法。对颅内占位性病变如肿瘤，首选全切术；不能切除的病变组织，可做大部分切除或减压术；对颅脑损伤者可做血肿清除或去骨瓣减压术；颅内压若引起脑疝者，应立即手术处理。

3. 降低颅内压

（1）药物降压　①脱水利尿：若患者意识清醒，颅内压增高较轻，先考虑口服药物，如氢氯噻嗪、呋塞米等；若患者已出现昏迷或意识障碍等症状可采用静脉或肌内注射药物，如 20% 甘露醇、呋塞米等。②应用皮质激素类：如地塞米松、氢化可的松等，可减轻脑水肿。③人工冬眠低温，使患者处于亚低温状态，降低脑组织耗氧量。

（2）脑脊液体外引流降压　可经脑室缓慢放出脑脊液，以缓解颅高压。

4. 对症处理　患者如出现剧烈头痛可给予镇痛剂，但禁用吗啡制剂，以免抑制呼吸，促使患者死亡。癫痫发作者选用抗癫痫药物进行治疗。烦躁患者可对症给予镇静剂。

5. 脑疝抢救　若确诊患者发生脑疝，应尽快静脉滴注高渗性降颅压药物，缓解病情，争取时间。

链 接　什么是脑疝？

脑疝是指脑组织在压力梯度驱使下，被挤入小脑幕裂孔、枕骨大孔、大脑镰下间隙等生理性间隙或病理性孔道中，导致脑组织、血管及脑神经等重要结构受压，从而出现的一系列临床综合征。发生脑疝的患者常出现颅内压增高的症状，如剧烈头痛、频繁呕吐、烦躁不安等，也可能发生瞳孔改变如瞳孔对光反射消失；运动障碍，如病变对侧肢体肌力减弱或消失等。若患者脑干受压，还将引起生命中枢功能紊乱或衰竭。

第2节　颅脑损伤

案例 15-2

患者，男性，35岁，因“头部外伤后出现短暂性昏迷，随后清醒”急诊入院。自诉头痛、头晕。查体：神志清，余无异常。

问题： 1. 该患者的诊断是什么？

2. 该如何处理？

颅脑损伤主要因交通事故、坠落、跌倒或在战时由火器伤所造成，是较易致死或致残的机体损伤类型。

颅脑损伤方式一般有两种：由暴力直接作用于头部所引起的损伤，称直接损伤。暴力虽未直接作用于头部，但身体其他部位受到损伤后可将其外力传导至头部，同样会造成头部损伤，称间接损伤。

1. 直接损伤　①相对静止的头部突然受到外力打击（如受到钝器击打）后，头部沿外力作用方向呈加速运动而造成的损伤，叫作加速性损伤。②运动着的头部，突然撞击静止的物品（如从高处坠落、跌倒），造成的损伤叫作减速性损伤。③车祸发生时，车与地面的外力同时作用于头部，导致颅骨严重变形出现的损伤，称挤压伤。

2. 间接损伤　①坠落时双足或臀部着地，外力经脊柱传导至颅底引起颅底骨折与脑损伤。②外力作用于躯干，引起躯干发生加速运动，颅脑部由于惯性牵拉将发生过伸或过屈，称挥鞭伤。③胸部若受严重外力作用，胸腔压力增高，使上胸、肩颈、头面部等皮肤、黏膜及脑组织发生弥散点状出血，称创伤性窒息。

在临床工作过程中，大多颅脑损伤或由单一原因所致，但也存在一部分由不同原因造成机体损伤间接导致的复杂性颅脑损伤。例如，车祸发生时，车从患者身后撞击其背部，患者可因撞击向前发生加速运动而造成颈部牵拉伤，之后患者落地，颅部也可能直接撞击于地面引起减速性损伤，最后经车轮与地面的外力共同挤压，而造成挤压伤。因此，我们应认真分析临床实际工作中遇到的每一位患者的受伤原因及方式，从而制订科学合理的个性化治疗方案。

颅脑损伤中最为重要的是脑损伤，若诊断与处理不及时，可导致患者迅速死亡。按照脑损伤的发生时间，可将其分为原发性脑损伤与继发性脑损伤。原发性脑损伤是指外力作用于头部时立即发生的损伤，如脑震荡和脑挫裂伤；而伤后一定时间内出现的脑损害，则称为继发性脑损伤，如脑水肿、脑肿胀和颅内血肿等。本节主要介绍脑损伤中较为常见的脑震荡、脑挫裂伤与颅内血肿。

链接　颅骨骨折

颅骨骨折是指外界暴力造成颅骨正常结构改变。颅骨骨折的性质主要取决于外力的大小、作用点和接触面积等。临床表现主要为局部疼痛、头皮血肿、皮下或黏膜下淤血斑、耳鼻出血或脑脊液漏、脑神经损伤等，可辅助 CT 检查以确诊。颅骨骨折轻症者一般无须特殊治疗，重症者视情况给予药物或手术等治疗。颅骨骨折的危害性不在于骨折本身，而在于同时并发的脑膜、脑组织、颅内血管与脑神经的损伤，故在治疗时切勿忽视脑合并伤。

一、脑　震　荡

脑震荡是指伤后立即出现短暂的意识丧失、近事遗忘及一过性神经功能障碍。脑震荡是较轻的脑损伤。

【病因病机】　作用于颅脑部的直接暴力或间接暴力，只要达到一定强度，均可导致脑震荡。

【临床特征】

1. 短时间意识丧失　伤后立即出现，一般持续时间不超过 30min，有的仅表现为思维混乱，并无昏迷。在此期间，患者可出现面色苍白、血压下降、大汗淋漓等症状。

2. 逆行性遗忘　即恢复意识后对受伤时甚至受伤前一段时间的情况无法回忆，而对往事记忆清楚。遗忘的程度多与脑震荡的轻重成正比。

3. 神经系统检查　无阳性体征，多伴头晕、头痛、乏力、记忆力减退等症状，一般数日或数周即可恢复。

【辅助检查】

1. 腰椎穿刺　颅内压和脑脊液均无异常。

2. 颅脑 CT 检查　颅内无异常。

【治疗原则】　单纯脑震荡无须特殊治疗，一般卧床休息 1 周左右，必要时可辅以镇静剂、镇痛剂等，对患者进行安慰疏导。多数患者在 2 周内恢复正常，预后良好。

二、脑挫裂伤

头部因遭受暴力造成的原发性脑器质性损伤，称脑挫裂伤。

【病因病机】 由于强度较大的直接或间接暴力作用于头部，造成脑组织出血、挫伤、血肿等改变。

【临床特征】

1. 意识障碍　伤后可立即发生，为脑挫裂伤最突出的症状之一，患者昏迷数分钟，也可能数小时、数日，甚至数周、数月。昏迷时间与患者脑损伤严重程度成正比。

2. 头痛、恶心、呕吐　是脑挫裂伤最常见的症状。

3. 生命体征改变　轻度和中度脑挫裂伤患者脉搏、呼吸、血压均无明显改变；严重者可出现脉搏变慢、呼吸深慢、血压上升，危重者甚至出现病理呼吸。

4. 局灶症状和体征　伤后立即出现与脑挫伤部位对应的神经功能障碍或体征，如对侧肢体瘫痪、失语等。

【辅助检查】

1. 颅脑 CT 检查　局部脑组织内有高低密度混杂影，点片状高密度影为出血灶，低密度影则为水肿区。是目前最常用也最有价值的检查手段。

2. 腰椎穿刺　可用于测定颅内压，或检查脑脊液是否含血。但对于颅内压明显增高者，必须慎做或禁用。

【治疗原则】 以非手术疗法为主，必要时辅以手术清除血肿及坏死组织，并切除骨瓣减压。

1. 病情监测　脑挫裂伤早期，患者病情波动较明显，应安排专人护理，若有条件者也可送入重症监护室，密切观察其生命体征、意识、瞳孔和肢体活动情况，必要时复查 CT 或颅内压监测。

2. 一般疗法

（1）体位　抬高床头 15° ～ 30°，卧床休息。但对于昏迷患者则应采取侧卧位，防止误吸呕吐物或分泌物。

（2）保持呼吸道通畅　呼吸道若出现梗阻会加重脑水肿，使颅内压升高，病情恶化。故对昏迷患者应及时清除呼吸道分泌物；短期无法清醒者，应尽早行气管切开；伴有呼吸衰竭的患者可采用呼吸机辅助呼吸。需要注意的是，应定期对呼吸道的分泌物进行细菌培养与药物敏感试验，同时采用有效抗菌药物防治呼吸道感染。

（3）营养支持　早期可采用肠外营养，经静脉补给维生素、10% 葡萄糖、10% 或 20% 脂肪乳剂、复方氨基酸液等。待 3 ～ 4 日肠蠕动恢复后，即可经鼻胃管营养。若由于病情状况较差导致长期昏迷者，也可采用胃造瘘术。

（4）对症处理　中枢性高热患者可采用亚低温冬眠疗法，其他由不同原因所引起的高热也可究其病因进行相应的处理。

（5）脑保护与功能恢复　巴比妥类药物的应用可显著改善脑缺血缺氧，适用于重度脑损伤患者。

3. 手术减压　广泛脑挫裂伤，伴有严重脑水肿特别是颅内血肿者，可开颅清除血肿及坏死的脑组织，并彻底止血，然后切除大块骨瓣减压（外减压）。

三、颅内血肿

颅内血肿是颅内出血积聚而成，是最常见、最严重的颅脑损伤继发性病变，若处理不及时，多可因进行性颅内压增高形成脑疝而危及生命。按血肿发生的解剖部位，分为硬脑膜外血肿、硬脑膜下血肿和脑内血肿。

（一）硬脑膜外血肿

硬膜外血肿多为急性型，可发生于任何年龄段的人群，儿童较少见。

【病因病机】　绝大多数由于外力造成骨折，撕裂脑膜中动脉后于硬脑膜外形成血肿。血肿多见于颞部、额顶部和颞顶部，因脑膜中动脉主干撕裂所致血肿多在颞部；前支出血，多在额顶部；后支出血，多在颞顶部。

【临床特征】

1. 进行性意识障碍　头部外伤后，由于脑损伤较重而出现昏迷，经一段时间后逐渐清醒，随后再次陷入昏迷。或可因脑损伤较轻，伤后无昏迷，但随着血肿逐渐形成而出现意识障碍。

2. 颅内压增高　患者于昏迷前或中间短暂的清醒期内常出现头痛、恶心、呕吐等颅内压增高症状，伴有血压增高、呼吸与脉搏减慢等生命体征改变。

3. 局灶症状　颅内血肿可导致颅内压增高甚至脑疝，当形成小脑幕裂孔疝时，患者除意识障碍外，还会因动眼神经受压而导致一侧瞳孔散大。若脑疝发展，脑干会由于严重受压而导致去脑强直。

【辅助检查】　CT为首选的检查手段，不仅可直接显示硬脑膜外血肿，表现为颅骨内板与硬脑膜之间的双凸镜形或弓形密度影；还可了解脑挫裂伤及脑水肿等情况。应尽早做CT并随时复查。

【治疗原则】

1. 手术治疗　适用于：①有明显颅内压增高症状和体征；②CT显示有明显脑受压的颅内血肿；③小脑幕上血肿量＞30ml、颞区血肿量＞20ml、幕下血肿量＞10ml；④压迫大静脉窦而引起颅高压的血肿。手术方法为依据CT扫描结果采用骨窗开颅、清除血肿。血肿清除后如疑似出现硬脑膜下血肿者，应切开硬脑膜进行探查。对于病情危急者，可直接手术钻孔探查，再扩大为骨窗清除血肿。

2. 非手术治疗　适用于伤后无明显意识障碍、CT显示脑中线移位＜1cm，幕上血肿量＜30ml、小脑幕下血肿量＜10ml的患者，治疗的同时应严密观察患者病情变化。

（二）硬脑膜下血肿

【病因病机】 主要因脑挫裂伤导致脑皮质血管破裂，出血聚积于硬脑膜和蛛网膜之间而形成。

【临床特征】

1. 意识障碍　伴有脑挫裂伤的患者多表现为持续性昏迷或昏迷进行性加重。
2. 颅内压增高　血肿及脑挫裂伤可继发脑水肿，造成患者出现头痛、呕吐等颅高压症状，伴生命体征改变。
3. 局灶症状和体征　多由于血肿发展迅速而引起脑疝，可出现瞳孔改变等症状。
4. 神经系统改变　如偏瘫、失语、局限性癫痫等。

【辅助检查】 CT扫描可见脑表面与颅骨之间“新月形”高密度影，多伴有脑挫裂伤、脑组织受压和中线移位，可以确诊。若老年患者出现慢性颅高压症状伴精神、智力异常等，应考虑是否为慢性硬脑膜下血肿，可行CT或MRI检查进行确诊。

【治疗原则】 硬脑膜下血肿患者若症状较明显，应紧急行手术探查，治疗原则与硬脑膜外血肿类似。慢性硬脑膜下血肿患者若症状明显，可首选钻孔置管引流术，经骨孔置导管于血肿腔内，用生理盐水反复冲洗直至流出液清亮，一般经引流后效果较好。

（三）脑内血肿

脑内血肿一般较少见，常与枕部着力时的脑挫裂伤同时存在，发生率仅占闭合性颅脑损伤的1%。但若病情发展较急，死亡率可高达50%。

【病因病机】 脑内血肿分为浅部与深部血肿两类。浅部血肿多由脑皮质血管破裂所致，多位于额极、颞极等处；深部血肿常由脑深部血管破裂所致，一般脑表面无明显挫裂伤。

【临床特征】 脑内血肿的临床表现类似于伴随脑挫裂伤的硬脑膜下血肿，如头痛、昏迷、精神异常等，且两者常相伴存在。

【辅助检查】 通过CT可见脑挫裂伤附近出现类圆形或不规则高密度影。

【治疗原则】 脑内血肿的治疗与硬脑膜下血肿类似，可采用骨窗开颅。在清除硬脑膜下血肿后，可清晰辨别脑内血肿，一并清除即可。对于脑深部血肿，则可根据患者具体情况选用钻孔引流术等。

课程思政：“用心”创造奇迹

2002年，某主持人因火车意外事故导致身受重伤。经英国顶级医院诊治后，医生认为该患者已经脑死亡，准备放弃救治。关键时刻，中国神经外科专家凌锋应其家人请求，赶赴伦敦，并将其带回北京救治。经过精心治疗，该主持人奇迹般苏醒并逐渐康复。凌锋说：“医患之间是性命相托，医生不可能每个生命都托得住，但不管托不托得住，都得用心。”凭着这份“用心”，她不仅荣获了“全国三八红旗手标兵”“全国医德标兵”“全国最美医生”等荣誉，更带领医院神经外科发展成为国际知名的神经外科医疗专业团体，挽救了无数的生命，创造了一个又一个医学奇迹。

自测题

单项选择题

A_1 型题

1. 引起颅内压增高的病因有（ ）
   A. 颅脑损伤 B. 颅内肿瘤
   C. 颅内感染 D. 以上均是
   E. 以上均不是
2. 颅内压增高“三主征”为（ ）
   A. 头痛、视力下降、恶心
   B. 头痛、偏瘫、抽搐
   C. 头痛、呕吐、视神经盘水肿
   D. 血压升高、脉搏变快、呼吸变快
   E. 血压升高、脉搏变慢、呼吸变慢
3. 处理颅内压增高的最有效的方法是（ ）
   A. 禁食 B. 补液
   C. 病因治疗 D. 降颅压
   E. 抗感染
4. 降颅压的主要措施有（ ）
   A. 脱水 B. 应用激素
   C. 冬眠低温 D. 以上都是
   E. 以上都不是
5. 颅脑损伤辅助检查首选（ ）
   A. CT B. MRI
   C. X 线 D. 脑脊液
   E. B 超
6. 颅脑损伤中最严重的继发病变是（ ）
   A. 颅骨骨折 B. 脑震荡
   C. 颅内血肿 D. 脑水肿
   E. 脑挫裂伤

（张莎莎）

第16章 颈部疾病

学习目标

1. 素质目标　培养学生严谨认真的学习与工作态度，以及关爱患者、耐心细致的工匠精神。

2. 知识目标　掌握甲状腺腺瘤与甲状腺癌的临床特征、诊疗原则，理解甲状腺癌的病理分型，了解甲状腺癌的辅助检查。

3. 能力目标　能尝试分析实际甲状腺腺瘤与甲状腺癌的临床案例问题，提出诊疗建议。

甲状腺由左、右两个侧叶与峡部所构成，侧叶位于喉与食管两侧，峡部位于第2～4气管软骨环前面，内侧毗邻喉、咽及食管。甲状腺的主要功能是合成、储存与分泌甲状腺素。本章所要讲述的两类甲状腺肿瘤为甲状腺腺瘤与甲状腺癌。

第1节　甲状腺腺瘤

案例16-1

患者，女性，35岁，因“1个月前无意中发现右颈部有一无痛性包块，随吞咽上下活动，无声嘶及饮水呛咳”入院。查体：右颈前直径3cm类圆形包块，光滑、界清、无压痛。超声显示：右甲状腺直径3cm包块伴囊性病变。

问题： 1. 该患者初步诊断是什么？

2. 应如何治疗？

甲状腺腺瘤是最常见的甲状腺良性肿瘤，好发于40岁以下的中青年女性。按形态学可将其分为滤泡状和乳头状囊性腺瘤两型，以滤泡状腺瘤多见。

【临床特征】　颈部出现圆形或椭圆形结节，多为单发。结节质地较硬，表面光滑，无压痛，随吞咽上下移动。腺瘤生长缓慢，大部分患者无任何症状，只有当乳头状囊性腺瘤因囊壁血管破裂或囊内出血时，肿瘤可在短期内迅速增大，引起患者出现局部胀痛。

【诊疗原则】　因甲状腺腺瘤有引起甲亢或恶性变可能，应尽早手术，视腺瘤情况做患侧甲状腺腺叶或部分切除术。切除标本应立即冰冻切片检查，以判定有无恶性变。

第 2 节 甲状腺癌

案例 16-2

患者，男性，44 岁，1 年前无意中扪及左侧颈前区包块，约鹌鹑蛋大小，可随吞咽上下活动，不伴有压痛、声嘶、饮水呛咳、吞咽困难等不适，未予重视。因“1 年来，包块进行性增大，1 个月前出现声音嘶哑”就诊。

问题：1. 本例患者的诊断是什么？

2. 如何进行确诊？

甲状腺癌是最常见的甲状腺恶性肿瘤，约占全身恶性肿瘤的 1%，近年来呈上升趋势。

【病理分型】

1. 乳头状癌　是最常见的甲状腺癌类型，占总数的 70% ～ 90%，好发于 30 ～ 45 岁女性。此型分化好，恶性程度低，常呈多灶征，约 1/3 累及双侧甲状腺，易侵犯腺体内外组织，且易发生颈部淋巴结转移，也可通过血行转移，但预后较好。

2. 滤泡状腺癌　约占甲状腺癌的 5%，好发于 50 岁左右的中年人，碘缺乏地区更为常见。肿瘤生长较快，中度恶性，主要经血行播散转移至肺、骨及中枢神经系统，预后不如乳头状癌。

3. 髓样癌　来源于滤泡旁降钙素分泌细胞，细胞排列呈未分化状，中等恶性程度，可侵及颈部淋巴结或出现血行转移，预后不如乳头状癌，但较未分化癌好。

4. 未分化癌　好发于 70 岁左右的老年人，此型高度恶性，发展迅速，约 50% 患者早期出现颈部淋巴结转移，也可侵及气管、喉返神经或食管，或经血行转移至肺、骨等处。预后最差，一年存活率仅为 5% ～ 15%。

考点 最常见的甲状腺癌病理分型

【临床特征】　最常见的表现为甲状腺内发现肿块，随着病情进展可出现一系列压迫症状，如当肿块增大压迫至气管时，可造成气管移位，伴有不同程度的呼吸障碍症状；当肿块侵犯气管，则引起呼吸困难或咯血；当肿块侵犯或压迫食管时，可引起吞咽困难；当肿块侵及喉返神经时，可出现声音嘶哑；当肿块侵及交感神经时，则出现霍纳（Horner）综合征；当肿块侵及颈丛神经时，可出现耳、枕、肩等处疼痛。

局部淋巴结转移可出现颈部淋巴结肿大，有的患者以颈部淋巴结肿大为首要表现。晚期常转移到肺、骨等器官，引起相应临床症状。

【辅助检查】　术前诊断最准确的手段是在超声引导下行细针穿刺细胞学检查，取标本时以 20ml 注射器，接内径 0.7 ～ 0.9mm 的细针，刺入结节内，回抽注射器芯、造成并保持负压，然后按 2 ～ 3 个不同方向穿刺抽吸病变组织，做病理检查。

有条件的情况下可以将穿刺获取的细胞做分子生物学分析以协助明确诊断。颈部超声检查有助于评估颈部淋巴结转移情况。CT、MRI 和 PET-CT 可用于甲状腺全切除后监测肿瘤复发或转移。

【诊疗原则】 首选手术治疗，辅以放射性核素、TSH 抑制及外放射等治疗手段。

1. 手术治疗 是甲状腺癌的主要治疗手段，一旦明确诊断，有以下指征任何一条者，建议行患侧甲状腺全切或近全切：①颈部有放射史。②已出现远处转移。③双侧癌结节。④甲状腺外侵犯。⑤肿块直径＞ 4cm。⑥不良病理类型。⑦双侧颈部多发淋巴结转移。满足以下所有条件者建议行腺叶切除：①无颈部放射史。②无远处转移。③无甲状腺外侵犯。④无其他不良病理类型。⑤肿块直径＜ 1cm。有颈部淋巴结转移的患者可根据临床进行个体化评估行择区性颈淋巴结清扫术。

2. 放射性核素治疗 全切或近全切除者，会残留部分甲状腺组织，放射性碘治疗是清除残余组织和残存肿瘤细胞的必要手段。

3. TSH 抑制治疗 甲状腺癌术后应终身服用甲状腺素片或左甲状腺素，以预防甲状腺功能减退及抑制 TSH。对于不同病情程度的患者，采用不同水平的 TSH 抑制治疗，并结合患者的个体差异和对药物的耐受情况调整药物使用的剂量与疗程长短。再根据患者的年龄、心脏功能情况、对甲状腺药物的耐受程度等将其分为低危、中高危人群进行调整。通常建议低危患者抑制治疗 5 ～ 10 年，之后改为替代治疗。中高危人群终生抑制治疗。

4. 放射外照射治疗 主要用于未分化型甲状腺癌。

自 测 题

单项选择题

A 型题

1. 甲状腺腺瘤的好发人群是（　　）
   A. 儿童　B. 青中年男性
   C. 青中年女性　D. 老年人
   E. 以上均是
2. 有关甲状腺腺瘤说法错误的是（　　）
   A. 是一种常见的恶性肿瘤
   B. 一般为单发结节
   C. 肿块边界清楚，生长迅速
   D. 以手术治疗为主
   E. 以上均正确
3. 以下哪项不是甲状腺癌的病理分型（　　）
   A. 乳头状癌　B. 滤泡状腺癌
   C. 髓样癌　D. 未分化癌
   E. 鳞状细胞癌
4. 甲状腺癌的临床治疗方法是（　　）
   A. 手术治疗　B. 放射外照射治疗
   C. 放射性核素治疗　D. 内分泌治疗
   E. 以上均是
5. 最常见的甲状腺癌是（　　）
   A. 乳头状癌　B. 滤泡状腺癌
   C. 髓样癌　D. 梭状细胞癌
   E. 巨细胞癌
6. 患者女，50 岁。颈部肿块 3 个月，生长快，无疼痛。查体发现甲状腺右叶直径 4cm 的肿块，质硬，边界不清，吞咽时活动度小。细针穿刺细胞学检查，诊断为甲状腺癌，治疗首选（　　）
   A. 手术治疗　B. 放射外照射治疗
   C. 放射性核素治疗　D. 内分泌治疗
   E. 化疗
7. 对甲状腺肿瘤确诊最准确的检查方法是（　　）
   A. B 超　B. CT　C. PET-CT
   D. MRI　E. 细针穿刺细胞学检查

（陈禹西）

第17章 胸部疾病

学习目标

1. 素质目标　培养学生严谨认真的学习与工作态度，以及关爱患者、耐心细致的工匠精神。

2. 知识目标　掌握急性乳腺炎的发病人群及诊疗原则；乳腺癌的诊疗原则；肺癌与食管癌的病理分型、诊疗原则。理解急性乳腺炎的临床特征；肺癌与食管癌的病因病机。了解乳房疾病与胸部肿瘤的辅助检查。

3. 能力目标　能尝试分析乳腺炎、乳腺癌、食管癌、肺癌等临床案例问题，提出诊疗建议。

第1节　乳房疾病

乳房疾病是女性的常见病。尤以乳腺癌为甚，是女性最常见的恶性肿瘤之一。成年女性的乳房为半球形，位于胸大肌浅面。乳腺结构中有 15 ～ 20 个腺叶，每个腺叶又分为多个腺小叶，由小乳管与腺泡组成。腺叶各有其单独的乳管结构，腺叶与乳管均以乳头为中心呈放射状排列。在腺叶间，有纤维束连于浅筋膜浅层与浅筋膜深层，称乳房悬韧带（Cooper 韧带），患乳腺癌时易牵拉侵及此处。

乳腺是许多内分泌腺的靶器官，故其生理活动可受腺垂体、卵巢及肾上腺皮质等分泌的激素影响。乳房的淋巴网极为丰富，淋巴液可输送至腋窝淋巴结、锁骨下淋巴结、胸骨旁淋巴结等处。

一、急性乳腺炎

急性乳腺炎是乳腺的急性化脓性炎症，多见于产后哺乳期的妇女，尤以初产妇更为常见，常于产后 3 ～ 4 周发病。因乳房血供丰富，发病早期即出现寒战、高热等脓毒血症表现。

【病因病机】

1. 乳汁淤积　母乳营养丰富，是理想的培养基。乳汁的淤积有利于外界细菌入侵并大量繁殖。

2. 细菌入侵　致病菌多以金黄色葡萄球菌为主。母乳喂养易造成乳头破损或皲裂，使得细菌沿淋巴管入侵引发感染。细菌也可直接侵入乳管，上行至腺小叶造成感染。或可发生于断奶时，乳牙萌出的婴儿咬破乳头致乳头损伤感染。

【临床特征】　发病初期患者自觉乳房疼痛、肿胀，局部出现红肿、发热等症状。随病情进展，后期患乳局部可形成蜂窝织炎样表现，数天后形成脓肿，脓肿可向外溃破，也可能向深部蔓延形成乳房后脓肿。患者可出现寒战高热，脉搏加快等全身症状，患侧腋窝淋巴结常肿大、压痛。

【辅助检查】 若触诊患乳局部有波动感或经超声证明有脓肿形成，可在压痛最明显处或超声定位下行穿刺术抽出脓液，脓液做细菌培养及药物敏感试验即可确诊。

【诊疗原则】 消除感染，排空乳汁。

1. 非手术疗法　患乳未形成脓肿之前，可应用抗菌药物。①患乳暂停哺乳，以吸乳器辅助吸乳，促使乳汁通畅排出。②应用青霉素或头孢如头孢拉定进行治疗，若对青霉素过敏者可采用红霉素替代治疗。③此时如果停止哺乳将会影响婴儿的营养，同时也会加重乳汁淤积，故一般不断乳。但若感染过重或有乳瘘形成应停止哺乳，可口服溴隐亭 1.25mg，每日 2 次，服用 7 ～ 14 日；或肌内注射苯甲酸雌二醇，每次 2mg，每日 1 次至停止泌乳。

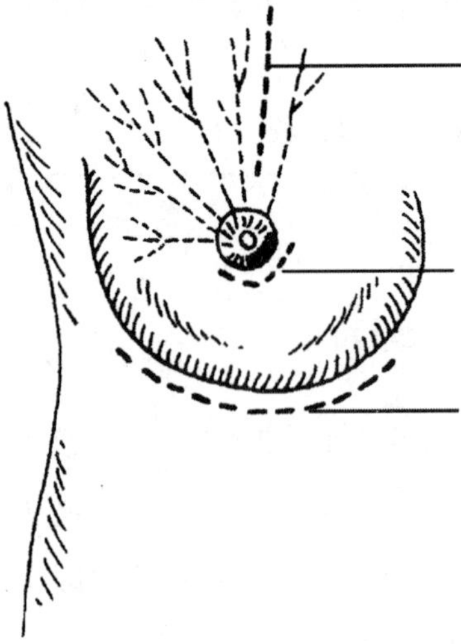

图 17-1　乳房脓肿的切口

2. 手术疗法　如患者患乳出现脓肿形成，以手术治疗为主。手术时为避免损伤乳管而形成乳瘘，应做放射状切口；如发生乳晕下脓肿应沿乳晕边缘做弧形切口；深部脓肿或乳房后脓肿可沿乳房下缘作弧形切口，经乳房后间隙进行引流（图 17-1）。切开后，用手指伸入轻轻分离脓肿造成粘连处，有利于脓液排出。当脓腔较大时，可在脓腔最低点另行切开作对口引流。

链 接　急性乳腺炎的预防措施

预防急性乳腺炎发生的关键在于避免乳汁淤积，防止乳头损伤，保持清洁卫生。应加强对产妇的健康卫生宣教，指导产妇哺乳前后用温水或肥皂水清洗乳头，如有乳头内陷，可经常进行提拉矫正。要养成定时哺乳、不含乳而睡、保持婴儿口腔清洁的良好习惯，每次哺乳后应及时排空乳汁，如有淤积，需按摩或用吸乳器排空乳汁，避免乳汁淤积。

二、乳腺囊性增生病

乳腺囊性增生病，简称乳腺病，为 25 ～ 40 岁女性的多发病。增生可发生于腺管周围并伴有大小不等的囊肿形成，囊内含淡黄色或棕褐色液体。本病常累及双乳，局限于单乳或某一部位者较少见。

【病因病机】 本病与雌、孕激素比例失调使乳腺实质增生过度和复旧不全相关。

【临床特征】 本病病程较长，发展缓慢，主要有以下特点：①乳房胀痛：一般于月经前发生或加重，经后减轻或消失，周期性较明显。严重者整个月经周期都伴随疼痛。②乳房肿块：一般呈多发性结节状，大小不一，质韧不硬，不粘连而可推动。③乳头溢液：

较少见，溢液多为浆液性，极少数患者出现血性溢液。

【辅助检查】 可采用乳腺超声、乳腺 X 射线摄影等检查手段，其结果与患者病史及临床表现相结合进行确诊。若患者出现局部乳腺增生肿块明显时，应注意与乳腺癌的鉴别。

【诊疗原则】

1. 非手术治疗　可采用口服中药逍遥散 3 ～ 9g，每日 3 次。对症状较重的患者可采用他莫昔芬治疗，于月经结束后 5 日口服，每次 10mg，每日 2 次，连用 15 日后停药。

2. 手术治疗　经药物治疗后肿块无明显消退者，或局部病灶出现疑似恶性病变时，应予以切除并做快速病理检查。如有不典型上皮增生，伴对侧乳腺癌或有乳腺癌家族史、年龄较大等高危因素者，可做单纯乳房切除术。

三、乳腺纤维腺瘤

乳腺纤维腺瘤是女性常见的乳房肿瘤，好发于 20 ～ 25 岁的青年女性，75% 为单发，少数为多发。

【病因病机】 乳腺纤维腺瘤主要与小叶内纤维细胞对雌激素的敏感性异常增高有关。

【临床特征】 患者多无明显自觉症状。肿块好发于乳房外上象限，质韧有弹性，表面光滑，易于推动，生长缓慢。月经周期对肿块的大小无明显影响。

【诊疗原则】 手术切除是治疗纤维腺瘤的最佳选择，术中应将肿瘤及其包膜一同切除，切除物进行常规病理检查。

链 接　乳房检查法

乳房检查包括视诊、触诊与特殊检查。视诊主要观察患者两侧乳房形状、大小是否对称，有无局部异常隆起或凹陷，皮肤是否光滑、有无红肿以及“橘皮样变”。两侧乳头是否在同一水平，是否出现乳头内陷等，还应注意乳头、乳晕有无糜烂。触诊应采用手指掌面按照乳房外上、外下、内下、内上象限的顺序进行检查，应注意先查健侧，后查患侧。特殊检查包括乳腺 X 射线摄影、超声及 MRI，也可进行活组织病理检查。临床上较常采用乳腺 X 射线摄影，也可用于乳腺癌的筛查。

四、乳　腺　癌

案例 17-1

患者，女性，49 岁。因“半年前洗澡时无意中发现左侧乳房有一‘蚕豆’大小肿块，无任何不适感，遂不在意，近来发现肿块较前明显增大，有‘核桃’大小，曾在外院门诊行药物治疗无效”遂来就诊。查体：触诊可触及直径约 3cm×5cm 大小肿块，质较硬，表面不光滑，活动性差。左侧腋下可扪及 1 ～ 2 个肿大的淋巴结，无触痛。

问题： 1. 该患者初步诊断是什么？

2. 应如何对其进行治疗？

乳腺癌是女性最常见的恶性肿瘤之一，在我国占全身各种恶性肿瘤的 7% ～ 10%，自女性 20 岁往后发病率逐渐上升，发病呈逐年上升趋势，多见于 45 ～ 50 岁的妇女。

【病因病机】 乳腺癌的病因尚不清楚，目前研究调查显示可能与遗传、营养因素、环境因素及生活方式有一定关系。我国乳腺癌患者发病年龄较年轻，其中，月经初潮年龄早、绝经年龄较晚、不孕或初次足月产年龄超过 35 岁等因素均与本病发病有一定的关系。另外，肥胖、营养过剩等因素也可增强雌激素对乳腺上皮细胞的刺激，从而增加发病机会。

【临床特征】

1. 局部表现

（1）乳房肿块　患者常于早期发现乳房出现无痛、单发的小肿块，肿块质地坚硬，表面不光滑，与周围组织分界不清故不易推动。

（2）乳房外形改变　肿块逐渐增大，可引起乳房局部皮肤隆起；当肿块侵及乳房悬韧带时，可牵拉肿瘤表面皮肤致其凹陷，形成“酒窝征”；当肿块侵及乳管使之收缩，可引起乳头内陷或被牵拉向癌肿一侧；若皮下淋巴管被癌细胞堵塞，则会引起淋巴回流障碍，出现真皮水肿，呈“橘皮样变”；当肿块较大，可凸出乳房表面，向皮肤破溃，形成癌性溃疡；若肿块向内侵入胸筋膜、胸肌，则肿块固定、不易推动。

考点 乳腺癌患者出现“酒窝征”“橘皮样变”的原因

（3）疼痛和溢血　乳腺癌发生肺转移时，可有胸痛、气急等，若出现骨转移，则出现局部疼痛；少数患者乳头可出现血性溢液。

（4）淋巴结转移　乳腺癌淋巴转移最早见于腋窝，肿大的淋巴结质硬、无痛，后期数目增多，融合成团，或与周围皮肤组织粘连。当腋窝主要淋巴管被癌细胞堵塞，将引起上肢淋巴水肿；进一步可引起锁骨上淋巴结，甚至对侧腋窝淋巴结肿大。

2. 全身表现　早期无明显症状，晚期可有乏力、贫血、恶病质等。

【辅助检查】

1. 乳腺超声　多用于年轻、妊娠期、哺乳期女性，可作为首选的影像学检查。

2. 乳腺 X 射线摄影　是目前最常用也最有效的检出方法。

3. MRI　是临床诊断的重要依据。

4. 病理学检查　将肿块完整切下送病理学检查，以确定病理类型。

【诊疗原则】 采用以手术为主的综合治疗。

1. 手术治疗　对于临床Ⅰ期、Ⅱ期患者，可采用保留乳房的乳腺癌切除术，但必须确保标本边缘无肿瘤细胞浸润，且术后必须辅以放疗。目前最常用的手术方式为乳腺癌改良根治术，分为两种术式：①保留胸大肌，切除胸小肌。②保留胸大肌、胸小肌。此两种术式保留胸肌，术后外观效果较好。手术方式的选择应结合患者本人意愿，对可切除的乳腺癌患者，手术应达到局部淋巴结最大程度的清除，以提高生存率。

2. 放射疗法　是乳腺癌局部治疗的手段之一。应用于肿块局部广泛切除后给予适当的放射治疗。在单纯乳房切除术后应根据患者的年龄、疾病分期分类等情况决定是否应用。

3. 化学疗法　在整个治疗过程中占重要地位。对低分化肿瘤患者常采用 ECT 方案（表柔比星、环磷酰胺、多西他赛），对分化较好的病例可采用 TC 方案（多西他赛、环磷酰胺）等，根据病情情况可在术后尽早用药。若患者肿瘤分化差、分期晚，可应用 TAC 方案（多西他赛、多柔比星、环磷酰胺）。如果出现局部晚期的病例，也可采用术前化疗，用于缩小肿瘤和探测肿瘤对药物的敏感性，提高手术成功概率。

4. 内分泌疗法　乳腺癌细胞中雌激素受体含量高者，采用内分泌治疗效果良好。例如，他莫昔芬可通过与雌二醇争夺雌激素受体或影响 DNA 基因转录等，抑制肿瘤细胞生长。绝经患者可采用芳香化酶抑制剂如来曲唑等，其效果优于他莫昔芬。

5. 靶向治疗　通过转基因技术制备的曲妥珠单抗对癌基因表皮生长因子受体 2（HER2）有过度表达者有良好效果，可降低患者术后复发转移风险，提高生存期。

第 2 节　胸部疾病

案例 17-2

患者，男性，72 岁，因“3 个月前开始咳嗽，为刺激性咳嗽，偶有白痰，在当地医院给予抗炎药治疗后无明显好转”，遂来院就诊。自诉咳嗽 3 个月，咳带血丝痰 1 周，吸烟史 40 年，1 ～ 2 包 / 日。肺部 CT 示：左肺上叶尖见块状稍高密度阴影，大小为 1.5cm×1.3cm×2.4cm，边缘毛刺征伴小分叶，纵隔结构清楚。

问题： 1. 该患者的初步诊断是什么？

2. 应如何确诊？

一、肺　　癌

肺癌是起源于支气管黏膜上皮或肺泡上皮的恶性肿瘤，故又名原发性支气管肺癌。在我国大城市中，肺癌的发病率居男性肿瘤发病的首位。肺癌好发于 40 岁以上的中老年男性，但近年来女性肺癌的发病率也明显增加。

【病因病机】　肺癌的病因尚不明确，目前认为长期大量吸烟是肺癌最重要的危险因素，吸烟开始年龄越早、吸烟量越大、年限越长，患肺癌的风险性越高。戒烟后肺癌的危险性会逐年下降，但吸烟的致病效应不会完全消失。其他致病因素包括空气污染、烹饪油烟、职业接触（砷、铬、镍、石棉、氡、铍、铬、硅、镍、烟煤尘和电离辐射等）、饮食因素、基因变异等。遗传因素也与本病有密切关联。

【分类分布】

1. 肺癌的分布　右肺多于左肺，上叶多于下叶。

2. 根据解剖结构分类　把位置上靠近肺门处的肺癌称中心型肺癌，位于肺周围组织的肺癌称为周围型肺癌。

3. 按病理学分类　可根据细胞类型将肺癌分为9种，常见的有4型：①鳞状细胞癌：与吸烟关系密切，男性好发，常为中心型肺癌。生长较慢，病程较长。一般先经肺门淋巴结转移，血行转移较晚，对放疗及化疗较敏感，早期手术，预后较好。②腺癌：近年来发病呈明显上升趋势，女性患者占多数，可能与吸入烹饪油烟等因素相关。腺癌已超越鳞状细胞癌成为目前最常见的肺癌，发病年龄普遍低于鳞状细胞癌和小细胞肺癌，多为周围型，生长较慢，但有时在早期便发生血行转移，而淋巴结转移较晚。③小细胞肺癌：因细胞形态如燕麦，故又称燕麦细胞癌。小细胞肺癌与吸烟关系密切，好发于老年男性，多为中心型肺癌，高度恶性，生长快，早期便可出现淋巴及血行转移。虽然对放疗、化疗较敏感，但是早期即可发生耐药，预后最差。④大细胞癌：较少见，与吸烟有关，好发于老年男性，常为周围型肺癌，癌细胞分化程度低，预后差。

考点 肺癌常见的病理分型

【临床特征】　肺癌的临床表现与癌肿的部位、大小、是否压迫邻近器官和有无转移等密切相关。

1. 咳嗽　为肺癌最常见的症状，当癌肿发生于较大的支气管时，可出现刺激性咳嗽。

2. 咳血痰　常见于中心型肺癌，表现为痰中带血点、血丝或小量咯血。

3. 局部压迫症状　如压迫膈神经，引起同侧膈肌麻痹；压迫喉返神经，出现声音嘶哑、声带麻痹；压迫上腔静脉，引起上腔静脉阻塞综合征；侵犯胸膜，出现胸腔血性积液导致气促；肿瘤侵入纵隔压迫食管，引起吞咽困难；侵入纵隔和压迫颈交感神经等，可引起同侧上眼睑下垂、瞳孔缩小、眼球内陷、面部无汗等颈交感神经综合征（Horner综合征）。

4. 淋巴结转移情况　侵入的器官不同，所产生的临床症状也各不相同。若侵及脑组织，可出现头痛、恶心及神经系统症状；若发生骨转移会引起骨痛；肝转移则会导致右上腹疼痛、肝大等；若侵及皮肤则可触及皮下结节。

5. 副瘤综合征　少数肺癌患者由于肿瘤产生内分泌物质，会出现骨关节病、库欣综合征（Cushing综合征）、兰伯特-伊顿综合征（Lambert-Eaton综合征）、男性乳腺增大等，这些症状在切除肺癌后有可能消失。

考点 肺癌晚期的局部压迫症状

【辅助检查】

1. CT　低剂量胸部CT（LDCT）是发现早期肺癌的最有效手段，因其薄层扫描密度分辨率较高，故能显示一般X线检查隐藏区的早期癌灶。早期肺腺癌可在CT中表现为磨玻璃样病灶，中心型肺癌则为肺门肿块或支气管内占位等。肺癌高风险人群原则上每年进行1次LDCT检查。

2. PET-CT　可用于肺结节的鉴别诊断、肺癌分期、转移灶检测、疗效评价、肿瘤复发转移监测等。

3. MRI 肺上沟瘤或对碘过敏不能行增强 CT 扫描的患者，可考虑行 MRI 检查。

4. 痰细胞学检查 是一种普查和诊断的简单有效的方法。清晨起床后取患者咳出的新鲜痰液进行送检，可从患者痰液中找出肺癌脱落的癌细胞，对于中心型肺癌更为有效。临床疑似肺癌者应连续送检痰液 3 次及以上做细胞学检查。

5. 支气管镜检查 观察气管、支气管中有无病变，取得病理证据。

6. 经胸壁穿刺针吸活组织检查 如疑为周围型肺癌者，在 CT 或超声引导下经胸壁穿刺针吸活组织检查，但有产生气胸、血胸或针道种植转移的风险，只用于无手术指征的肺癌患者病理取材。

7. 胸腔积液检查 对疑似肺癌转移所致胸腔积液，可抽取胸腔积液做细胞学检查，寻找癌细胞。

链 接 肺癌高风险人群

年龄≥ 50 岁，且符合以下任意一项者。

1. 吸烟包年数≥ 20 包年，包括曾经吸烟≥ 20 包年，但戒烟不足 15 年。吸烟包年数 = 每天吸烟的包数（每包 20 支）乘以吸烟年数。

2. 与吸烟人群共同生活或同时工作≥ 20 年。

3. 患有慢性阻塞性肺疾病。

4. 有职业暴露史（砷、铬、镍、石棉、氡、铍、铬、硅、镍、烟煤尘和电离辐射等）至少 1 年。

5. 有一级亲属，即父母子女及兄弟姐妹确诊肺癌。

【诊疗原则】 除肺癌早期患者适用于手术治疗外，其他应以非手术治疗为主。肺癌预后较差，如早期发现、早期治疗，5 年生存率可显著提高。

1. 手术治疗 早期肺癌通过手术治疗通常能达到治愈效果。通常首选肺叶切除术伴淋巴结清扫。在临床上应以肿瘤的类型与患者的耐受程度，分为扩大切除术与局部切除术。周围型肺癌一般首选肺叶切除术，中心型肺癌多需要切除患侧全肺。

2. 放射疗法 适用于出现纵隔淋巴结转移的肺癌，因高龄或心肺器质性病变无法耐受手术的肺癌早期患者或术后辅助治疗也可选用放射疗法。在各种类型的肺癌中，以小细胞肺癌对放射疗法敏感性较高，鳞状细胞癌次之。

3. 化学疗法 常用环磷酰胺、甲氨蝶呤、5- 氟尿嘧啶、长春新碱、顺铂等，在各种类型的肺癌中小细胞肺癌对化疗最为敏感，疗效也最好；其次是鳞状细胞癌，腺癌的敏感度最低。但此法易产生副作用，如恶心、呕吐、食欲减退、脱发、白细胞减少等。如出现严重胃肠道反应，应及时调整药量或暂缓给药。

4. 靶向治疗 对肿瘤治疗效果较好，针对性强，副作用轻。在我国肺腺癌人群中，女性、非吸烟者是最重要的治疗靶点。

5. 免疫治疗 可以纠正被肺癌细胞表达的程序性死亡受体配体 1（PD-L1）分子抑制的免疫反应，从而特异性杀伤肿瘤，可使少数晚期患者获得远期生存。

链 接 吸烟与肿瘤的关系

吸烟是许多疾病如慢性阻塞性肺疾病、心血管疾病等的罪魁祸首，也与肿瘤密切相关。众所周知，吸烟会导致肺癌发生的概率大大升高。此外，烟草也与鼻咽癌、食管癌、胃癌、肝癌、结直肠癌、膀胱癌、肾癌、乳腺癌、宫颈癌等几十种癌症息息相关。吸烟者肺癌发生的可能性是非吸烟者的 10 ～ 20 倍。吸烟既是癌症发生的危险因素，又严重影响癌症的治疗效果。

二、食 管 癌

食管癌是目前全球第八大癌症，我国是世界上食管癌较为高发的地区之一。食管癌好发于 40 岁以上的男性患者，是一种常见的上消化道恶性肿瘤。

【病因病机】 食管癌的确切病因尚不清楚，可能与以下因素有关：①吸烟与酗酒。②缺少某些微量元素（如钼）及维生素。③不良饮食习惯，如进食过快，食物过热、过硬，致食管慢性炎症和损伤。④食物中亚硝胺类物质含量高，霉菌、毒素污染食物。⑤遗传因素。

癌肿多位于胸中段食管，下段次之，上段较少。按病理形态，可分为四型。①髓质型：管壁增厚向腔内外扩展，恶性程度高。②缩窄型：瘤体呈环形狭窄，较早引起梗阻。③蕈伞型：瘤体向食管腔内如蘑菇样凸起生长。④溃疡型：瘤体黏膜面深凹而边缘清楚，深入肌层。

考点 食管癌的病理分型

癌细胞起源于食管黏膜，最先向黏膜下层扩散，继而向上、下及全层浸润，一旦透过纤维外膜，即可侵入邻近器官。食管癌主要经淋巴转移，到达与肿瘤部位相应的局部淋巴结，但血行转移较晚。

【临床特征】 早期症状不明显，可在吞咽坚硬食物时偶有不适，如胸骨后烧灼样、针刺样、牵拉摩擦样疼痛，进食停滞感，食管内异物感等，哽噎感可随吞咽水后缓解或消失。中晚期出现典型的进行性吞咽困难，先是干硬粗糙食物、继而半流质食物、最后水或唾液皆不能咽下。若出现持续胸、背痛，夜间尤甚，说明食管外组织已受侵犯。当癌肿侵犯喉返神经，常出现声音嘶哑；当癌肿侵入支气管，则形成气管食管瘘，出现饮水或进食剧烈呛咳，继发肺部感染，最后出现恶病质状态；若出现肝、脑等转移，则出现腹水、昏迷等。

【辅助检查】 纤维食管镜检查及活检为最主要、最常用的检查法，不仅能在食管镜下观察病变情况，还可取材做病理检查，可用于确诊。

【诊疗原则】 多采用手术与放、化疗联合应用的综合治疗方案。

1. 手术治疗 外科治疗是食管癌的主要根治性手段之一。凡全身情况允许、无远处转移、尚未发现喉返神经等受累者，应及时手术探查，争取对肿瘤进行完全性切除，伴淋巴结清扫。可酌情选用胃、结肠或空肠重建食管，但此法较常见的术后并发症是吻合口瘘和吻合口狭窄。对于晚期食管癌不适宜手术患者，可采用食管腔内置管术、胃造瘘术等，以改善患者生活质量。

2. 放射疗法 术前放疗可提高远期生存率；对术中切除不完全的残留癌组织，可于术后3～6周开始进行放疗。如有手术禁忌证且尚可耐受放疗者，也可采用单纯放射疗法。

3. 化学疗法 分为姑息性化疗、新辅助化疗（术前）、辅助化疗（术后）等，可根据患者病情制订个体化方案，以提高疗效。但应定期检查血常规，并注意药物不良反应。

局部晚期食管癌建议放、化疗联合使用。

自 测 题

单项选择题

A 型题

1. 急性乳腺炎好发人群是（ ）

A. 初产妇哺乳期　B. 产妇哺乳期
C. 女性妊娠期　D. 非哺乳期
E. 以上均是

2 急性乳腺炎早期治疗中，不正确的是（ ）

A. 患乳停止哺乳，吸净乳汁
B. 局部热敷
C. 局部理疗
D. 切开引流
E. 感染可采用抗菌药物治疗

3. 症状与月经周期有关的乳腺疾病是（ ）

A. 乳腺囊性增生病　B. 乳腺纤维瘤
C. 乳腺癌　D. 乳腺炎
E. 以上均是

4. 乳腺纤维瘤好发部位是（ ）

A. 乳腺内下象限　B. 乳腺内上象限
C. 乳腺外上象限　D. 乳腺外下象限
E. 以上均是

5. 当乳腺癌无法确诊时，应（ ）

A. 内分泌治疗　B. 放射治疗
C. 活组织检查　D. B 超检查
E. MRI

6. 患者突然发生胸闷、咳嗽、痰中带血，为确诊应首选（ ）

A. 支气管镜　B. 肺 CT 检查
C. 胸部 X 线检查　D. 胸穿活检
E. 痰培养

7. 肺癌早期最常见的表现是（ ）

A. 刺激性咳嗽
B. 顽固性胸痛
C. 声音嘶哑
D. 锁骨上淋巴结肿大
E. 咯血

8. 食管癌最有价值的检查（ ）

A. 拉网法　B. 胸部 X 线检查
C. 纤维食管镜　D. CT
E. 痰培养

（陈禹西）

第 18 章 腹部疾病

学习目标

1. 素质目标　培养学生为腹部疾病患者提供人文关怀的意识，具有主动为此类疾病患者减轻痛苦的服务意识。

2. 知识目标　掌握各类腹部疾病的临床表现、处理原则与治疗要点，理解各类腹部疾病的病因、类型、病理生理过程、辅助检查与转归，了解各类腹部疾病的概念。

3. 能力目标　能熟练运用所学的临床治疗程序对各类腹部疾病实施整体治疗。

第 1 节　急性腹膜炎

急性腹膜炎，又称急性化脓性腹膜炎，是由于细菌感染、化学性或物理性损伤等引起的腹腔脏腹膜和（或）壁腹膜的急性炎症。按病因可分为细菌性和非细菌性，按发病机制可分为原发性和继发性，按累及范围可分为弥漫性和局限性两类。

一、继发性腹膜炎

案例 18-1

患者，男性，36 岁，因“突发上腹痛 6h 余，伴恶心，呕吐，呕吐物为胃内容物，约 50ml，非喷射性，无黑便”就诊。查体：全腹肌紧张，明显压痛和反跳痛。

问题：1. 该患者最可能患的疾病是什么？

2. 对该病的药物治疗，主要使用哪种类型的药物？

继发性腹膜炎是指因腹腔内原发病波及腹膜和腹膜腔所引起的急性炎症性病变，是急性腹膜炎最常见的类型。临床以腹胀、腹痛、恶心、呕吐、感染性中毒症状、腹部压痛、反跳痛和腹肌紧张为主要特点。

【病因病机】

1. 病因　引起继发性腹膜炎的细菌主要是胃肠道内的正常菌群，以大肠埃希菌最多见，其次为厌氧杆菌、链球菌、变形杆菌等，继发性腹膜炎多为混合性感染，故毒性较强。常见的病因有以下几种。

（1）腹内脏器穿孔或破裂　腹腔内空腔脏器穿孔、损伤引起的腹壁或内脏破裂，是继发性腹膜炎最常见的原因，如胃十二指肠溃疡急性穿孔，急性胆囊炎胆囊壁坏死穿孔，外伤造成的肠管、膀胱破裂等，导致相应的胃肠内容物、胆汁、尿液进入腹腔产生化学性刺激，诱发化学性腹膜炎，继发感染后导致急性腹膜炎。

(2)腹内脏器炎症扩散 也是继发性腹膜炎的常见原因，如急性阑尾炎、急性胰腺炎、女性生殖系统化脓性感染等，含有细菌的渗出液在腹腔内扩散，引起急性腹膜炎。

(3)腹内脏器缺血 因肠套叠、肠扭转、嵌顿性疝等引起器官缺血、缺氧，最终器官坏死，内容物漏入腹腔，引起急性腹膜炎。

(4)其他 如腹腔内出血、脓肿破裂、腹部手术导致的医源性感染、腹壁严重感染等。

考点 继发性腹膜炎最常见的原因是腹内脏器穿孔或破裂

2. 发病机制 胃肠内容物和细菌进入腹腔后，立即发生充血、水肿，继而产生大量浆液性渗出液以稀释腹腔内的毒素，并出现大量的巨噬细胞、中性粒细胞，加上坏死组织、细菌和凝固的纤维蛋白，使渗出液变混浊而成为脓液，大量的细菌与毒素经腹膜吸收、区域淋巴管进入血液，从而引起一系列全身反应。

【临床特征】

1. 症状

(1)腹痛 是最主要的症状。一般呈持续性剧烈腹痛，常难以忍受。深呼吸、咳嗽、转动身体时疼痛加剧。腹痛先从原发病变部位开始，随炎症扩散而延及全腹。

(2)恶心、呕吐 腹膜受到刺激引起反射性恶心、呕吐，呕吐物多是胃内容物。

2. 体征

(1)生命体征 体温、脉搏的变化与炎症轻重有关。随着炎症加重，体温逐渐升高、脉搏逐渐加快，如果脉搏快而体温下降，是病情恶化的征象之一。

(2)感染中毒症状 早期可表现为寒战、高热、脉速、呼吸浅快、大汗、口渴。进一步发展后出现面色苍白、眼窝凹陷、皮肤干燥、肢端发凉、呼吸急促、口唇发绀、脉细微弱、血压下降、神志恍惚或不清等重度缺水、代谢性酸中毒及感染性休克等表现。

(3)腹部体征 腹胀明显，腹式呼吸减弱或消失。腹部压痛、反跳痛和腹肌紧张是腹膜炎的标志性体征。胃肠胀气时叩诊呈鼓音，胃十二指肠穿孔时肝浊音界缩小或消失，腹水较多时，移动性浊音阳性，肠鸣音减弱或消失。

【辅助检查】

1. 实验室检查

(1)血常规 白细胞计数及中性粒细胞比例增高。

(2)尿常规 可出现蛋白尿与管型尿，尿酮体可呈阳性。

(3)血生化 可提示酸中毒与水、电解质代谢紊乱。

2. 影像学检查

(1)腹部立位平片 胃肠穿孔可见膈下游离气体。

（2）腹部超声 腹腔内有不等量的液体。

（3）腹部 CT 对腹腔内实质性脏器病变（如急性胰腺炎）的诊断帮助较大，对评估腹腔内液体量也有一定帮助。

（4）腹部 MRI 可用于腹腔脓肿和腹内实质脏器病变的诊断。

3. 诊断性腹腔穿刺 根据抽出液的性质可判断病因病情。

4. 腹腔镜检查 可用于弥漫性腹膜炎的诊治，尤其是原因不明的腹膜炎，可提高诊断准确率，避免不必要的剖腹探查。

【诊疗原则】

1. 诊断 根据病史及典型体征，白细胞计数及分类，腹部 X 线检查，超声或 CT 检查结果等综合分析，继发性腹膜炎的诊断一般不难。

2. 治疗

（1）非手术治疗 病情较轻或病程已超过 24h，且腹部体征已减轻或有减轻趋势者；伴有严重心、肺等脏器疾病不能耐受手术者，可行非手术治疗，包括：①一般取半卧位，休克患者取半卧位或休克体位。②禁食、胃肠减压。③纠正水、电解质代谢紊乱。④合理应用抗菌药物。⑤补充热量和营养支持。⑥镇静、镇痛和吸氧。

（2）手术治疗 经非手术治疗 6 ～ 8h，腹膜炎症状和体征不缓解或反而加重者；腹腔内原发病严重，如胃肠道、胆囊坏死穿孔，绞窄性肠梗阻，腹腔脏器损伤破裂或胃肠道手术后吻合口瘘所致的腹膜炎；腹腔内炎症较重，尤其是有休克表现者；腹膜炎病因不明且无局限趋势者，需要及时手术治疗，包括：①处理原发病，如胃、十二指肠溃疡穿孔要做胃大部切除或穿孔修补术，坏疽的阑尾、胆囊和坏死的肠管应及时切除。②彻底清洁腹腔。③充分引流。④术后处理：继续禁食、胃肠减压、补液、应用抗菌药物和营养支持治疗，保证引流管通畅。

二、腹腔脓肿

腹腔脓肿指腹腔内某一间隙或部位的局限性脓液积聚，是膈肌以下、盆底以上躯干的腹腔内任何部位脓肿的总称。腹腔脓肿可为一个或数个，以脓肿发生的部位命名，包括膈下脓肿、盆腔脓肿和肠间脓肿，其中膈下脓肿、盆腔脓肿最多（图 18-1）。

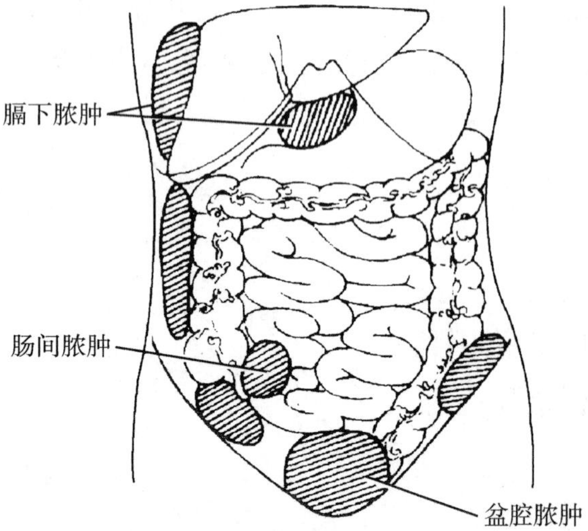

图 18-1 腹腔脓肿好发部位

【病因病机】

1. 病因 多继发于急性腹膜炎、腹内脏器穿孔、炎症，或腹腔内手术形成的脓液在腹腔内积聚，原发性感染少见。

2. 发病机制 脓液在腹腔内积聚，被肠管、内脏、网膜或肠系膜等粘连并包围，与游离腹腔隔离，形成腹腔脓肿。

【临床特征】

1. 膈下脓肿

（1）全身症状　发热，初为弛张热，脓肿形成后呈持续高热，也可为中等程度的持续发热，39℃左右。脉率增快，舌苔厚腻。逐渐出现乏力、衰弱、食欲缺乏、消瘦等全身表现。

（2）局部症状　多不典型，常见症状包括脓肿部位持续性钝痛，深呼吸时加重，可有肩、颈部牵涉痛；脓肿刺激膈肌可引起呃逆；膈下感染可出现胸腔积液，重者出现咳嗽、胸痛、气促等表现。

（3）体征　季肋区叩痛；右膈下脓肿可使肝浊音界扩大；病侧胸部下方呼吸音减弱或消失。

2. 盆腔脓肿

（1）症状　急性腹膜炎治疗过程中，出现体温下降后又升高，常有典型的直肠或膀胱刺激症状，如里急后重、大便频而量少、黏液便或伴尿频、排尿困难等。

（2）体征　腹部检查多无阳性体征。直肠指检可发现肛门内括约肌松弛，直肠前壁饱满、有触痛，有时可触及波动感。

3. 肠间脓肿　如脓肿周围广泛粘连，可发生不同程度的粘连性肠梗阻。患者出现化脓感染症状，并有腹胀、腹痛、腹部压痛或扪及包块。

【辅助检查】

1. 实验室检查　膈下脓肿血常规示白细胞计数升高、中性粒细胞比例增高。

2. 胸、腹部 X 线检查　膈下脓肿可见患侧膈肌升高，随呼吸活动受限或消失，肋膈角模糊、积液，膈下可见占位阴影。肠间脓肿可见肠壁间距增宽及局部肠管积气，也可见小肠液气平面。

3. 腹部超声　膈下脓肿在超声引导下穿刺可抽出脓液确诊；盆腔脓肿做下腹部超声及经直肠或阴道超声检查有助于明确诊断。

4. CT 检查　可进一步明确膈下脓肿、盆腔脓肿的诊断。

【诊疗原则】

1. 诊断

（1）膈下脓肿　可根据患者急性腹膜炎或腹腔内脏器的炎症，或腹部手术数日后出现发热、腹痛的病史，以及临床表现和辅助检查做出诊断。

（2）盆腔脓肿　根据患者急性腹膜炎治疗过程中曾有阑尾穿孔或结直肠手术后的病史，以及临床表现和超声检查等不难诊断。

（3）肠间脓肿　可根据患者急性腹膜炎治疗过程中出现粘连性肠梗阻或化脓性感染等表现，以及临床症状和体征以及腹部 X 线检查等诊断。

2. 治疗

（1）手术治疗　经超声和CT确定脓肿位置后，膈下脓肿可采用脓肿切开引流术进行治疗，但目前此治疗方法已很少用。对盆腔脓肿较大者必须手术切开引流。

（2）经皮穿刺置管引流术　适用于与体壁较近、局限性的单房膈下脓肿，可同时抽尽脓液、冲洗脓腔、注入有效的抗菌药物进行治疗。

（3）非手术治疗　小的膈下脓肿可采用支持治疗，包括补液、输血、营养支持和抗菌药物应用。盆腔脓肿较小或尚未形成时，应用抗菌药物，辅以热水坐浴、物理透热等治疗。肠间脓肿主要应用抗菌药物、物理透热及全身支持治疗。

第2节　腹　外　疝

案例18-2

患儿，男性，2岁，因“右侧腹股沟区反复突出肿物1周，哭闹时突出明显，平卧后可消失”入院。查体：右侧腹股沟区可扪及一约3cm×2cm×4cm梨形带蒂肿物，质地软，无触压痛，咳嗽冲击试验阳性，透光试验阴性。

问题： 1. 该患儿最有可能诊断为什么病？

2. 如果确诊，应该如何进行下一步治疗？

体内脏器或组织离开其正常解剖部位，通过先天或后天形成的薄弱点、缺损或空隙进入另一部位，称为疝。疝多发生于腹部，以腹外疝多见。腹外疝是由于腹壁强度降低，腹内压力突然增高导致腹腔内的脏器或组织连同腹膜壁层，经腹壁薄弱点或空隙向体表突出而形成（图18-2）。

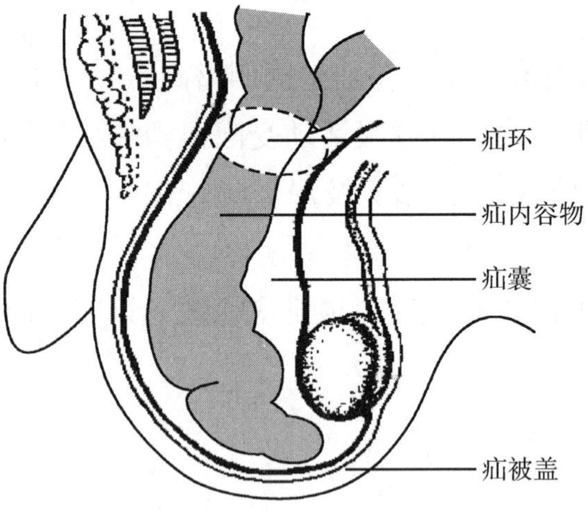

图18-2　腹外疝的解剖结构

腹外疝以疝环部位作为命名依据，可分为腹股沟疝、股疝、切口疝、脐疝和上腹疝等，以腹股沟疝最为常见。腹外疝按疝内容物的病理变化和临床表现，可分为可复性疝、难复性疝、嵌顿性疝和绞窄性疝。

腹股沟疝

腹股沟疝是指发生在腹股沟区的腹外疝，即腹腔内的器官或组织通过腹壁上腹股沟区域存在的缺损，向体表有凸起的结构，腹壁缺损可以是先天的或后天形成的，按疝发生的解剖部位分为斜疝、直疝、股疝、复合疝、股血管周围疝。典型的腹股沟疝具有疝环（颈）、疝囊、疝内容物和疝被盖等结构。

疝囊经过腹壁下动脉外侧的腹股沟管深环（内环）突出，向内、向下、向前斜行经过腹股沟管，再穿出腹股沟管浅环（皮下环），并可进入阴囊，称为腹股沟斜疝。疝囊经腹壁下动脉内侧的直疝三角直接由后向前突出，不经过内环，也不进入阴囊，称为腹股沟直疝。其中，腹股沟斜疝最多见，占全部腹外疝的 75% ～ 90%。

考点 腹股沟斜疝是最常见的腹股沟疝

【病因病机】

1. 发病原因

（1）腹壁强度降低　引起腹壁强度降低的常见潜在因素有某些组织穿过腹壁的部位，如精索或子宫圆韧带穿过腹股沟管、股动静脉穿过股管等；腹白线发育不全；手术切口愈合不良、外伤、感染、腹壁神经损伤、老年、肥胖所致肌萎缩等。

（2）腹内压力增高　慢性咳嗽、便秘、排尿困难、搬运重物、举重、腹水、妊娠、婴儿经常啼哭等。

考点 腹股沟疝的发病原因有腹壁强度降低、腹内压力增高

2. 发病机制

（1）先天性解剖异常　在婴儿出生后，如鞘突不闭锁或闭锁不完全，就成为先天性斜疝的疝囊。

（2）后天性腹壁薄弱或缺损　腹横筋膜和腹横肌收缩可关闭腹股沟深环，如腹横筋膜薄弱或缺损、腹横肌和腹内斜肌发育不全则不能关闭而容易发生疝。

【临床特征】

1. 腹股沟斜疝

（1）突出的肿块　是腹股沟斜疝的基本临床表现。在久站、行走、劳动、咳嗽、用力排便等腹压增高时在腹股沟区出现肿块。肿块可因不同临床类型的疝而表现不同。①可复性斜疝：体积较小，在患者平卧或用手将肿块向腹腔推进时，肿块可消失。肿块明显时可穿过浅环甚至进入阴囊或大阴唇。包块带蒂柄，多呈梨形，上端狭小，下端宽大。做阴囊透光试验，包块一般不透光。②难复性斜疝：肿块不能完全回纳。③嵌顿性疝：表现为肿块突然增大，并伴有明显疼痛，肿块不能推回。④绞窄性疝：为嵌顿性疝病程的延续，疝内容物出现血运障碍，若不及时处理可发生严重的并发症，可因肠穿孔、腹膜炎而危及生命。

（2）机械性肠梗阻表现　嵌顿性疝被嵌顿的内容物为肠袢时表现为腹部绞痛、恶心、呕吐、停止排便排气、腹胀等机械性梗阻的临床表现。若不及时解除梗阻，症状常逐渐加重，终将发展成绞窄，肠管壁因缺血而坏死，甚至穿孔。

2. 腹股沟直疝　常见于老年体弱者，表现为患者直立时，在腹股沟内侧端、耻骨结节上外方出现一半球形肿块，多不伴有疼痛及其他症状，平卧后多能自行消失。

【诊疗原则】

1. 诊断

（1）根据腹股沟疝的病史及临床表现多可做出诊断。诊断困难时可做 CT 或立位 B

超检查，了解肠袢膨出、腹壁缺损的大小，有助于鉴别诊断。

（2）鉴别诊断

1）腹股沟斜疝与直疝的鉴别，见表 18-1。

表 18-1 腹股沟斜疝与直疝的鉴别表

鉴别项	腹股沟斜疝	腹股沟直疝
发病年龄	多见于儿童及青壮年	多见于老年
突出途径	经腹股沟管突出，可进入阴囊	由直疝三角突出，不进入阴囊
疝块外形	椭圆或梨形，上部呈蒂柄状	半球形，基底较宽
回纳疝块后压住内环	疝块不再突出	疝块仍可突出
外环口指诊	外环扩大，咳嗽时有冲击感	外环大小正常，无咳嗽冲击感
精索与疝囊的关系	精索在疝囊后方	精索在疝囊前外方
疝囊颈与腹壁下动脉的关系	疝囊颈在腹壁下动脉外侧	疝囊颈在腹壁下动脉内侧
嵌顿机会	较多	较少

2）睾丸鞘膜积液：肿物全部局限在阴囊内，出现后不能还纳，透光试验阳性。

3）精索鞘膜积液：肿物位于腹股沟睾丸上方，体积较小，出现后不能回纳。牵拉同侧睾丸时，肿物可随之上下移动，透光试验阳性。

4）交通性鞘膜积液：阴囊肿物在起床或站立活动后出现，并逐渐增大，平卧和睡觉后逐渐缩小。用手挤压阴囊时肿物体积可缩小，透光试验阳性。

5）隐睾：包块体积较小，边界清楚，压之出现特有的胀痛感，患侧阴囊空虚。

2. 治疗

（1）非手术治疗　1 岁以下婴幼儿可暂不手术。年老体弱或伴有其他严重疾病而禁忌手术者。

（2）手术治疗　手术修补是腹股沟疝最有效的治疗方法，有如下 3 种。①传统的疝修补术：基本原则是疝囊高位结扎、加强或修补腹股沟管壁。②无张力疝修补术：是在无张力情况下，利用人工高分子材料网片进行修补，具有术后疼痛轻、恢复快、复发率低等优点。③经腹腔镜疝修补术：具有创伤小、术后疼痛轻、恢复快、复发率低、无局部牵扯感等优点。目前临床应用越来越多。

（3）绞窄性疝和嵌顿性疝的处理原则　绞窄性疝的内容物已坏死，必须及早手术。嵌顿性疝具备下列情况的可先试行手法复位：嵌顿时间在 3 ～ 4h 内，局部压痛不明显，也无腹部压痛或腹肌紧张等腹膜刺激征；年老体弱或伴有其他严重疾病而估计肠袢尚未绞窄坏死者。除上述情况外，嵌顿性疝原则上需要紧急手术治疗，以防止疝内容物坏死并解除伴发的肠梗阻。

第 3 节　肠道疾病

一、急性阑尾炎

案例 18-3

患者，女性，16 岁。因“转移性右下腹痛，伴恶心呕吐 2h”入院。呕吐物为胃内容物、量少。查体：T 39.2℃，P 110 次 / 分，腹部平坦，右下腹麦氏点有明显的压痛、反跳痛、肌紧张。实验室检查：WBC 11.3×10^9/L，NE 90%。

问题：1. 该患者最可能的诊断是什么？

2. 该患者确诊后，应采取的治疗措施是什么？

急性阑尾炎是外科常见病，是最多见的急腹症。是由多种革兰氏阴性菌引起的阑尾混合性化脓感染。临床以转移性右下腹疼痛、胃肠道症状、右下腹压痛、腹膜刺激征等为主要特点。阑尾炎一旦确诊，即应早期施行阑尾切除术。

链　接　腹腔镜阑尾切除术

是随着腹腔镜技术发展而兴起的一种新的手术方法。1983 年，库尔特・塞姆（Kurt Semm）报道了首例经腹腔镜切除非急性炎症的阑尾手术。腹腔镜阑尾切除术与传统开腹阑尾炎切除术比较，其优越性是住院时间短，术后并发症少，恢复快。对术前不能确诊的病例，术中探查较开腹手术视野宽阔；对腹膜后、肝下异位阑尾寻找和切除更显其优越性；对肥胖患者更适合。腹腔镜阑尾切除术，是一种安全、可靠的微创手术方法。

【病因病机】

1. 发病原因

（1）阑尾管腔阻塞　是该病最常见的病因，淋巴滤泡明显增生、粪石均可导致阑尾管腔阻塞。

（2）细菌入侵　由于阑尾管腔阻塞，肠道内的革兰氏阴性杆菌和厌氧菌繁殖，分泌毒素，损伤黏膜上皮并使黏膜形成溃疡，造成阑尾缺血，最终造成梗死和坏疽。

2. 临床病理分型　根据急性阑尾炎的临床过程和病理解剖学变化，可分为四种病理类型。

（1）急性单纯性阑尾炎　属轻型或病变早期，病变局限于黏膜和黏膜下层，临床体征及症状均较轻。

（2）急性化脓性阑尾炎　常由急性单纯性阑尾炎发展而来，病变可侵及阑尾的肌层及浆膜层，并可有小脓肿形成，临床体征及症状均较重。

（3）坏疽性及穿孔性阑尾炎　是一种重型阑尾炎，阑尾管壁坏死或部分坏死，如穿孔未被包裹，感染扩散，可引起急性弥漫性腹膜炎。

（4）阑尾周围脓肿　急性阑尾炎发生坏疽或穿孔，如果此过程进展较慢，大网膜可将阑尾包裹并粘连，可形成炎性肿块或阑尾周围脓肿。

【临床特征】

1. 症状

（1）腹痛　典型的腹痛发作于上腹部，逐渐移向脐部，于 6 ～ 8h 后转移并局限在右下腹，70% ～ 80% 的患者具有这种典型的转移性腹痛的特点。但不同类型及不同位置的阑尾炎，其腹痛的严重程度及部位也有差别。

（2）胃肠道症状　发病早期可能有厌食、恶心、呕吐、腹泻等现象，但程度较轻。弥漫性腹膜炎时可致麻痹性肠梗阻，腹胀、排气排便减少。

（3）全身症状　早期乏力。炎症重时可出现中毒症状，如出现心率增快、寒战、高热，阑尾穿孔时，达 39℃或 40℃。

考点 急性阑尾炎最典型的症状是转移性右下腹痛

2. 体征

（1）右下腹压痛　是急性阑尾炎最常见的重要体征。压痛点通常位于麦氏点（图 18-3），可随阑尾位置的变异而有所变化，但始终在一个固定的位置上。炎症加重时，压痛范围随之扩大。当阑尾穿孔时，疼痛和压痛的范围可波及全腹。

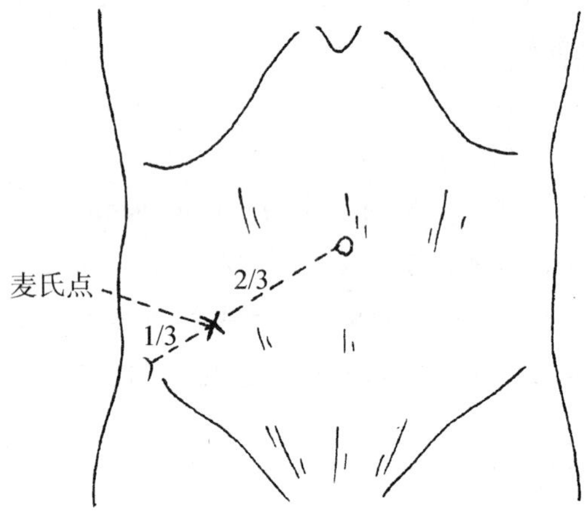

图 18-3　阑尾麦氏点

考点 急性阑尾炎最常见的体征是右下腹压痛

（2）腹膜刺激征　当阑尾炎症加重，出现化脓、坏疽或穿孔时，可出现壁腹膜受炎症刺激出现的防卫性反应，如反跳痛、腹肌紧张、肠鸣音减弱或消失等体征。但小儿、老人、孕妇、肥胖者、体质虚弱者或盲肠后位阑尾炎患者，腹膜刺激征象可不明显。

（3）右下腹包块　阑尾周围脓肿形成时，右下腹饱满，可扪及一压痛性包块，边界不清，固定。

（4）其他体征　结肠充气试验、腰大肌试验、闭孔内肌试验均为阳性。

3. 并发症

（1）急性阑尾炎的并发症　①腹腔脓肿：是阑尾炎未经及时治疗的后果。②内、外瘘形成：因阑尾周围脓肿未及时引流，脓肿向小肠或大肠内、膀胱、腹壁穿破而形成。③化脓性门静脉炎：阑尾急性感染时，阑尾静脉中的感染性血栓沿着肠系膜上静脉至门静脉所致。

（2）阑尾切除术后并发症　①出血：阑尾系膜的结扎线松脱，引起系膜血管出血。②切口感染：是最常见的术后并发症，在化脓和穿孔性急性阑尾炎中多见。③粘连性肠梗阻：是较常见的并发症，与局部炎症重、手术损伤、切口异物、术后卧床等多种原因有关。④阑尾残株炎：阑尾残端保留过长，当超过 1cm 时，术后残株可炎症复发。⑤粪瘘：

很少见。

【辅助检查】

1. 实验室检查　大多数急性阑尾炎患者的白细胞和中性粒细胞比例增高。

2. 腹部平片　可见盲肠扩张和液气平面。

3. 腹部超声　有时可发现肿大的阑尾或脓肿。

4. 腹部 CT　有助于阑尾周围脓肿的诊断。

【诊疗原则】

1. 诊断　根据患者病史、临床症状、查体和实验室检查不难做出诊断。但必须与以下疾病鉴别：①胃十二指肠溃疡穿孔：患者多有溃疡病史，表现为突发的剧烈腹痛，X 线检查有膈下游离气体。②右侧输尿管结石：患者多有突发的右下腹阵发性剧烈绞痛，疼痛向会阴部、外生殖器放射，右下腹无明显压痛；B 超或 X 线检查可见结石阴影。③异位妊娠：患者为有停经史及阴道不规则出血史的育龄妇女，表现为突然下腹痛，阴道后穹隆穿刺有血，B 超检查有助于鉴别。④急性肠系膜淋巴结炎：多见于儿童，往往先有上呼吸道感染史，腹部压痛部位偏内侧，范围不太固定且较广，并可随体位变更。超声或 CT 检查发现腹腔淋巴结肿大，有助于鉴别诊断。

2. 治疗

（1）手术治疗　绝大多数急性阑尾炎一旦确诊，应早期施行阑尾切除术。此时手术操作较简易，术后并发症少。

（2）非手术治疗　仅适用于单纯性阑尾炎及急性阑尾炎的早期阶段，患者不接受手术治疗，全身情况差或客观条件不允许，或有手术禁忌证者，主要措施包括选择有效的抗菌药物和补液治疗。

二、肠　梗　阻

案例 18-4

患者，男性，32 岁，因“反复腹痛 2 个月，加重并停止排便 2 天，伴恶心呕吐，呕吐物呈粪样，并停止排便”入院。查体：全腹压痛，左侧尤甚，伴反跳痛和肌紧张，移动性浊音阳性，肠鸣音弱。半年前因急性阑尾炎化脓穿孔行阑尾切除术。

问题： 1. 该患者的诊断是什么？

2. 为进一步诊断，应进行哪些检查？

任何原因引起的肠内容物通过障碍统称为肠梗阻，是常见的外科急腹症之一。肠梗阻不但可引起肠管形态和功能上的改变，还可导致一系列全身性病理生理改变，严重时可危及患者的生命。

【病因及分类】

1. 病因

（1）机械性原因　最常见。是由于各种原因引起肠腔变狭小，使肠内容物通过发生障碍。如粪块、异物等阻塞肠腔，粘连及束带压迫、肠管扭转使肠管受压，因肿瘤、炎症等使肠腔变狭小。

（2）动力性原因　又分为麻痹性和痉挛性两类。是由于神经反射或毒素刺激引起肠壁肌功能紊乱，使肠蠕动丧失或肠管痉挛，以致肠内容物不能正常运行，如急性弥漫性腹膜炎引起的麻痹性肠梗阻。

（3）血运性原因　是由于肠系膜血管栓塞或血栓形成，使肠管血运障碍，发生肠麻痹而使肠内容物不能运行。

（4）其他　无明显病因，属慢性病，可能是遗传病，表现为反复发作的肠梗阻症状。

2. 分类

（1）按病因分类　分为机械性肠梗阻、动力性肠梗阻、血运性肠梗阻。

（2）按肠壁有无血运障碍，可分为两类　①单纯性肠梗阻：只是肠内容物通过受阻，而无肠管血运障碍。②绞窄性肠梗阻：指梗阻并伴有肠壁血运障碍者，可因肠系膜血管受压、血栓形成或栓塞等引起。

（3）按梗阻部位分类　高位（空肠）梗阻、低位小肠（回肠）和结肠梗阻。

（4）按梗阻程度分类　可分为完全性和不完全性肠梗阻。

（5）按病程发展快慢分类　可分为急性和慢性肠梗阻。

【临床特征】

1. 症状　不同原因引起肠梗阻的临床表现虽然不同，但肠内容物不能顺利通过肠腔则是一致的，其共同的表现是腹痛、呕吐、腹胀及停止自肛门排气排便。

（1）腹痛　机械性肠梗阻的腹痛是阵发性绞痛性质，在腹痛的同时伴有高亢的肠鸣音，当肠腔有积气、积液时，肠鸣音呈气过水声或高调金属音。麻痹性肠梗阻只有持续性胀痛或不适，听诊时肠鸣音减弱或消失。

（2）呕吐　高位梗阻的呕吐出现较早，呕吐较频繁，呕吐物主要为胃及十二指肠内容物，低位肠梗阻的呕吐出现较晚，呕吐物为经发酵、腐败呈粪样的肠内容物。若呕吐物呈棕褐色或血性，是肠管血运障碍的表现。麻痹性肠梗阻时，呕吐多呈溢出性。

（3）腹胀　高位肠梗阻腹胀不明显，但有时可见胃型。低位肠梗阻及麻痹性肠梗阻腹胀显著，遍及全腹。

（4）停止自肛门排气排便　完全性肠梗阻发生后，肠内容物不能通过梗阻部位，梗阻以下的肠管处于空虚状态，临床表现为停止排气排便。但在梗阻的初期，尤其是高位肠梗阻，仍可将梗阻以下的粪便和气体排出。某些绞窄性肠梗阻，如肠套叠、肠系膜血管栓塞或血栓形成，则可排出血性黏液样便。

考点　肠梗阻共同的表现有腹痛、呕吐、腹胀及停止自肛门排气排便

2. 体征　单纯性肠梗阻早期，患者可无明显临床表现，梗阻晚期或绞窄性肠梗阻可出现血压下降、面色苍白等中毒或休克征象。

腹部视诊：机械性肠梗阻常可见肠型和蠕动波，麻痹性肠梗阻则腹胀均匀。触诊：单纯性肠梗阻可有轻度压痛，但无腹膜刺激征；绞窄性肠梗阻时，可有固定压痛和腹膜刺激征。叩诊：绞窄性肠梗阻时，腹腔有渗液，移动性浊音可呈阳性。听诊：机械性肠梗阻时肠鸣音亢进，有气过水声或高调金属音；麻痹性肠梗阻时，则肠鸣音减弱或消失。

【辅助检查】

1. 实验室检查　单纯性肠梗阻早期，实验室检查可无异常。但随着病情发展，血红蛋白值及血细胞比容可升高，尿比重增高。白细胞计数和中性粒细胞明显升高，多见于绞窄性肠梗阻。血气分析，可出现酸碱平衡失调、电解质代谢紊乱和肾功能异常的状况。

2. X 线检查　一般在肠梗阻发生 4 ～ 6h，X 线检查可显示肠腔内气体，立位或侧卧位透视或拍片，可见多数液平面及气胀肠袢。当怀疑有肠套叠，乙状结肠扭转或结肠肿瘤时，可做钡餐灌肠或 CT 检查以协助诊断。

【诊疗原则】

1. 诊断　在肠梗阻诊断过程中，必须辨明下列问题。

（1）是否肠梗阻　根据腹痛、呕吐、腹胀、停止自肛门排气排便四大症状和腹部可见肠型或蠕动波，肠鸣音亢进等，一般可做出诊断。

（2）是机械性还是动力性肠梗阻　机械性肠梗阻具有上述典型临床表现，动力性肠梗阻腹胀明显。

（3）是单纯性还是绞窄性肠梗阻　绞窄性肠梗阻预后严重，必须及早手术治疗。绞窄性肠梗阻一般发作急骤，发展迅速，早期即可出现休克，可有明显的腹膜刺激征，腹胀不对称，呕吐物、胃肠减压抽出液、肛门排出物可为血性。

（4）是高位还是低位梗阻　高位梗阻者一般呕吐发生早而频繁，低位梗阻者呕吐出现晚而次数少，并可吐粪样物。

（5）是完全性还是不完全性梗阻　完全性梗阻一般呕吐频繁，如为低位梗阻则腹胀明显，完全停止肛门排气排便。不完全性梗阻则呕吐及腹胀都较轻。

（6）是什么原因引起梗阻　应根据年龄、病史、体征、实验室检查及影像学资料全面分析可能引起肠梗阻的原因。

2. 治疗　肠梗阻的治疗原则是纠正因肠梗阻所引起的全身性生理紊乱和解除梗阻。治疗方法根据梗阻的病因、性质、部位及患者全身情况和病情严重程度而定。

（1）非手术治疗　①胃肠减压：是治疗肠梗阻的重要方法之一。②纠正水、电解质代谢紊乱及酸碱平衡失调：这是肠梗阻最突出的生理紊乱，应及早给予纠正。血液检查结果尚未获得前，要先给予平衡盐溶液，待确定结果后再添加电解质以纠正酸碱平衡失调。③防治感染：抗厌氧菌的抗菌药物防治感染和中毒。④其他治疗：包括吸氧、镇静、镇痛，应用生长抑素减少胃肠液分泌。

（2）手术治疗　手术是治疗肠梗阻的一个重要措施。手术的方式要根据梗阻的病因、性质、部位及患者全身情况而定。手术方法有四种：单纯解除梗阻的手术如粘连松解术、肠切开取异物、肠套叠或肠扭转复位术、肠段切除术、肠短路吻合术、肠造口或肠外置术。

链 接 如何预防手术后的粘连性肠梗阻?

腹腔手术因损伤周围组织发生炎症引起粘连性肠梗阻在临床上极为常见。预防措施包括：①腹腔手术止血要彻底，避免肠管暴露在腹腔外过久或纱布敷料长时间覆盖、接触损伤浆膜，避免手套上未洗干净的滑石粉等异物带入腹腔，尽量减少组织缺血、减轻损伤，手术结束时用大量生理盐水冲洗腹腔，去除异物、血块和其他污染物等。②及时、正确治疗腹腔炎症。③术后早期活动和促进肠蠕动及早恢复，有利于防止粘连的形成。

第4节 肝胆疾病

一、胆 囊 炎

案例 18-5

患者，男性，40 岁，因“油腻饮食后右上腹阵发性疼痛 2 天，伴右肩疼痛不适”入院。查体：T 38.1℃，神志清，皮肤、巩膜无黄染，右上腹胆囊区明显压痛，墨菲征阳性。腹部超声检查：胆囊增大、胆囊壁增厚（5mm）。

问题： 1. 该患者最可能的诊断是什么?

2. 该患者确诊后，原则上采取什么方法治疗?

胆囊炎可分为急性、亚急性和慢性三类。急性胆囊炎是胆囊管梗阻和细菌感染引起的炎症，约有 95% 的患者有胆囊结石，称为结石性胆囊炎；5% 的患者无胆囊结石，称非结石性胆囊炎。慢性胆囊炎则是胆囊持续的、反复发作的炎症过程，超 90% 的患者有胆囊结石。亚急性则介于两者之间，临床表现及治疗方案与两者相似。

（一）急性胆囊炎

【病因病机】

1. 胆囊管梗阻　胆囊结石移动至胆囊管附近时，可堵塞胆囊管或嵌顿于胆囊颈，嵌顿的结石直接损伤黏膜，阻碍胆汁排出，胆汁滞留、浓缩。高浓度的胆汁酸盐可以损害细胞，引起胆管黏膜水肿甚至坏死。

2. 细菌感染　致病菌从胆道逆行或经血液循环或经淋巴途径进入胆囊，在胆汁流出不畅时造成感染。致病菌主要是革兰氏阴性杆菌，以大肠埃希菌最常见，其他有克雷伯菌、肠球菌、铜绿假单胞菌等。常合并厌氧菌感染。

考点 急性胆囊炎最常见的致病菌是大肠埃希菌

【临床特征】

1. 症状

（1）上腹部疼痛　急性发作主要是上腹部疼痛。①开始仅上腹胀痛，逐渐发展为阵发性绞痛。②常夜间发作，常因饱餐、进食肥腻食物而诱发。③疼痛常放射至右肩、肩胛和背部。

（2）发热　患者常有轻度至中度发热，如出现寒战、高热则表明可能有胆囊坏疽、穿孔或胆囊积脓，或合并急性胆管炎。

（3）黄疸　有部分患者可出现黄疸。

2. 体征　右上腹胆囊区域可有压痛，炎症波及浆膜时可有腹肌紧张及反跳痛，墨菲征阳性。如发生坏疽、穿孔则出现弥漫性腹膜炎表现。

【辅助检查】

1. 实验室检查　患者可出现白细胞升高。血清丙氨酸氨基转移酶、碱性磷酸酶常升高，约 1/2 的患者血清胆红素升高，1/3 的患者血清淀粉酶升高。

2. 腹部超声检查　可见胆囊增大、囊壁增厚（＞ 4mm），明显水肿时见“双边征”，胆囊结石显示强回声，其后有声影，诊断准确率为 85% ～ 95%。

3. CT、MRI 检查　必要时能协助诊断。

【诊疗原则】

1. 诊断要点　典型的临床表现结合实验室和影像学检查，一般可以明确诊断。

2. 治疗要点　急性结石性胆囊炎最终需要采取手术治疗，原则上争取择期手术。

（1）非手术治疗　包括禁食，输液，营养支持，补充维生素，纠正水、电解质代谢紊乱及酸碱平衡失调。抗感染可选用对革兰氏阴性菌及厌氧菌有效的抗菌药物和联合用药。需要并用解痉镇痛、抗炎利胆药物。

（2）手术治疗　急性期手术力求安全、简单、有效，对年老体弱、合并多个重要脏器疾病者，选择手术方法应慎重。手术方法有：①胆囊切除术：首选腹腔镜胆囊切除。②部分切除术，适用于估计分离胆囊床困难或可能出血者。③胆囊造口术，适用于高危患者或局部粘连解剖不清者。④超声引导下经皮经肝胆囊穿刺引流术：适用于病情危重又不宜手术的化脓性胆囊炎患者。

链 接　急性结石性胆囊炎急诊手术的适应证

1. 发病在 48 ～ 72h 内者。

2. 经非手术治疗无效或病情恶化者。

3. 有胆囊穿孔、弥漫性腹膜炎、并发急性化脓性胆管炎、急性坏死性胰腺炎等并发症者。

（二）慢性胆囊炎

慢性胆囊炎是胆囊持续的、反复发作的炎症过程，超过 90% 的患者有胆囊结石。

【病因病机】　同急性胆囊炎。

【临床特征】

1. 症状　常不典型。多数患者有胆绞痛病史，常在饱餐、进食肥腻食物后出现腹胀、腹痛。疼痛程度不一，多在上腹部，牵涉到右肩背部，较少出现畏寒、高热或黄疸，可伴有恶心、呕吐。

2. 体征　腹部检查可无阳性体征，或仅有右上腹轻度压痛，墨菲征或呈阳性。

【辅助检查】 腹部超声检查作为首选，可见胆囊壁增厚，胆囊排空障碍或胆囊内结石。

【诊疗原则】

1. 诊断　根据患者有腹痛发作的病史及胆囊有结石的证据一般可诊断。

2. 治疗

（1）手术治疗　对伴有结石或确诊为本病的无结石者应行胆囊切除，首选腹腔镜胆囊切除。

（2）非手术治疗　适用于不能耐受手术者。方法包括口服溶石药物、有机溶石剂直接穿刺胆囊溶石、体外震波碎石等；限制油腻食物并服用抗炎利胆药、胆盐、中药等治疗。

二、胆　石　症

案例 18-6

患者，女性，48 岁，因“突发性右上腹绞痛 1 天，伴有寒战”入院。半年前有类似发作史。查体：T 38.5℃，神志清，皮肤、巩膜轻度黄染，右肋缘下触及肿大的胆囊、触痛明显。

问题： 1. 该患者最可能的诊断是什么？

2. 首选的检查方法是什么？

胆石症包括发生在胆囊及胆管的结石，是常见病和多发病。我国胆囊结石的发病率达到 10%，女性多于男性。按结石种类可分为胆固醇结石、胆色素结石和以碳酸钙、磷酸钙或棕榈酸钙为主要成分的少见结石。按部位可分为胆囊结石、肝外胆管结石和肝内胆管结石。

链 接　如何预防胆石症

1. 避免胆道感染，预防胆道蛔虫。

2. 保持良好的饮食习惯。遵循高维生素、低脂肪饮食原则，多吃水果及纤维类蔬菜，少吃肥肉、动物内脏、蛋黄等高脂肪、高胆固醇类食物，少饮酒，少吃糖。

3. 要重视早餐。不进食早餐，胆汁分泌减少，胆酸含量降低，与胆固醇的比例失调而易形成胆固醇结石。

4. 科学运动，控制体重。进行适当的体力劳动和锻炼，肥胖者要注意减肥。

5. 进食后不宜立即睡眠或久坐不起，可以散步或轻轻按揉右上腹部，促使胆汁的分泌与流畅。

（一）胆囊结石

胆囊结石主要为胆固醇结石或以胆固醇为主的混合性结石和黑色胆色素结石。主要见于成人，发病率在 40 岁以后随年龄增长，女性多于男性。

【病因】 胆囊结石的成因非常复杂，与多种因素有关。任何影响胆固醇与胆汁酸浓度比例改变和造成胆汁淤积的因素都能导致结石形成，如女性激素、肥胖、妊娠、高脂饮食、长期肠外营养、糖尿病、高脂血症等。

【临床特征】　大多数患者无症状，仅在体检、手术时偶然发现，称为无症状胆囊结石。胆囊结石的典型症状为胆绞痛，只有少数患者出现，其他常见表现为急性或慢性胆囊炎。

1. 胆绞痛　典型的发作是在饱餐、进食油腻食物后或睡眠中体位改变时。疼痛位于右上腹或上腹部，呈阵发性，或者持续疼痛阵发性加剧，可向右肩胛部和背部放射。

2. 上腹隐痛　多数患者仅在进食过多、吃肥腻食物、工作紧张或休息不好时感到上腹部或右上腹隐痛，或者有饱胀不适、嗳气、呃逆等。

3. 胆囊积液　胆囊结石长期嵌顿或阻塞胆囊管但未合并感染时，胆囊黏膜吸收胆汁中的胆色素，并分泌黏液性物质，导致胆囊积液。

4. 米里齐综合征　是特殊类型的胆囊结石。临床特点是反复发作胆囊炎及胆管炎，明显的梗阻性黄疸。

链 接　米里齐综合征

米里齐综合征是指胆囊管或胆囊颈结石嵌顿引起胆总管狭窄，临床上出现以胆管炎、梗阻性黄疸和肝功能损害为特征的综合征。1948 年由阿根廷医生米里齐（Mirizzi）首次描述该病，是一种较少见的疾病。

【辅助检查】

1. 腹部超声检查　为胆囊结石首选检查，准确率接近 100%。超声检查发现胆囊内有强回声团，随体位改变而移动，其后有声影即可确诊为胆囊结石。

2. 腹部 X 线检查　有 10% ～ 15% 的患者结石含钙超过 10%，X 线下能显影。

【诊疗原则】

1. 诊断　根据病史及超声检查基本可诊断胆囊结石。

2. 治疗　对有症状和（或）有并发症的胆囊结石，首选腹腔镜胆囊切除术。

（二）胆管结石

胆管结石又可分为肝外胆管结石和肝内胆管结石。左右胆管汇合部以下的为肝外胆管结石，包括肝总管结石和胆总管结石；汇合部以上的为肝内胆管结石。

【病因病机】

1. 肝外胆管结石　分为继发性和原发性结石。继发性结石主要是胆囊结石排入胆管并停留在胆管内。原发性结石形成的诱因主要是胆道感染、胆道梗阻、胆道异物等。

2. 肝内胆管结石　病因较复杂，主要与胆道感染、胆道寄生虫（蛔虫、华支睾吸虫）、胆汁停滞、胆管解剖变异、营养不良等有关。

【临床特征】

1. 肝外胆管结石

（1）临床症状　一般平时无症状或仅有上腹部不适，当结石造成胆管梗阻时可出现腹痛或黄疸，如继发胆管炎时，可有较典型的夏科（Charcot）三联征，即上腹痛、寒战高热、黄疸。

（2）体征　平日无发作时可无阳性体征，或仅有剑突下和右上腹深压痛。合并胆管炎时，可在右上腹有不同程度的腹膜炎征象。

2. 肝内胆管结石

（1）临床症状　肝内胆管结石多年无症状，或仅有上腹部和胸腹部胀痛不适。绝大多数患者以急性胆囊炎就诊，主要表现为寒战高热和腹痛。反复发作可导致肝脓肿或肝硬化，并出现相应的临床表现。

（2）体征　可能仅可触及肿大或不对称的肝，肝区有压痛和叩击痛。

考点 Charcot 三联征包含上腹痛、寒战高热和黄疸

【辅助检查】

1. 实验室检查　肝外胆管结石合并胆管炎时，有白细胞及中性粒细胞升高，血清总胆红素及结合胆红素增高，血清转氨酶和碱性磷酸酶升高，尿中胆红素升高、尿胆原降低或消失。肝内胆管结石合并急性胆管炎时白细胞升高、中性粒细胞增高并左移；肝功能酶学检查异常。

2. 腹部超声检查　首选的检查方法，能发现胆管结石并明确大小和部位。

3. CT 检查　能发现胆管扩张和结石部位。

4. 经皮穿刺肝胆道成像（PTC）和经内镜逆行胆胰管成像（ERCP）　有创性检查方法，能清楚显示结石及部位。

5. 磁共振胆胰管成像（MRCP）　是无创性检查方法，可发现胆管梗阻部位，但观察结石不一定满意。

【诊疗原则】

1. 诊断　根据病史、临床特征和影像学检查一般可诊断。

2. 治疗

（1）非手术治疗　可作为术前准备治疗。治疗措施包括：①应用抗菌药物，应根据敏感细菌选择用药；②解痉；③利胆，包括一些中药和中成药；④纠正水、电解质代谢紊乱及酸碱平衡失调；⑤加强营养支持和补充维生素；⑥护肝。

（2）手术治疗　是治疗胆管结石的主要方法。①肝外胆管结石手术应尽量取净结石、解除胆道梗阻、术后保持胆汁引流通畅；手术方法有胆总管切开取石、T 管引流术，胆肠吻合术。②肝内胆管结石手术原则为尽可能取净结石、解除胆道狭窄及梗阻、去除结石部位和感染病灶、恢复和建立通畅的胆汁引流、防止结石的复发。手术方法包括胆总管切开取石、胆肠吻合术、肝切除术，其中胆总管切开取石是最基本的手术方法。

第 5 节　肛周疾病

一、痔

案例 18-7

患者，男性，37 岁，因“排便时反复出现肛门肿物并脱出 1 年，伴出血 3 天”入院。肿物可自行还纳，伴疼痛、便后少量滴血，可自行缓解。

问题：1. 该患者的诊断是什么？

2. 如果确诊，下一步应如何治疗？

痔是最常见的肛肠疾病，可分为内痔、外痔和混合痔（图 18-4）。内痔是肛垫的支持结构、静脉丛及动静脉吻合支发生病理性改变或移位。外痔是齿状线远侧皮下静脉丛的病理性扩张或血栓形成。内痔通过丰富的静脉丛吻合支和相应部位的外痔相互融合则为混合痔。

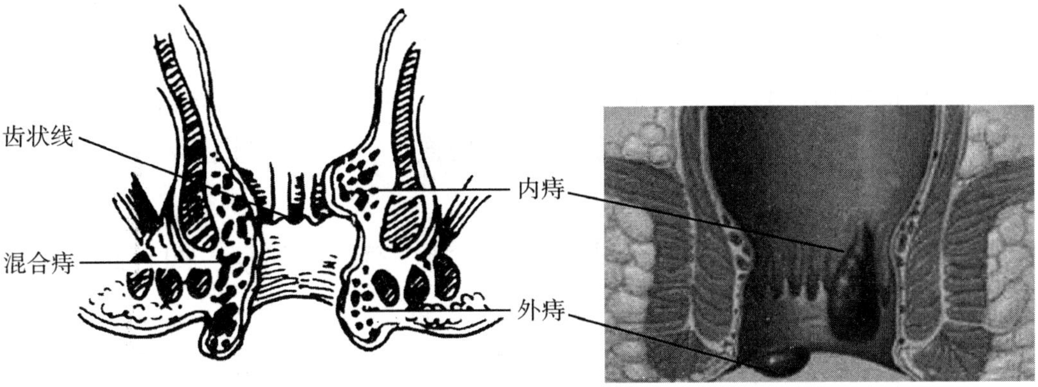

图 18-4　痔的分类

【病因病机】

1. 病因　病因尚未完全明确，可能与多种因素有关，目前主要有以下学说。

（1）肛垫下移学说　在肛周的黏膜下有一层环状的由静脉（或称静脉窦）、平滑肌、弹性组织和结缔组织组成的肛管血管垫，简称肛垫。起闭合肛管、节制排便作用。正常情况下，肛垫疏松地附着在肛管肌壁上，排便时被推向下，排便后缩回肛管内，弹性回缩作用减弱后，肛垫则充血、下移形成痔。

（2）静脉曲张学说　认为痔的形成与直肠静脉曲张淤血相关，如久坐、便秘、妊娠、前列腺肥大等。

2. 诱发因素　长期饮酒和进食大量刺激性食物可使局部充血；肛周感染可引起静脉炎，使静脉失去弹性而扩张；营养不良可使局部组织萎缩无力。以上因素均可诱发痔的发生。

链 接 如何预防痔的产生

1. 加强锻炼，忌久坐 锻炼有益于血液循环，促进胃肠蠕动，改善盆腔充血，防止大便干结，预防痔。还可做自我提肛运动，每天 1 ～ 2 次，每次 3 ～ 5min。

2. 注意饮食调理，保持大便通畅 多饮水，多吃蔬菜、水果、豆类等含维生素和纤维素较多的食物；少吃高脂肪、高蛋白食物，以及含辛辣刺激的食物如辣椒、胡椒、芥末及酒等。

3. 养成定时排便的习惯，忌憋便。

4. 注意休息，避免熬夜、劳累过度。

5. 每日温水清洗肛门周围，保持清洁，勤换内裤。

6. 及时治疗肠炎、痢疾、肛隐窝炎、肛周皮炎等肛门及大肠炎症疾病，避免长期腹泻及炎性分泌物刺激肛门直肠部，引起痔静脉的充血和扩张。

【临床特征】 根据痔所在的部位不同，可分为三类，其相应的临床表现如下。

1. 内痔

（1）临床表现 主要是出血和脱出。无痛性间歇性便后出鲜血是内痔的常见症状。部分患者可伴有排便困难。内痔的好发部位为截石位 3、7、11 钟点位。

（2）分度 Ⅰ度：便时带血、滴血或纸中带血，便后出血可自行停止，无痔脱出。Ⅱ度：常有便血，排便时有痔脱出，便后可自行还纳。Ⅲ度：偶有便血，排便或久站、咳嗽、劳累、负重时痔脱出，需要用手辅助还纳。Ⅳ度：偶有便血，痔脱出不能还纳或还纳后又脱出。内痔严重时，可表现为喷射状出血。

2. 外痔 主要临床表现是肛门不适、潮湿不洁，有时有瘙痒。如有血栓形成或皮下血肿有剧痛称为血栓性外痔，48h 后疼痛才逐渐缓解。

3. 混合痔 表现为内痔和外痔的症状可同时存在。内痔发展到Ⅲ度以上时多形成混合痔。若混合痔逐渐加重，呈环状脱出肛门外，脱出的痔块在肛周呈梅花状，则称为环状痔。若脱出的痔块被痉挛的括约肌嵌顿，以至水肿、淤血甚至坏死，临床上称为嵌顿性痔或绞窄性痔。

考点 内痔好发于截石位 3、7、11 钟点位

【辅助检查】 肛门镜检查可看见痔块的情况，以及直肠黏膜有无充血、水肿、溃疡、肿块等。

【诊疗原则】

1. 诊断 痔的诊断主要靠肛门直肠检查。先行肛门视诊，再做直肠指诊，最后做肛门镜检查。根据患者的病史、临床表现和肛门直肠检查不难做出诊断。

2. 鉴别诊断

（1）直肠癌 在直肠指检时可扪及高低不平的硬块，而痔为暗红色圆形柔软的血管团。

（2）直肠息肉 息肉为圆形、实质性、有蒂、可活动，多见于儿童。

（3）直肠脱垂 易误认为环状痔，但直肠脱垂黏膜呈环形，表面平滑，括约肌松弛；

而环状痔黏膜呈梅花瓣状，括约肌不松弛。

3. 治疗　痔的治疗有三个原则：①无症状的痔无须治疗。②有症状的痔重在减轻或消除症状，而非根治。③以保守治疗为主。

（1）一般治疗　在痔的初期和无症状的痔，可通过增加纤维性食物，改变不良的大便习惯，保持大便通畅，防止便秘和腹泻。

（2）注射疗法　治疗Ⅰ、Ⅱ度出血性内痔的效果较好。通过局部注射硬化剂使痔和痔周围产生无菌性炎症反应，黏膜下组织纤维化，使痔块萎缩。常用的硬化剂有 5% 苯酚植物油、5% 鱼肝油酸钠、5% 盐酸奎宁尿素水溶液、4% 明矾水溶液。

（3）胶圈套扎疗法　可用于治疗Ⅰ、Ⅱ、Ⅲ度内痔。原理是将特制的胶圈套入内痔的根部，利用胶圈的弹性阻断痔的血运，使痔缺血、坏死、脱落而愈合。

（4）多普勒超声引导下痔动脉结扎术　适用于Ⅱ～Ⅳ度的内痔。通过阻断痔的血液供应达到缓解症状的目的。

（5）手术治疗　对于Ⅱ、Ⅲ度内痔和混合痔保守治疗方法失败或不宜保守治疗的患者，则需要采用手术治疗。常用的手术方法有：①痔单纯切除术。②吻合器痔上黏膜环切吻合术：该术式使下移的肛垫上移固定，具有疼痛轻、恢复快、手术时间短的优点。③血栓外痔剥离术。

二、肛　　裂

肛裂是指齿状线下肛管皮肤层裂伤后形成的小溃疡。方向与肛管纵轴平行，常引起肛周剧痛，多见于中青年人。临床以疼痛、便秘和出血为主要临床特点。

【病因病机】

1. 病因　肛裂的病因尚不清楚，可能与长期便秘、粪便干结引起的排便时的机械性创伤等因素有关。

2. 病理　裂口上端的肛门瓣和肛乳头水肿，形成肥大乳头；下端皮肤形成袋状皮垂向下突出于肛门外，称为前哨痔。因肛裂、前哨痔、乳头肥大常同时存在，称为肛裂“三联征”。

考点 肛裂“三联征”有肛裂、前哨痔、乳头肥大

【临床特征】　肛裂患者有典型的临床表现，即疼痛、便秘和出血。

1. 疼痛　多剧烈，有典型的周期性，排便时肛管有烧灼样或刀割样疼痛，便后数分钟可缓解，随后因肛门括约肌收缩痉挛而再次剧痛，持续半小时到数小时；再次排便时又疼痛。

2. 便秘　患者因害怕疼痛不愿排便，久而久之引起便秘，大便干硬，加重肛裂。

3. 出血　排便时在粪便表面或便纸上见到少量血迹，或滴鲜血，大量出血少见。

【诊疗原则】

1. 诊断　根据临床病史、肛门检查时发现的肛裂“三联征”，一般即能诊断肛裂。

2. 治疗

（1）非手术治疗　原则是解除括约肌痉挛，镇痛，帮助排便，中断恶性循环，促使局部愈合。急性或初发的肛裂可用坐浴或润便的方法治疗；慢性肛裂可用坐浴、润便加以扩肛的方法治疗。具体措施：①坐浴：排便后用 1 ： 5000 高锰酸钾温水坐浴。②润便：口服缓泻剂或液体石蜡，增加饮水和多纤维食物的摄入。③扩肛：肛裂局部麻醉后，患者侧卧位，先用示指扩肛后，逐渐伸入两中指，维持扩张 5min。此法可促进裂口愈合，但复发率高，可并发出血、肛周脓肿和大便失禁等。

（2）手术治疗　经久不愈、保守治疗无效且症状较重者可采用手术治疗。常用的手术方法有肛裂切除术、肛管内括约肌切断术。

三、肛　　瘘

肛瘘是指肛门周围的肉芽肿性管道，由内口、瘘管、外口三部分组成。内口常位于直肠下部或肛管，多为一个；而外口在肛周皮肤上，可为一个或多个，经久不愈或反复发作，是常见的直肠肛管疾病之一。多见于青壮年男性。临床以瘘口外流出少量脓性、血性、黏液性分泌物等为主要特点。

【病因及分类】

1. 病因　大部分肛瘘是由直肠肛管周围脓肿引起。

2. 肛瘘的分类　分类方法很多，介绍常用的三种分类方法。

（1）按瘘管位置高低分类　①低位肛瘘：瘘管位于外括约肌深部以下。②高位肛瘘：瘘管位于外括约肌深部以上。

（2）根据瘘管数目分类　①单纯肛瘘：一个外口一个内口，一个管道。②复杂肛瘘：一个内口，一个以上外口，管道有多个分支。

（3）按瘘管与括约肌的关系分类　①肛管括约肌间型：约占 70%，多因肛管周围脓肿引起，瘘管位于内外括约肌之间，外口常只有一个，多为低位肛瘘。②经括约肌瘘：约占 25%，可为低位或高位肛瘘，瘘管穿过外括约肌、坐骨直肠间隙，开口于肛周皮肤上。③肛管括约肌上型：约占 4%，为高位肛瘘，瘘管在括约肌间向上延伸，越过耻骨直肠肌，向下经坐骨直肠间隙穿透肛周皮肤。④肛管括约肌外型：最少见，仅占 0.5%。肛管穿过肛提肌与直肠相通，外口在肛周远处皮肤上。

【临床特征】　肛瘘的主要症状是瘘口外流出少量脓性、血性、黏液性分泌物。由于分泌物的刺激，可使肛门部潮湿、瘙痒，形成湿疹。当肛管中有脓肿形成时，可感明显疼痛，且伴寒战、发热等全身感染症状，脓肿穿破或切开引流后，症状缓解。上述症状的反复发作是瘘管的临床特点。

【辅助检查】

1. 肛门镜检查　有时可发现肛瘘的内口。

2. MRI 检查　扫描能清晰显示瘘管位置及与括约肌之间的关系，部分患者可显示内口所在位置。

3. 结肠镜或 X 射线钡剂灌肠　用于复杂、多次手术、病因不明的肛瘘患者，以排除克罗恩病和溃疡性结肠炎。

【诊疗原则】

1. 诊断　根据临床表现、肛门检查一般即能诊断肛瘘，其中确定内口位置对明确诊断肛瘘非常重要。

2. 治疗　肛瘘不能自愈，不治疗会反复发作形成直肠肛管周围脓肿，治疗方法主要有两种。

（1）堵塞法　用 0.5% 甲硝唑、生理盐水冲洗瘘管后，用生物蛋白胶自外口注入。该方法无创伤、无痛苦，但治愈率仅约为 25%，对单纯性肛瘘可采用。

（2）手术治疗　原则是将瘘管切开，形成敞开的创面，促使愈合。手术方法有：①瘘管切开术：适用于低位肛瘘。②挂线疗法：适用于高位单纯性肛瘘或复杂性肛瘘的辅助治疗。③肛瘘切除术：切开瘘管并将瘘管壁全部切除至健康组织，创面不予缝合或部分缝合。适用于低位单纯性肛瘘。

第 6 节　腹部肿瘤

案例 18-8

患者，男性，46 岁，因“上腹部隐痛 3 个月，黑便 5 天，伴食欲下降，无恶心、呕吐”入院。近 1 个月来自觉乏力，体重明显下降。大便隐血（++）。胃肠道 X 射线检查：见胃窦部小弯侧黏膜纹理紊乱，可见一 3cm×3.5cm 大小的龛影，胃壁僵直不规则。

问题：1. 该患者的诊断是什么？

2. 为进一步确诊，采取哪些辅助检查最有效？

一、胃　　癌

胃癌是指原发于胃的上皮源性恶性肿瘤，包括胃腺癌和胃食管结合部癌。根据 2020 年最新数据，我国胃癌的发病率和死亡率在各种恶性肿瘤中均居第三位。临床上早期胃癌常无明显症状，进展期以疼痛和体重减轻为主要特点。胃癌的治疗总体策略是以外科为主的综合治疗。

【病因病机】　确切病因不十分明确，但与以下因素有关。

1. 地域环境及饮食生活因素　我国西北和东部沿海地区明显比南方地区高。长期食用熏烤、盐腌食品的人群发病率高，与食品中亚硝酸盐、真菌毒素等致癌物或前致癌物含量高有关。吸烟者较不吸烟者发病率高 50%。

2. 幽门螺杆菌（Hp）感染　是引发胃癌的主要因素之一。Hp 阳性者的发病危险性是阴性者的 3 ～ 6 倍。

3. 慢性疾病和癌前病变　慢性疾病癌前病变包括胃息肉、慢性萎缩性胃炎及胃部分切除后的残胃。癌前病变是容易发生癌变的胃黏膜组织病理学改变，是从良性上皮组织转变成癌过程中的病理变化。

4. 遗传和基因　胃癌患者有血缘关系的亲属其胃癌发病率较普通人群高 4 倍，胃癌的发生与抑癌基因 *P53*、*APC*、*Rb* 等发生基因缺失或突变有关。

链 接　哪些人容易患胃癌?

1. 40 岁以上患者，既往无胃病史而出现前述早期消化道症状及有长期溃疡病史，近期症状加重或疼痛节律发生改变者。

2. 有胃癌家族病史，或胃大部切除手术史。

3. 有萎缩性胃炎、胃溃疡、胃息肉等癌前病变。

4. 有原因不明的消化道慢性失血或短期内体重明显减轻者。

【临床特征】

1. 临床症状

（1）早期胃癌：多数患者无明显症状，有时出现上腹不适、进食后饱胀恶心等非特异性消化道症状。

（2）进展期胃癌：疼痛与体重减轻是最常见的临床症状。常有较明显的消化道症状，如上腹不适、食欲下降、乏力、消瘦，部分患者有恶心、呕吐等症状。

（3）晚期胃癌：常出现贫血、消瘦、营养不良甚至恶病质等表现。

2. 体征　胃癌扩散时出现锁骨上淋巴结肿大、腹水、腹部包块等。

【辅助检查】

1. 胃镜检查　内镜及内镜下活检，是目前诊断胃癌的金标准。

2. 胃肠道 X 射线检查　常采用气钡双重对比造影，定位诊断优于常规 CT 或 MRI，对临床医生手术方式及胃切除范围的选择有指导意义，是目前诊断胃癌的常用方法。早期隆起型胃癌可显示小的充盈缺损，凹陷型可有对比剂积聚形态不规则，邻近黏膜呈杆状中断。进展期胃癌肿块型为突向腔内的不规则充盈缺损，溃疡型则是形态不规整的龛影，弥漫型可见胃黏膜皱襞粗乱、胃腔缩窄。

3. 超声检查（US）　因简便易行、灵活、直观、无创、无辐射等特点，可作为胃癌患者的常规影像学检查。超声检查可发现腹盆腔重要器官及淋巴结有无转移；超声引导下肝脏、淋巴结穿刺活检有助于肿瘤的诊断及分期。

4. CT 检查　在评价胃癌病变范围、局部淋巴结转移和远处转移方面具有较高的价值，是判断胃癌术前临床分期的首选方法。

5. 其他影像学检查　MRI 的作用与 CT 相似。正电子发射体层成像（PET）是一种新型无创的检查方法，对胃癌的诊断、判断淋巴结和远处转移病灶情况，准确率比较高。

6. 其他检查　癌胚抗原（CEA）、CA19-9 和 CA125 仅作为判断肿瘤预后和治疗效果的指标，对胃癌诊断的价值有限。

考点　胃癌诊断的金标准

【诊疗原则】

1. 诊断　根据临床症状,通过胃肠道X射线检查和纤维胃镜加活组织检查,诊断胃癌不难。

2. 治疗

（1）手术治疗　外科手术是胃癌的主要治疗手段，也是目前治愈胃癌的唯一方法。分为根治性手术和姑息性手术两类：①根治性手术：原则为整块切除胃癌原发病灶，按临床分期标准整块清除胃周围的淋巴结，重建消化道。扩大的胃癌根治术适用于胃癌侵及邻近组织或脏器。②姑息性手术：原发病灶无法切除，为减轻由梗阻、穿孔、出血等并发症引起的症状而做的手术，如胃空肠吻合术、空肠造口、穿孔修补术等。

（2）化学药物治疗　用于根治性手术的术前、术中和术后，延长生存期。晚期胃癌患者可采用适量化疗。常用的胃癌化疗给药途径有口服、静脉、腹膜腔、动脉插管区域灌注给药等。临床上较为常用的化疗方案有 FAM 方案（5- 氟尿嘧啶、多柔比星 / 阿霉素、丝裂霉素）、MF 方案（5- 氟尿嘧啶、丝裂霉素）、ELP（表柔比星、顺铂）方案。

（3）免疫治疗　包括非特异生物反应调节剂如卡介苗、香菇多糖等；细胞因子如白介素、干扰素、肿瘤坏死因子等；过继性细胞免疫治疗如淋巴细胞激活后杀伤细胞、肿瘤浸润淋巴细胞等的临床应用。

（4）其他治疗　包括放射治疗、靶向治疗、中医中药治疗等。

二、原发性肝癌

案例 18-9

患者，男性，47 岁，因“2 周前出现右上腹隐痛，伴消瘦、乏力”入院。既往有肝硬化病史 30 年。查体：右肋下可扪及质地坚硬、表面凹凸不平的肿块。辅助检查：血清甲胎蛋白（AFP）测定值明显增高，达 520μg/L。

问题：1. 该患者可能的诊断是什么？

2. 提高该患者长期疗效的关键是什么？

原发性肝癌，简称肝癌，是我国常见的恶性肿瘤之一，2022 年我国各种癌症新发病人中原发性肝癌死亡人数和死亡率均位列第二。肝癌发病年龄多在 40 ～ 50 岁，男性多于女性，东南沿海地区较其他地区高。临床早期无明显症状，中晚期以肝区疼痛、进行性肝大、全身和消化道症状为主要特点。其治疗原则是早期诊断、早期治疗，根据不同病情进行综合治疗。

【病因和分类】

1. 病因　原发性肝癌的病因尚不明确。目前认为与肝硬化、病毒性肝炎、黄曲霉毒素等某些化学致癌物质和水土因素有关。

2. 病理分类

（1）原发性肝癌按大体病理形态　可分为结节型、巨块型和弥漫型。

（2）按肿瘤大小　可分为微小肝癌（直径＜ 2cm），小肝癌（直径＞ 2cm），大肝癌（直径＞5cm），巨大肝癌（直径＞10cm）。

（3）按组织细胞学类型　可分为肝细胞癌、胆管细胞癌和混合型癌，其中绝大部分为肝细胞癌。

【临床特征】

1. 临床症状　原发性肝癌早期缺乏典型症状，一旦出现症状和体征，疾病多已进入中、晚期。常见临床表现为：

（1）肝区疼痛　超过半数的患者以此为首要症状，多为持续性钝痛、刺痛或胀痛。当肝癌结节发生坏死、破裂，引起腹腔内出血时，则表现为突然引起右上腹剧痛和压痛，出现腹膜刺激征等急腹症表现。

（2）全身和消化道症状　主要表现为乏力、消瘦、食欲减退、腹胀等。晚期则出现贫血、黄疸、腹水、下肢浮肿、皮下出血及恶病质等。

2. 体征　主要是肝大，为中、晚期肝癌最常见的主要体征。肝大呈进行性，质地坚硬，边缘不规则，表面凹凸不平呈大小结节或巨块。

【辅助检查】

1. 肝癌血清标志物检测

（1）血清甲胎蛋白（AFP）测定　血清 AFP ≥ 400μg/L，持续性升高并排除妊娠、活动性肝病、生殖腺胚胎性癌等，即可考虑肝癌的诊断。

（2）血液酶学及其他肿瘤标志物检查　肝功能相关的酶可能升高，但缺乏特异性。

2. 腹部超声检查　可显示肿瘤的大小、形态、所在部位以及肝静脉或门静脉内有无癌栓等。可发现直径 1.0cm 左右的微小癌灶，可用于高发人群的普查。

3. CT 检查　对肝癌的诊断符合率可达 90% 以上，可检出直径 1.0cm 左右的微小癌灶。

4. 磁共振成像（MRI）　诊断价值与 CT 相仿，对良、恶性肝内占位性病变，特别是与血管瘤的鉴别优于 CT；可显示肝静脉、门静脉、下腔静脉和胆道内有无癌栓。

5. 选择性肝动脉造影　属于创伤性检查，诊断正确率达 95% 左右，对血管丰富的癌肿，其分辨率低限约 0.5cm。

6. 肝穿刺针吸细胞学检查　在超声引导下行肝穿刺针吸细胞学检查，有确诊意义。肿瘤位于肝表面，经过各种检查仍不能确诊者，可行腹腔镜检查。

【诊疗原则】

1. 诊断　原发性肝癌根据临床症状、体征，实验室检查如 AFP 测定，超声或 CT 等影像学检查，一般来说诊断不难，关键是要早期诊断出微小肝癌。

2. 治疗　早期诊断，早期采用以手术切除为主的综合治疗，是提高肝癌长期治疗效果的关键。早期施行手术切除仍是目前首选的、最有效的治疗方法。

（1）手术治疗　①部分肝切除。②肝移植：同时切除肿瘤和硬化的肝脏，可获得较好的长期疗效，但供肝匮乏和治疗费用昂贵。原则上选择肝功能 C 级的小肝癌病例行肝移植。

链接 肝移植手术

肝移植手术是指通过手术植入一个健康的肝脏到患者体内，使终末期肝病患者肝功能得到良好恢复的一种外科治疗手段。1963年，美国医生斯塔齐尔（Starzl）施行世界上第1例人体原位肝移植手术，1977年我国开展了人体肝移植的尝试。目前，肝移植已在全世界步入成熟时期，术后1年存活率近90%，3年存活率近80%，最长存活时间已近40年。

（2）肿瘤消融　超声引导下经皮穿刺肿瘤行微波、射频或注射无水乙醇治疗，以及体外高强度超声聚焦疗法等。适用于一些瘤体较小而又不能或不适宜行手术切除者，具有简便、创伤小等优点。

（3）化学药物治疗　原则上不做全身化疗。对癌肿不能切除或肿瘤姑息切除的后继治疗，一般采用肝动脉和（或）门静脉置泵（皮下埋藏式灌注装置），做区域化疗栓塞。

（4）放射治疗　对一般情况较好，不伴有严重肝硬化，无黄疸、腹水，无脾功能亢进和食管静脉曲张，癌肿较局限，尚无远处转移而又不适于手术切除或手术后复发者，可采用以放疗为主的综合治疗。

（5）全身药物治疗　包括生物和分子靶向药物以及中医中药治疗。

三、胰 腺 癌

案例18-10

患者，男性，50岁，因“进行性黄疸3个月，伴中上腹持续性胀感，夜间平卧时加重，消瘦明显”入院。查体：慢性消耗性面容，皮肤、巩膜重度黄染。腹部超声示：胰管扩张，胰头占位性病变。

问题：1. 该患者首先考虑的诊断是什么？

2. 该患者确诊后，采取的治疗方法有哪些？

胰腺癌是一种较常见的恶性肿瘤，其发病率有明显增高的趋势，90%的患者在诊断后1年内死亡，5年生存率仅为1%～3%。40岁以上高发，男性比女性多见。胰腺癌包括胰头癌、胰体尾部癌，其中胰头癌占胰腺癌的70%～80%。

【病因病机】　近年研究证明，胰腺癌存在染色体异常。在胰腺癌的致病因素中，吸烟是唯一被公认的危险因素，但其致病机制尚不完全清楚。

【临床特征】

1. 临床症状　以上腹部疼痛、饱胀不适、黄疸、食欲减退和消瘦最为多见。

2. 体征　体检可见巩膜及皮肤黄染，肝大，多数患者可触及肿大的胆囊。晚期偶可扪及质硬、固定的上腹部肿块，腹水征阳性。

【辅助检查】

1. 实验室检查　可有血、尿淀粉酶一过性升高，空腹或餐后血糖升高，胆道梗阻时血清总胆红素和直接胆红素升高、尿胆红素阳性。免疫学检查可见大多数胰腺癌血清学标志物升高，包括 CA19-9、CEA 等。

2. 腹部超声检查　可显示肝内、外胆管扩张，胰管扩张，胰头部占位性病变，同时可观察有无肝转移和淋巴结转移。

3. CT 检查　优于 B 超，对判定肿瘤能否切除具有重要意义。

4. 经内镜逆行胆胰管成像（ERCP）　有创性检查，可显示胆管和胰管近壶腹侧影像或肿瘤远处的胆、胰管扩张的影像。

5. MRI 或磁共振胆胰管成像（MRCP）　能显示胰、胆管梗阻的部位、扩张程度，具有重要的诊断价值。

链 接　磁共振胆胰管成像（MRCP）

MRCP 是一种非侵袭性、安全的胆胰管疾病的检查方法，可同时观察胆胰管及周围组织的病理情况，做到综合诊断，无绝对禁忌证，易被患者接受。当患者不适合做 ERCP 或检查失败后，以及胰胆管完全梗阻，ERCP 不能提供远端的情况及病变范围时，MRCP 可作为一种替代方法。

6. 经皮细针穿刺细胞学检查　在超声或 CT 引导下穿刺肿瘤做细胞学检查阳性率可达 80% 左右。

【诊疗原则】

1. 诊断　主要依据临床特征和影像学检查。

2. 治疗　该病早期诊断困难，手术切除率低，预后很差。改进预后的关键在于早期诊断、早期发现和早期治疗。

（1）手术治疗　手术切除是胰腺癌有效的治疗方法。尚未远处转移的，均应争取手术切除以延长生存时间和改善生存质量。常用的手术方式有：①胰头十二指肠切除术。②保留幽门的胰头十二指肠切除。③姑息性手术。

（2）辅助治疗　术后可采用以 5- 氟尿嘧啶和丝裂霉素为主的化疗。也可采用以放疗为基本疗法的综合治疗。

四、结 肠 癌

案例 18-11

患者，男性，52 岁，因“左下腹持续隐痛 3 个月，伴消瘦乏力，近 1 周来大便带脓血，2～3 次 / 天”就诊。查体：贫血貌，左下腹可扪及移动性肿块。实验室检查：Hb 73g/L，大便隐血试验阳性。X 射线钡剂灌肠显示：乙状结肠壁僵硬，可见充盈缺损。

问题： 1. 该患者的诊断是什么？

2. 该患者一旦确诊后，应做什么治疗？

结肠癌是胃肠道中常见的恶性肿瘤，好发部位为乙状结肠、回盲部、升结肠、降结肠和横结肠。近年来发病率呈明显上升趋势，以 41～65 岁发病率最高。结肠癌临床早期无特殊症状，发展后以排便习惯与粪便形状的改变、腹痛、腹部肿块、肠梗阻为主要特点，晚期可出现贫血、消瘦、乏力、低热等全身症状。结肠癌一旦确诊，原则上应采用以手术切除为主的综合治疗。主要保护因素包括摄入膳食纤维和乳制品，合理的体育锻炼等。

【病因病机】　结肠癌病因尚未明确，主要危险因素包括红肉和加工肉类摄入、饮酒、吸烟、肥胖、糖尿病、炎症性肠病及结直肠癌家族史等。

链 接　结肠癌的高危人群有哪些？

凡 40 岁以上有以下任何一种表现者应视为高危人群：①直系亲属有结直肠癌史者。②有癌症史或肠道腺瘤或息肉史。③粪便隐血试验阳性者。④以下五种表现具有二项以上者：黏液血便、慢性腹泻、慢性便秘、慢性阑尾炎史及精神创伤史。

【临床特征】　结肠癌早期常无特殊症状，发展后主要有下列症状。

1. 排便习惯与粪便形状的改变　常为最早出现的症状。多表现为排便次数增加，腹泻，便秘，粪便中带血、脓或黏液。

2. 腹痛　常为定位不确切的持续性隐痛，或仅是腹部不适或腹胀感，出现肠梗阻时则腹痛加重或为阵发性绞痛。

3. 腹部肿块　在腹部查体时可发现有腹部肿块，为瘤体或肠腔内积粪。肿块质硬、形状不规则，与周围组织有粘连。

4. 肠梗阻症状　一般属结肠癌的中晚期症状，多表现为慢性低位不完全肠梗阻，主要表现是腹胀和便秘，腹部胀痛或阵发性绞痛。部分左侧结肠癌患者以急性完全性结肠梗阻为首发症状。

5. 全身症状　可出现贫血、消瘦、乏力、低热等。病情晚期可出现肝大、黄疸、恶病质等全身症状。由于癌肿病理类型和部位的不同，临床表现也有区别，一般右侧结肠癌以全身症状、贫血和腹部肿块为主，而左侧结肠癌则以排便习惯改变、肠梗阻和便血为主。

【辅助检查】

1. 实验室检查　血常规了解有无贫血，尿常规观察有无血尿，结合泌尿系统影像学检查了解肿瘤是否侵犯泌尿系统。粪便隐血试验阳性对消化道少量出血的诊断有重要价值。

2. X 检查　X 射线钡剂灌肠或气钡双重对比造影检查，有助于明确诊断。

3. 纤维结肠镜或乙状结肠镜　有助于明确诊断。结肠镜检查作为一线筛查方法。不耐受或不依从一线筛查方法者，可选择免疫法或化学法的大便隐血检测、乙状结肠镜、结肠 CT 成像、多靶点粪便 DNA 检测等替代方法。

【诊疗原则】

1. 诊断　根据病史、辅助检查不难做出诊断。

2. 治疗

（1）手术治疗　结肠癌一旦确诊，原则上采用以手术切除为主的综合治疗。

1）术前准备：①排空肠道：术前12～24h口服复方聚乙二醇电解质散2000～3000ml，或口服甘露醇。也可术前一天口服泻剂，如蓖麻油、硫酸镁或番泻叶液等。②肠道抗菌药物的应用：常规使用甲硝唑0.4g，每日3次；新霉素1.0g，每日2次，术前一天使用。

2）手术方法：①结肠癌根治性手术：切除范围包括癌肿所在肠袢及其系膜和局部淋巴结。②结肠癌并发急性肠梗阻的手术：如患者情况不好可先行直肠造口解除梗阻，二期手术再行根治性切除。对于肿瘤不能切除者，也可考虑行姑息性结肠造口。

（2）化学药物治疗　以5-氟尿嘧啶（5-FU）为基础用药，以静脉化疗为主。目前的主要方案有：FOLFOX方案（奥沙利铂、亚叶酸钙、5-氟尿嘧啶）、XELOX方案（奥沙利铂、卡培他滨）、MAYO方案（亚叶酸钙、5-氟尿嘧啶）。

五、直 肠 癌

案例18-12

患者，男性，46岁，因“黏液脓血便1月余，3～5次/天，伴肛门坠胀感和下腹部阵发性隐痛”就诊。查体：直肠指检可触及大小约5cm×4cm肿块，质地硬，表面凹凸不平。肠镜显示：距离肛门10cm处有一菜花状肿物，糜烂出血。

问题：1. 该患者可能的诊断是什么？

2. 该患者一旦确诊后，应做什么治疗？

直肠癌是乙状结肠与直肠交界处至齿状线之间的癌，也是消化道中较为常见的肿瘤。直肠癌临床早期可无明显症状，癌肿破溃形成溃疡或感染时才出现症状，以直肠刺激征、肠腔狭窄和癌肿破溃感染症状为主要特点。一旦确诊直肠癌，应尽早施行直肠癌根治术，同时辅以放疗、化疗等进行综合治疗。

【病因病机】

1. 病因　直肠癌的发病原因尚不清楚，其可能的相关因素同结肠癌。

2. 流行病特点　直肠癌比结肠癌发病率高，约为1.5∶1。低位直肠癌所占比例高，占直肠癌的60%～75%，绝大多数在直肠指检时触及。青年人直肠癌的比例高，占10%～15%。

【临床特征】　直肠癌早期可无明显症状，癌肿破溃形成溃疡或感染时才出现症状，其临床表现主要有：

1. 直肠刺激症状　便意频繁、排便习惯改变；便前肛门有下坠感、里急后重、排便不尽感。

2. 肠腔狭窄症状　粪便变形、变细，腹胀、腹痛、肠鸣音亢进等不全性肠梗阻表现。

3. 癌肿破溃出血症状　粪便表面带血及黏液，甚至脓血便。

4. 癌肿侵犯周围组织或转移远处器官引起相应症状　侵犯前列腺、膀胱，可出现尿频、尿痛、血尿。侵犯阴道可出现阴道异常分泌物。侵犯骶前神经可出现骶尾部剧烈持续性疼痛。

【辅助检查】

1. 实验室检查　粪便隐血试验阳性。

2. 直肠指检　是诊断直肠癌最重要的方法。我国 75% 以上的直肠癌患者能在直肠指诊时触及。指诊可查出癌肿的部位、大小、范围、与周边组织关系等。

3. 内镜检查　包括直肠镜、乙状结肠镜和纤维结肠镜检查。一线筛查推荐纤维结肠镜检查方法。

4. 影像学检查

（1）直肠腔内超声　腔内超声对 T 分期的敏感性为 81% ～ 96%，特异性为 91% ～ 98%。

（2）盆腔增强 MRI　不但能评估肿瘤浸润肠壁深度、淋巴结是否转移，更重要的是能准确分辨直肠系膜筋膜是否受累。

（3）胸腹盆增强 CT 检查　主要用于评估多发于肝、肺的远处转移。肝、肺多数＞1cm 的病变可以通过 CT 准确判定是否转移。盆腔 CT 对软组织的分辨能力不如 MRI。

（4）全身 PET-CT　主要被推荐用于 2 种情况：①已有淋巴结转移的结直肠癌。②术后检查怀疑复发转移。

5. 肿瘤标志物　CEA 主要用于预测直肠癌的预后和监测复发。

6. 其他　结肠癌患者在诊断和治疗前，评价疗效和随访时必须检测外周血 CEA、CA19-9；有肝转移患者建议检测 AFP；疑有腹膜、卵巢转移患者建议检测 CA125。

考点 诊断直肠癌最重要的方法是直肠指检

【诊疗原则】

1. 诊断　直肠癌可通过临床表现、直肠指诊、实验室、内镜及影像学检查以明确诊断。其中直肠指检是诊断直肠癌最重要的方法，近 75% 的直肠癌能在直肠指检时触及。CEA 是目前公认的在直肠癌诊断及术后监测有意义的肿瘤标志物。

2. 治疗

（1）手术治疗　一旦确诊直肠癌，如无手术禁忌证，都应尽早施行直肠癌根治术。手术方式的选择根据癌肿所在部位、大小、活动度、细胞分化程度以及术前的排便控制能力等因素综合判断。常用的手术方式有：①局部切除术。②腹会阴联合直肠癌根治术（Miles 手术）。③经腹直肠癌切除术（Dixon 手术）：适用于距齿状线 5cm 以上的直肠上段癌，是目前应用最多的直肠癌根治术。④经腹直肠癌切除、近端造口、远端封闭手术（Hartmann 手术）。

近年来兴起的腹腔镜下施行 Miles 手术和 Dixon 手术，具有创伤小、恢复快的优点，但对盆腔淋巴结清扫及周围侵犯脏器的处理尚有一定困难。

链 接 人工肛门——乙状结肠造瘘

腹会阴联合直肠癌根治术切除了全部直肠、肛管和肛周皮肤，使患者失去了直肠的正常排便功能。为此，术者可通过行乙状结肠造瘘术，在腹壁再造一个人工肛门。具体方法如下：在距肿瘤 10 ～ 15cm 处选择乙状结肠活动度较大的部位切断乙状结肠，将乙状结肠近段移至左下腹壁，形成开口于腹壁的单口式造瘘，即人工肛门。经过一段时间的术后处理，患者的粪便即可通过该人工肛门排出体外。

（2）放疗　作为手术切除的辅助疗法，可提高疗效，降低术后局部复发率。

（3）化疗　治疗方案同结肠癌。

（4）其他治疗　主要有基因治疗、靶向治疗和免疫治疗等。

课程思政：华益慰——值得托付生命的人

华益慰是著名医学专家，从医几十年，他做过数千例手术，挽救了无数患者的生命。华益慰三次接受大手术治疗，他忍着病痛把自己作为“活教材”向临床医生传授医术。华益慰荣获 2006 年感动中国十大人物，颁奖词对他的事迹进行了诠释：不拿一分钱，不出一个错，这种极限境界，非有神圣信仰不能达到。他是医术高超与人格高尚的完美结合。他用尽心血，不负生命的嘱托。

自 测 题

单项选择题

A_1 型题

1. 继发性腹膜炎的常见致病菌是（　　）
   A. 类杆菌
   B. 金黄色葡萄球菌
   C. 肺炎球菌
   D. 大肠埃希菌
   E. 变形杆菌

2. 继发性腹膜炎的腹痛特点是（　　）
   A. 疼痛与进食有关
   B. 阵发性全腹绞痛
   C. 逐渐加重的阵发性腹痛
   D. 高热后全腹痛
   E. 剧烈，持续性腹痛，原发部位显著

3. 诊断盆腔脓肿的简单的检查方法是（　　）
   A. 腹部超声　　B. CT
   C. 直肠指检　　D. 磁共振
   E. 腹部检查

4. 下列属于腹外疝发病机制的是（　　）
   A. 慢性咳嗽
   B. 长期便秘
   C. 排尿困难
   D. 后天性腹壁薄弱或缺损
   E. 经常从事导致腹内压增高的工作

5. 最常见的腹外疝是（　　）
   A. 切口疝　　B. 腹壁切口疝
   C. 腹股沟斜疝　　D. 脐疝
   E. 腹股沟直疝

6. 急性阑尾炎最典型的症状是（　　）
   A. 恶心、呕吐
   B. 腹泻或便秘
   C. 发热
   D. 食欲减退
   E. 转移性右下腹痛

7. 诊断急性阑尾炎的重要体征是（　　）
A. 右下腹固定压痛点
B. 结肠充气试验阳性
C. 腰大肌试验阳性
D. 闭孔肌试验阳性
E. 直肠右前方触痛
8. 有关肠梗阻的临床特征，正确的叙述是（　　）
A. 腹中部阵发性绞痛
B. 反射性呕吐
C. 高位肠梗阻腹胀明显
D. 低位肠梗阻呕吐明显
E. 停止自肛门排气排便
9. 有关混合痔的说法正确的是（　　）
A. 痔和瘘同时存在
B. 2 个以上的内痔
C. 外痔栓塞
D. 内痔、外痔在不同的位置上存在
E. 表现为内痔和外痔症状可同时存在
10. 便结，排便时剧痛，大便上带鲜血是下列哪项的表现（　　）
A. 肛周脓肿
B. 坐骨肛管间隙脓肿
C. 骨盆直肠间隙脓肿
D. 肛瘘
E. 肛裂
11. 下列哪项是急性胆囊炎的主要病因（　　）
A. 胆囊内蛔虫　　B. 胆囊扭转
C. 胆囊结石　　D. 胆囊狭窄
E. 严重创伤
12. 有关胆管结石，下列叙述不正确的是（　　）
A. 平时一般无症状
B. 胆道梗阻时可出现腹痛和黄疸
C. B 超为首选的检查方法
D. 手术取石是主要治疗方法
E. 非手术治疗不包括应用抗菌药物
13. 诊断胃癌最有效的检查方法是（　　）
A. 纤维胃镜检查获取病变组织做病理学检查
B. X 线钡餐检查
C. 腹部 B 超
D. 螺旋 CT 检查
E. 正电子发射体层成像检查
14. 结肠癌最早出现的症状为（　　）
A. 贫血
B. 腹部不适
C. 腹痛
D. 体重减轻
E. 排便习惯与粪便性状的改变
15. 为提高直肠癌早期诊断率，哪项检查最重要（　　）
A. 直肠指检
B. 直肠镜检查
C. 纤维结肠镜检查
D. X 射线钡剂灌肠检查
E. CEA
16. 原发性肝癌与下列因素无关的是（　　）
A. 肝硬化　　B. 病毒性肝炎
C. 黄曲霉毒素　　D. 水土因素
E. 吸烟
17. 胰腺癌的临床特征不包括（　　）
A. 上腹部疼痛、不适
B. 黄疸
C. 消瘦
D. 食欲减退、腹胀
E. 脾肿大

（刘鸿业）

第19章 泌尿及男性生殖系统疾病

学习目标

1. 素质目标　培养学生严谨认真的学习与工作态度，以及关爱患者、耐心细致的工匠精神。

2. 知识目标　掌握尿路结石的临床特征与诊疗原则、前列腺增生的临床特征。理解尿路结石的诊疗原则和泌尿系统肿瘤的诊疗原则。了解泌尿及男性生殖系统疾病的辅助检查。

3. 能力目标　能尝试分析实际泌尿及男性生殖系统疾病的临床案例问题，提出诊疗建议。

第1节　泌尿系统结石

案例 19-1

患者，男性，35岁，因“突发腰部绞痛6h”就诊。患者于6h前突发右腰部绞痛，阵发性，疼痛向下腹部放射，伴恶心、呕吐。既往体健。查体：右腰部叩痛，右侧肋脊角压痛，无腹部压痛、反跳痛、肌紧张。

问题： 1. 该患者最可能的诊断是什么？

2. 为进一步确诊，首选的检查是什么？

尿路结石又称尿石症，是肾结石、输尿管结石、膀胱结石、尿道结石的总称（图19-1）。肾、输尿管结石称上尿路结石，膀胱、尿道结石称下尿路结石。通常尿路结石由多种盐类混合形成，成分以草酸盐最常见，磷酸盐、尿酸盐和碳酸盐次之。尿路结石是我国最常见的泌尿外科疾病之一，好发年龄在25～40岁。

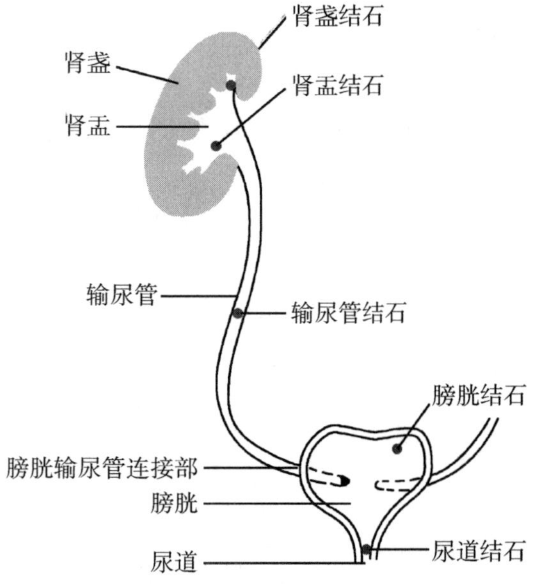

图 19-1　泌尿系统结石

考点 尿结石的类型

【病因病机】 影响结石形成的因素很多，如年龄、性别、种族、遗传、环境因素、饮食习惯和职业等。而结石形成的病因常见于身体的代谢异常，尿路的梗阻、感染、异物和药物的使用等。

1. 代谢异常　①形成尿路结石的物质排出增加，如长期卧床、甲状旁腺功能亢进者尿钙增加，痛风患者尿酸排出增多等。②尿pH改变，尿酸、胱氨酸结晶在酸性尿中形成；磷酸盐沉淀在碱性尿液中形成。③尿中抑制结石形成物质减少，如枸橼酸、焦磷酸盐、酸性黏多糖等。④尿量减少，使盐类和有机物质的浓度增高。

2. 局部病因　尿路梗阻、感染和尿路存在异物均是诱发结石形成的局部因素。

3. 药物相关因素　能引起肾结石的药物有以下两类：一类为本身即是结石成分的药物，如氨苯蝶啶、硅酸镁和磺胺类药物；另一类是能诱发结石形成的药物，如乙酰唑胺、维生素 D、维生素 C 和肾上腺皮质激素等。

一、上尿路结石

上尿路结石包括肾结石和输尿管结石。

【临床特征】　临床主要症状是疼痛和血尿，其程度与结石部位、大小、活动与否及有无损伤、感染、梗阻等有关。

1. 疼痛　肾结石表现为肾区疼痛伴肋脊角叩击痛。肾盂内大结石和肾盏结石表现为活动后上腹或腰部钝痛。输尿管结石引起梗阻表现为肾绞痛或输尿管绞痛，其典型表现为阵发性腰部或上腹部疼痛，剧烈难忍，并沿输尿管行径放射至同侧腹股沟，还可累及同侧睾丸或阴唇。

2. 血尿　严重程度与结石对尿路黏膜的损伤程度相关，多数为镜下血尿，少数患者可见肉眼血尿。

3. 恶心、呕吐　因输尿管与肠由共同神经所支配，故恶心、呕吐等症状常与肾绞痛伴发。

4. 膀胱刺激症状　在结石伴感染或输尿管膀胱壁段结石时可出现尿频、尿急和尿痛。

5. 并发症　当结石引起急性肾盂肾炎或肾积脓时，可有畏寒、发热、寒战等全身症状。结石引起肾积水时则可出现肾体积增大表现。双侧上尿路结石引起完全性梗阻或孤立肾上尿路结石完全性梗阻，可导致无尿，甚至出现尿毒症。

【辅助检查】

1. 实验室检查

（1）尿常规　肉眼或镜下血尿，合并感染时可有脓尿。有时可出现晶体尿。

（2）血液分析　检测血钙、白蛋白、肌酐、尿酸等。

（3）结石成分分析　明确结石性质，制订结石预防措施，选用溶石疗法。

2. B 超　应作为首选影像学检查，可发现肾和输尿管结石，评价肾积水和肾实质萎缩等。适用于包括孕妇、儿童、肾功能不全和对造影剂过敏的所有患者。

3. X 线检查

（1）尿路平片　能发现 90% 以上的结石。

（2）静脉尿路造影　是上尿路结石确诊的方法，也是确定治疗方案的重要依据。

（3）逆行或经皮肾穿刺造影　多用于上述检查无法确诊或需要了解结石以下尿路有

无梗阻。

4. CT 平扫　能发现 X 线检查不能显示的或较小的输尿管中、下段结石，有助于鉴别不透 X 线的结石、肿瘤、血块等。增强 CT 能显示肾脏积水的程度和肾实质的厚度，反映肾功能的改变情况。

5. 内镜检查　可明确诊断和进行治疗，包括经皮肾镜，输尿管硬、软镜和膀胱镜检查，常在尿路平片和静脉尿路造影不能确诊时采用。

【诊疗原则】

1. 诊断　出现与活动有关的疼痛和血尿，尤其是典型的肾绞痛，结合病史和相关的辅助检查一般可明确诊断。

2. 治疗　根据患者结石的性质、形态、大小、部位不同，实施个体化治疗。

（1）病因治疗　根据形成结石的病因进行治疗，如甲状旁腺腺瘤引起的甲状旁腺功能亢进患者需要切除腺瘤防止复发，尿路梗阻者解除梗阻。

（2）药物治疗　适用于结石＜ 0.6cm、光滑、结石以下尿路无梗阻及感染者。可根据结石的性质选用溶石药物，如尿酸结石用枸橼酸氢钾钠、碳酸氢钠碱化尿液。对症治疗如肾绞痛以解痉镇痛为主，解痉药物常用 M 胆碱受体阻断药、钙通道阻滞剂和黄体酮等；镇痛药常用双氯芬酸、吲哚美辛、哌替啶和曲马朵等。在药物治疗过程中，还需要增加液体摄入量，包括大量饮水，以增加尿量。此外，中医治疗手段如针灸和中药金钱草、车前子等也具有促进结石排出作用。

（3）体外冲击波碎石　通过 X 线或超声对结石进行定位，利用高能冲击波聚焦于结石，使其粉碎并随尿液排出体外。适用于直径≤ 2cm、结石以下输尿管通畅、肾功能良好、未发生感染的上尿路结石。为防止碎石排出过多形成“石街”，造成输尿管梗阻，再次碎石的间隔时间为 10 ～ 14 天，碎石次数不超过 3 次。

（4）经皮肾镜激光碎石取石术　在超声或 X 线定位下，经腰背部细针穿刺直达肾盏或肾盂，扩张并建立皮肤至肾内的通道，在肾镜下取石或碎石。适用于直径≥ 2cm 的肾结石或体外冲击波难以粉碎、治疗失败的结石。

（5）经输尿管镜碎石术　可作为中、下段输尿管结石的首选方法，亦用于体外冲击波碎石治疗所致的“石街”。

（6）腹腔镜输尿管切开取石术　适用于输尿管结石＞ 2cm 者，或经体外冲击波碎石、输尿管镜手术治疗失败者。

（7）开放手术治疗　主要术式有肾盂切开取石术、肾实质切开取石术、肾部分切除术、肾切除术、输尿管切开取石术。双侧上尿路结石手术治疗原则：①双侧输尿管结石时，一般先处理梗阻严重侧。②一侧肾结石，另一侧输尿管结石时，先处理输尿管结石。③双侧肾结石时，应在尽可能保留肾的前提下，一般先处理容易取出且安全的一侧。④孤立肾上尿路结石或双侧上尿路结石引起急性完全性梗阻无尿时，应及时施行手术。

链 接　输尿管“石街”是如何形成的?

输尿管“石街”是大量碎石在输尿管内堆积没有及时排出而形成，阻碍尿液排出。输尿管“石街”形成的原因有以下几种：①一次粉碎结石过多。②结石未能粉碎为很小的碎片。③两次碎石间隔时间太短。④输尿管有炎症、息肉、狭窄、结石等梗阻。⑤碎石后患者过早大量活动。⑥体外碎石引起肾功能损害，排出碎石块的动力减弱。⑦体外碎石术后综合治疗关注不够。如果“石街”完全堵塞输尿管，8 周后肾功能将会完全丧失。

二、下尿路结石

下尿路结石包括膀胱结石和尿道结石。原发性膀胱结石多见于男童，与营养不良和低蛋白饮食有关，其发生率在我国已明显降低。继发性膀胱结石常见于良性前列腺增生，膀胱憩室，异物或肾、输尿管结石排入膀胱。尿道结石见于男性，绝大多数来自肾和膀胱。

【临床特征】

1. 疼痛和排尿困难

（1）膀胱结石　典型症状为排尿突然中断，疼痛放射至远端尿道及阴茎头部，伴排尿困难和膀胱刺激症状。小儿常用手搓拉阴茎，跑跳或改变排尿姿势以缓解疼痛，继续排尿。

（2）尿道结石　典型症状为排尿困难，点滴状排尿，伴尿痛，重者可发生急性尿潴留及会阴部剧痛。

2. 血尿和感染　除典型症状外，常伴发血尿和感染。憩室内结石可仅表现为尿路感染。

【辅助检查】

1. B 超　能发现强光团及声影，还可同时发现膀胱憩室、良性前列腺增生等。

2. X 线检查　能显示绝大多数结石，怀疑有尿路结石可能时，还需要做尿路平片及排泄性尿路造影。

3. 膀胱尿道镜检查　能直接见到结石，并可发现膀胱及尿道病变。

【诊疗原则】

1. 诊断　依据患者典型症状结合影像学检查一般可做出诊断。

2. 治疗

（1）膀胱结石

1）一般治疗：有排尿困难者，应留置导尿管，有利于引流尿液防止感染。

2）药物治疗：膀胱感染严重时，应用抗菌药物。

3）手术治疗：膀胱结石采用手术治疗，并应同时治疗病因。术式有：①经尿道膀胱镜取石或碎石：适用于结石＜ 2cm 者，可应用碎石钳机械碎石，并将结石取出。②较大的结石需要采用超声、激光或气压弹道碎石术。③耻骨上膀胱切开取石术: 适用于结石过大、过硬或膀胱憩室病变者，为传统的开放式手术方式。

（2）尿道结石　根据结石的位置选择适当的方法，尽量不做尿道切开取石，以免尿道狭窄。①尿道舟状窝结石可向尿道注入无菌液体石蜡，然后推挤或用血管钳取出。②前尿道结石可在阴茎根部阻滞麻醉下，压迫结石近段尿道防止结石后退，注入无菌液体石蜡后轻轻推挤，钩取或钳出。③后尿道结石可用尿道探条将结石推入膀胱，再按膀胱结石处理。

第 2 节　前列腺增生

案例 19-2

患者，男性，64 岁，因“5 年前无明显诱因出现尿频、尿急、尿痛，伴夜尿次数增多、排尿等待、排尿费力、尿不尽感”在当地医院就诊。因“20 天前排尿困难突然加重，改变体位无好转”入院。

问题： 1. 该患者的初步诊断是什么？

2. 本病需要与哪些疾病相鉴别？

前列腺增生，也称良性前列腺肥大，是引起老年男性排尿障碍原因中最为常见的一种良性疾病，以排尿困难为主要临床特征。多发生于 50 岁以上的老年男性。

【病因病机】 病因尚不完全清楚，可能与随年龄增长体内性激素平衡失调以及雄激素与雌激素的协同效应关系密切。目前公认老龄和有功能的睾丸是前列腺增生发病的两个重要因素，两者缺一不可。

【临床特征】 前列腺增生症状与前列腺体积大小并无相关性，严重程度主要取决于引起梗阻的程度、病变发展速度以及是否合并感染等，症状可时轻时重。

1. 尿频　是最常见的早期症状，尤以夜间更甚。主要因残余尿量增多致膀胱有效容量减少，以及前列腺充血刺激所致。

2. 排尿困难　是最重要的症状。病情发展缓慢，主要表现为排尿迟缓、断续、尿流细而无力、射程短、终末滴沥、排尿时间延长。

3. 尿潴留　在排尿困难的基础上，如有受凉、饮酒、劳累等诱因而引起腺体及膀胱颈部充血水肿时，即可发生急性尿潴留。当膀胱内积存大量残余尿时，由于膀胱过度膨胀，膀胱内压力超过尿道阻力后尿液可随时自行溢出，出现充溢性尿失禁。

4. 其他症状　合并感染或结石时，可出现明显的尿频、尿急、尿痛及无痛性肉眼血尿等。晚期可有肾积水和慢性肾功能不全。长期排尿困难可引起腹股沟疝、内痔与脱肛等。

考点 前列腺增生常见的早期症状

【辅助检查】

1. 直肠指检　是重要的检查方法，前列腺增生患者均需要做此项检查。通过此法可触及增大的前列腺，表面光滑，质韧、有弹性，中间沟变浅或消失。指检过程中应注意前列腺有无硬结，与前列腺癌相鉴别。

2. B 超　可显示前列腺体积大小，增生腺体是否突入膀胱，嘱患者排尿后检查，还可借以测定膀胱残余尿量。

3. 尿流率检查　可确定前列腺增生患者排尿的梗阻程度。

4. 血清前列腺特异性抗原（PSA）测定　前列腺增大有结节或质地较硬时，可借此排查是否为前列腺癌。

5. 其他检查　静脉尿路造影（IVU）、膀胱镜检查等，可除外合并有泌尿系统肿瘤的可能。

【诊疗原则】

1. 诊断　凡 50 岁以上男性出现排尿不畅者，应考虑有前列腺增生的可能，结合辅助检查一般可明确诊断。但需要与以下疾病相鉴别。①前列腺癌：直肠指检前列腺坚硬、有结节，或血清 PSA 异常，可行 MRI 和前列腺穿刺活检术进行鉴别。②膀胱颈挛缩：是由慢性炎症所致，年龄较轻，前列腺不增大，膀胱镜检查可确诊。③尿道狭窄：多有尿道损伤及感染病史，行尿道膀胱造影与尿道镜检查不难确诊。④神经源性膀胱功能障碍：临床表现与前列腺增生相似，但患者常有中枢或周围神经系统损害的病史和体征。尿流动力学检查可明确诊断。

2. 治疗　前列腺增生未引起明显梗阻者一般无须处理，可密切随访、观察等待。症状明显者可进行如下治疗。

（1）药物治疗　适用于梗阻较轻或不能耐受手术者。常用的药物有 α_1 受体阻滞剂、5α- 还原酶抑制剂和植物类药等。常用的 α_1 受体阻滞剂有特拉唑嗪、阿夫唑嗪等，可降低前列腺平滑肌张力、减小尿道阻力，改善排尿功能；5α- 还原酶抑制剂有非那雄胺和度他雄胺，可降低前列腺内双氢睾酮含量，用药 3 个月可使前列腺体积缩小，改善排尿功能。

（2）手术治疗　适用于症状严重、存在明显梗阻或有并发症者。手术方式有：①经尿道前列腺切除术（TURP）：适用于大多数良性前列腺增生患者，是目前最常用的手术方式。②开放手术：有耻骨上经膀胱或耻骨后前列腺切除术，适用于巨大的前列腺或有合并膀胱结石者。

（3）其他疗法　经尿道激光治疗、经尿道球囊高压扩张术、前列腺尿道网状支架置入术和经直肠高强度超声聚焦疗法。

第 3 节　泌尿系统肿瘤

案例 19-3

患者，男性，59 岁，因“无明显诱因出现间歇性、无痛性全程血尿 1 个月，加重伴有血块 2 天”来诊。血尿可自行减轻或停止，有时伴尿急、尿频和尿痛。B 超检查示：双肾正常，膀胱内有 2.5cm×2.5cm×1.5cm 肿物。

问题： 1. 该患者最可能的诊断是什么？

2. 对该患者，应如何治疗？

我国最常见的泌尿系统肿瘤为膀胱癌，其次是肾癌和前列腺癌。

一、肾　　癌

肾癌是泌尿系统常见肿瘤之一，多为恶性，近年来发病率逐年上升。临床常见的肾癌为来自肾实质的肾细胞癌、肾母细胞瘤和肾盂癌、转移瘤等。肾细胞癌在成人多见，肾母细胞瘤在小儿最常见。

（一）肾细胞癌

肾细胞癌又称肾腺癌，占肾恶性肿瘤的 85% 左右。

【病因病机】 尚未明确，可能与吸烟、肥胖、饮食、职业接触（如石棉、皮革等）、遗传因素等有关。

【临床特征】 肾细胞癌高发年龄为 50 ～ 70 岁，男性多于女性，早期无明显症状，多在体检时被发现。常见症状为血尿、疼痛和肿块，被称为肾细胞癌“三联征”。

1. 血尿　为无痛性、间歇性全程肉眼血尿，随病变的进展间歇期缩短，表明肿瘤已侵及肾盏或肾盂。

2. 疼痛　疼痛常为腰部钝痛或隐痛，血块引起输尿管梗阻时可发生肾绞痛。

3. 肾区肿块　肿瘤较大时在腹部或腰部易被触及。

4. 肾外表现　①副肿瘤综合征：常见有发热、高血压、红细胞沉降率增快等。②转移症状：如病理性骨折、咳嗽、咯血、神经麻痹及转移部位出现疼痛等。

考点 肾细胞癌“三联征”

在临床中，早期肾细胞癌往往缺乏临床表现，当经典的肾细胞癌“三联征”都出现时，多数已为中晚期，当出现左侧精索静脉曲张时提示可能合并左肾静脉瘤栓，因此，早期诊断肾细胞癌具有重要意义。

【辅助检查】

1. B 超检查　对肾细胞癌的敏感性较高，是发现肾细胞癌最简便和常用的方法，可发现临床无症状、尿路造影无改变的早期肿瘤。

2. X 线检查　尿路平片可见肾外形增大，偶见肿瘤散在钙化。静脉尿路造影可见肾盏、肾盂受压不规则变形，或充盈缺损。肾细胞癌患者还应常规检查胸部 X 线检查。

3. CT 检查　可显示肾细胞癌的肿瘤部位、大小、有无累及邻近器官等，具有较高的诊断敏感性和特异性，是目前诊断肾细胞癌最可靠的影像学方法。CT 表现为肾实质内不均质肿块。

4. MRI　对肾细胞癌诊断的准确性与 CT 相仿，但在显示邻近器官有无受侵犯，肾静脉或下腔静脉内有无癌栓则优于 CT。

5. 实验室检查　肾细胞癌实验室检查的目的是了解患者的一般情况以及是否适用于采取相应的治疗措施，主要包括尿常规、血常规、红细胞沉降率、血糖、血钙、肾功能、肝功能、乳酸脱氢酶、碱性磷酸酶等项目。以上项目检查结果在肾细胞癌患者中可表现为血尿、红细胞增多、贫血、红细胞沉降率增快、高血糖、高血钙、肾功能异常及肝功能异常等。目前尚无公认的用于肾细胞癌早期辅助诊断的血清肿瘤标志物。

【诊疗原则】

1. 诊断　出现血尿、疼痛和肿块三大症状之一的，即应考虑肾细胞癌的可能，经相关辅助检查后一般可做出诊断。

2. 治疗　肾细胞癌对放疗和化疗不敏感，主要的治疗方法如下。

（1）手术治疗　根治性肾切除术是肾细胞癌最主要的治疗方法。开放性手术的切除范围包括患肾、肾周脂肪及肾周筋膜、局部肿大淋巴结及髂血管分叉以上的输尿管。近年来临床上应用腹腔镜进行根治性肾切除术或肾部分切除术，具有创伤小、术后恢复快等优点。

（2）免疫治疗　应用生物制剂干扰素 α、白介素 -2 对预防和治疗转移癌有一定疗效。

（3）药物治疗　自 2005 年索拉非尼被批准用于转移性肾细胞癌的治疗以来，转移性肾细胞癌的治疗进入了靶向治疗时代。目前国内已批准用于晚期肾细胞癌治疗的药物包括培唑帕尼、舒尼替尼、阿西替尼、索拉非尼、伊维莫司等。

（4）中医中药治疗　中医药有助于促进肾细胞癌术后机体功能恢复，减少免疫治疗及靶向药物治疗的不良反应，缓解患者症状，改善患者生活质量并可能延长生存时间，可以单独应用或与其他抗肿瘤药物联合应用。

（5）放疗　肾细胞癌对常规放疗不敏感。放疗主要用于肾细胞癌的姑息治疗，以缓解疼痛改善生存质量。

（二）肾母细胞瘤

肾母细胞瘤又称肾胚胎瘤或 Wilms 瘤，好发于儿童，占所有儿童期恶性肿瘤的 6% ～ 7%。

【临床特征】　80% 以上的患儿在 5 岁以前发病，平均发病年龄 3.5 岁，男女比例相当。

1. 腹部肿块　是最常见也是最重要的症状，多在洗澡或更衣时偶然发现，无症状。肿块多位于上腹部，表面光滑，中等硬度，无压痛，有一定活动度。

2. 其他症状　常见有发热、厌食、体重减轻等，晚期出现消瘦、恶心、呕吐、贫血等症状。

【辅助检查】

1. B 超　有助于确定实质性占位的性质。

2. 静脉尿路造影（IVU）　所见与肾细胞癌相似，显示肾盏、肾盂受压、变形和破坏。

3. CT 和 MRI 检查　可显示肿瘤范围及邻近淋巴结、器官、肾静脉和下腔静脉有无受累情况。

【诊疗原则】

1. 诊断　发现小儿上腹部肿块，即应想到肾母细胞瘤的可能。结合 B 超等辅助检查情况，一般可明确诊断。

2. 治疗　早期行经腹根治性肾切除术，再辅以化疗和放疗进行综合治疗，可显著提高术后生存率。综合治疗2年生存率可达60%～94%，2～3年无复发应认为已治愈。

二、膀胱癌

膀胱癌是泌尿系统最常见的肿瘤，以血尿、膀胱刺激征为主要临床特点。发病年龄多在50～70岁，男女发病比例约为4∶1。

【病因病机】

1. 吸烟　是最重要的致癌因素，约1/3膀胱癌与吸烟有关，戒烟后膀胱癌的发病率显著下降。

2. 长期接触致癌物质　从事染料、纺织、皮革、橡胶、塑料、油漆、印刷等职业，因长期接触致癌物质，如联苯胺、β-萘胺、4-氨基双联苯，导致发病危险性显著增加。

3. 膀胱慢性感染与长期异物刺激　如寄生虫感染、膀胱结石、膀胱憩室、留置导尿管等容易提高膀胱癌发生的风险。

4. 其他　长期大量服用镇痛药、食物中或由肠道菌群作用产生的亚硝酸盐以及盆腔放射治疗等，均可能引起基因突变而增加膀胱癌的患病风险。

【临床特征】

1. 血尿　是最常见和最早出现的症状。约85%的患者表现为间歇性无痛肉眼血尿，可自行减轻或停止，易误导患者为“痊愈”而延误治疗。

2. 膀胱刺激征　为膀胱癌晚期的表现，即尿频、尿急和尿痛，预后不良。

3. 排尿困难　膀胱三角区及膀胱颈部肿瘤可梗阻膀胱出口，造成排尿困难、尿潴留。

4. 其他　输尿管口被肿瘤浸润阻塞可致肾积水、肾功能不全。膀胱癌晚期可有腰骶部疼痛及浸润性肿块、贫血、水肿等。

【辅助检查】

1. 尿液检查　采用尿检查端粒酶、膀胱肿瘤抗原（BTA）、核基质蛋白以及原位荧光杂交等有助于早期诊断。

2. B超检查　可发现直径0.5cm以上的肿瘤，一般作为患者的最初筛查。

3. 静脉尿路造影（IVU）　可了解肾盂、输尿管有无肿瘤以及肾功能。

4. CT和MRI检查　多用于浸润性癌，可发现肿瘤浸润膀胱壁深度、局部转移肿大的淋巴结以及内脏转移的情况。

5. 膀胱镜检查　是确诊膀胱癌的重要检查手段。可直接观察到肿瘤所在部位、大小、数目、形态，初步估计肿瘤的浸润程度。可行肿瘤组织活检及膀胱黏膜随机活检。

6. 膀胱双合诊　可了解肿瘤大小、浸润的范围、深度以及与盆壁的关系，常用于术前对肿瘤浸润范围和深度的评估。

【诊疗原则】

1. 诊断　中老年出现无痛性肉眼血尿，应首先想到泌尿系统肿瘤特别是膀胱癌的可能，结合病史、辅助检查一般可明确诊断。

2. 治疗

（1）手术治疗　是膀胱癌的主要治疗方法。术式有：①经尿道膀胱肿瘤电切术（TURBT）：既是重要诊断方法，也是主要治疗手段。②根治性膀胱切除术联合盆腔淋巴结清扫术：适用于肌层浸润性膀胱癌。③挽救性膀胱部分切除术：适用于不能耐受膀胱全切的患者。

（2）化学药物治疗　是根治性膀胱切除术的重要辅助治疗手段，主要以铂类为主，包括顺铂、吉西他滨、紫杉醇和阿霉素等，可单独或联合化疗应用。

课程思政：满园春色催桃李，一片丹心育将才

郭应禄是我国著名的泌尿外科专家、中国工程院院士。他出生在山西的一个普通县城，1951年考入北京大学医学院，师从名师吴阶平。吴阶平老师的言传身教深深影响着他，他对待患者像亲人一样，会设身处地地为患者考虑，以患者的利益为根本出发点。他积极推进血液透析和肾移植技术在国内的发展，倡导“将才工程”，培养了一批批人才，为我国泌尿外科专业骨干人才与技术力量储备作出了卓越贡献。

自　测　题

单项选择题

A_1 型题

1. 上尿路结石成分最常见的是（　　）
   A. 黄嘌呤　B. 磷酸钙　C. 尿酸盐
   D. 脱氨酸　E. 草酸钙
2. 引起男性老年人排尿障碍原因中最为常见的疾病是（　　）
   A. 膀胱癌　B. 肾癌
   C. 前列腺增生　D. 肾母细胞瘤
   E. 输尿管结石
3. 前列腺增生最重要的症状是（　　）
   A. 尿潴留　B. 尿频
   C. 排尿困难　D. 血尿
   E. 尿急
4. 肾母细胞瘤的主要临床特点是（　　）
   A. 腹部有巨大包块
   B. 血尿、尿频、尿痛
   C. 血中肾素活性升高
   D. 常早期转移至颅骨和肝
   E. 血中促红细胞生成素升高
5. 患者，男性，3 岁。近 3 个月发现右侧腹部有一肿物，增长迅速，行经腹肾切除术，病理为肾母细胞瘤。术后首选的辅助治疗方法是（　　）
   A. 化学治疗　B. 放射治疗
   C. 生物治疗　D. 基因治疗
   E. 中医药治疗
6. 肾癌的血尿特点是（　　）
   A. 间歇性无痛性肉眼血尿
   B. 全程肉眼血尿初始加重
   C. 全程肉眼血尿终末加重
   D. 腰部剧痛后出现血尿
   E. 血尿伴膀胱刺激症状
7. 膀胱癌发病原因中，最重要的因素是（　　）
   A. 吸烟　B. 长期接触致癌物质
   C. 膀胱慢性感染　D. 异物长期刺激
   E. 长期服用镇痛药

（陈禹西）

第20章 运动系统疾病

学习目标

1. 素质目标　培养学生科学严谨的治学态度及作风，以及救死扶伤的医学精神。

2. 知识目标　理解各种常见运动系统疾病的临床特征，了解各种常见运动系统疾病的病因病机、并发症和诊疗、预防原则。

3. 能力目标　能对常见运动系统疾病做出早期识别及初步诊断，并做出初步处理。

第1节　骨折及关节脱位

一、骨折概论

案例 20-1

患者，男性，60 岁，因“跌倒致左上肢疼痛及活动障碍 2h”来诊。查体：左腕关节呈“刺刀”样畸形，明显肿胀，皮下瘀斑，局部明显压痛，可触及骨擦感。

问题： 1. 该患者的诊断及诊断依据是什么？

2. 进一步检查及治疗原则是什么？

骨折是指骨的完整性和连续性中断。

【病因病机】

1. 直接暴力　暴力直接作用于受伤部位发生骨折，常伴有不同程度软组织损伤，如打击伤、碾压伤、火器伤等。

2. 间接暴力　暴力通过传导、杠杆、旋转或者肌肉强烈收缩使肢体远处发生骨折。例如，跌倒时手掌撑地，依其上肢与地面所形成的角度不同，暴力向上传导，可致桡骨远端骨折或者肱骨髁上骨折。

3. 积累性劳损　长期、反复、轻微的直接或间接损伤可致使肢体某一特定部位骨折，如远距离行军易致第二、三跖骨及腓骨下 1/3 段骨折，称为疲劳骨折。

【分类】

1. 依据骨折处是否与外界相通分类　分为闭合性骨折和开放性骨折。骨折处皮肤及筋膜或骨膜完整，骨折端不与外界相通，称为闭合性骨折。骨折处皮肤及筋膜或骨膜破裂，骨折端与外界相通，称为开放性骨折，如骨盆骨折伴尿道破裂。开放性骨折容易发生感染。

2. 根据骨折的程度和形态分类　分为不完全性骨折和完全性骨折。

（1）不完全性骨折　骨的完整性和连续性仅有部分破坏或中断。分为：①裂缝骨折：骨质发生裂隙，无移位，多见于颅骨、肩胛骨等扁平骨。②青枝骨折：骨质和骨膜部分断裂，如同青嫩树枝被折，多见于儿童。

（2）完全性骨折　骨的完整性和连续性全部中断，按影像学数字 X 射线摄影（DR）片骨折线方向及其形态可分为（图 20-1）：①横行骨折：骨折线与骨干纵轴接近垂直。②斜形骨折：骨折线与骨干纵轴呈一定角度。③螺旋形骨折：骨折线呈螺旋状。④粉碎性骨折：骨质碎裂成三块及以上。骨折线呈 T 形或 Y 形又称为 T 形或 Y 形骨折。⑤嵌插骨折：骨折断端相互嵌插，多发生于长管状骨干骺端骨密质与骨松质交界处。多见于肱骨外科颈、股骨颈骨折。⑥压缩性骨折：骨折因压缩而变形，多见于松质骨，如脊椎骨、跟骨。⑦骨骺分离：是通过骨骺的骨折，骨骺的断面可带有数量不等的骨组织。多见于骨骺尚未完全骨化的青少年。

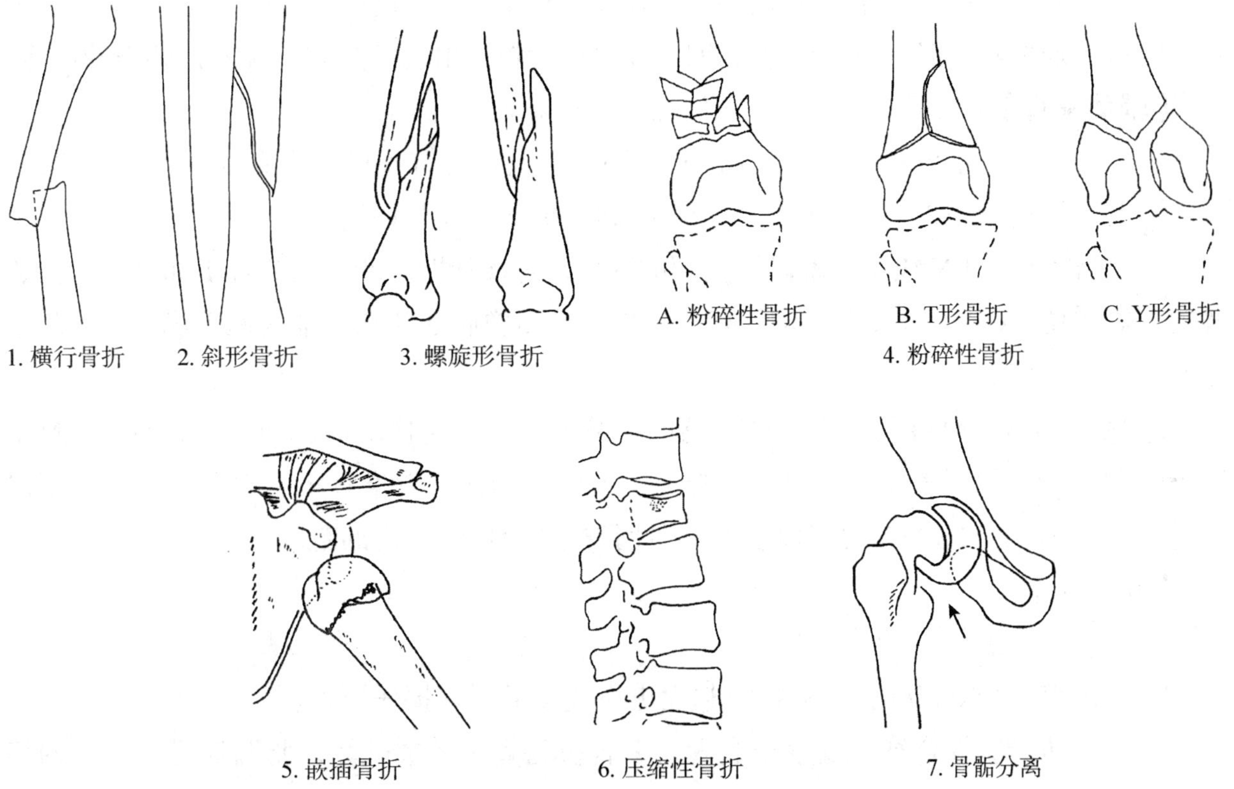

图 20-1　完全性骨折

3. 根据骨折端稳定程度分类　分为稳定性骨折和不稳定性骨折。骨折端不易移位或复位后不易发生移位的称为稳定性骨折，如裂缝骨折、青枝骨折、横行骨折、压缩性骨折、嵌插骨折等。骨折端易移位或复位后易再移位的称为不稳定骨折，如斜形骨折、螺旋形骨折、粉碎性骨折等。

【临床特征】

1. 局部表现

（1）骨折的一般表现　①疼痛与压痛：骨折处均感疼痛，患肢经固定制动后，疼痛减轻或消失。触诊时，骨折处有局限性压痛。②功能障碍：肢体骨折后运动功能部分或完全丧失。

（2）骨折的特有体征　①畸形：骨折端移位，患肢出现短缩、成角或旋转畸形，如科利斯（Colles）骨折的“餐叉”和“刺刀”畸形。②异常活动：骨折部位出现不正常的活动。③骨擦音或骨擦感：骨折端相互摩擦时，可听到骨擦音或触及骨擦感。

根据病史及体征，凡有以上三种骨折的特有体征之一者，即可诊断为骨折。但有些如裂缝骨折、嵌插骨折等需要进行X线检查明确诊断。

考点 骨折的特有体征

2. 全身表现

（1）休克　出血是发生休克的主要原因。常见于骨盆骨折、股骨骨折、多发性骨折，以及严重的开放性骨折或并发重要内脏器官损伤时。

（2）发热　骨折后一般体温正常。出血量大的骨折，如股骨骨折、骨盆骨折，血肿吸收时可出现低热，但一般不超过38℃。开放性骨折，出现高热时，应考虑感染的可能。

【辅助检查】

1. X线检查　是最基本的、首选的检查方法。凡怀疑有骨折者均应常规行X线检查，可以了解骨折类型和骨折移位情况，能为明确骨折诊断提供依据。

2. CT检查　对X线检查难以检查到的部位、复杂骨折及涉及关节骨折如骨盆骨折、髋关节等部位，CT检查具有分辨率高、无重叠、图像后处理和三维成像等优点，可从整体上观察骨折情况。

3. MRI检查　MRI所获得的图像清晰、分辨率高、对比度好，而且信息量大。MRI检查常用于骨折周围软组织（肌腱、神经、血管）损伤、脊椎骨折、脊髓损伤，还可以发现X线检查及CT检查未能发现的隐匿性骨折及确定骨挫伤的范围。

【并发症】

1. 早期并发症

（1）休克　严重损伤，由骨折引起大出血或重要器官损伤所致。

（2）脂肪栓塞综合征　发生于成人，因骨折处骨髓腔被破坏，脂肪滴进入破裂的静脉窦内，进入血液循环引起肺、脑脂肪栓塞。

（3）重要内脏器官损伤　严重暴力除致骨折外，还可引起骨折附近的内脏器官如肝、膀胱、直肠等损伤。

（4）重要周围组织损伤　①重要血管损伤：常见股骨髁上骨折引起腘动脉损伤，肱骨髁上骨折引起肱动脉损伤。②周围神经损伤：肱骨中、下1/3段处骨折易损伤桡神经，腓骨颈骨折易损伤腓总神经。③脊髓损伤：多见于脊柱颈段和胸腰段，出现损伤平面以下的截瘫。

（5）骨筋膜室综合征　多见于前臂内侧和小腿，常由创伤骨折或外包扎过紧等，致使骨筋膜室容积减小，骨筋膜室内压力增高所致。

2. 晚期并发症

（1）关节僵硬　长期固定可引起关节僵硬、骨质脱钙和肌肉萎缩，造成关节严重功能障碍。是骨折和关节损伤最为常见的并发症。

（2）感染　开放性骨折，若清创不彻底，可导致化脓性骨髓炎。

（3）骨化性肌炎　骨折后骨膜下形成血肿，血肿机化并在关节附近的软组织内骨化，影响关节活动，多见于肘关节，又叫损伤性骨化。

（4）创伤性关节炎　关节内骨折未能准确复位，关节面不平整或畸形愈合，可引起创伤性关节炎。活动关节时疼痛，多见于膝、踝等负重关节。

（5）缺血性骨坏死　骨折段的血液供应被切断导致缺血坏死，如股骨颈骨折后股骨头缺血坏死。

（6）缺血性肌挛缩　是骨筋膜室综合征处理不当的结果，如尺骨或桡骨骨折形成的爪形手。

（7）坠积性肺炎　多发生于骨折后长期卧床的患者，特别是老年体弱和慢性病患者。

（8）压疮　严重创伤骨折后患者长期卧床不起，身体骨突起处受压，局部血液循环障碍易形成压疮。常见于骶尾部、髋部。

（9）下肢静脉血栓　多见于骨盆骨折或下肢骨折患者，由静脉血流缓慢、血液处于高凝状态所致。血栓回流至肺引起急性肺栓塞，导致生命危险。

考点　骨折的并发症

【治疗原则】　复位、固定和功能锻炼是治疗骨折的三大原则。

1. 复位　是将移位的骨折恢复正常或接近正常的解剖关系，重建骨骼的支架作用。复位的标准有解剖复位和功能复位两种。解剖复位要求对位对线完全良好；功能复位则无此要求，骨折愈合后对肢体功能无明显影响即可。复位方法有手法复位、牵引复位和手术复位三种。

2. 固定　即将骨折维持于复位后的位置，直至愈合，良好的固定是骨折愈合的关键。分为外固定及内固定，外固定是用于身体外部的固定，内固定是用于身体内部的固定。

3. 功能锻炼　目的是在不影响固定的前提下，尽快恢复患肢肌肉、肌腱、韧带、关节囊的舒缩活动，防止发生肌肉萎缩、骨质疏松、肌腱挛缩、关节僵硬等并发症。

考点　治疗骨折的三大原则

【骨折的愈合】

1. 骨折的愈合过程

（1）血肿炎症机化期　骨折致髓腔、骨膜下及周围软组织内出血，形成血肿，血肿伤后 6 ～ 8h 即开始凝结成含有网状纤维的血凝块，吞噬细胞、成纤维细胞等从四周侵入，逐渐形成肉芽组织，转化为纤维结缔组织。这一过程约在骨折后 2 周完成。

（2）原始骨痂形成期　骨内膜和骨外膜的成骨细胞增生在骨折端内外形成的骨样组织逐渐骨化，彼此汇合形成梭形骨痂，形成内骨痂和外骨痂。骨折断端周围及髓腔内的纤维组织逐渐转化为软骨组织，软骨细胞不断增生、钙化而骨化，称为软骨内化骨，这一过程为 4 ～ 8 周。

（3）骨痂改造塑形期　原始骨痂由排列不规则的骨小梁组成，尚欠牢固。随着肢体的活动和负重，在应力轴线上的骨痂逐步被清除；使原始骨痂逐渐被改造为坚硬的板层骨。骨髓腔重新沟通，恢复骨的正常结构，这一过程为 8 ～ 12 周。

2. 影响骨折愈合的因素　骨折愈合过程受很多因素的影响，如年龄、健康情况、骨折的类型、骨折部位的血运、软组织损伤程度、软组织嵌入、感染及治疗方法等。

3. 骨折的临床愈合标准　①局部无压痛及纵向叩击痛。②局部无异常活动。③ X 线检查显示骨折处有连续性骨痂，骨折线已模糊。

二、常见关节脱位

案例 20-2

患者，女性，20 岁，因“跌伤致左肩部疼痛及功能障碍 1h”来诊。查体：左肩方肩畸形，左肩胛盂处可触及空虚感，左肩关节弹性固定于外展外旋位。杜加斯征阳性。左肩关节屈伸收展活动障碍。左手远端感觉、血运、活动正常。

问题： 1. 该患者可能的诊断是什么？

2. 进一步的检查及治疗原则是什么？

关节脱位是指关节结构受到损伤，使关节面失去正常的对合关系。由暴力所致的关节脱位称为创伤性脱位，由疾病破坏关节结构引起的脱位称为病理性脱位。多发生于肩、肘、髋关节等处。

（一）肩关节脱位

【分类】

1. 根据肱骨头脱位的移位方向分类　可分为前脱位、后脱位、下脱位和上脱位。
2. 根据脱位的程度分类　可分为半脱位和脱位。
3. 根据脱位的时间分类　可分为新鲜性脱位（2 周以内）和陈旧性脱位（超过 2 周）。
4. 根据是否有伤口与外界相通分类　可分为开放性脱位与闭合性脱位。

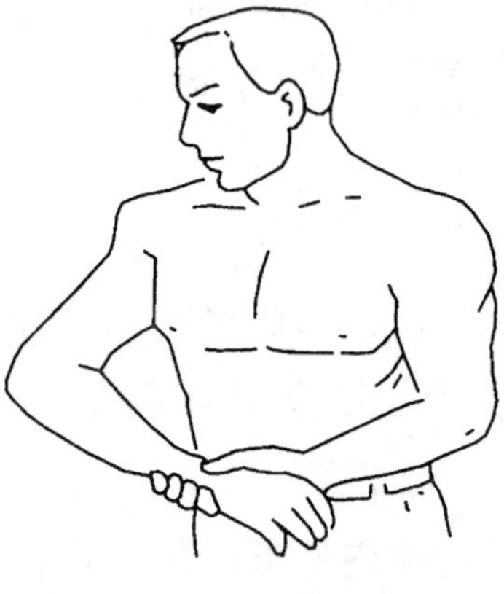

图 20-2　方肩畸形

【病因病机】　创伤是肩关节脱位的主要原因，多为间接暴力所致。

【临床特征】

1. 一般症状　肩关节肿胀、疼痛、压痛及关节屈伸、收展、旋转功能障碍。

2. 专有体征

（1）畸形　在腋窝，喙突下或锁骨下可触及移位的肱骨头，肩部失去圆浑的轮廓而出现方肩畸形（图 20-2）。

（2）弹性固定　患肢弹性固定于轻度外展位，常以健手托患臂，头和躯干向患侧倾斜。

（3）关节盂空虚　脱位的关节处触摸有空虚感。

（4）杜加斯征（Dugas 征）阳性　也称搭肩试验，患侧手掌搭于健侧肩上时，肘部不能紧贴胸壁；如果肘部紧贴胸壁，患侧手掌不能搭于健侧肩上。

考点 肩关节脱位的专有体征

【辅助检查】　X 线正位、侧位片及穿胸位片可确定肩关节脱位的类型、移位方向及有无撕脱骨折。

【治疗原则】

（1）复位　以手法复位为主，复位成功的标志是杜加斯征检查由阳性转为阴性。对于手法复位失败者需要及时手术切开复位及修复关节囊。

（2）固定　手法复位成功后，可用三角巾悬吊上肢，肘关节屈曲 90°，一般固定 3 周，合并有大结节骨折者应固定 4 ～ 5 周。

（3）功能锻炼　固定期间必须经常活动腕部及手指，解除固定后，鼓励患者逐步渐进地主动锻炼肩关节各个方向活动。

（二）肘关节脱位

【病因病机】　间接暴力是肘关节脱位的主要原因，以向后脱位最为常见。患者跌倒时上臂伸直，手掌撑地，暴力沿前臂传递到尺、桡骨近端，尺骨鹰嘴尖端抵在鹰嘴窝处形成支点，肱骨下端突破薄弱的关节囊前壁滑向前方，而尺骨鹰嘴则向后方脱位。

【临床特征】

1. 一般症状　肘部肿胀、疼痛、压痛及关节屈伸功能障碍。

2. 专有体征

（1）畸形　肘关节处于半伸直位，被动运动时伸不直肘部。

（2）弹性固定　患肢前臂弹性固定于半屈位，常以健手托患侧前臂。

（3）关节盂空虚感　可触摸到凹陷处。

（4）肘后三角关系破坏，失去正常关系（正常人肘关节伸直，肱骨外上髁、内上髁和鹰嘴突三个骨突在同一直线上，当肘关节完全屈曲时，三者形成等腰三角形，后脱位时此三角关系消失）。

【辅助检查】　X 线检查可了解脱位类型及是否合并骨折。

【治疗原则】

1. 手法复位　复位成功肘关节恢复正常活动，肘后三点关系转为正常。复位失败及超过 3 周的陈旧性肘关节脱位应手术治疗切开复位。

2. 固定　用长臂石膏托或支具固定肘关节于屈曲 90° 位，再用三角巾悬吊胸前，一般固定 2 ～ 3 周。

3. 功能锻炼　固定期间进行肌肉收缩，并活动腕关节及手指。解除固定后及早进行肘关节屈伸和前臂旋转活动。

（三）髋关节脱位

【病因病机】 间接暴力是髋关节脱位的主要原因，多由交通事故引起，以后脱位最为常见。患者坐位，髋关节处在屈曲、内收、内旋位，股骨头关节面的大部分超越髋臼后缘，处于不稳定状态，此时如膝部受到由前向后的暴力，股骨头即从髋关节囊的后下方薄弱区脱出，造成后脱位。

【临床特征】

1. 明显疼痛、压痛及髋关节屈伸功能障碍。

2. 患肢短缩，髋关节后脱位时髋关节呈屈曲、内收、内旋畸形。

3. 髋关节后脱位在臀部可触及脱出的股骨头；髋关节前脱位可在腹股沟处摸到股骨头。

【辅助检查】

1. X 线检查 了解脱位情况以及有无骨折。

2. CT 检查 可从三维立体了解脱位及骨折情况。

【治疗原则】

1. 手法复位 在全身麻醉或椎管内麻醉下，采用 Allis 法，即提拉法复位。若感到明显的弹跳与响声，提示复位成功。复位后畸形消失，髋关节活动恢复正常。复位时间要尽可能早，如复位失败 2 次及超过 72h 的，髋关节脱位应手术治疗，切开复位。

2. 固定 患者做皮肤牵引或穿钉子鞋 2 ～ 3 周，无须石膏固定。

3. 功能锻炼 需要卧床休息 4 周，卧床期间做股四头肌收缩动作。2 ～ 3 周后开始活动关节，4 周后扶双拐下地活动，3 个月后可完全承重。

第 2 节 骨与关节感染

一、化脓性骨髓炎

案例 20-3

患者，男性，8 岁，因“跌倒后左下肢疼痛 2 天”入院。患者烦躁、寒战、高热、体温达 39.2℃。查体：左下肢体半屈曲状；左大腿下段局部皮肤发红、肿胀，皮温增高，明显压痛，无畸形。血常规检查：白细胞及中性粒细胞均增高。X 线检查：无骨折征象。

问题：1. 该患者最可能的诊断是什么？

2. 对该患者如何进行治疗？

化脓性骨髓炎是指由化脓性细菌感染，导致骨膜、骨皮质和骨髓发生的炎症性反应。化脓性骨髓炎按感染途径分三类。①身体其他部位的化脓性病灶中的细菌经血液循环播散至骨膜、骨皮质、骨髓引起的急性炎症，称血源性骨髓炎；根据起病情况又分为急性血源性骨髓炎和慢性血源性骨髓炎。②开放性骨折发生感染，或骨折手术后出现感染，称为创伤后骨髓炎。③邻近软组织感染直接蔓延至骨骼，如慢性小腿溃疡引起胫骨骨髓炎，称为外来性骨髓炎。各种类型骨髓炎的发病机制不同，治疗方法也有差别，本节只叙述急性血源性骨髓炎。

【病因及病机】 化脓性细菌的感染是急性血源性骨髓炎的病因。最常见的致病菌是金黄色葡萄球菌，乙型链球菌占第二位，流感嗜血杆菌、大肠埃希菌、产气荚膜杆菌、肺炎球菌等也可致病。

外伤可为诱因，局部外伤后因组织创伤、出血易诱发急性骨髓炎。身体其他部位的感染病灶如皮肤疖、痈等因处理不当或机体抵抗力下降，该病灶的化脓性细菌经血液循环播散至骨膜、骨皮质、骨髓引起急性炎症。

【临床特征】 儿童多见，以胫骨上段和股骨下段最多见，其次为肱骨和髂骨。发病前往往有外伤病史。

1. 局部症状　早期有患部剧痛，肢体呈半屈曲状，周围肌痉挛，因疼痛抗拒做主动与被动活动。患部皮温增高，有局限性压痛。若病灶接近关节，可有反应性关节积液。当脓肿穿破骨质、骨膜至皮下时，可有局部红肿、压痛、波动感。脓肿穿破皮肤后，形成窦道。

2. 全身症状　恶寒、高热、呕吐，呈脓毒样发作。往往起病急，继而高热，体温达 39 ～ 41℃，伴寒战，全身毒血症状严重。小儿可有烦躁、呕吐与惊厥。重者有昏迷、谵妄与感染性休克。

【辅助检查】

1. 实验室检查　①血常规检查：白细胞计数及中性粒细胞分类均增高。②血培养：培养出致病菌，均做药物敏感试验，以便调整抗菌药物。③局部脓肿分层穿刺：抽出液做涂片检查、细菌培养与药物敏感试验。

2. X 线检查　早期检查往往无异常表现，发病 2 周后逐渐出现松质骨虫蛀样散在骨破坏，骨膜增生、新骨形成等。

3. CT 检查　可以提前发现骨膜下脓肿，对细小的骨脓肿仍难以显示。

4. MRI 检查　具有早期诊断价值，可以早期发现局限于骨内的炎性病灶，并能观察到病灶的范围，病灶炎性水肿的程度和有无脓肿形成。

【诊疗原则】

1. 诊断　凡有下列表现均应考虑急性血源性骨髓炎的可能：①急骤的高热与毒血症表现；②长骨干骺端疼痛剧烈而不愿活动肢体；③该部位有一个明显的压痛区；④白细胞计数和中性粒细胞增高。MRI 检查具有早期诊断的价值。血培养与分层穿刺液培养致病菌可明确病因。

2. 治疗

（1）全身支持疗法　高热时降温，给予高蛋白质、高维生素的饮食；少量多次输血，提高机体免疫力及抵抗力；注意维持水、电解质和酸碱平衡。

（2）药物治疗　早期联合应用大剂量有效抗菌药物，在发病5天内使用往往可以控制炎症。抗菌药物应继续使用至体温正常、症状消失后2周左右。

（3）局部辅助治疗　用石膏托或皮肤牵引固定患肢于功能位，有利于炎症消退和缓解疼痛，防止关节挛缩和病理性骨折。

（4）手术治疗　手术治疗宜早，最好在抗菌药物治疗后48～72h仍不能控制局部症状时进行手术。手术目的是引流脓液、减轻毒血症症状，阻止急性骨髓炎转变为慢性骨髓炎。手术方法有钻孔、引流两种。

二、骨与关节结核

案例20-4

患者，男性，20岁，因“腰背部疼痛1年，加重1个月，伴低热、乏力、消瘦等全身症状”入院。患者自述前年曾有肺结核病史，未规范行抗结核治疗。入院后行X线、CT及MRI检查显示：$L_{1\sim2}$椎体破坏、塌陷，局部后凸畸形。

问题：1. 该患者最可能的诊断是什么？还需要进一步做什么检查确诊？

2. 对该患者的治疗有哪些？

骨与关节结核是由结核分枝杆菌引起的发生在骨与关节的感染性疾病，是一种继发性结核病变。原发病灶为肺结核或消化道结核，好发年龄为儿童和青少年，30岁以下的发病人群占总发病人群的80%以上。好发部位为脊柱、膝关节、髋关节、肘关节等一些负重大、活动多、易于发生创伤的骨与关节，其中脊柱结核占50%。

【病因病机】　结核分枝杆菌是引起骨与关节结核的病原体。

【临床特征】　患者往往自身有肺结核病史或家族肺结核病史。

1. 全身症状　起病缓慢，低热、乏力、盗汗、消瘦、食欲减退及贫血。有高热和毒血症状者，多见于儿童。

2. 局部症状

（1）病变部位　多为单发型，少数为多发型。

（2）疼痛症状　早期不明显，活动后加剧，髓关节内或骨髓腔内压力增高，出现剧烈疼痛。

（3）浅表关节可有肿胀与积液，压痛，关节处于半屈曲状态以缓解疼痛；后期出现肌萎缩，关节肿胀呈梭形。

（4）冷脓肿形成　全关节结核发展结果是在病灶部位出现较多脓液，结核性肉芽组织、死骨和干酪样坏死物质，因缺乏潮红、发热等急性炎症反应，称为“冷脓肿”或“寒性脓肿”。

（5）冷脓肿破溃后出现混合性感染，中毒混合感染的结果是慢性消耗、贫血中毒症状明显，甚至肝、肾衰竭而致死。

（6）脊椎结核脓肿可直接压迫脊髓引起疼痛、肌肉痉挛、神经功能障碍甚至截瘫等。

（7）部分患者可出现病理性骨折和病理性脱位。

（8）晚期病变静止后可有各种后遗症，如关节功能障碍；畸形，如关节屈曲挛缩畸形、脊柱后凸侧弯；肢体不等长等。

【辅助检查】

1. 实验室检查

（1）血常规检查　有轻度贫血，白细胞计数一般正常，有混合性感染时白细胞计数增高。

（2）红细胞沉降率　在活动期明显增快；静止期可正常。

（3）C 反应蛋白（CRP）　与疾病的炎症反应程度相关，可用于结核活动性及临床疗效的判定指标。

（4）结核菌素试验（PPD）　常为阴性，强阳性有助于诊断。

（5）细菌培养　脓液或关节液涂片查找抗酸杆菌和结核分枝杆菌培养阳性对诊断具有重要意义。

（6）结核分枝杆菌 DNA 检测　采用聚合酶链反应（PCR）技术检测结核分枝杆菌 DNA，具有敏感性高、特异性强、快速的特点，是结核病原学诊断的重要参考。

2. 病理检查　病变部位穿刺活检以及术后组织病理学和微生物学检查是确诊的重要方法，病理学检查见典型结核性肉芽肿。

3. X 线检查　对诊断骨与关节结核十分重要，但不能做出早期诊断，一般起病 6 ～ 8 周后才有 X 线检查改变。其表现为区域性骨质疏松和周围少量钙化的骨质破坏病灶，周围可见软组织肿胀影。

4. CT 检查　能显示病灶周围的冷脓肿，死骨与病骨都可以清晰地显露。还可在 CT 引导下行穿刺抽脓和活检。

5. MRI 检查　可以在炎性浸润阶段时显示出异常信号，具有早期诊断价值。

6. B 超检查　可探查深部冷脓肿的位置和大小。

7. 关节镜检查和滑膜活检　对诊断滑膜结核很有价值。

【治疗原则】

1. 全身治疗

（1）抗结核药物疗法　参考内科部分肺结核用药方案。混合感染的急性期可给予抗菌药物治疗。

（2）支持治疗　注意休息、加强营养，每天摄入足够的蛋白质和维生素；平时多卧床休息；有贫血者必须纠正贫血，重度贫血或反复发热不退时可间断性输注少量新鲜血液、免疫球蛋白。

2. 局部治疗

（1）局部制动　有石膏、支架固定与牵引等。一般小关节结核固定期限为 1 个月，大关节结核要延长到 3 个月。

（2）局部注射　常用药物为异烟肼，剂量为 100 ～ 200mg，每周注射 1 ～ 2 次。最适用于早期单纯性滑膜结核，不主张对冷脓肿进行反复抽脓与注入抗结核药物，以免诱发混合性感染在穿刺孔处形成窦道。

（3）手术治疗　术前规范抗结核药物治疗 4 ～ 6 周，至少 2 周。然后进行手术治疗，可缩短疗程、预防或纠正畸形，减少残疾和复发。手术方法有：①脓肿切开引流术。②病灶清除术。

第 3 节　腰腿痛和颈肩痛

一、颈　椎　病

案例 20-5

患者，男性，33 岁，程序员，因“颈肩部、上臂麻痹疼痛 1 个月”来诊。查体：患者颈部僵硬，向右侧倾斜，颈部活动受限，头颈后仰及左侧旋转时疼痛加剧，颈部和肩部均有压痛，并向左侧上肢放射；上肢牵拉试验阳性，压头试验阳性。X 线检查显示：颈曲轻度侧弯，椎间孔变窄。

问题：1. 该患者可能的诊断是什么？

2. 如何预防该疾病？

颈椎病是指颈椎间盘退行性病变及继发性椎间关节退行性变所致脊髓、神经、血管损害而表现的相应症状和体征。颈椎病是 50 岁以上人群的常见病，男性居多，好发部位依次为 $C_{5\sim6}$、$C_{4\sim5}$、$C_{6\sim7}$。

【病因病机】

1. 颈椎间盘退行性变　是颈椎病发生和发展的最基本原因。由于椎间盘退行性变而使椎间隙狭窄，关节囊、韧带松弛，脊柱活动时稳定性下降，进而引起椎体、关节突关节、钩椎关节、前后纵韧带、黄韧带及项韧带等变性、增生、钙化。这样形成颈段脊柱不稳定的恶性循环，最后产生脊髓、神经、血管受到刺激或压迫的症状。

2. 损伤　各种急、慢性损伤可使原已退行性变的颈椎和椎间盘损害加重而诱发颈椎病，如长时间低头工作、用电脑等。

3. 颈椎先天性椎管狭窄　是指在胚胎或发育过程中椎弓根过短，使椎管矢状径小于正常。在此基础上，即使退行性变比较轻，也可出现压迫症状而发病。

【临床特征】　根据对脊髓、神经、血管受到刺激或压迫的症状、体征不同分四种类型颈椎病。

1. 神经根型颈椎病　此型最常见，占 50% ～ 60%。其典型的临床症状主要表现为颈枕部或颈肩部疼痛或麻木，呈持续性或阵发性并向上肢及手指放射，可以伴有针刺样或过电样串麻感，检查可见颈肌痉挛，颈肩部有压痛，颈肩关节活动受限，受累神经根支配区皮肤感觉减退、感觉过敏、相关肌肉肌力减弱。上肢牵拉试验阳性，压头试验阳性。

2. 脊髓型颈椎病　此型症状最重，占 10% ～ 15%。

（1）症状　根据脊髓受压部位和程度不同，可产生不同临床症状，如上肢表现有手部麻木、活动不灵，精细活动失调，握力减退；下肢表现为麻木、步态不稳，有踩棉花样感觉，足尖拖地；躯干部可有束缚感。后期可出现尿频或排尿、排便困难等大小便功能障碍。

（2）体征　查体可见感觉障碍平面，肌力减退，四肢腱反射活跃或亢进，腹壁反射、提睾反射和肛门反射减退或消失，霍夫曼（Hoffmann）征、巴宾斯基（Babinski）征等阳性。

3. 椎动脉型颈椎病　由于病变组织刺激、压迫、牵拉椎动脉，造成椎基底动脉供血不足，出现偏头痛、耳鸣、耳聋、视觉障碍，甚至突发性眩晕而猝倒。可有心悸、恶心、呕吐等表现，头部活动时可诱发或加重，体位改变、血供恢复后症状缓解。

4. 交感神经型颈椎病　主要表现为交感神经兴奋或抑制的症状，表现为症状多，体征少。①交感神经兴奋症状：如头痛或偏头痛，有时伴恶心、呕吐；视物模糊、视力下降；心跳加速、血压升高；耳鸣、听力障碍；头颈和上肢异常出汗等。②交感神经抑制症状：头晕、眼花，流泪，鼻塞，心动过缓，血压下降及胃肠胀气等。

【辅助检查】

1. X 线检查　神经根型颈椎病平片显示颈椎生理性前凸减小、消失或反张，椎间隙变窄，椎体前后缘骨质增生，钩椎关节、关节突关节增生及椎间孔狭窄等退行性改变征象。

2. CT、MRI 检查　可见椎间盘突出，神经、脊髓受压情况等。

3. 椎动脉造影　椎动脉型颈椎病可见椎动脉局部受压、梗阻、血流不畅的迹象。

【治疗原则】

1. 非手术治疗　主要适用于神经根型、椎动脉型、交感神经型颈椎病。①颌枕带颈椎牵引：用于脊髓型以外的各型颈椎病。②颈围或颈托制动：可限制颈椎过度活动，减少颈椎不稳，充气型颈托除固定颈椎还有牵张作用。③理疗：可促进炎性水肿消退和松弛肌肉，适当的推拿按摩可减轻肌肉痉挛，改善血液循环。④药物对症治疗：短期交替应用非甾体抗炎药、肌肉松弛药。⑤其他：改善不良工作体位与睡眠姿势；椎动脉型颈椎病还可结合高压氧治疗。

2. 手术治疗　适应证为保守治疗半年无效或影响正常生活和工作；神经根性疼痛剧烈，保守治疗无效；脊髓或神经根明显受压，伴有神经功能障碍者。

3. 预防原则　主要是避免颈椎急、慢性损伤，保持颈椎的相对稳定性。

（1）养成良好的坐、站、行及工作姿势；在工作、学习、日常生活中，保持颈部姿势正确，定时适当活动颈部，改变颈部姿势，避免长时间仰伸和屈曲；选择高度适当的枕头；平时转头动作要轻而慢。

（2）加强功能锻炼　进行颈部及上肢活动或体操锻炼，以使颈部及肩部肌放松，改善局部血液循环。

（3）一般在术后 2 ～ 3 周协助患者下床活动，坚持四肢肌肉锻炼；1 年内避免负重劳动、便秘、受凉以及颈部过度活动。

二、肩关节周围炎

案例 20-6

患者，女性，55 岁，因“右肩部疼痛、活动受限 1 周”来诊。无明显外伤史，近期自觉梳头困难。查体：右肩活动受限，右手无麻木和感觉异常，肩部肌肉萎缩，压痛明显。X 线检查无异常。

问题： 1. 该患者可能的诊断是什么？

2. 应采取哪些处理措施？

肩关节周围炎是肩关节囊、滑囊、肌腱及肩关节周围肌肉的慢性损伤性炎症，简称肩周炎，又称粘连性肩关节囊炎。多发于 50 岁左右人群，所以本病民间又称为“五十肩”。女性多于男性，左侧多于右侧。肩周炎是以肩关节疼痛和活动不便为主要症状的常见病症，如得不到有效的治疗，有可能严重影响肩关节的功能。

【病因病机】

1. 肩部因素　中老年人的肩部软组织退行性变及对外力的承受力减弱是基本因素。

2. 肩外因素　颈椎病、心肺和胆道疾病发生的肩部牵涉痛，因原发病长期不愈致肩部肌肉持续性痉挛、缺血而形成肩部炎性病灶。

【临床特征】

1. 症状　早期肩部疼痛，逐渐加重，可放射至颈部和上臂中部，夜间明显，影响睡眠。后期肩关节僵硬，逐渐发展，严重时患者不能梳头、洗面和扣腰带。

2. 体征　肩关节活动受限，以外展、外旋或后伸受限最明显。三角肌有轻度萎缩，斜方肌痉挛。

【辅助检查】　X 线检查可见肩颈部骨质疏松征象。MRI 可见关节囊增厚，肩部滑囊可有渗出，对鉴别诊断意义较大。临床上还可开展关节镜检查。

【治疗原则】　以非手术治疗为主，目的是缓解疼痛，恢复功能，避免肌肉萎缩。主要措施有：①急性期肩部制动，症状明显者口服或外用非甾体抗炎药，局部温热治疗。②慢性期坚持锻炼并配合理疗、针灸、推拿等。③每日进行肩关节的主动活动或被动肩关节牵拉训练。④对症状持续且重者，以上治疗无效时，经麻醉后行关节镜下手法松解粘连术，然后再注入类固醇或透明质酸钠，可取得满意疗效。⑤对肩外因素所致的肩周炎，除局部治疗外，还需要对原发病进行治疗。

三、腰椎间盘突出症

案例 20-7

患者，男性，50 岁，因“腰骶部疼痛伴右下肢放射痛 2 周”来诊。疼痛从右腰骶部向同侧臀部、大腿后方、小腿外侧、足背或足外侧放射，伴麻木感。咳嗽、打喷嚏时疼痛加剧。查体：右腰骶部压痛和叩击痛，右小腿肌力减弱，直腿抬高试验及加强试验阳性。

问题：1. 该患者最可能的诊断是什么？

2. 为明确诊断，应进行什么检查？

3. 应采取哪些处理措施？

腰椎间盘突出症主要是指在腰椎间盘发生退行性变的基础上，纤维环破裂、髓核突出、压迫神经根而引起的一种综合征，是腰腿痛最常见的原因之一。本病多见于中年人，以 20 ～ 50 岁为多发年龄，男性多于女性。

【病因病机】

1. 病因　退行性变是腰椎间盘突出的根本原因，积累伤则是主要诱发原因。

（1）椎间盘退行性变　随着年龄增长，纤维环和髓核水分减少，弹性降低，椎间盘变薄，易于向后突出。此外，后纵韧带、椎体及椎间盘的退行性改变使椎间盘结构松弛，抗震荡能力下降而易发生损伤。

（2）损伤　反复弯腰、扭转、承重等慢性积累伤是椎间盘突出的主要诱发因素，腰部急性损伤也可造成椎间盘突出，如提重物或暴力撞击。

（3）遗传因素　小于 20 岁的青少年患者中约 32% 有阳性家族史。

（4）妊娠　妊娠期盆腔、下腰部组织充血明显，各种结构相对松弛，而腰骶部又较平时承受更大的重力，增加了椎间盘损伤的机会。

（5）发育异常　腰椎骶化、骶椎腰化和关节突不对称等腰骶部先天发育异常，使下腰椎承受异常压力，均会增加椎间盘的损害。

2. 发病机制　椎间盘由髓核、纤维环和软骨终板构成，由于椎间盘承受躯干及上肢的重量，在日常生活及劳动中，易发生劳损。椎间盘仅有少量血液供应，营养主要靠软骨终板渗透，较为有限，因此极易发生退行性变，椎间盘向后突出刺激或压迫神经，是椎间盘突出产生腰腿痛的机制。

【临床特征】

1. 症状

（1）腰痛　早期患者表现仅有腰痛，可呈急性剧痛或慢性隐痛。

（2）坐骨神经痛　患者症状逐渐加重，出现坐骨神经痛；部分患者腰痛与坐骨神经痛可同时出现。坐骨神经痛是沿坐骨神经走行方向的放射痛，疼痛从下腰部向臀部、大腿后方、小腿外侧、足背或足外侧放射，可伴有麻木感。

（3）马尾综合征　如椎间盘组织脱垂或髓核向正后方突出压迫马尾神经，可表现为会阴区感觉麻木，排便、排尿功能障碍，双下肢疼痛等感觉、运动异常。急性发病时可作为急症手术的指征。

2. 体征

（1）因疼痛致脊柱变形和腰部活动受限，约 60% 患者脊柱正常生理弯曲消失，呈现腰椎侧凸、前凸或后凸，腰部各方向活动受限，以前屈受限最明显。

（2）在相应的病变椎间隙、棘突旁侧有深压痛、叩痛，并伴有下肢放射痛。

（3）直腿抬高试验及加强试验阳性　让患者仰卧，膝伸直，被动抬高患侧下肢至 60° 以内时发生坐骨神经痛，为直腿抬高试验阳性；此时稍降低患肢高度至疼痛缓解，再被动背屈踝关节，如又出现坐骨神经痛为加强试验阳性。

（4）感觉、肌力和腱反射改变　神经根受压时，受压神经支配的相应部位出现异常或麻木，肌力减退，部分患者表现为膝反射和跟腱反射减弱或消失。

【辅助检查】

1. X 线检查　能直接反映腰部有无侧突、椎体退行性变和椎间隙有无狭窄等。

2. CT、MRI 检查　可显示髓核突出，压迫神经根的部位和程度。

【治疗原则】　依据临床症状的严重程度，采用非手术或手术方法治疗。

1. 非手术治疗　80% ～ 90% 的腰椎间盘突出症患者可以通过非手术治疗而缓解或治愈。非手术治疗的目的是使椎间盘突出部分和受到刺激的神经根的炎性水肿加速消退，从而减轻或解除对神经根的刺激或压迫。治疗方法主要有：①卧床休息，一般严格卧床 3 周，戴腰围逐步下地活动。②非甾体抗炎药。③理疗：如牵引、针灸推拿等。

2. 手术治疗　对诊断明确、症状严重、经半年以上严格非手术治疗无效或者有马尾神经受压症状者应考虑手术治疗。主要手术方法有：①全椎板切除髓核摘除术。②半椎板切除髓核摘除术。③显微外科腰椎间盘摘除术。④经皮腰椎间盘切除术。

3. 预防　腰椎间盘突出症的预防包括：①站或坐要保持正确的姿势，避免长时间坐或站立，激烈运动前做好准备活动。②平时加强腰背肌锻炼，加强腰椎稳定性。③多睡硬板床可以减少椎间盘承受的压力。④避免腰部脊柱过度屈曲和旋转扭曲。⑤搬运重物时应采取适当的姿势。⑥穿平跟鞋以对身体提供更好的支持。

第 4 节　骨　肿　瘤

案例 20-8

患者，男性，18 岁，因“无诱因下出现右下肢疼痛 1 个月”，前来就诊。查体：右大腿下段肿胀、皮温增高、明显压痛。X 线检查显示：右股骨下段骨质和骨髓腔溶骨性破坏，呈“日光射线”样。

问题： 1. 该患者可能的诊断是什么？

2. 如需进一步明确诊断，最可靠的检查是什么？

骨肿瘤是指发生在骨内或起源于各种骨组织成分的肿瘤，常见分类如下。

1. 原发性骨肿瘤　根据肿瘤组织的形态结构，特别是肿瘤细胞的分化类型及所产生的细胞间物质类型，分为良性和恶性两类。常见的良性肿瘤有骨样骨瘤、骨软骨瘤、软骨瘤；恶性肿瘤有骨肉瘤、软骨肉瘤、纤维肉瘤。

2. 继发性骨肿瘤　即转移性骨肿瘤，是指发生在其他器官的瘤细胞通过血液循环或淋巴管转移到骨骼上，此类肿瘤均属恶性肿瘤。

3. 瘤样病变　另有一些病损类似肿瘤，如骨囊肿、骨纤维发育不良，称为瘤样病变。

4. 交界性肿瘤　也称行为不确定的肿瘤，即骨巨细胞瘤，巨细胞瘤是一种良性或局部侵袭性的肿瘤，而恶性巨细胞瘤则是恶性肿瘤。

原发性骨肿瘤中，良性肿瘤比恶性肿瘤多见。良性肿瘤中以骨软骨瘤、软骨瘤多见。恶性肿瘤以骨肉瘤、软骨肉瘤和纤维肉瘤多见。骨肿瘤的发病与年龄有关，如骨肉瘤多发生于儿童和青少年，而骨巨细胞瘤主要发生于成人。解剖部位对肿瘤的发生也有重要意义，肿瘤多见于骨生长最活跃的部位即干骺端，如股骨下端、胫骨上端、肱骨上端，而骨骺则很少受影响。

【临床特征】

1. 疼痛与压痛　疼痛是生长迅速的肿瘤最显著的症状。良性肿瘤多无疼痛，但有的骨样骨瘤可因反应骨的生长而产生剧痛。恶性肿瘤一般均有明显疼痛，且随病情进展而加重，夜间疼痛并有压痛。

2. 局部肿胀或肿块　良性肿瘤常表现为质硬但无疼痛，生长缓慢，通常被偶然发现。局部肿胀和肿块发展迅速多见于恶性肿瘤。局部血管怒张反映肿瘤的血运丰富，多属恶性。

3. 功能障碍和压迫症状　邻近关节的肿瘤，由于疼痛和肿胀可使关节活动功能障碍。脊髓肿瘤不论是良、恶性都可引起压迫症状，严重时可出现截瘫。位于骨盆的肿瘤可引起消化道和泌尿道机械性梗阻症状。

4. 病理性骨折　轻微外伤引起病理性骨折是某些骨肿瘤的首发症状，也是恶性骨肿瘤和骨转移瘤的常见并发症。

恶性骨肿瘤晚期可出现贫血、消瘦、食欲减退、体重下降和低热等全身症状。

【辅助检查】

1. X 线检查　能反映骨与软组织的基本病变。溶骨性良性骨肿瘤骨皮质变薄或膨胀，边界清楚，有明显边缘，一般无软组织和骨膜反应阴影。骨恶性肿瘤的骨质破坏较广泛，密度不均，边界不清，软组织内有不规则阴影。骨膜反应在骨肉瘤中为骨膜三角，又称 Codman 三角，或呈日光放射状阴影，在尤因肉瘤呈“葱皮样”。

2. CT 和 MRI 检查　可以为骨肿瘤的存在及确定骨肿瘤的性质提供依据，也可更清楚地显示肿瘤的范围，识别肿瘤的侵袭程度，以及与邻近组织的关系，帮助制订手术方案和评估治疗效果。

3. 放射性核素骨显像（ECT） 可明确病损范围，能早期发现可疑的骨转移灶，也可帮助了解异体骨的骨愈合情况。

4. 数字减影血管造影（DSA）检查 可显示肿瘤血供情况，如肿瘤的主干血管，新生的肿瘤性血管，以利于做选择性血管栓塞和注入化疗药。化疗前后对比检查可了解新生血管的改变，检测化疗的效果。

5. 超声检查 可描绘软组织肿瘤和突出骨外的肿瘤的情况，对骨转移癌寻找原发灶有很大的帮助。

6. 病理检查 是骨肿瘤最后确诊的唯一可靠检查。

7. 生化测定 恶性骨肿瘤测定血钙、血磷、碱性磷酸酶等生化指标有临床意义。若骨质被迅速破坏时，血钙往往升高；碱性磷酸酶反映成骨活动，在骨肉瘤中有明显升高。

8. 现代生物技术检测 分子生物学和细胞生物学领域的新发现揭示了与临床转归及预后相关的机制。

【治疗原则】 骨肿瘤的治疗应以外科分期为指导，手术治疗应按外科分期来选择手术界限和方法，尽量达到既切除肿瘤，又保全肢体的效果。

1. 手术治疗 良性肿瘤的手术治疗：①刮除植骨术：适用于良性骨肿瘤和瘤样病变，刮除后骨缺损可用同种异体骨或人工骨填充。②外生性骨肿瘤的切除：如骨软骨瘤，手术的关键是完整切除肿瘤骨质、软骨帽及软骨外膜，防止复发。

恶性肿瘤的手术治疗：①保肢治疗：保肢治疗的局部复发率为 5% ～ 10%。手术关键是采用合理外科边界完整切除肿瘤，广泛切除的范围应包括瘤体、包膜、反应区及其周围的部分正常组织，即在正常组织中完整切除肿瘤。②截肢治疗：用于就诊较晚，破坏广泛和对其他辅助治疗无效的恶性肿瘤。为解除患者痛苦，截肢术仍是一种重要有效的治疗方法。

2. 化疗 大大提高了恶性肿瘤患者的生存率和保肢率。

3. 放疗 可强有力地影响恶性肿瘤细胞的繁殖能力，可在化疗后或与化疗同时进行。

4. 其他治疗 有血管栓塞治疗、温热 - 化学疗法、免疫治疗等。

课程思政：让恶性骨肿瘤患者有尊严地站立行走

骨肿瘤切除手术是骨科领域公认的最难的手术之一。患者的希望是保命并保肢，对于医生来说，保命难，保肢更难。20 年来，北京大学人民医院骨肿瘤科主任郭卫带领团队知难而进，开创性地解决了骨盆肿瘤整块切除及骨盆环重建、儿童保肢、骶骨肿瘤整块切除等世界性难题。在手术术式不断优化和实现保命的同时，郭卫团队一直在探索如何“保腿”“保功能”，借助科技发展的东风，开创了如“GPS 通用骨盆环重建系统”“仿生肿瘤型人工膝关节假体”等技术。患者“有尊严地站立行走，重新回归正常生活”的梦想正在逐步实现。

自 测 题

单项选择题

A_1 型题

1. 以下属于骨折特有体征是（　　）
   A. 疼痛　B. 瘀斑
   C. 功能障碍　D. 肿胀
   E. 异常活动
2. 骨折及关节脱位最基本的首选的辅助检查是（　　）
   A. X 线检查　B. CT
   C. MRI　D. 血常规检查
   E. B 超
3. 骨折治疗的基本原则是（　　）
   A. 复位　B. 固定
   C. 功能锻炼　D. 以上均是
   E 以上均不是
4. 以下属于肩关节脱位专有的体征是（　　）
   A. 疼痛　B. 肿胀
   C. 杜加斯征阳性　D. 关节僵硬
   E. 休克
5. 急性血源性骨髓炎最常见的致病菌是（　　）
   A. 乙型链球菌　B. 大肠埃希菌
   C. 肺炎球菌　D. 金黄色葡萄球菌
   E. 绿脓杆菌
6. 骨和关节结核发病率最高的部位是（　　）
   A. 肩关节　B. 肘关节
   C. 脊柱　D. 髋关节
   E. 膝关节
7. 颈部酸痛伴随麻木、步态不稳、踩棉花感等症状，甚至有大小便功能障碍的是（　　）
   A. 颈型颈椎病
   B. 神经根型颈椎病
   C. 脊髓型颈椎病
   D. 椎动脉型颈椎病
   E. 交感神经型颈椎病
8. 腰椎间盘突出症患者的体征不包括（　　）
   A. 腱反射亢进
   B. 压痛及叩击痛
   C. 腰部活动受限
   D. 腰椎侧凸
   E. 直腿抬高试验和加强试验阳性

（张莎莎）

第5篇 妇产科疾病

第21章 生理产科

学习目标

1. 素质目标 培养学生为妊娠妇女提供人文关怀的意识，以及具有主动为妊娠妇女提供帮助的服务意识。

2. 知识目标 掌握妊娠的诊断要点，理解孕期保健的诊疗原则，了解正常分娩的过程及相关机制。

3. 能力目标 能运用所学知识对正常妊娠的孕妇进行初步诊断和孕期保健，具备基本的临床思维和操作技能。

第1节 妊娠诊断

妊娠是胚胎及胎儿在母体内生长发育的过程。成熟卵子受精是妊娠的开始，胎儿及其附属物自母体排出是妊娠的终止。妊娠期从末次月经的第一天开始计算，约为280天（40周）。临床上根据妊娠不同时期的特点，将妊娠分为三个时期。妊娠未达14周称早期妊娠，第14～27周$^{+6}$称中期妊娠，第28周及以后称晚期妊娠。

一、早期妊娠的诊断

1. 症状与体征

（1）停经 平素月经周期规则，有性生活史的健康妇女，一旦月经过期10日或以上，应首先考虑早期妊娠的可能。停经是妊娠最早、最重要的症状，但停经不是妊娠特有的症状，应注意鉴别。若停经已达8周，妊娠的可能性更大。哺乳期妇女月经未复潮也可能妊娠。

（2）早孕反应 无特征性，在停经6周左右出现，主要有头晕、嗜睡、乏力、食欲减退、恶心、晨起呕吐、喜食酸物或择食等症状，称早孕反应。多于妊娠12周左右自行消失。一般不影响工作生活。

（3）尿频 因妊娠子宫压迫膀胱所致，于妊娠12周后，增大的子宫进入腹腔，尿频症状自然消失。

（4）乳房 乳房增大，乳头、乳晕着色，出现蒙氏结节。孕妇自觉轻度乳房胀痛。

（5）妇科检查 阴道黏膜充血、子宫颈变软，呈紫蓝色；妊娠 6 ～ 8 周时双合诊检查子宫峡部极软，感觉子宫体与子宫颈似不相连，称黑加征。子宫体增大变软，妊娠 8 周时子宫体约为非孕时 2 倍；妊娠 12 周时子宫体约为非孕时 3 倍，在耻骨联合上方可触及子宫底。

2. 辅助检查

（1）妊娠试验 用免疫学方法测定受检者血或尿中人绒毛膜促性腺激素（hCG），可协助诊断早期妊娠，是临床上最常用的检查方法。常用早早孕试纸检测尿液，阳性即为妊娠可能；血 hCG 可在受精后 10 日左右测出浓度升高。

（2）B 超检查 是快速、准确诊断早期妊娠的方法。停经 35 日时可见宫内有圆形或椭圆形妊娠囊，妊娠 6 周时，见胚芽及原始心管搏动。

二、中、晚期妊娠的诊断

1. 症状与体征

（1）子宫逐渐增大 随着妊娠进展，子宫逐渐增大。手测子宫底高度或尺测耻上子宫长度，可以判断子宫大小与妊娠周数是否相符（表 21-1）。

表 21-1 不同妊娠周数的子宫底高度及子宫长度

妊娠周数	手测子宫底高度	尺测耻上子宫长度
12 周末	耻骨联合上 2 ～ 3 横指	—
16 周末	脐耻之间	—
20 周末	脐下 1 横指	18（15.3 ～ 21.4）cm
24 周末	脐上 1 横指	24（22.0 ～ 25.1）cm
28 周末	脐上 3 横指	26（22.4 ～ 29.0）cm
32 周末	脐与剑突之间	29（25.3 ～ 32.0）cm
36 周末	剑突下 2 横指	32（29.8 ～ 34.5）cm
40 周末	脐与剑突之间或略高	33（30.0 ～ 35.3）cm

（2）胎心音 妊娠 12 周用超声多普勒胎心听诊仪经母体腹壁能探测到胎心音。妊娠 18 ～ 20 周时在孕妇腹壁上可以听到胎心音，正常 120 ～ 160 次 / 分。听胎心音时应与脐带杂音、子宫动脉杂音、腹主动脉音及胎动音相鉴别。

（3）胎动 是指胎儿在母体内的活动，妊娠 18 ～ 20 周起孕妇可自觉胎动，妊娠晚期胎动计数每小时 3 ～ 5 次为正常。

（4）胎体 妊娠 20 周经孕妇腹壁可触及子宫内的胎体；妊娠 24 周后经腹部四步触

诊可以区分胎头、胎臀、胎背及胎儿四肢，临床通过胎体触诊帮助判断胎方位。

2. 辅助检查　B 型超声是最常用的检查方法。能显示胎儿数目、胎心搏动、胎方位；测定胎头双顶径、股骨长度，了解胎儿大小；了解胎盘位置及分级，羊水量；观察胎儿有无体表畸形。

第 2 节　孕期保健

一、产前检查

1. 产前检查的时间、次数及孕周　根据我国《孕前和孕期保健指南（2018 年）》，目前推荐的产前检查的孕周分别为妊娠 6 ～ 13 周 $^{+6}$，14 ～ 19 周 $^{+6}$，20 ～ 24 周，25 ～ 28 周，29 ～ 32 周，33 ～ 36 周，37 ～ 41 周（每周 1 次），如有异常，应及时处理并酌情增加检查次数。

2. 首次产前检查的内容

（1）询问病史　年龄、职业、本次妊娠过程、推算预产期、月经史及既往孕产史、既往史及手术史、家族史，以及丈夫健康状况。

（2）全身检查　观察发育及营养状况、有无水肿，测体重及血压，检查心、肺、肝、胆、脾及乳房发育情况等。

（3）产科检查　主要了解胎儿和产道情况，包括腹部检查、骨盆测量和阴道检查等。

（4）辅助检查　每次产前检查应进行相应的辅助检查，详见表 21-2。

3. 复诊产前检查　是为了解前次产前检查后有何不适，以便及早发现高危妊娠。复诊产前检查的内容应包括询问上次产检后有无特殊情况出现、测量体重及血压、复查胎位、听胎心、进行孕期卫生宣教并预约下次复诊日期。

表 21-2　产前检查的方案

妊娠时间	内容		
	产前检查项目	选择性检查项目	健康指导
6 ～ 13 周 $^{+6}$	1. 建立妊娠期保健手册 2. 确定孕周、推算预产期 3. 血压、体重指数、胎心率 4. 血、尿常规；血型（ABO 和 Rh）；空腹血糖、肝、肾功能；HBsAg、梅毒螺旋体和 HIV 筛查等 5. 评估妊娠期高危因素	1. HCV 筛查 2. 地中海贫血和甲状腺功能筛查 3. 宫颈分泌物检查 4. 妊娠早期 B 型超声检查，妊娠 11 ～ 13 周 $^{+6}$ B 型超声测量胎儿颈部透明层（NT）厚度	1. 营养和生活方式的指导 2. 补充叶酸（0.4 ～ 0.8）mg/d 至 3 个月，或服用含叶酸的复合维生素 3. 避免接触有毒有害物质和宠物 4. 慎用药物和疫苗 5. 改变不良生活方式；避免高噪声环境和家庭暴力等

续表

妊娠时间	内容		
	产前检查项目	选择性检查项目	健康指导
14～19周$^{+6}$	1. 分析首次产前检查的结果 2. 测血压、体重、宫底高度、腹围、胎心率 3. 妊娠中期非整倍体母体血清学筛查（15～20周）	羊膜腔穿刺检查胎儿染色体	1. 营养和生活方式的指导 2. 妊娠中期胎儿非整倍体筛查的意义 3. Hb＜105g/L，必须口服铁60～100mg/d 4. 开始口服补充钙剂，600mg/d
20～24周	1. 血压、体重、宫底高度、腹围、胎心率 2. 胎儿系统B型超声筛查 3. 血常规、尿常规	对早产高危者，用B型超声测量宫颈长度	1. 营养和生活方式的指导 2. 胎儿系统B型超声筛查的意义 3. 早产的认识和预防
25～28周	1. 血压、体重、宫底高度、腹围、胎心率 2. 75g葡萄糖耐量试验 3. 血常规、尿常规	早产高危者，宫颈阴道分泌物胎儿纤连蛋白检测	1. 营养和生活方式的指导 2. 妊娠期糖尿病筛查的意义 3. 早产的认识和预防
29～32周	1. 血压、体重、宫底高度、腹围、胎心率、胎位 2. 血常规、尿常规 3. 产科B型超声检查	早产高危者，B型超声测量宫颈长度或宫颈阴道分泌物胎儿纤连蛋白检测	1. 分娩方式指导 2. 教会孕妇注意观察胎动 3. 母乳喂养指导 4. 新生儿护理指导
33～36周	1. 血压、体重、宫底高度、腹围、胎心率、胎位 2. 血常规、尿常规	1. 阴道分泌物GBS筛查（35～37周） 2. 怀疑妊娠期肝内胆汁淤积，孕32～34周进行肝功能、血清胆汁酸检测 3. 从34周开始，胎儿储备能力无应激试验（NST）检查 4. 高危孕妇患者心电图复查	1. 教会孕妇自测胎动 2. 分娩前生活方式的指导 3. 分娩相关知识 4. 新生儿疾病筛查 5. 产后抑郁症的知识
37～41周	1. 血压、体重、宫底高度、腹围、胎心率、胎位、宫颈Bishop评分 2. 血常规、尿常规 3. 胎儿储备能力NST检查（每周1次）	1. 产科B型超声检查 2. 评估分娩方式	1. 教会孕妇自测胎动 2. 超过41周，住院并引产 3. 产褥期指导 4. 新生儿免疫接种知识

注：① GBS筛查：B族链球菌病筛查。②宫颈Bishop评分：包括宫口开大程度、宫颈管消退程度、胎先露位置、宫颈硬度、宫口位置五个指标，每个指标的评分范围为0～3分，总分范围为0～13分，用于预测自然分娩的成功率，也可用于评估引产的可行性。③胎儿储备能力NST检查：是一种用于评估胎儿宫内储备能力的产前检查方法，主要用于判断胎儿是否存在宫内缺氧等情况。

二、健康指导

1. 膳食　建议孕妇在一般人群膳食指南的基础上，补充叶酸，常吃含铁丰富的食物，选用碘盐；妊娠呕吐严重者，可少量多餐，保证摄入含必要量碳水化合物的食物；妊娠中晚期适量增加奶、蛋、鱼、禽、瘦肉的摄入，积极准备母乳喂养。

2. 活动与休息　孕期适当运动，运动方式因人而异，量力而行。孕期应保证充足的休息，每日应有 8 ～ 9h 的睡眠和 1 ～ 2h 的午休。妊娠中晚期卧床休息应多取左侧卧位。

3. 孕期卫生　孕妇出汗多、皮脂腺分泌旺盛，白带多，应注意保持清洁，避免感染。

4. 胎动监测　是孕妇自我评价胎儿宫内情况的简便经济的有效方法。妊娠 28 周以后，胎动计数每 2 小时＜ 10 次或者减少 50% 者提示胎儿缺氧可能。

5. 药物　许多药物的使用均可影响胚胎的发育，尤其是妊娠前 3 个月用药更要注意。若病情需要应遵医嘱使用。

6. 出生缺陷的防治　为避免缺陷儿的出生，患有遗传病或有遗传病家族史的夫妻，以往有不明原因反复流产、死胎、死产病史的夫妇，孕期接触不良环境因素和 35 岁及以上的高龄孕妇等应及时就诊，进行遗传咨询、遗传筛查和产前诊断。

链 接　药物对胎儿的危害性等级

美国食品药品监督管理局（FDA）将药物对胎儿的危害性等级分为 A、B、C、D、X 五个级别。

A 级：经临床对照研究，无法证实药物在妊娠早期与中晚期对胎儿有危害作用，对胎儿伤害可能性最小，是无致畸性的药物，如适量维生素。

B 级：经动物实验研究，未见对胎儿有危害。无临床对照试验，未得到有害证据。可以在医生观察下使用，如青霉素、红霉素、地高辛、胰岛素等。

C 级：动物实验表明，对胎儿有不良影响。由于没有临床对照试验，只能在充分权衡药物对孕妇的益处、胎儿潜在利益和对胎儿危害情况下，谨慎使用，如庆大霉素、异丙嗪、异烟肼等。

D 级：有足够证据证明对胎儿有危害性。只有在孕妇有生命威胁或患严重疾病，而其他药物又无效的情况下考虑使用，如硫酸链霉素等。

X 级：动物和人类实验证实会导致胎儿畸形。在妊娠期间或可能妊娠的妇女禁止使用，如甲氨蝶呤、己烯雌酚等。

在妊娠前 12 周，不宜用 C、D、X 级药物。

第 3 节　正常分娩

正常分娩是指妊娠 37 周至 41 周 $^{+6}$ 的孕妇自然临产，产程进展正常，胎儿以头位自然娩出，且分娩后母儿状态良好的分娩。

一、决定分娩的因素

决定分娩的因素是产力、产道、胎儿及社会心理因素。

1. 产力 为将胎儿及其附属物从子宫内逼出的力量。包括子宫收缩力（简称宫缩）、腹壁肌及膈肌收缩力（统称腹压）、肛提肌收缩力。

（1）子宫收缩力 临产后的主要产力，贯穿于整个分娩过程中。具有节律性、对称性和极性、缩复作用的特点（图 21-1）。

（2）腹壁肌、膈肌收缩力 第二、三产程胎儿及其附属物娩出的重要辅助力量。

（3）肛提肌收缩力 有协助胎先露部在骨盆腔内旋转的作用，协助胎儿及其附属物娩出。

2. 产道 是胎儿娩出的通道，由骨产道和软产道两部分组成。

（1）骨产道 真骨盆，其大小、形状与分娩关系密切。

（2）软产道 由子宫下段、子宫颈、阴道及盆底软组织共同组成的弯曲管道，分娩过程中发生相应变化，有利于胎儿娩出。

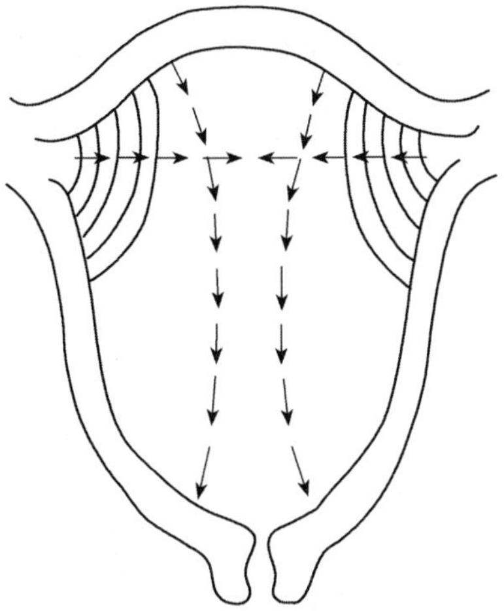

图 21-1 子宫收缩对称性、极性示意图

3. 胎儿 胎儿的大小、胎位及有无畸形是影响分娩及决定分娩难易程度的重要因素之一。

4. 社会心理因素 产妇对分娩疼痛的恐惧和紧张可导致宫缩乏力、宫口扩张缓慢、胎头下降受阻、产程延长，甚至可导致胎儿窘迫、产后出血等。因此在分娩过程中，应给产妇心理支持，尽量消除产妇的焦虑和恐惧心理。

二、先兆临产、临产诊断、产程分期

1. 先兆临产 分娩发动前，出现预示即将临产的症状，如不规律宫缩、胎儿下降感以及阴道少量淡血色分泌物，称为先兆临产，又称见红。见红是分娩即将开始的比较可靠征象。

2. 临产诊断 临产开始的标志为有规律且逐渐增强的子宫收缩，持续 30s 或以上，间歇 5 ～ 6min，并伴有进行性子宫颈管消失、宫口扩张和胎先露部下降。用镇静剂不能抑制临产。

3. 总产程及产程分期 总产程即分娩全过程，是指从规律宫缩开始至胎儿、胎盘娩出的全过程。临床分为 3 个产程。

（1）第一产程 又称子宫颈扩张期，从临产开始直至宫口完全扩张，即宫口开全（10cm）。临产的重要标志为有规律且逐渐增强的子宫收缩，持续 30s 或以上，间歇 5 ～ 6min，同时伴随进行性子宫颈管消失、宫口扩张和胎先露部下降。第一产程又分为潜伏期和活跃期，潜伏期是指从规律宫缩至宫口扩张＜ 5cm，活跃期是指从宫口扩张 5cm 至宫口全开。初产妇＞ 20h，经产妇＞ 16h，为潜伏期延长，但单纯潜伏期延长不作为剖宫产术指征。

（2）第二产程　又称胎儿娩出期，指从宫口开全至胎儿娩出。未实施硬膜外麻醉者，初产妇最长不应超过 3h、经产妇不应超过 2h；实施硬膜外麻醉镇痛者，可在此基础上延长 1h，即初产妇最长不应超过 4h，经产妇不应超过 3h。

（3）第三产程　又称胎盘娩出期，从胎儿娩出到胎盘娩出，需要 5 ～ 15min，不应超过 30min。

第 4 节　正 常 产 褥

产褥期是指从胎盘娩出至产妇全身器官（乳腺除外）恢复或接近正常未孕状态所需要的一段时间，通常为 6 周。

【临床特征】

1. 生命体征　产后体温多在正常范围内。体温可在 24h 内略升高，但一般不超过 38℃。产后 3 ～ 4 天因乳房血管、淋巴管极度充盈，乳房胀大，伴体温升高，称为泌乳热，一般持续 4 ～ 16h 即可下降。产后脉搏在正常范围。产后呼吸深慢，为 14 ～ 16 次 / 分。正常血压无明显变化。

2. 子宫复旧　胎盘娩出后，子宫逐渐恢复到未孕状态的过程称为子宫复旧。

3. 恶露　产后随蜕膜组织的脱落，血液、坏死蜕膜组织及宫颈黏液等经阴道排出，称恶露，可分为血性恶露、浆液性恶露、白色恶露三种。若子宫复旧不全，宫腔内有残留胎盘、胎膜，或宫内感染时，血性恶露持续时间延长，恶露量可增多，并可有臭味。

【诊疗原则】

1. 产后 2h 内的处理　产后 2h 极易发生严重并发症，如产后出血、子痫、产后心力衰竭等，故应留在产房内严密观察产妇的生命体征、子宫收缩情况、阴道流血量，注意宫底高度及膀胱是否充盈等。

2. 饮食　产后 1h 可让产妇进食流质或清淡的半流质饮食，逐渐恢复到普通饮食，食物应富有营养、易消化，富含纤维素及微量元素，保证足够的热量和水分。哺乳者还应多喝汤汁，适当补充维生素和铁剂。

3. 休息和活动　应保证充足的休息和睡眠，宜取健侧卧位，产后尽早适当活动，经阴道自然分娩的产妇，产后 6 ～ 12h 即可起床轻微活动。次日起可下床，逐渐开始适当的活动和产后锻炼。

4. 排尿和排便　产后 4h 内应让产妇自行排尿。产后常发生便秘，应多吃粗纤维食物及早下床活动。

5. 会阴处理　选用对外阴无刺激的消毒液擦洗外阴，每天 2 ～ 3 次。会阴部水肿者，可局部进行湿热敷，产后 24h 后可用红外线照射外阴。会阴部有缝线者，应注意观察伤口有无红肿、硬结及分泌物。

6. 乳房护理 指导产妇正确母乳喂养，提倡纯母乳喂养 4 ～ 6 个月，对影响母乳喂养的异常情况及时处理。

7. 产后检查与计划生育 产后检查包括产后访视和产后健康检查（产后 42 天）两部分。产褥期内禁忌性交，以免感染。产褥期后应采取避孕措施，未哺乳者可口服避孕药，哺乳者以工具避孕为宜。

课程思政：林巧稚——中国现代妇产科学的奠基者和开拓者

林巧稚，医学家、医学教育家。她对胎儿宫内呼吸、女性盆腔疾病、妇科肿瘤、新生儿溶血病等方面的研究做出了贡献，是中国妇产科学的主要奠基人之一。

她是北京协和医院第一位中国籍妇产科主任及首届中国科学院唯一的女学部委员（院士），虽然一生没有结婚，却亲自接生了5万多婴儿，其中包括袁隆平。被尊称为"万婴之母""生命天使""中国医学圣母"又与梁毅文被合称为"南梁北林"。而林大夫对自己的定位却是"一辈子的值班医生"。时至今日，林大夫的崇高风骨仍然为世人所传颂。

自 测 题

单项选择题

A_1 型题

1. 下述哪项可作为早孕的确诊依据（ ）
   A. 恶心、呕吐
   B. 停经
   C. 乳房增大
   D. 子宫增大
   E. B 超显示胎心

2. 孕 28 周后正常的 2h 胎动计数应（ ）
   A. ＜ 10 次 B. ＞ 10 次
   C. ≥ 10 次 D. ＞ 20 次
   E. ≥ 20 次

3. 分娩比较可靠的征兆是（ ）
   A. 规律宫缩 B. 不规律宫缩
   C. 见红 D. 宫口开大
   E. 阴道分泌物增加

4. 产褥期是指（ ）
   A. 从胎儿娩出到生殖器官恢复正常所需时期
   B. 从胎盘娩出到全身除乳腺外恢复至正常未孕状态这段时间
   C. 从第二产程到全身除乳腺外恢复至正常未孕状态这段时间
   D. 从胎儿娩出到全身除乳腺外恢复至正常未孕状态这段时间
   E. 从胎儿娩出到恶露干净这段时间

（劳 艳）

第22章 异常妊娠

学习目标

1. 素质目标 培养学生为妊娠妇女提供人文关怀的意识，以及主动为妊娠妇女提供帮助的服务意识。

2. 知识目标 掌握自然流产、异位妊娠、妊娠期高血压疾病的诊断要点，理解自然流产、异位妊娠、妊娠期高血压疾病的诊疗原则，了解自然流产、异位妊娠、妊娠期高血压疾病的临床过程及相关机制。

3. 能力目标 能运用所学知识对自然流产、异位妊娠、妊娠期高血压疾病的孕妇进行初步诊断和治疗，具备基本的临床思维和操作技能。

正常妊娠时，胚胎着床在宫腔的适当部位，并继续生长发育，至足月时临产分娩。若胚胎种植在宫腔以外，或胚胎、胎儿在宫内生长发育的时间过短或过长，或母体出现某种妊娠特有的脏器损害，即为异常妊娠，可发生妊娠并发症。

第1节 自然流产

案例22-1

患者，女性，25岁，孕1产0，因“停经50天，阴道少量流血3天，出血增多伴下腹胀痛2h”就诊。妇科检查：阴道内见有暗红色血块，量较多，宫颈口开大1cm，宫颈口可见胎膜样组织物堵塞，子宫增大、软，如50天孕大小。

问题：1. 该患者最可能的诊断是什么？

2. 明确诊断后应该如何处理？

妊娠不足28周，胎儿体重不足1000g而终止者称为流产。流产按发生时间不同，发生于孕12周前者称早期流产，而发生在孕12周或之后者称晚期流产。流产按发生原因不同分为自然流产和人工流产。

【病因病机】

1. 胚胎因素 胚胎或胎儿染色体异常，是自然流产的主要原因，多为染色体数目异常和染色体结构异常。

2. 母体因素 妊娠期患全身性疾病、生殖器官疾病、内分泌失调、不良习惯、创伤等均可引起流产。

【临床特征】 自然流产的临床表现主要为停经后阴道流血和腹痛。按自然流产发展的不同阶段，分为以下类型。

1. 先兆流产　表现为停经后少量阴道流血和轻微下腹痛。妇科检查可见子宫颈口未开，胎膜未破，妊娠物尚未排出，子宫大小与妊娠周数相符，妊娠试验阳性。

2. 难免流产　流产不可避免。在先兆流产基础上，阴道流血量增多，阵发性下腹痛加剧，或出现阴道流液（胎膜破裂）。妇科检查可见子宫颈口已扩张，有时可见胚胎组织或胎囊堵塞宫颈口，子宫大小与妊娠周数基本相符或略小。

3. 不全流产　指妊娠物部分排出体外，还有部分残留于宫腔内或嵌顿于宫颈口处，影响子宫收缩，导致出血，甚至发生休克。妇科检查可见子宫颈口已扩张，子宫颈口有妊娠物堵塞及持续性血液流出，子宫小于妊娠周数。因反复出血，且子宫腔内有组织残留，易诱发感染。

4. 完全流产　妊娠物已完全排出，阴道流血逐渐停止，腹痛逐渐消失。妇科检查可见子宫颈口已关闭，子宫接近正常大小（表 22-1）。

5. 特殊情况流产　①稽留流产：胚胎或胎儿已经死亡而滞留在子宫腔内尚未自然排出者。患者曾经有先兆流产的症状，阴道出血时有时无，子宫不再增大反而缩小。②复发性流产：指与同一伴侣连续发生 3 次及以上的自然流产。③流产合并感染：流产过程中引起宫内感染，严重时感染可进一步扩展到盆腔、腹腔及全身。

表 22-1　各种类型流产的相互鉴别

类型	病史			妇科检查	
	出血量	下腹痛	组织排出	宫颈口	子宫大小
先兆流产	少	无或轻	无	闭	与妊娠周数相符
难免流产	中→多	加剧	无	扩张	相符或略小
不全流产	少→多	减轻	部分排出	扩张或有妊娠物堵塞	小于妊娠周数
完全流产	少→无	无	全部排出	闭	正常或略大

【辅助检查】

1. 超声检查　对于确定不同类型的流产和鉴别诊断有实用价值。

2. 妊娠试验　可以快速诊断妊娠。临床上多选用放射免疫法或酶联免疫吸附试验，进行人绒毛膜促性腺激素（hCG）的定量测定，可预测妊娠的结局。

【治疗原则】

1. 治疗　应根据自然流产的不同类型进行相应处理。

（1）先兆流产　应卧床休息，禁止性生活，尽量少做阴道检查。黄体功能不全者可给予黄体酮治疗；甲状腺功能减退者可口服小剂量甲状腺素片。

（2）难免流产　一旦确诊，应尽早促使胚胎及胎盘组织完全排出。

（3）不全流产　一经确诊，应尽快行刮宫术或钳刮术，清除子宫腔内残留组织。出血时间较长者，应给予抗菌药物预防感染。

（4）完全流产　临床症状消失，超声检查证实子宫腔内无残留妊娠物，一般无须特殊处理。

（5）稽留流产　处理较困难。一旦确诊，应尽早促使子宫腔内的妊娠物排出。可行引产或刮宫，但应做好术前准备，预防术中出血的危险。

（6）复发性流产　针对病因进行处理。

（7）流产合并感染　抗菌药物控制感染的同时尽快清除宫内残留物。患者应取半卧位，以利于子宫腔内液体流出和炎症局限。

2. 预防　做好孕期保健，预防急性传染病发生，积极治疗慢性病；孕期避免重体力劳动，防止外伤；孕早期应避免性生活，避免接触有害物质等。

第 2 节　异位妊娠

案例 22-2

患者，女性，26 岁。孕 2 产 1，因“停经 45 天，少量阴道流血 5 天，突发左下腹撕裂样痛 2h”入院。既往月经规律，周期 30 ～ 35 天，此次阴道流血呈点滴状，褐色，与既往月经不同。查体：神志清，面色苍白，T 37℃，P 100 次 / 分，R 18 次 / 分，BP 80/50mmHg，腹部压痛、反跳痛，以左下腹为主，移动性浊音阳性。妇科检查：阴道少量血污，子宫稍大，质偏软，宫颈举痛明显，左附件区可触及长条状肿块，压痛明显，右附件区无异常。

问题： 1. 该患者最可能的诊断是什么？

2. 明确诊断后应该如何处理？

受精卵于子宫体腔以外着床称为异位妊娠。异位妊娠包括输卵管妊娠、腹腔妊娠、阔韧带妊娠、卵巢妊娠及宫颈妊娠等。异位妊娠是妇产科的常见急腹症，是早孕期孕产妇死亡率第一位的疾病。其中以输卵管妊娠最常见，约占异位妊娠的 90% 以上。

【病因病机】

1. 病因　输卵管妊娠的主要危险因素为既往有异位妊娠史、输卵管损伤或手术史、盆腔炎性疾病、使用辅助生殖技术等，慢性炎症可使输卵管管腔狭窄、堵塞，影响受精卵的正常运行而使受精卵在输卵管着床；输卵管过长、肌层发育差、黏膜纤毛缺乏等输卵管发育不良或功能异常，均可影响受精卵的正常运行；吸烟史及年龄＞ 35 岁，是异位妊娠的次要危险因素。此外，口服避孕药、紧急避孕失败、前次选择性终止妊娠、流产、剖宫产均会增加异位妊娠风险。33% ～ 50% 诊断为异位妊娠的患者没有明确的高危因素。

2. 病理　输卵管妊娠常发生以下结局。

（1）输卵管妊娠流产　以壶腹部妊娠多见，常发生于妊娠 8 ～ 12 周。

（2）输卵管妊娠破裂　以峡部妊娠多见，常发生于妊娠 6 周左右。患者可发生大量的腹腔内出血，出现休克。

（3）陈旧性异位妊娠　输卵管妊娠流产或破裂后，若反复内出血形成盆腔血肿，血肿机化变硬并与周围组织粘连形成包块。

（4）继发性腹腔妊娠　输卵管妊娠流产或破裂后，胚胎从输卵管排出到腹腔内或阔韧带内，多数胚胎会死亡，偶有存活者，存活胚胎的绒毛组织依附在输卵管或在腹腔重新获得营养，继续生长发育形成继发性腹腔妊娠。

【临床特征】　输卵管妊娠的临床症状、体征表现缺乏特异性。

1. 常见症状　停经、腹痛与阴道流血。

（1）停经　多有 6 ～ 8 周停经史，间质部妊娠停经时间较长。20% ～ 30% 患者无停经史，把不规则阴道流血误认为月经来潮，或由于月经过期仅数日而不认为是停经。

（2）腹痛　是输卵管妊娠患者的主要症状。早期常表现为一侧下腹部隐痛或酸胀感；输卵管妊娠发生流产或者破裂时，患者突感一侧下腹部撕裂样剧痛，常伴有恶心、呕吐。当血液积聚于直肠子宫凹陷处时，出现肛门坠胀感。内出血流向全腹，疼痛可由下腹部向全腹部扩散，血液刺激膈肌，出现肩胛部放射痛及胸部疼痛。

（3）阴道流血　胚胎死亡后常有不规则阴道流血，色暗红或者深褐色，量少呈点滴状，一般不超过月经量，少数患者阴道流血较多，类似月经。

（4）其他症状　乳房胀痛、胃肠道症状、头晕、晕厥、肩部放射痛、泌尿系统症状、阴道组织物排出、肛门坠胀感及排便疼痛等。

2. 体征

（1）一般情况　大量出血时，患者可出现面色苍白、脉搏快而细弱，血压下降等休克表现。

（2）腹部检查　下腹有明显压痛及反跳痛；出血多时，可见全腹膨隆，叩诊有移动性浊音。若血液凝固与周围组织或器官发生粘连可触及包块。

（3）妇科检查　阴道内常有来自宫腔的少许血液，阴道后穹隆饱满、触痛，宫颈举痛或摇摆痛，此为输卵管妊娠的主要特征之一。内出血多时，检查子宫有漂浮感。在子宫一侧或其后方可触及边界不清的包块。

【辅助检查】

1. 超声检查　目前临床上诊断常用、重要的方法之一。

2. 人绒毛膜促性腺激素（hCG）测定　测定尿或血 hCG 对早期诊断异位妊娠至关重要。超声检查与血 hCG 测定相结合，对异位妊娠的诊断帮助更大。

3. 阴道后穹隆穿刺或腹腔穿刺　是一种简单、可靠的诊断方法。抽出暗红色、不凝固血液说明腹腔有内出血；但当有血肿或粘连时，也可能抽不出血液。

4. 腹腔镜检查　目前很少将腹腔镜作为检查的手段，而更多作为手术治疗手段。

【治疗原则】　异位妊娠的治疗主要包括手术治疗和药物治疗。

1. 手术治疗　根据是否保留患侧输卵管分为保留输卵管的保守手术和切除输卵管的根治手术。输卵管妊娠手术通常在腹腔镜下完成。生命体征不稳定，需要快速进腹止血并完成手术者，选择开腹手术。

2. 药物治疗 采用化学药物治疗，主要适用于病情稳定的输卵管妊娠患者及保守手术后发生持续异位妊娠者。用药过程中，应用超声检查和血 hCG 进行严密监护，若病情无改善，发生急性腹痛或输卵管破裂症状，立即手术治疗。

3. 期待治疗 适用于病情稳定，血 hCG 水平较低（＜ 1500U/L）且呈下降趋势。期待治疗必须向患者说明病情及征得同意。

第 3 节 妊娠期高血压疾病

案例 22-3

患者，女性，26 岁，孕 32 周，因“双下肢水肿半个月，头痛、眼花 1 周”入院。既往无高血压及慢性肾炎。查体：BP 160/110mmHg，宫底脐上 3 指，头先露，胎心率 146 次 / 分；水肿（++）；尿蛋白（++）。诊断为重度子痫前期。

问题： 1. 该患者应首选什么药物治疗？

2. 如何预防该药物所致的中毒？

妊娠期高血压疾病是妊娠与血压升高并存的一组疾病。目前，将妊娠相关高血压疾病概括为 4 类，包括妊娠期高血压、子痫前期 - 子痫、妊娠合并慢性高血压、慢性高血压伴发子痫前期。妊娠期高血压疾病严重威胁母儿健康和安全，是产科常见的并发症，尤其子痫前期 - 子痫是导致孕产妇及围生儿病死率升高的主要原因之一。

【病因病机】 妊娠期高血压疾病的孕妇发病背景复杂，尤其是子痫前期 - 子痫存在多因素发病异源性、多机制发病异质性、病理改变和临床表现的多通路不平行性。孕妇存在的或潜在的基础内科疾病及病理状况，包括原发性高血压、肾脏疾病、糖尿病、自身免疫性疾病如系统性红斑狼疮、抗磷脂综合征等为高风险因素，既往子痫前期史、多胎妊娠和肥胖也为高度风险因素。妊娠期高血压疾病的病理生理改变包括慢性子宫胎盘缺血、免疫不耐受、脂蛋白毒性、遗传印记、滋养细胞凋亡和坏死增多及孕妇过度耐受滋养细胞炎性反应等，其基本病理变化是全身小血管痉挛和血管内皮损伤。

【临床特征】

1. 妊娠期高血压 妊娠 20 周后首次出现高血压，收缩压≥ 140mmHg 和（或）舒张压≥ 90mmHg，尿蛋白检测阴性。收缩压≥ 160mmHg 和（或）舒张压≥ 110mmHg 为重度妊娠期高血压。妊娠期高血压于产后 12 周内恢复正常。

2. 子痫前期 - 子痫

（1）子痫前期 妊娠 20 周后孕妇出现收缩压≥ 140mmHg 和（或）舒张压≥ 90mmHg，伴有下列任意 1 项。①尿蛋白定量≥ 0.3g/24h，或尿蛋白 / 肌酐值≥ 0.3，或随机尿蛋白≥（+）（无条件进行蛋白定量时的检查方法）。②无蛋白尿但伴有以下任何 1 种器官或系统受累：心、肺、肝、肾等重要器官，或血液系统、消化系统、神经系统的异常改变，胎盘 - 胎儿受累及等。子痫前期也可发生在产后。

血压和（或）尿蛋白水平持续升高，或孕妇器官功能受累或出现胎盘 - 胎儿并发症，是子痫前期病情进展的表现。子痫前期孕妇出现下述任一表现即为重度子痫前期：①血压持续升高不可控制：收缩压≥ 160mmHg 和（或）舒张压≥ 110mmHg。②持续性头痛、视觉障碍或其他中枢神经系统异常表现。③持续性上腹部疼痛及肝包膜下血肿或肝破裂表现。④转氨酶水平异常：丙氨酸氨基转移酶（ALT）或天冬氨酸氨基转移酶（AST）水平升高。⑤肾功能受损：24h 尿蛋白定量＞ 2.0g；少尿（24h 尿量＜ 400ml，或尿量＜ 17ml/h），或血肌酐水平＞ 106μmol/L。⑥低蛋白血症伴腹水、胸腔积液或心包积液。⑦血液系统异常：血小板计数呈持续性下降并低于 100×10^9/L；微血管内溶血，表现有贫血、血乳酸脱氢酶（LDH）水平升高或黄疸。⑧心力衰竭。⑨肺水肿。⑩胎儿生长受限或羊水过少、胎死宫内、胎盘早剥等。

（2）子痫　子痫前期基础上发生不能用其他原因解释的强直性抽搐，可以发生在产前、产时或产后，也可以发生在无临床子痫前期表现时。

3. 妊娠合并慢性高血压　孕妇存在各种原因的继发性或原发性高血压，各种慢性高血压的病因、病程和病情表现不一，如孕妇既往存在高血压或在妊娠 20 周前发现收缩压≥ 140mmHg 和（或）舒张压≥ 90mmHg，妊娠期无明显加重或表现为急性严重高血压；或妊娠 20 周后首次出现高血压但持续到产后 12 周以后。

4. 慢性高血压伴发子痫前期　慢性高血压孕妇妊娠 20 周前无蛋白尿，妊娠 20 周后出现尿蛋白定量≥ 0.3g/24h 或随机尿蛋白≥（+），清洁中段尿并排除尿少、尿比重增高时的混淆；或妊娠 20 周前有蛋白尿，妊娠 20 周后尿蛋白量明显增加；或出现血压进一步升高等上述重度子痫前期的任何 1 项表现。

【辅助检查】

1. 妊娠期出现高血压时应检查以下项目：①血常规；②尿常规；③肝功能、血脂；④肾功能；⑤凝血功能；⑥心电图；⑦产科超声。

2. 出现子痫前期及子痫时视病情发展和诊治需要在上述基础上应酌情增加以下检查：①排查自身免疫性疾病。②高凝状况检查。③血电解质检查。④眼底检查。⑤超声等影像学检查肝、肾等器官及胸腔积液、腹水情况。⑥动脉血气分析。⑦心脏彩超及心功能检测。⑧超声检查和监测胎儿生长发育指标。⑨头颅 CT 或 MRI 检查。

【诊疗原则】　妊娠期高血压疾病的治疗目的是预防重度子痫前期和子痫的发生，降低母儿围产期和围生期并发症的发生率和死亡率，改善结局。适时终止妊娠是治疗子痫前期 - 子痫的重要手段。

1. 治疗原则　正确评估整体母儿情况；孕妇休息镇静，积极降压，预防抽搐及抽搐复发，有指征地利尿、纠正低蛋白血症；密切监测母儿情况以预防和及时治疗严重并发症，适时终止妊娠，治疗基础疾病，做好产后处置和管理。

2. 治疗手段　应根据病情的轻重缓急和分类进行个体化治疗，对不同妊娠期高血压疾病的孕妇分级、分类管理：①妊娠期高血压者，应嘱其休息、镇静，监测母儿情况，酌情降压治疗，重度妊娠期高血压按重度子痫前期处理。②子痫前期者，应有指征地降压、利尿和纠正低蛋白血症，预防抽搐，镇静，密切监测母儿情况，预防和治疗严重并发症的发生，适时终止妊娠。③子痫者，应治疗抽搐，预防抽搐复发和并发症，病情稳定后终止妊娠。④妊娠合并慢性高血压者，应动态监测血压变化，以降压治疗为主，注意预防子痫前期的发生。⑤慢性高血压伴发子痫前期者，应兼顾慢性高血压和子痫前期的治疗，伴发重度子痫前期临床征象者按重度子痫前期处理。

（1）评估和监测　对产前、产时和产后的病情进行密切监测和评估十分重要，目的在于了解病情轻重和进展情况，及时合理干预，早防早治，避免不良妊娠结局的发生。

（2）一般治疗　①妊娠期高血压和子痫前期患者可门诊治疗，重度子痫前期患者应住院治疗。②应注意适当休息，保证充足的蛋白质和热量，适当限制食盐摄入。③保证充足睡眠，必要时可睡前口服地西泮 2.5 ～ 5.0mg。

（3）降压　目的是预防子痫、心脑血管意外和胎盘早剥等严重母儿并发症。收缩压≥ 160mmHg 和（或）舒张压≥ 110mmHg 的高血压孕妇应进行降压治疗；收缩压≥ 140mmHg 和（或）舒张压≥ 90mmHg 的高血压孕妇建议降压治疗。

（4）解痉　硫酸镁是治疗子痫和预防抽搐复发的一线药物，也是在重度子痫前期预防子痫发作的用药。血清 Mg^{2+} 有效治疗浓度为 1.8 ～ 3.0mmol/L，超过 3.5mmol/L 可能出现中毒症状。使用硫酸镁必备条件：①膝腱反射存在。②呼吸≥ 16 次 / 分。③尿量≥ 25ml/h 或≥ 600ml/24h。④备有 10% 葡萄糖酸钙。Mg^{2+} 中毒时停用硫酸镁并静脉缓慢注射（5 ～ 10min）10% 葡萄糖酸钙 10ml。若孕妇同时合并肾功能障碍、心功能受损或心肌病、重症肌无力等，或体重较轻者，则硫酸镁应慎用或减量使用。条件许可，用药期间可监测孕妇的血清 Mg^{2+} 浓度。

（5）扩容治疗　子痫前期孕妇需要限制补液量以避免肺水肿。除非有严重的液体丢失（如呕吐、腹泻、分娩失血）使血液明显浓缩、血容量相对不足或高凝状态，通常不推荐扩容治疗。

（6）镇静　应用镇静药物的目的是缓解孕产妇的精神紧张、焦虑症状，改善睡眠，预防并控制子痫应个体化酌情应用。

（7）利尿　不主张常规应用利尿剂，仅当患者出现全身性水肿、肺水肿、脑水肿、肾功能不全、急性心力衰竭时，可酌情使用呋塞米等快速利尿剂。

（8）低蛋白血症的纠正问题　严重的低蛋白血症伴腹水、胸腔积液或心包积液者，应补充白蛋白或血浆，同时注意配合应用利尿剂及严密监测病情变化。

（9）促胎肺成熟　妊娠 34 周并预计在 1 周内分娩的子痫前期孕妇，均应给予糖皮质激素促胎肺成熟。

（10）分娩时机和方式　子痫前期孕妇经积极治疗，而母儿状况无改善或者病情持续进展的情况下，达到一定孕周，应考虑终止妊娠。终止妊娠的时机，应考虑的因素包括妊娠周数、孕妇病情及胎儿情况等多方面。

（11）子痫的处理　①一般急诊处理。子痫发作时应预防孕妇坠地外伤、唇舌咬伤，必须保持呼吸道通畅，维持呼吸、循环功能稳定，密切观察生命体征、尿量等。避免声、光等一切不良刺激。②控制抽搐。硫酸镁是治疗子痫及预防复发的首选药物。③控制血压和预防并发症。④终止妊娠。子痫孕妇抽搐被控制后即可考虑终止妊娠。⑤子痫前期-子痫发生的病因性治疗。控制子痫后，注意查找病因。

（12）产后处理　妊娠期高血压可延续至产后，但也可在产后首次发生高血压、子痫前期甚至子痫，仍需重视。

自 测 题

单项选择题

A 型题

1. 引起流产的主要原因是（　　）
   A. 基因缺陷
   B. 环境因素
   C. 孕妇患有严重疾病或感染
   D. 生殖器官畸形
   E. 活动引起子宫收缩所致
2. 异位妊娠，常发生的部位是（　　）
   A. 腹腔　　B. 宫颈
   C. 卵巢　　D. 输卵管
   E. 直肠子宫陷凹
3. 妊娠期高血压疾病的基本病理变化是（　　）
   A. 血液浓缩
   B. 全身小血管痉挛
   C. 子宫胎盘出血
   D. 心功能失常
   E. 全身组织器官缺血缺氧
4. 患者，女性，停经 50 天，阴道少量流血，下腹部隐痛 1 周，近 3 天腹痛加剧，出血量增多。查体：宫口已开，子宫如孕周大小，尿妊娠试验（–）。最大可能是（　　）
   A. 先兆流产　　B. 难免流产
   C. 不全流产　　D. 稽留流产
   E. 异位妊娠
5. 患者，女性，25 岁，停经 50 天，阴道少量流血 1 天。今晨 6 时突感左下腹疼痛，伴恶心、呕吐及一过性晕厥。查体：面色苍白，BP 70/40mmHg，P 120 次 / 分，妇科检查：阴道畅，有少量血液，宫颈举痛明显，后穹隆触痛明显，盆腔触诊不满意，尿 hCG（±）。该患者可能的医疗诊断是（　　）
   A. 先兆流产　　B. 宫颈糜烂
   C. 子宫内膜异位症　　D. 子宫肌瘤
   E. 异位妊娠
6. 患者，女性，38 岁，妊娠 30 周，自觉头痛、眼花 1 天。查体：BP 160/110mmHg，胎心、胎位正常，双下肢水肿，尿蛋白＞ 0.5g/24h。此患者的诊断是重度子痫前期。首选的治疗药物是（　　）
   A. 卡托普利　　B. 硫酸镁
   C. 止痛片　　D. 呋塞米
   E. 地西泮

（劳　艳）

第23章 女性生殖系统炎症

学习目标

1. 素质目标　培养学生为女性生殖系统炎症患者提供人文关怀的意识，以及主动为女性生殖系统炎症患者减轻痛苦的服务意识。

2. 知识目标　掌握各种女性生殖系统炎症的诊断要点。理解各种女性生殖系统炎症的诊疗原则。了解各种女性生殖系统炎症的临床过程及相关机制。

3. 能力目标　能运用所学知识对阴道炎、子宫颈炎的患者进行初步诊断和治疗，具备基本的妇科临床思维和操作技能。

第1节　阴　道　炎

案例23-1

患者，女性，32岁，因“白带增多伴有外阴瘙痒10天”入院。妇科检查：外阴红肿、有抓痕，阴道黏膜充血，有散在出血点，后穹隆处见大量黄色泡沫状分泌物，子宫、附件无异常。

问题：1. 对该患者最可能的诊断是什么？

2. 为明确诊断需要做哪些检查？

阴道炎是最常见的妇科疾病，各年龄组均可发病。临床上常见的有滴虫阴道炎、外阴阴道假丝酵母菌病、细菌性阴道病和老年性阴道炎。

一、滴虫阴道炎

【病因病机】　滴虫阴道炎的病原体为阴道毛滴虫。阴道毛滴虫适宜在温度25～40℃、pH5.2～6.6的潮湿环境中生长，在pH5.0以下的环境中其生长会受抑制。以经性交直接传播为主要传播方式，也可经公共浴池、游泳池、污染的衣物、被褥、器械及敷料等间接传播。

【临床特征】　主要症状是阴道分泌物增多及外阴瘙痒，间或出现灼热、疼痛、性交痛等。妇产科检查可见阴道黏膜充血，可有散在的出血点，甚至子宫颈出血斑点，分泌物典型特点为稀薄脓性、泡沫状，有异味。

【辅助检查】

1. 阴道分泌物悬滴法检查　显微镜下可见呈波状运动的滴虫。

2. 阴道分泌物培养　准确性更高。可在可疑者多次悬滴法未能发现滴虫时采用。

【治疗原则】

1. 全身用药　主要治疗药物为硝基咪唑类药物，选择甲硝唑或替硝唑口服。

2. 性伴侣治疗　滴虫阴道炎主要通过性交直接传播，因此性伴侣应同时口服甲硝唑或替硝唑进行治疗。

3. 随访及治疗失败的处理　由于滴虫阴道炎患者再感染率很高，最初感染 3 个月内需要追踪、复查。治疗失败的患者，可重复应用甲硝唑。为避免重复感染，对密切接触的用品如内裤、毛巾等建议高温消毒。

4. 妊娠期滴虫阴道炎的治疗　妊娠期治疗的目的主要是减轻患者症状。对甲硝唑治疗能否改善滴虫阴道炎的不良妊娠结局，目前尚无定论，但未发现妊娠期应用甲硝唑会增加胎儿畸形的风险。孕期应避免使用替硝唑。

二、外阴阴道假丝酵母菌病

【病因病机】

1. 病原体　主要由白色假丝酵母菌（白念珠菌）感染引起。假丝酵母菌适宜在酸性环境下生长，患者阴道 pH 通常低于 4.5。

2. 传播途径　主要为内源性传染，假丝酵母菌作为机会致病菌，除阴道外，也可寄生于人的口腔、肠道，这 3 个部位的假丝酵母菌可互相传染，也可通过性交直接传染。小部分患者可通过接触感染的衣物间接传染。

3. 诱因　长期应用广谱抗菌药物、妊娠、糖尿病、大量应用免疫抑制剂以及接受大量雌激素治疗等，胃肠道假丝酵母菌感染者粪便污染阴道、穿紧身化纤内裤及肥胖使外阴局部温度与湿度增加，都是发病的影响因素。

【临床特征】

1. 症状

（1）外阴阴道瘙痒　瘙痒症状明显，持续时间长，严重者坐卧不安，夜间为甚。可伴有外阴灼热痛、尿痛及性交痛。

（2）阴道分泌物增多　白色稠厚，呈凝乳状或豆腐渣样。

2. 体征　妇科检查可见外阴红斑、水肿，可伴有抓痕，严重者可见皮肤皲裂、表皮脱落。阴道黏膜红肿、小阴唇内侧及阴道黏膜附有白色块状物，擦除后露出红肿黏膜面，急性期还可见到糜烂及浅表溃疡。

【辅助检查】

1. 阴道分泌物悬滴检查　显微镜下可见芽孢和假菌丝。

2. 其他　阴道分泌物培养、阴道 pH 测定有助于诊断和鉴别。

【诊疗原则】

1. 消除诱因　糖尿病患者积极控制血糖；避免长期大量使用雌激素、广谱抗菌药物和免疫抑制剂。

2. 局部用药　选用咪康唑栓剂 200mg 或克霉唑栓 150mg，每晚 1 粒塞入阴道深部，连用 7 天；制霉菌素栓剂，每晚 1 粒（10 万 U），连用 10 ～ 14 日。

3. 全身用药　不宜局部治疗者，选用氟康唑 150mg，顿服。

4. 注意事项　症状反复发作者，应考虑阴道混合性感染及非外阴阴道假丝酵母菌病的可能。

三、细菌性阴道病

【病因病机】　正常阴道菌群中乳酸杆菌占优势。若产生过氧化氢（H_2O_2）的乳酸杆菌减少，阴道 pH 升高，阴道微生态失衡，其他微生物大量繁殖，主要有加德纳菌、各种厌氧菌等，以及人型支原体感染，导致细菌性阴道病。

【临床特征】　部分患者临床无症状。有症状者临床表现主要为带有鱼腥臭味的阴道分泌物增多，可伴有轻度外阴瘙痒或烧灼感。分泌物呈灰白色，均匀一致，稀薄，黏度很低，容易将分泌物从阴道壁拭去。阴道黏膜无充血的炎症表现。

【辅助检查】　阴道分泌物悬滴检查：显微镜下线索细胞阳性；胺试验阳性。

【治疗原则】

1. 全身用药　首选为口服甲硝唑 400mg，每日 2 次，共 7 日；其次为口服替硝唑 2g，每日 1 次，连服 3 日；或口服克林霉素 300mg，每日 2 次，连服 7 日。

2. 局部用药　甲硝唑制剂 200mg，每晚 1 次，共 7 日；或 2% 克林霉素软膏涂抹阴道，每次 5g，每晚 1 次，连用 7 日。哺乳期以局部用药为宜。

四、老年性阴道炎

【病因病机】　绝经后妇女因卵巢功能衰退或缺失，雌激素水平降低，阴道壁萎缩，黏膜变薄，上皮细胞内糖原减少，阴道内 pH 升高（多为 5.0 ～ 7.0），嗜酸的乳杆菌不再为优势菌，局部抵抗力降低，以需氧菌为主的其他致病菌过度繁殖，从而引起炎症。

【临床特征】

1. 症状　外阴灼热不适、瘙痒，阴道分泌物稀薄，呈淡黄色；感染严重时呈脓血性白带。可伴有性交痛。

2. 体征　阴道皱襞消失、萎缩、菲薄，黏膜充血，有散在出血点，有时见浅表溃疡。

【辅助检查】　阴道分泌物检查可见大量白细胞。

【治疗原则】

1. 补充雌激素　为针对病因的治疗，增加阴道抵抗力。雌激素制剂可以全身给药，也可以局部给药。局部涂抹雌三醇软膏，每日 1 ～ 2 次，连用 14 日。

2. 抑制细菌生长　局部应用抗菌药物如诺氟沙星制剂 100mg，放于阴道深部。每日 1 次，7 ～ 10 日为一个疗程。

第 2 节　子宫颈炎

案例 23-2

患者，女性，30 岁，孕 4 产 2。因“白带增多伴下腹不适 3 个月”就诊。妇科检查：子宫颈糜烂，糜烂面凹凸不平，占整个子宫颈面积的 2/3 以上，多发囊肿，宫颈刮片检查结果为“慢性炎症”。

问题：1. 该患者最可能的诊断是什么？

2. 该病的治疗原则是什么？

子宫颈炎是妇科常见的疾病之一。临床多见的子宫颈炎是急性宫颈管黏膜炎，若急性子宫颈炎未经及时诊治或病原体持续存在，可导致慢性宫颈炎。

一、急性子宫颈炎

急性子宫颈炎，指子宫颈发生急性炎症，包括充血、水肿，上皮变性、坏死，黏膜、黏膜下组织、腺体周围见大量中性粒细胞浸润，腺腔中可有脓性分泌物。

【病因病机】　急性子宫颈炎可由多种病原体引起，也可由物理因素刺激、化学因素刺激、机械性子宫颈损伤、子宫颈异物伴感染所致。常见的病原体为性传播疾病病原体如淋病奈瑟球菌及沙眼衣原体。

【临床特征】　大部分患者无症状。有症状者主要表现为阴道分泌物增多，呈黏液脓性，阴道分泌物的刺激可引起外阴瘙痒，伴有腰酸及下腹坠痛。若合并尿路感染，可出现尿急、尿频、尿痛。妇科检查可见子宫颈充血、水肿、糜烂，有黏液脓性分泌物从子宫颈管排出。子宫颈管黏膜质脆，容易诱发出血。淋病奈瑟球菌感染还可见尿道口、外阴口黏膜充血、水肿及大量脓性分泌物。

【诊疗原则】　主要为抗菌药物治疗。可根据不同情况采用经验性抗菌药物治疗及针对病原体的抗菌药物治疗。

二、慢性子宫颈炎

【病因病机】　慢性子宫颈炎可由急性子宫颈炎迁延而来，也可为病原体持续感染所致，病原体与急性子宫颈炎相似，主要有以下病理类型。

（1）慢性宫颈管黏膜炎　由于子宫颈管黏膜皱襞较多，感染后易形成持续性宫颈管黏膜炎，表现为宫颈管黏液增多及有脓性分泌物，且反复发作。

（2）子宫颈息肉　子宫颈管腺体和间质局限性增生，并向子宫颈外口突出形成息肉，单个或多个，色鲜红，舌形，质软而脆，触之易出血，可有蒂，摘除后易复发。

（3）宫颈肥大　慢性炎症长期刺激导致腺体和间质增生，宫颈呈不同程度肥大，质地变硬，表面常光滑。

【临床特征】

1. 症状　慢性子宫颈炎多无症状，少数有阴道分泌物增多，多为淡黄色或脓性；同房后出血；外阴瘙痒或不适。

2. 体征　妇科检查可发现黄色分泌物覆盖子宫颈口或从子宫颈口流出，或在糜烂样改变的基础上同时伴有子宫颈充血、水肿、脓性分泌物增多或接触性出血，也可表现为子宫颈息肉或宫颈肥大。

【辅助检查】　子宫颈糜烂样改变与早期宫颈癌外观上很难鉴别，应常规做子宫颈细胞学检查和（或）HPV 检测，必要时行阴道镜检查及活组织检查以确诊。

【治疗原则】　对持续性宫颈管黏膜炎，需要了解有无沙眼衣原体及淋病奈瑟球菌的再次感染、性伴侣是否已进行治疗、阴道微生物菌群失调是否持续存在、针对病因给予治疗。子宫颈息肉行息肉摘除术、术后将切除息肉送病理学检查。宫颈肥大一般无须治疗。

自测题

单项选择题

A 型题

1. 滴虫性阴道炎最常见的直接传染途径是（　　）
   A. 公共游泳池　　B. 餐具
   C. 性交　　D. 妇科检查交叉感染
   E. 接触患者内衣裤
2. 阴道有大量白色稠厚豆渣样白带，最可能的疾病是（　　）
   A. 滴虫性阴道炎
   B. 外阴阴道假丝酵母菌病
   C. 慢性宫颈炎
   D. 子宫内膜炎
   E. 输卵管炎
3. 关于老年性阴道炎的临床表现，下列说法错误的是（　　）
   A. 部分患者外阴瘙痒
   B. 可出现血样脓性白带
   C. 黄色水样分泌物
   D. 阴道黏膜充血菲薄
   E. 阴道黏膜上可见白色凝乳块样分泌物
4. 患者，女性，37 岁，已婚，外阴瘙痒伴白带增多 1 周。妇科检查：阴道充血，有较多的稀薄泡沫样阴道分泌物。该女士可能患有（　　）
   A. 老年性阴道炎
   B. 滴虫性阴道炎
   C. 外阴阴道假丝酵母菌病
   D. 细菌性阴道病
   E. 前庭大腺炎
5. 患者，女性，妇科普查时确诊“子宫颈息肉”，应给予的治疗方法是（　　）
   A. 阴道冲洗
   B. 宫颈上药
   C. 宫颈环切术
   D. 局部用硝酸银
   E. 息肉摘除术并送病理学检查

（劳　艳）

第24章 女性生殖系统肿瘤

学习目标

1. 素质目标　培养学生为女性生殖系统肿瘤患者提供人文关怀的意识，以及主动为女性生殖系统肿瘤患者减轻痛苦的服务意识。

2. 知识目标　掌握各种女性生殖系统肿瘤的诊断要点，理解各种女性生殖系统肿瘤的诊疗原则，了解各种女性生殖系统肿瘤的临床过程及相关机制。

3. 能力目标　能运用所学知识对子宫肌瘤、宫颈癌、子宫内膜癌和卵巢恶性肿瘤的患者进行初步诊断和治疗，具备基本的妇科临床思维和操作技能。

第1节　子宫肌瘤

案例24-1

患者，女性，46岁，因“月经量增多、经期延长2年，发现下腹部包块6个月”就诊。妇科检查：子宫前位，子宫颈光滑，呈不规则增大，孕3个月大小，表面结节感，质硬，无压痛，边界清，活动好，双侧附件无异常。

问题：1. 对该患者最可能的诊断是什么？

2. 该病的治疗原则是什么？

子宫肌瘤是女性生殖器官最常见的良性肿瘤，由平滑肌及结缔组织组成。常见于30～50岁妇女。

【病因及分型】

1. 病因　确切病因尚未明了，可能与以下因素有关。

（1）遗传易感性学说　40%～50%子宫肌瘤患者存在染色体结构异常；子宫肌瘤患者的女性一级亲属患病风险高；子宫肌瘤的进展和严重程度与种族密切相关。

（2）性激素学说　子宫肌瘤好发于性激素分泌旺盛的育龄妇女，青春期前少见，绝经期后会缩小或消失。妊娠期雌、孕激素分泌增加后子宫肌瘤有增大倾向。

（3）干细胞突变学说。

2. 临床病理及分型　按照国际妇产科联盟（FIGO）子宫肌瘤9型分类方法，分类如下（图24-1）。

0型：有蒂黏膜下肌瘤。

Ⅰ型：无蒂黏膜下肌瘤，向肌层扩展≤50%。

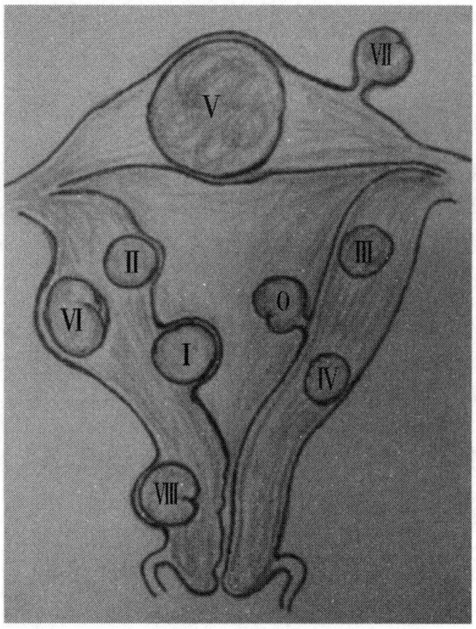

图 24-1 国际妇产科联盟子宫肌瘤 9 型分类示意图

Ⅱ型：无蒂黏膜下肌瘤，向肌层扩展＞ 50%。

Ⅲ型：肌壁间肌瘤，位置靠近宫腔，瘤体外缘距子宫浆膜层≥ 5mm。

Ⅳ型：肌壁间肌瘤，位置靠近子宫浆膜层，瘤体外缘距子宫浆膜层＜ 5mm。

Ⅴ型：肌瘤贯穿全部子宫肌层。

Ⅵ型：肌瘤突向浆膜。

Ⅶ型：肌瘤完全位于浆膜下（有蒂）。

Ⅷ型：其他特殊类型或部位的肌瘤（子宫颈、宫角、阔韧带肌瘤）。

3. 病理　肌瘤为实质性球形包块，表面光滑，质硬，有假包膜，易剥出；镜下见大小均匀的梭形平滑肌细胞和纤维结缔组织排列成旋涡状或栅状。肌瘤失去原有的典型结构称为肌瘤变性。常见的变性有玻璃样变性、囊性变、红色变性、肉瘤变及钙化。

【临床特征】

1. 症状　多无明显症状，仅在体检时发现。症状与子宫肌瘤部位、大小和有无变性相关。主要症状有以下几点。

（1）月经量增多及经期延长　是最常见的症状。多见于黏膜下肌瘤极大的子宫肌壁间肌瘤、子宫浆膜下肌瘤，长期经量增多可导致贫血。

（2）腹部包块　当肌瘤增大使子宫大小超过 3 个月妊娠大小时，可从腹部触及。

（3）压迫症状　子宫前壁下段肌瘤可压迫膀胱，引起尿频；宫颈肌瘤可引起排尿困难、尿潴留；子宫后壁肌瘤可引起便秘等症状。

（4）腹痛　子宫浆膜下肌瘤发生蒂扭转可出现急性腹痛；子宫肌瘤红色变性时可出现剧烈腹痛伴发热及肿瘤局部压痛；子宫黏膜下肌瘤排出宫腔时，刺激子宫收缩可引起下腹部痉挛性疼痛。

（5）其他　子宫黏膜下肌瘤和引起宫腔变形的子宫肌壁间肌瘤可引起不孕和流产。

2. 体征　妇科检查可扪及子宫增大，表面不规则单个或多个结节状突起。子宫浆膜下肌瘤可扪及单个实质性球状肿块与子宫有蒂相连。子宫黏膜下肌瘤位于宫腔内者，子宫均匀性增大；脱出子宫颈外口者，阴道双瓣窥器检查可见到子宫颈口处粉红色肿物，表面光滑。

【辅助检查】　超声检查能区分子宫肌瘤与其他盆腔肿块。若有需要，可选择磁共振、宫腔镜、腹腔镜、子宫输卵管造影等检查。

【治疗原则】　应根据患者年龄、症状、生育要求以及肌瘤类型、大小、数目全面考虑治疗方案。

1. 随访观察　无症状子宫肌瘤一般无须治疗，尤其是围绝经期患者。每 3 ～ 6 个月随访一次，若子宫肌瘤增大迅速和（或）出现症状，应考虑进一步治疗。

2. 药物治疗　适用于症状较轻、近绝经年龄或不能耐受手术者。选用促性腺激素释放激素类似物（GnRHα）、米非司酮等药物。

3. 手术治疗　手术适应证为症状明显，致继发性贫血；非手术治疗效果差；体积大或有膀胱、直肠等压迫症状；疑有肉瘤变。手术方式为肌瘤切除术及子宫切除术。

4. 其他治疗　主要适用于不能耐受或不愿手术者。根据实际情况可选择子宫动脉栓塞术、高强度超声聚焦疗法及子宫内膜切除术。

第2节　宫　颈　癌

案例24-2

患者，女性，43岁，平素月经规律，因"近2个月多次出现同房后出血，色鲜红，量不多，能自止"就诊。妇科检查：阴道无异常分泌物，子宫颈肥大，于9～12时处见一小指大小的菜花样病灶，质脆，触之易出血，余处光滑。

问题： 1. 该患者最可能的诊断是什么？

2. 为明确诊断，需要做哪些检查？

3. 确诊后应采取的治疗措施是什么？

宫颈癌是最常见的女性生殖系统恶性肿瘤。50～55岁为高发年龄。宫颈癌筛查的普及，使宫颈癌及癌前病变得以早期发现和治疗，发病率和死亡率明显下降。

链　接　宫颈鳞状上皮内病变(SIL)

宫颈鳞状上皮内病变（SIL）是与宫颈浸润癌密切相关的一组子宫颈病变，多发生于25～35岁妇女。主要病理改变：转化区未成熟的化生鳞状上皮，在人乳头状瘤病毒（HPV）等的作用下，发生细胞异常增生、分化不良、排列紊乱、细胞核异常、有丝分裂增加。大部分低级别鳞状上皮内病变（LSIL）可自然消退，但高级别鳞状上皮内病变（HSIL）具有癌变潜能。SIL反映了宫颈癌发生发展中的连续过程，通过筛查发现SIL，及时治疗高级别病变，是预防宫颈浸润癌行之有效的措施。

【病因病机】　宫颈癌与人乳头状瘤病毒（HPV）感染、多个性伴侣、吸烟、性生活过早（＜16岁）、性传播疾病、经济状况低下、口服避孕药和免疫抑制等因素相关。以浸润性鳞状细胞癌（75%～80%）为主，其次为腺癌（20%～25%），极少数为腺鳞癌。转移途径以直接蔓延及淋巴转移为主，血行转移少见。

【临床特征】　早期宫颈癌无明显症状和体征，随着病变的发展，可出现以下表现。

1. 症状

（1）阴道流血　常表现为接触性出血，也可表现为不规则阴道流血，或经期延长、经量增多。老年患者常有绝经后不规则阴道流血。

（2）阴道排液　多数患者有白色或血性、稀薄如水样或米泔样、有腥臭味的阴道排液。晚期患者因癌组织坏死伴感染，可有大量米泔样或脓性恶臭白带。

（3）晚期症状　根据病灶侵犯范围出现不同的继发性症状，如尿频、尿急、肛门坠胀、里急后重、下肢肿痛等。晚期可有贫血、恶病质等全身衰竭症状。

2. 体征　早期子宫颈光滑或糜烂样改变。随着病变发展，可出现子宫颈息肉状或菜花状赘生物、宫颈肥大等不同体征。晚期可见宫颈溃疡或空洞伴恶臭。癌组织浸润达骨盆壁，形成“冰冻骨盆”状。有时有接触性出血。

3. 临床分期　宫颈癌分期广泛采用2018年国际妇产科联盟（FIGO）分期标准（表24-1）。

表24-1　宫颈癌分期（FIGO，2018年）

分期	描述
Ⅰ期	肿瘤严格局限于子宫颈（扩散至子宫体应被忽略）
IA	仅能在显微镜下诊断的浸润癌，所测量的最大浸润深度＜5.0mm
IA1	所测量间质浸润深度＜3.0mm
IA2	所测量间质浸润深度＞3.0mm而＜5.0mm
IB	所测量的最大浸润深度＞5.0mm的浸润癌（病变范围超过IA期），病变局限于子宫颈
IB1	间质浸润深度＞5.0mm而最大径线＜2.0cm的浸润癌
IB2	最大径线＞2.0cm而＜4.0cm的浸润癌
IB3	最大径线＞4.0cm的浸润癌
Ⅱ期	宫颈肿瘤侵犯超出子宫，但未达盆壁且未达阴道下1/3
ⅡA	肿瘤侵犯限于阴道上2/3，无宫旁浸润
ⅡA1	最大径线＜4.0cm的浸润癌
ⅡA2	最大径线＞4.0cm的浸润癌
ⅡB	有宫旁浸润，但未扩展至盆壁
Ⅲ期	肿瘤扩展到骨盆壁和（或）累及阴道下1/3和（或）导致肾盂积水或肾无功能者和（或）侵犯盆腔和（或）腹主动脉旁淋巴结
ⅢA	肿瘤累及阴道下1/3，没有扩展到骨盆壁
ⅢB	肿瘤扩展到骨盆壁和（或）引起肾盂积水或肾无功能
ⅢC	侵犯盆腔和（或）腹主动脉旁淋巴结（包括微转移），无论肿瘤大小和范围（需标注r或p，r表示影像诊断，p表示病理诊断）
ⅢC1	仅有盆腔淋巴结转移
ⅢC2	腹主动脉旁淋巴结转移
Ⅳ期	肿瘤侵犯膀胱或直肠黏膜（病理证实）或肿瘤播散超出真骨盆。泡状水肿不能分为Ⅳ期
Ⅳ1	肿瘤侵犯膀胱或直肠黏膜
Ⅳ2	肿瘤播散至远处器官

【辅助检查】

1. 子宫颈细胞学检查　是 SIL 及早期宫颈癌筛查的基本方法。

2. HPV 检测　敏感性较高，特异度较低。

3. 阴道镜检查　筛查发现有异常，如细胞学伴 HPV 阳性，建议行阴道镜检查。

4. 子宫颈活组织检查　是确诊宫颈癌和癌前病变最可靠的方法。

【诊疗原则】

1. 治疗　治疗方法包括手术治疗、放疗、化疗、靶向治疗和免疫治疗等，其中早期宫颈癌以手术治疗为主，晚期宫颈癌以放化疗为主。应根据患者具体情况个体化治疗。

2. 预防　推广 HPV 预防性疫苗接种（一级预防），通过阻断 HPV 感染预防宫颈癌的发生；普及、规范宫颈癌筛查，早期发现 SIL（二级预防）；及时治疗高级别病变，阻断宫颈浸润癌的发生（三级预防）；开展预防宫颈癌的知识宣教，提高预防性疫苗注射率和筛查率，建立健康的生活方式。

第 3 节　子宫内膜癌

案例 24-3

患者，女性，62 岁，因“绝经 8 年后不规则阴道流血 1 月余”来诊。糖尿病病史 4 年，高血压 2 年。查体：BP 152/86mmHg，体重 85kg，孕 2 产 1，2 年前体检发现右下腹有一直径 6cm 的包块，实性，未定期复查。1 天前小便后突然下腹痛，伴恶心，无发热。妇科检查：子宫增大如孕 2 月大，质软，无压痛。B 超提示：子宫内膜 1.8cm，宫内探及 1.2cm×1.0cm 不均质回声团，有丰富血流信号。

问题：1. 该患者可能的诊断是什么？

2. 应对该患者采取什么检查项目？

子宫内膜癌是发生于子宫内膜的上皮性恶性肿瘤，又称子宫体癌，为女性生殖系统常见的三大恶性肿瘤之一，多发生于围绝经期及绝经期后妇女。

【病因病机】　病因未明，相关主要有以下几个方面。

1. 生殖内分泌失调性疾病　如无排卵月经、无排卵性不孕、多囊卵巢综合征等，在缺乏孕激素拮抗的雌激素长期作用下，子宫内膜可发生异常增生，继而癌变。

2. 代谢因素　肥胖、糖尿病、高血压，称子宫内膜癌“三联征”。

3. 遗传因素及其他　少数子宫内膜癌为遗传性。不孕不育、月经因素（初潮早、绝经晚）、卵巢肿瘤、外源性雌激素等都与子宫内膜癌相关。

子宫内膜癌最常见的组织学类型是子宫内膜样癌，主要转移途径为直接蔓延、淋巴转移，晚期可有血行转移。

【临床特征】

（一）症状

1. 阴道流血　主要表现为绝经后阴道流血，尚未绝经者可表现为月经紊乱。

2. 阴道异常排液　多为浆液性或浆液血性分泌物，合并感染则有脓血性分泌物，恶臭。

3. 疼痛　癌灶侵犯子宫颈，堵塞子宫颈管导致宫腔积脓时，出现下腹隐痛不适。晚期浸润周围组织或压迫神经引起下腹及腰骶部疼痛。

（二）体征

子宫内膜癌早期多数患者无明显的相关阳性体征。专科查体时应行妇科三合诊检查。早期患者盆腔检查大多正常，有些患者子宫质地可稍软。晚期病变侵及子宫颈、宫旁组织韧带、附件或淋巴结显著增大者，三合诊检查可触及子宫颈或子宫颈管质硬或增大、子宫主韧带或子宫骶韧带增厚及弹性下降、附件肿物以及盆壁处肿大固定的淋巴结。

【辅助检查】　子宫内膜癌的辅助诊断技术包括经腹或经阴道超声、磁共振成像（MRI）、计算机断层扫描（CT）、正电子发射断层显像（PET）检查等。血清肿瘤标志物检查也有助于鉴别良、恶性病变。但最终确诊需要依赖病理学检查。

1. 影像学检查

（1）超声检查　目前比较强调绝经后出血患者应以超声进行初步检查。

（2）盆腔 MRI　是子宫内膜癌的首选影像学检查方法。MRI 能够清晰显示子宫内膜及肌层结构，用于明确病变大小、位置，肌层侵犯深度、子宫颈 / 阴道是否侵犯，是否侵犯子宫体外、阴道、膀胱及直肠，以及盆腔内的肿瘤播散，有助于肿瘤的鉴别诊断（如内膜息肉、黏膜下肌瘤、肉瘤等），评价化疗的疗效及治疗后随诊。

（3）CT　优势在于显示中晚期病变。

（4）PET　较少用于子宫内膜癌初诊患者，仅当怀疑出现复发转移时考虑行 PET 检查。

2. 子宫内膜活检术　子宫内膜的组织病理学检查是诊断的最后依据。获取子宫内膜的方法主要为诊断性刮宫手术和宫腔镜活检术。

3. 细胞学检查　子宫内膜细胞经阴道脱落细胞学检查阳性率不高，而经宫腔获取内膜脱落细胞，准确性较高。

【诊疗原则】

1. 诊断标准　病理诊断是子宫内膜癌诊断的金标准。

2. 治疗原则　手术治疗为主，辅以放疗、化疗和激素等综合治疗。不宜手术者，可采用放疗和药物治疗。

第 4 节　卵巢恶性肿瘤

案例 24-4

患者，女性，42 岁，孕 2 产 1，2 年前体检发现右下腹有一直径 6cm 包块，实性，未定期复查。因“1 天前小便后突然下腹痛，伴恶心，无发热”入院。妇科检查：子宫正常大小，子宫右上方可扪及一直径 14cm，张力较大，有压痛的包块，不活动。B 超提示：右附件区有一 14cm×4cm×3cm 大小包块，内有不均质回声团，直肠子宫陷凹有少量积液。

问题：1. 该患者可能的诊断是什么？

2. 应对该患者采取什么治疗措施？

卵巢恶性肿瘤可发生于任何年龄，且早期常无症状，不易被发现，晚期病例缺乏有效的治疗手段，致死率居女性生殖系统恶性肿瘤首位。卵巢恶性肿瘤的主要组织病理学类型为上皮性肿瘤，其次为生殖细胞肿瘤、性索间质肿瘤，另有转移性肿瘤等。

【病因病机】　确切病因不明，卵巢上皮性肿瘤可能与以下因素有关。

1. 遗传和家族因素　约 15% 卵巢恶性肿瘤患者有家族史。

2. 其他　初潮年龄较早、绝经年龄较晚、少育、不孕、激素替代疗法、服用诱发排卵药物、高胆固醇饮食等。

【临床特征】

1. 症状与体征

（1）卵巢上皮性肿瘤　多见于绝经后女性。由于卵巢深居盆腔，卵巢上皮性肿瘤早期症状不明显，往往是非特异性症状，难以早期诊断，约 2/3 的卵巢上皮性肿瘤患者诊断时已是晚期，主要症状为腹胀、腹部肿块、腹水及其他消化道症状。

（2）卵巢恶性生殖细胞肿瘤　常见于年轻女性，早期即出现症状，除腹部肿块、腹胀外，常可因肿瘤内出血或坏死感染而出现发热，或因肿瘤扭转、破裂等而出现急腹症的症状。60% ～ 70% 的患者就诊时为早期。

2. 并发症

（1）蒂扭转　常见的妇科急腹症（图 24-2）。好发于中等大小、蒂长、活动度大、重心偏于一侧的肿瘤。常在体位突然改变或妊娠期、产褥期子宫大小、位置改变时发生。典型表现为体位改变后突然发生下腹一侧剧痛，伴恶心、呕吐。有时不全扭转可自然复位，腹痛也随之缓解。一旦确诊，应尽快手术。

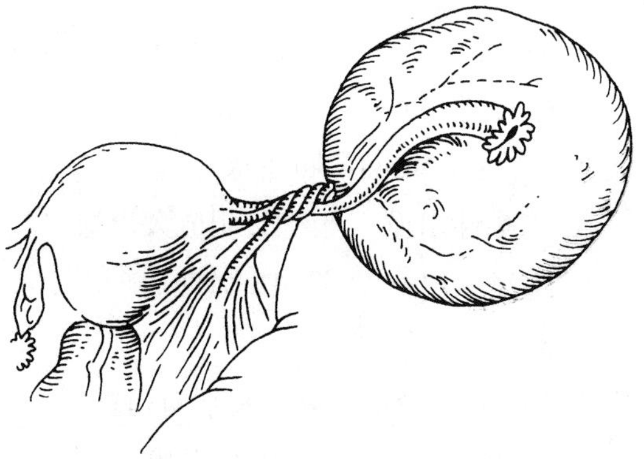

图 24-2　卵巢恶性肿瘤蒂扭转

（2）破裂　包括自发性破裂和外伤性破裂两种。自发性破裂可为恶性肿瘤侵蚀囊壁或继发于蒂扭转之后；外伤性破裂常由挤压、分娩、性交、粗暴妇科检查、穿刺所致。表现为剧烈腹痛、恶心、呕吐和不同程度的腹膜刺激征，有时可导致内出血、腹膜炎或休克。

（3）感染　少见，多因蒂扭转或破裂引起，也可因邻近脏器的感染所致。表现为发热、腹痛、腹膜刺激征、腹部肿块及白细胞升高等。

【辅助检查】

1. 影像学检查　超声检查是卵巢癌筛查的首选检查方法，可明确卵巢有无占位性病变，判断肿瘤的良恶性。CT、磁共振均有助于进一步明确诊断。

2. 肿瘤标志物　血清CA125、人附睾蛋白4（HE4）是应用价值最高的肿瘤标志物，多用于卵巢肿瘤的辅助诊断、复发监测和疗效监测。

3. 细胞学检查　抽取腹水或腹腔冲洗液和胸腔积液，查找癌细胞。组织病理学是诊断的金标准。

4. 腹腔镜检查　对于部分盆腔包块、腹水患者需要排除盆腔炎性包块或结核性腹膜炎时，可行腹腔镜探查活检。

【诊疗原则】

1. 预防

（1）筛查　主要应用血清CA125检测联合盆腔超声检查。

（2）遗传咨询与相关基因检测　对高风险人群的卵巢癌预防有一定的意义。

2. 治疗　卵巢恶性肿瘤治疗的主要手段是手术和化疗。随着药物治疗的进展，越来越多的分子靶向药物获批用于卵巢恶性肿瘤的治疗（奥拉帕利、尼拉帕利、氟唑帕利、帕米帕利、贝伐珠单抗）。

自 测 题

单项选择题

A型题

1. 当子宫肌瘤患者临床表现为月经过多时，主要与下列哪项有关（　　）
   A. 肌瘤大小　B. 汉族体质
   C. 肌瘤多少　D. 肌瘤生长位置
   E. 有无并发症

2. 子宫颈癌常见的早期症状是（　　）
   A. 接触性出血　B. 阴道大出血
   C. 绝经后出血　D. 血性白带
   E. 阴道水样排液

3. 女性生殖系统肿瘤死亡率居首位的是（　　）
   A. 外阴癌　B. 宫颈癌
   C. 子宫内膜癌　D. 卵巢癌
   E. 绒毛膜癌

4. 患者，女性，40岁，经量增多、经期延长1年半，伴头晕3个月余。妇科检查：子宫增大如孕2个多月大小、不规则、质硬。首先考虑是（　　）
   A. 无排卵性功血　B. 子宫肌瘤
   C. 子宫颈癌　D. 子宫内膜癌
   E. 绒毛膜癌

5. 患者，女性，45岁，性交后少量阴道出血半年。妇科检查：外阴、阴道无异常，宫颈为菜花样组织，触血（+）。子宫正常大小、活动，双侧附件（-）。宫颈刮片巴氏Ⅳ级。确诊需要

做何项检查（　　）

A. 宫颈刮片细胞学检查

B. 子宫颈活组织检查

C. 阴道镜检查

D. 碘试验

E. B 型超声检查

6. 患者，女性，24 岁，未婚，否认有性生活史，体检发现左侧卵巢囊肿 4 年，未予处理。早晨活动时突感左下腹剧烈疼痛，伴恶心和呕吐。首先考虑是（　　）

A. 卵巢囊肿蒂扭转

B. 异位妊娠

C. 子宫破裂

D. 卵巢囊肿恶性变

E. 急性阑尾炎

（劳　艳）

第25章 女性生殖系统其他疾病

学习目标

1. 素质目标　培养学生为女性生殖系统其他疾病患者提供人文关怀的意识，以及主动为女性生殖系统其他疾病的患者减轻痛苦的服务意识。

2. 知识目标　掌握不孕症、异常子宫出血、痛经、绝经综合征等疾病的诊断要点。理解不孕症、异常子宫出血、痛经、绝经综合征等疾病的诊疗原则。了解不孕症、异常子宫出血、痛经、绝经综合征等疾病的临床过程及相关机制。

3. 能力目标　能运用所学知识对不孕症、异常子宫出血、痛经、绝经综合征等疾病的患者进行初步诊断和治疗，具备基本的妇科临床思维和操作技能。

一、不　孕　症

不育不孕症是由多种病因导致的生育障碍状态，是生育期夫妇的生殖健康不良事件。女性无避孕性生活至少12个月而未孕称为不孕症，对男性则称为不育症。既往从未有过妊娠史，未避孕而从未妊娠者称原发性不孕；既往有过妊娠史，而后未避孕连续12个月未孕者称继发性不孕。

【病因病机】　造成不孕的因素是多方面的。

1. 女方因素　①盆腔因素，病因包括输卵管及其周围病变、子宫体病变、子宫颈因素、子宫内膜异位症、先天性生殖道畸形等。②排卵障碍，病因包括下丘脑病变、垂体病变、卵巢病变、其他内分泌疾病等。

2. 男方因素　精液异常，如无精子症、少或弱精子症、畸形精子症、单纯精浆异常等；男性性功能障碍；其他。

3. 原因不明性不孕。

【检查步骤】　不孕的原因较复杂，必须对男女双方按照一定程序进行全面检查。

【治疗原则】

1. 一般治疗　加强营养、增强体质，积极治疗内科疾病。夫妻双方检查后如未发现不孕原因，应排除思想顾虑，学会预测排卵期，加强性知识指导。

2. 病因治疗　治疗生殖器器质性病变、诱发排卵、补充黄体功能、改善宫颈黏液性状、应用辅助生殖技术等。

链 接　辅助生殖技术

辅助生殖技术（ART）指在体外对配子和胚胎采用显微操作等技术，帮助不孕不育夫妇受孕的一组方法，包括人工授精、体外受精 - 胚胎移植及其衍生技术等。

1. 人工授精（AI）　是将处理后的精子通过非性交方式注入女性生殖道内，使其受孕的技术。

2. 体外受精 - 胚胎移植（IVF-ET）　指从女性卵巢内取出卵子，在体外与精子发生受精并培养 3 ～ 5 日，再将发育到卵裂球期或囊胚期阶段的胚胎移植入子宫腔内，使其着床发育成胎儿的全过程。此技术发育成熟而诞生的婴儿称为“试管婴儿”。

3. 卵胞质内单精子注射（ICSI）　主要用于严重少畸精子症、不可逆的梗阻性无精子症，体外受精失败、精子顶体异常以及需要行胚胎植入前遗传学诊断 / 筛查的患者夫妇。

4. 胚胎植入前遗传学诊断 / 筛查　主要用于单基因相关遗传病、染色体病、性连锁遗传病及可能生育异常患儿的高风险人群等。可以使得产前诊断提早到胚胎期，避免常规中孕期产前诊断可能导致引产对母亲的伤害。

二、异常子宫出血

案例 25-1

患者，女性，16 岁，学生，因“月经紊乱 3 年余，不规则阴道流血 15 天”来诊。自述：13 岁月经初潮后，月经来潮无规律，每年 3 ～ 4 次，周期 2 ～ 4 个月不等，经期几天到半月余，滴漏不净，色暗红，无痛经。前次月经来潮是 4 个月前，近 15 天有不规则阴道流血，量时多时少，多如月经量，少时仅有少量血污。妇科检查：腹平软、无压痛，外阴未婚未产型，肛腹诊发现子宫后位、稍大、软、无压痛、双侧附件无异常。

问题：1. 该患者最可能的诊断是什么？

2. 明确诊断后应采取什么治疗措施？

异常子宫出血（AUB）是妇科常见的症状和疾病，指与正常月经的周期频率、规律性、经期长度、经期出血量不同，来源于子宫腔内的异常出血。排卵障碍相关异常子宫出血（AUB-O）约占异常子宫出血的 50%，排卵障碍相关异常子宫出血分为无排卵性功能失调性子宫出血和排卵性功能失调性子宫出血两类。排卵障碍相关异常子宫出血可发生于任何年龄，全身及内外生殖器官无器质性病变。

1. 无排卵性功能失调性子宫出血　常见于青春期和绝经过渡期，生育期也可发生。青春期者因下丘脑 - 垂体 - 卵巢轴的调节功能未完全成熟，卵泡发育到一定程度即闭锁，无排卵；绝经过渡期者因卵巢功能不断衰退，卵巢虽有卵泡发育，但不排卵，也无黄体形成。其临床特点是月经周期紊乱、经期长短不一、经量多少不等。

治疗原则是尽快止血，纠正贫血以维护正常生理状态；调整月经周期，防止子宫内膜病变和 AUB 复发。青春期以止血、调经为主；生育期在止血、调经的基础上，有生育要求者行促进排卵治疗；绝经过渡期需要除外子宫内膜癌变。止血常用的治疗方法有性激素止血、刮宫止血及止血药物的应用；调整月经周期常用的治疗方法有雌、孕激素序贯法，雌、孕激素合并应用。促进排卵可选用氯米芬、绒毛膜促性腺激素等。

2. 排卵性功能失调性子宫出血　多发生于生育期妇女。卵巢虽然有排卵，但黄体功能异常。常见有黄体功能不足和子宫内膜不规则脱落两种类型。黄体功能不足的临床特点为月经周期缩短，常有不孕或孕早期流产史；子宫内膜不规则脱落的临床特点为经期延长。排卵性异常子宫出血的治疗要点主要是促使黄体功能健全，或通过反馈作用促使黄体如期萎缩，子宫内膜剥脱。

三、痛　　经

痛经是指在月经期前后或月经期出现下腹疼痛、坠胀，伴腰酸及其他不适，严重影响生活和工作。痛经分为原发性与继发性。原发性痛经指生殖器官无器质性病变的痛经；继发性痛经指由盆腔器质性疾病引起的痛经，如子宫内膜异位症等。

原发性痛经在青春期多见，多在月经初潮后 1 ～ 2 年内发病，主要与月经来潮时子宫内膜前列腺素（PG）含量增多有关，还受精神、神经等因素的影响。经期疼痛是主要症状，月经来潮前数小时即感疼痛，行经时疼痛加重，持续 2 ～ 3 日后逐渐缓解。疼痛呈痉挛性，多位于下腹正中，常放射至腰骶部，并可伴有恶心、呕吐、腹泻、头晕等症状，严重时面色苍白、出冷汗，甚至昏厥。妇科检查无异常发现。

原发性痛经应重视心理治疗，疼痛不能忍受时可辅以药物治疗。使用前列腺素合成酶抑制剂可减少前列腺素产生，减轻或消除痛经。对于要求避孕的痛经妇女，可口服避孕药。

四、绝经综合征

案例 25-2

患者，女性，51 岁。因“近年来月经周期不规则，行经 2 ～ 3 天干净，量较以前少，自感阵发性潮热、出汗，偶有心悸、眩晕”入院。妇科检查：子宫稍小，其余正常。

问题： 1. 首先考虑的诊断是什么？

2. 该病的处理原则是什么？

绝经综合征指妇女绝经前后出现性激素波动或减少所致的一系列躯体及精神心理症状。绝经分为自然绝经和人工绝经。自然绝经指卵巢内卵泡生理性耗竭所致的绝经；人工绝经是经手术切除双侧卵巢或使用其他方法毁坏双侧卵巢功能所致的绝经。

【临床特征】

1. 月经紊乱　绝经前约半数以上的妇女出现月经紊乱，多为月经周期不规则，持续时间及月经量不定。

2. 血管舒缩症状　主要表现为潮热、出汗。其特点表现为面部和颈部皮肤阵阵发红，继之出汗，一般持续 1 ～ 3min。轻者每日发作数次，重者十余次。

3. 自主神经失调症状　常出现心悸、眩晕、头痛、失眠、耳鸣等自主神经失调症状。

4. 精神神经症状　表现为焦虑不安、激动易怒或情绪低落、抑郁多疑而不能自我控制；记忆力减退及注意力不集中。

5. 泌尿生殖道的症状　表现为泌尿生殖道萎缩、皱襞变平、阴道干燥、性交疼痛等。易反复发生阴道炎及尿路感染。

6. 心血管系统疾病　绝经后妇女高血压、冠心病、心肌梗死等疾病发生率增加。

7. 骨质疏松症　绝经后因雌激素水平下降，骨质吸收速度快于骨质生成，促使骨质丢失变疏松，易发生骨折。

【辅助检查】

1. 促卵泡激素（FSH）测定　绝经过渡期 FSH ＞ 10U/L，提示卵巢储备功能下降。FSH ＞ 40U/L，提示卵巢衰竭。

2. 雌二醇（E_2）测定　E_2 ＜ 10pg/ml 提示卵巢衰竭。

3. 抗米勒管激素（AMH）测定　AMH ＜ 1.1ng/ml 提示卵巢储备功能下降；AMH ＜ 0.2ng/ml 提示即将绝经；绝经后 AMH 一般测不出。

【治疗原则】

1. 一般治疗　坚持体育锻炼，摄入含蛋白质及钙丰富的食物。使用谷维素有助于调节自主神经功能。必要时服用镇静药以助睡眠。

2. 激素补充治疗　可缓解潮热、出汗等症状；治疗泌尿生殖道的萎缩症状；延缓或预防骨质疏松的发生；降低心血管疾病的病死率。单一雌激素长期应用可使子宫内膜癌发生的危险性增加，目前强调雌、孕激素联合使用，可降低风险。用药原则为尽量选用天然雌激素，剂量要求个体化，以最小有效剂量为佳。

自 测 题

单项选择题

A 型题

1. 青春期与绝经过渡期异常子宫出血患者的治疗原则，不同点是（　　）

A. 止血

B. 调整周期

C. 改善全身情况

D. 恢复卵巢功能

E. 减少经血量

2. 患者，女性，48 岁，月经紊乱近 1 年，经量时多时少，周期无规律，此次 2 个月未来潮后出血近半个月。查体：子宫正常大小，质软。诊断为无排卵性功能失调性子宫出血。首选的止血方法是（　　）

A. 刮宫　　B. 雌激素

C. 孕激素　　D. 雄激素

E. 止血剂

3. 患者，女性，49 岁，自诉近年月经周期不定，行经 2 ～ 3 天干净；量极少，自感阵发性潮热、出汗，偶有心悸、眩晕。妇科检查子宫稍小，其余正常。护士应向其宣教哪种疾病的知识（　　）

A. 无排卵性功能失调性子宫出血

B. 绝经综合征

C. 黄体萎缩延迟

D. 黄体发育不全

E. 神经衰弱

4. 患者，女性，17 岁，自 13 岁月经初潮以来一直表现为月经开始前 1 天腹痛，常伴有面色苍白、大汗、呕吐。肛查：子宫、附件正常。该患者最可能的诊断是（　　）

A. 盆腔炎　　B. 盆腔结核

C. 原发性痛经　　D. 子宫内膜异位

E. 宫颈炎

（劳　艳）

第26章
计划生育

学习目标

1. 素质目标　培养学生为计划生育人群提供人文关怀的意识。

2. 知识目标　掌握避孕的各种方法及避孕失败的补救措施，理解各种避孕方法的原理、实施过程及优缺点，了解各种避孕失败补救措施的适应证、禁忌证及并发症。

3. 能力目标　能运用所学知识对人群进行计划生育知识的宣教，能根据咨询者的实际情况为其推荐适宜的避孕方法。

第1节　避　　孕

案例26-1

患者，女性，29岁，已婚，门诊咨询恰当的避孕方法。孕3产1，2年前足月自然分娩一名女婴，3个月以前有1次人工流产史。平素安全期避孕及男用避孕套避孕。

问题： 1. 对该患者选择何种避孕方式较为妥当？

2. 请给出进一步的保健指导。

避孕是在不妨碍夫妻正常性生活和心理健康的前提下，应用科学的原理使女方暂时不能受孕的方法。我国常用的女性避孕方法有宫内节育器、药物避孕及外用避孕法等。

一、宫内节育器

宫内节育器是一种安全、有效、简便、经济、可逆的避孕工具。是我国生育期妇女的主要避孕措施。分为两类：①惰性宫内节育器，由惰性原料如金属、硅胶、塑料等制成，已停产。②活性宫内节育器，其内含有活性物质如铜离子（Cu^{2+}）、激素及药物等，避孕效果好，副作用少。宫内节育器的抗生育作用主要是局部组织对异物的组织反应而影响受精卵着床。

宫内节育器适用于已婚育龄妇女无禁忌证，愿意选用此方法避孕者。放置时间一般为月经干净后3～7日。常见的副作用有出血、腰酸腹坠等。并发症主要有感染，节育器嵌顿，节育器异位、脱落及带器妊娠等。

二、药物避孕

药物避孕指女性使用甾体激素达到避孕的目的，是一种高效避孕方法。甾体激素避孕药的成分是雌激素和孕激素。避孕药通过抑制排卵、改变宫颈黏液性状、改变子宫内膜形态与功能、改变输卵管的功能，达到避孕的目的。甾体激素避孕药按照给药途径可分为口服、注射、经皮肤、经阴道及经宫腔（宫内节育器）。按药物作用时间分为短效、长效、速效和缓释类。

1. 口服避孕药　包括复方短效口服避孕药、复方长效口服避孕药。

（1）复方短效口服避孕药　由雌、孕激素组成的复方制剂，在各类避孕药中应用最广泛。常用的有复方炔诺酮片（口服避孕片 1 号）、复方甲地孕酮片（口服避孕片 2 号）、复方去氧孕烯片、屈螺酮炔雌醇片和炔雌醇环丙孕酮片等。使用方法：自月经来潮的第 5 日开始服用第 1 片，连服药 22 日，停药 7 日后服用第二个周期。其主要作用机制为抑制排卵，正确使用避孕药的有效率接近 100%。服药后可出现类早孕反应、月经失调、体重增加、色素沉着等副作用。

（2）复方长效口服避孕药　由长效雌激素和人工合成孕激素配伍制成，服药 1 次可避孕 1 个月。副作用较多，市场上已经很少见。

2. 长效避孕针　有单孕激素制剂和雌、孕激素复合制剂两种，避孕有效率可达 98% 以上。

3. 探亲避孕药　适用于短期探亲夫妇，其避孕效果可靠，但由于探亲避孕药的剂量大，现在已经很少应用。

4. 缓释避孕药　又称缓释避孕系统，缓释避孕药是以具备缓释吸附性能的高分子化学物为载体，一次给药在体内通过持续、恒定、微量释放孕激素，达到长效避孕的目的。目前常用的有皮下埋植剂、阴道药环、避孕贴片及含药的宫内节育器。

链 接　甾体激素避孕药的禁忌证和慎用情况

①严重心血管疾病，血栓性疾病不宜应用，如高血压，冠心病，静脉血栓等。②急、慢性肝炎或肾炎。③部分恶性肿瘤、癌前病变。④内分泌疾病，如糖尿病、甲状腺功能亢进症。⑤哺乳期不宜服用复方口服避孕药物。⑥年龄超过 35 岁的妇女。服用避孕药可增加心血管疾病的发病率，不宜长期服用。⑦精神疾病患者。⑧有严重偏头痛，且反复发作者。

三、其他避孕

1. 紧急避孕　无保护性性生活后或避孕失败后几小时或几日内，妇女为防止非意愿性妊娠的发生而采用的补救避孕法称为紧急避孕。包括放置宫内节育器和口服紧急避孕药。紧急避孕是一种临时性补救措施，避孕有效率明显低于常规避孕方法，且副作用大，不能替代常规避孕方法。

2. 阴茎套　也称避孕套，为男性避孕工具。正确使用避孕率达 93% ～ 95%，还具有防止性传播性疾病的作用。

第 2 节　避孕失败的补救措施

人工流产指因意外妊娠、疾病等原因而采取人工方法终止妊娠，是避孕失败的补救方法。终止早期妊娠的人工流产方法包括药物流产和手术流产。人工流产只能作为避孕失败的补救措施，而不能将其作为节育方法。

1. 药物流产　是用药物终止早孕的一种避孕失败的补救措施。目前临床常用米非司酮配伍米索前列醇，终止早孕完全流产率达 90% 以上。主要适用于妊娠 49 天以内要求终止妊娠而无药物流产禁忌证者。服药前必须行超声检查，确认为宫腔内妊娠。出血时间过长、出血多是药物流产的主要副作用。

2. 手术流产　是采用手术方法终止妊娠，包括负压吸引术和钳刮术。负压吸引术适用于妊娠 10 周以内要求终止妊娠而无禁忌证者，以及因各种疾病不宜继续妊娠者。孕周超过 10 周者，可行钳刮术。大月份妊娠的手术流产，发生并发症的风险大，应尽量避免大月份妊娠的手术流产。

手术流产常见并发症：①出血，妊娠月份大，子宫收缩欠佳，出血多。②子宫穿孔，是人工流产的严重并发症。③人工流产综合征，因手术疼痛或局部刺激，迷走神经兴奋，使受术者在术中出现头晕、恶心、呕吐、面色苍白、脉搏细弱缓慢、血压明显下降等表现。应立即停止手术，给予吸氧，一般可自行恢复。④漏吸或空吸。⑤吸宫不全，指人工流产后部分妊娠组织残留。⑥感染。⑦羊水栓塞。⑧远期并发症：子宫颈、宫腔粘连，盆腔炎性疾病，月经失调，继发不孕等。

自 测 题

单项选择题

A 型题

1. 下列哪项不是宫内节育器的并发症（　　）
   A. 感染　　B. 节育器异位
   C. 脱环　　D. 带器妊娠
   E. 血肿
2. 患者，女性，要求采用口服短效避孕药，无禁忌证。应告知她开始服用的时间是（　　）
   A. 月经来潮前第 5 日
   B. 月经来潮第 3 ～ 4 日
   C. 月经来潮第 5 日
   D. 月经来潮第 5 ～ 7 日
   E. 月经干净后第 5 日
3. 胡女士，使用宫内节育器来避孕，其主要避孕原理是（　　）
   A. 抑制排卵过程
   B. 杀死精子
   C. 抑制受精卵着床
   D. 改变卵子的运行方向
   E. 抑制性激素的分泌
4. 患者，女性，20 岁，停经 50 天，经确认为早孕，要求人工流产终止妊娠，行负压吸引术，术中忽然下腹剧烈牵拉样痛伴血压下降，脸色苍白，诊断为人工流产综合征，请问原因是（　　）
   A. 患者合并心脏病
   B. 手术者高度精神紧张
   C. 术中出血过多
   D. 术中迷走神经兴奋
   E. 手术操作失败

（劳　艳）

第6篇 儿科疾病

第27章 营养障碍性疾病

学习目标

1. 素质目标　培养学生具备对患儿及家长的同理心，与患儿及家长建立良好的医患关系。

2. 知识目标　掌握维生素D缺乏性佝偻病、手足搐搦症的典型临床表现和预防措施；理解维生素D缺乏性佝偻病、手足搐搦症的病因病机；了解维生素D缺乏性佝偻病的辅助检查。

3. 能力目标　能够指导家长如何进行婴儿喂养和儿童营养管理，积极预防营养障碍性疾病的发生。

在小儿的发育过程中，许多异常现象都与营养相关，通过本章课程的学习，你将会知道一些儿童成长中营养与健康的真相。

第1节　维生素D缺乏性佝偻病

案例27-1

患儿，女性，6个月，冬季在北方出生，人工喂养，未添加辅食，平时体质较弱。因“常在睡眠时烦躁哭闹，多汗，易惊”入院。查体：体重7kg，T 37℃，枕秃，未出牙，前囟2cm×2cm大小，平坦。胸廓可见肋软骨沟，心肺听诊正常，其余查体无异常发现。

问题： 1. 该患儿的临床诊断是什么？

2. 如何对患儿的家属进行健康宣教指导？

维生素D缺乏性佝偻病是由于儿童体内维生素D不足，导致钙、磷代谢紊乱而产生的一种以骨骼病变为特征的全身慢性营养性疾病。多见于2岁以下婴幼儿。我国北方佝偻病患病率高于南方。

链 接　维生素D的来源

内源性维生素D：是由人体皮肤中7-脱氢胆固醇经紫外线照射后转化为胆钙化醇，即内源性维生素D_3，是人类维生素D的主要来源。外源性维生素D：包括维生素D_2和D_3，主要从食物中摄入，如蛋黄、海鱼的肝、食用菌等。胎儿可通过胎盘从母体获得。

【病因病机】

1. 维生素 D 缺乏的原因 ①围生期维生素 D 不足：母亲妊娠期，尤其妊娠后期维生素 D 不足。②日照不足（主要病因）：紫外线不能透过玻璃窗，如婴儿缺少户外活动、居住在高层建筑群、多烟雾尘埃区，或者居住在北方，因日照时间短，缺乏紫外线照射，可使内源性维生素 D 生成不足。③食物中补充维生素 D 不足：无论是母乳还是奶粉中维生素 D 含量都较少，若不及时添加辅食也易患佝偻病。④疾病影响：如小儿患肝胆或胃肠道疾病会影响维生素 D 的吸收。⑤生长速度过快：如早产及双胎，婴儿体内储存的维生素 D 不足而生长发育较快，如未及时补充可导致维生素 D 缺乏。⑥药物的影响：苯妥英钠、巴比妥等抗惊厥类药物能加速维生素 D 的分解；糖皮质激素可以对抗维生素 D 对钙的转运作用。

2. 发病机制 维生素 D 缺乏时，肠道钙、磷吸收减少，血中钙、磷下降。血钙降低刺激甲状旁腺激素（PTH）分泌增加，动员骨钙释出，维持血钙在正常或接近正常水平；同时抑制肾小管重吸收磷，大量的磷经肾排出，使血磷降低，钙磷乘积下降，骨盐不能有效地沉积，致使骨样组织增生，碱性磷酸酶增多，临床上产生一系列骨骼和血生化改变。

【临床特征】 本病多见于 3 个月至 2 岁的小儿，非特异的神经精神症状出现较早，继而出现生长中的骨骼改变、肌肉松弛及生长迟缓，免疫力下降等。临床上将其分为四期：

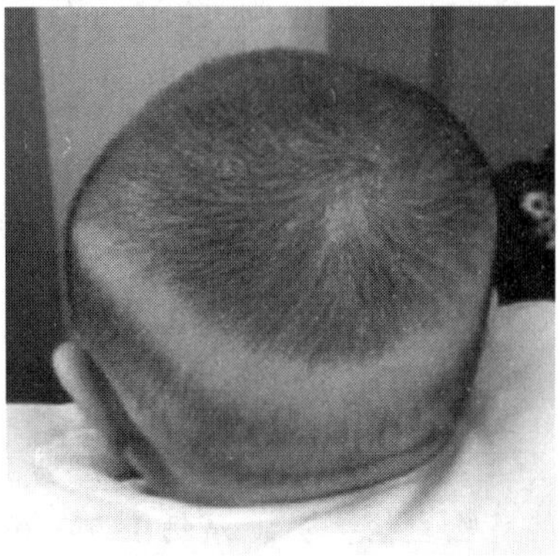

图 27-1 枕秃

1. 初期 多见于 3 个月左右小儿。主要表现为神经精神症状，多汗、夜惊、易激惹、烦躁、睡眠不安等，出现枕秃（图 27-1）。此期常无明显骨骼异常。

2. 活动期（激期） 神经精神症状更为显著，此期出现骨骼改变，生长速度最快的部位如颅骨、四肢骨、胸廓影响最大，因小儿身体各部位骨骼的生长速度随年龄不同而异，故不同年龄有不同的骨骼改变。3 ～ 6 个月患儿可见颅骨软化，7 ～ 8 个月患儿可有鞍形颅或方颅（图 27-2）；1 岁左右小儿出现肋骨串珠，以第 7 ～ 10 肋最明显；膈肌附着处的肋骨受膈肌牵拉而内陷形成肋膈沟；胸骨突出，呈鸡胸或漏斗胸，影响呼吸功能。6 个月以上的患儿出现佝偻病手镯或足镯体征；小儿开始行走后，可出现 X 形腿或 O 形腿（图 27-3）。全身肌肉松弛，肌张力低下，关节松弛而有过伸现象，腹肌张力低下致腹部膨隆呈蛙腹。条件反射形成慢，表情淡漠，语言发育延迟，免疫力低下，常伴感染、贫血等。

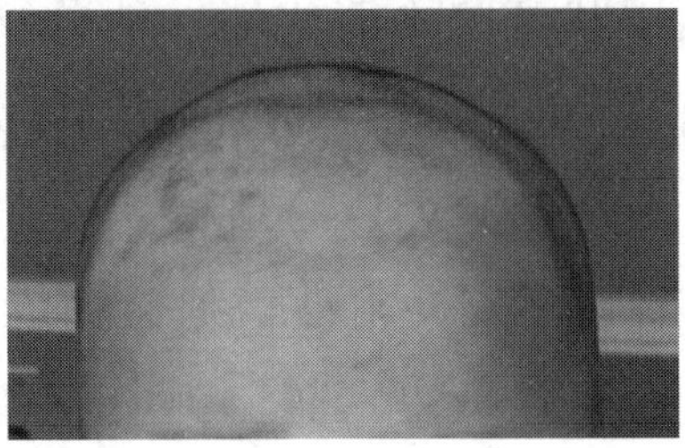

图 27-2 方颅

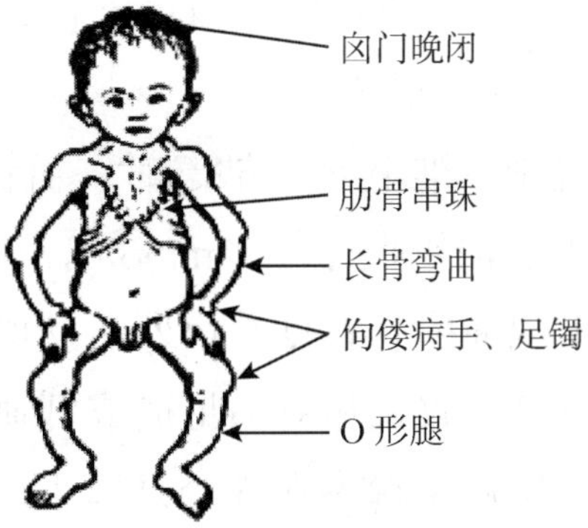

图 27-3 O 形腿

3. 恢复期　经治疗后，临床症状减轻或接近消失，精神活泼，肌张力恢复。

4. 后遗症期　多见于2岁以后的小儿，临床症状消失，血生化及X线检查正常。仅后遗不同程度的骨骼畸形。

【辅助检查】

1. 实验室检查　碱性磷酸酶在佝偻病的病程中增高较早，恢复较晚，故在临床诊断及治疗观察中价值较大。血清1，25-（OH）$_2D_3$水平在佝偻病初期就已明显降低，为可靠的早期诊断指标。

2. X线检查　X线表现以骨骼生长较快的长骨为明显，尤以尺桡骨远端更为明显，各期表现为：①初期或轻症：改变不明显，干骺端钙化线可有轻度模糊，以尺桡骨端明显。②活动期或重症：干骺端钙化线消失，呈毛刷状，常有杯口状凹陷；骺线显著增宽，骨质稀疏，皮质变薄，可伴有不完全性骨折及下肢弯曲畸形。③恢复期：钙化线重新出现，但仍不规则，杯口状改变渐消失，骨质密度恢复正常。

【治疗原则】　佝偻病治疗应贯彻“早期、综合治疗”的原则。治疗目的在于控制病情活动，防止畸形和复发。治疗以口服维生素D为主，不能口服者，用维生素D肌内注射，小儿应该提倡母乳喂养，及时添加辅食，增加户外活动。

第2节　维生素D缺乏性手足搐搦症

案例 27-2

患儿，女性，8个月。因“1天前突然出现高热惊厥，反复发作4次”入院。查体：方颅、枕秃。实验室检查：血清钙1.7mmol/L。其母亲孕期未补充鱼肝油。

问题：1. 该患儿的临床诊断是什么？

2. 当患儿惊厥发作时应如何处理？

维生素D缺乏性手足搐搦症又称低钙惊厥，多见于6个月以内的婴儿。主要由于维生素D缺乏，甲状旁腺代偿功能不足或其他各种因素的影响，致血清钙降低，使神经肌肉兴奋性增高，引起局部或全身肌肉抽搐。

【病因病机】

1. 病因　发病原因与佝偻病相似。多见于春夏季户外活动增多；长期腹泻或梗阻性黄疸；发热、感染或饥饿时。目前因预防维生素D缺乏工作的普遍开展，维生素D缺乏性手足搐搦症已较少发生。

2. 发病机制　维生素D缺乏时，血钙下降而甲状旁腺不能代偿性地分泌增加；血钙继续降低，当血清钙低于1.75mmol/L，或钙离子低于1.00mmol/L时可引起神经肌肉兴奋性增加，出现抽搐。春夏季户外活动增多，使体内维生素D合成骤增，血钙大量沉着于骨骼，肠道钙吸收又相对不足造成低血钙；长期腹泻或梗阻性黄疸，使维生素D与钙的吸收减少；发病年龄多在6个月以下，此时生长发育最快，需要钙质较多，而饮食中供应不足；发热、感染或饥饿时，由于组织分解释放磷，导致血磷升高、血钙下降。

【临床特征】 主要为惊厥、手足搐搦和喉痉挛，并有程度不等的活动期佝偻病的表现。

1. 典型发作　血清钙低于 1.75mmol/L 时可出现惊厥、手足搐搦和喉痉挛。①惊厥：多见于小婴儿。突然发生四肢抽动，两眼上蹿，面肌颤动，神志不清，发作时间可短至数秒，或长达数分钟以上，发作时间长者可伴口周发绀。发作停止后，意识恢复，精神萎靡而入睡，醒后活泼如常，发作次数可数日一次或一日数次，甚至多至一日数十次。一般不发热，发作轻时仅有短暂的眼球上窜和面肌抽动，神志清楚。②手足搐搦：可见于较大婴儿、幼儿，突发手足痉挛呈弓状，双手腕部呈屈曲状，手指伸直，拇指内收掌心，强直痉挛；足部踝关节伸直，足趾同时向下弯曲，如图 27-4 所示。③喉痉挛：婴儿多见，喉部肌肉及声门突发痉挛，呼吸困难，有时可突然发生窒息，严重缺氧甚至死亡。

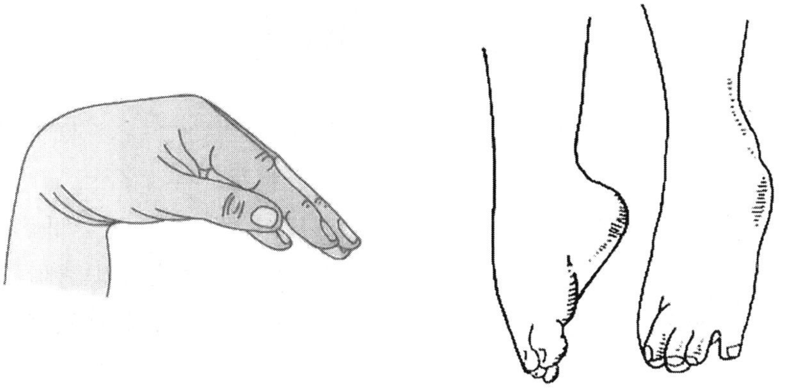

图 27-4　手足搐搦

2. 隐匿型　没有典型发作的症状，血清钙多在 1.75 ～ 1.88mmol/L，但可通过刺激神经肌肉而引出下列体征。①面神经征：叩诊锤叩击婴儿颧弓与口角间的面颊部，引起眼睑和口角抽动者为阳性，新生儿期可呈假阳性。②低钙束臂征：以血压计袖带包裹上臂，使血压维持在收缩压和舒张压之间，以 5min 内该手出现痉挛症状为阳性。③腓反射：以叩诊锤叩击膝下外侧腓骨小头上腓神经处，引起足向外侧收缩者即为阳性。

【治疗原则】 应立即控制惊厥或解除喉痉挛，纠正低钙血症，然后给予维生素 D 治疗。

1. 急救处理　惊厥期应立即吸氧，喉痉挛者必须立即将舌头拉出口外，并进行口对口呼吸或加压给氧，必要时行气管插管以保证呼吸道通畅。迅速控制惊厥，用水合氯醛或地西泮等镇静剂止惊。

2. 钙剂治疗　在使用镇静剂同时应补充钙剂，轻症患儿可口服钙剂 1 ～ 2 周，如口服钙剂有困难或重症患儿，可给予 10% 葡萄糖酸钙 5 ～ 10ml 加入 10% ～ 25% 葡萄糖溶液 10 ～ 20ml，缓慢静脉注射（10min 以上）或静脉滴注，不可皮下或肌内注射以免造成局部坏死。惊厥停止后口服钙剂。

3. 维生素 D 治疗　开始钙疗法同时不应给大剂量维生素 D，以免诱发搐搦症状。一般等 1 周后再应用足量维生素 D，2000 ～ 4000IU/d，直到佝偻病恢复期，之后改用预防剂量。

考点 维生素 D 缺乏性手足搐搦症的治疗原则

课程思政：生命方舟——顾方舟

一粒小小的糖丸，承载了很多人的儿时记忆，也护佑了几代中国人的健康成长。而这粒甜甜的药丸里包裹着的，是一位“糖丸爷爷”为抗击脊髓灰质炎而奉献一生的故事。

1955 年，脊髓灰质炎在国内暴发，面对该病的严重威胁，顾方舟挺身而出，历经艰辛研制出安全有效的糖丸疫苗。为确保疫苗安全，他甚至将疫苗首先给自己的孩子服用，他的贡献不仅挽救了成千上万名儿童的生命，更激励着后来者勇于探索、敢于担当。2019 年“糖丸之父”顾方舟被授予“人民科学家”的光荣称号。

自 测 题

单项选择题

A 型题

1. 维生素 D 缺乏性佝偻病的预防应强调（　　）
   A. 及早服用钙剂
   B. 及早服用大量的鱼肝油
   C. 经常晒太阳
   D. 母乳喂养
   E. 及早添加辅食

2. 维生素 D 缺乏性佝偻病活动期的主要表现是（　　）
   A. 抽搐
   B. 睡眠不安、夜惊
   C. 烦躁好哭、多汗
   D. 动作、语言发育迟缓
   E. 骨骼改变

3. 维生素 D 缺乏性手足搐搦症特有表现是（　　）
   A. 全身惊厥　　B. 手足搐搦
   C. 喉痉挛　　D. 低血钙
   E. 低血糖

4. 患儿，女性，6 个月。低热、轻咳，惊厥 3 ～ 4 次，发作后患儿意识清晰，枕部压之有乒乓球感，诊断为维生素 D 缺乏性手足搐搦症。对患儿处理措施哪项不正确（　　）
   A. 保持安静、减少刺激
   B. 遵医嘱补充钙剂时，应快速静脉注射止惊
   C. 手心和腋下放置纱布
   D. 立即松解衣领，平卧，头侧清除口鼻分泌物
   E. 惊厥发作时保护患儿安全

5. 人类维生素 D 的主要来源是（　　）
   A. 胎儿从母体获得
   B. 猪肝提供的维生素 D_2
   C. 植物提供的维生素 D_2
   D. 母乳中获得
   E. 日光中紫外线照射皮肤产生的维生素 D_3

（苏春梅）

第28章 小儿肺炎

学习目标

1. 素质目标　培养学生尊重和关爱患儿的职业责任感，养成医者仁心。

2. 知识目标　掌握小儿肺炎的定义、典型临床特征；理解小儿肺炎诊疗原则；了解小儿肺炎的病因病机和辅助检查。

3. 能力目标　能够与医生、护士等医疗团队其他成员有效沟通，共同为患儿提供最佳的医疗服务；能够密切观察患儿病情变化，及时发现并处理异常情况。

案例 28-1

患儿，男性，6个月，因“发热、咳嗽4天，气促1天”入院。6天前无明显诱因出现发热、咳嗽，体温波动在38.6～39.1℃，咳嗽呈阵发性，有痰不易咳出，伴有流涕、鼻塞。在当地医院诊断为“急性上呼吸道感染”，给予感冒冲剂口服和退热处理。近1天来，患儿咳嗽逐渐加重，伴有喘憋，咳嗽时有痰液咳出，痰液黏稠色黄。体格检查：T 39.5℃，P 160次/分，R 60次/分，BP 70/45mmHg，体重8kg，身长68cm。面色略苍白，精神萎靡，咽部充血，口周发绀，鼻翼扇动，有轻度的三凹征。心音低钝，律齐，腹平软，肝肋下2cm。听诊双肺可闻及较密集的中、细湿啰音，肠鸣音正常。

问题：1. 考虑患儿的初步诊断是什么？

2. 如果予以药物治疗，注意事项有哪些？

小儿肺炎是指由不同病原体或致病因素所致的肺部炎症。儿童时期最常见的肺炎为支气管肺炎，临床以发热、咳嗽、气促、呼吸困难和肺部固定湿啰音为其特征。本病是儿科常见疾病，也是我国5岁以下小儿死亡的主要原因，为我国儿科重点防治的“四病”之一。本病一年四季均可发病，以冬春季及气温骤变时多见。

小儿肺炎分类如下。①按病理分类：支气管肺炎、大叶性肺炎、间质性肺炎。②按病因分类：感染性肺炎如病毒性、细菌性、支原体、衣原体肺炎等；非感染性肺炎如吸入性肺炎、坠积性肺炎。③按病程分类：急性肺炎（病程不超过1个月），迁延性肺炎（病程1～3个月），慢性肺炎（病程超过3个月）。④按病情分类：轻症肺炎（主要为呼吸系统表现）、重症肺炎（除呼吸系统外，其他系统也受累）。临床上若病原体明确则以病因分类，否则常按病理分类。

【病因病机】

1. 病因　病原体感染是引起肺炎的常见原因。常见病毒为呼吸道合胞病毒、腺病毒、副流感病毒；细菌为肺炎链球菌、流感嗜血杆菌和金黄色葡萄球菌；肺炎支原体被认为是引起年长儿肺炎的主要病原体；患儿在病毒感染的基础上继发细菌感染，称为混合性感染。此外，冷暖失调、过度劳累、居住环境不良、维生素D缺乏性佝偻病、营养不良、先天畸形及免疫功能低下等为诱发因素。

2. 发病机制　病原体侵入呼吸道后，引起支气管、肺泡、肺间质炎症，支气管因黏膜炎症使管腔狭窄，肺泡壁因充血水肿而增厚，肺泡腔内充满炎性渗出物，最终造成通气和换气障碍，导致缺氧和二氧化碳潴留。为代偿缺氧和二氧化碳潴留，患儿出现呼吸与心率增快，由于辅助呼吸肌参与呼吸运动，出现鼻翼扇动、三凹征和点头呼吸。严重时甚至并发呼吸衰竭、心力衰竭、中毒性脑病、中毒性肠麻痹和酸碱平衡失调等。

【临床表现】　支气管肺炎是小儿时期最常见的肺炎。本章主要介绍支气管肺炎。2岁以下的婴幼儿多见，起病多数较急，发病前数日多先有上呼吸道感染，主要表现为发热、咳嗽、气促、肺部固定的中、细湿啰音。

1. 轻症肺炎　主要以呼吸系统症状为主。患儿发热（多为不规则热，小婴儿及重度营养不良儿可不发热，甚至体温不升）、咳嗽（初起为刺激性干咳，随病程发展咳嗽反而减轻，恢复阶段咳嗽有痰）、气促和呼吸困难等。重者可有鼻翼扇动、点头呼吸、三凹征、唇周发绀。典型病例肺部可听到较固定的中、细湿啰音。

2. 重症肺炎　除呼吸系统外还可累及循环神经和消化等系统出现相应的临床表现，主要表现为：①循环系统：常见心肌炎和心力衰竭。心肌炎表现为面色苍白、心动过速、心音低钝、心律不齐、心电图显示ST段下移和T波低平倒置。心力衰竭表现为呼吸突然加快，超过60次/分；心率突然加快，婴儿＞180次/分，幼儿＞160次/分；骤发极度烦躁不安、明显发绀、面色发灰；心音低钝、呈奔马律；肝脏迅速增大在肋下3cm或短时间内增加1.5cm；颈静脉怒张，尿少或无尿，颜面、眼睑或双下肢水肿。②神经系统：轻度缺氧表现为烦躁、嗜睡，当发生中毒性脑病而致脑水肿时出现意识障碍、惊厥、呼吸不规则、前囟隆起、脑膜刺激征等。③消化系统：轻症常表现为纳差、吐、泻、腹胀等；重症可引起中毒性肠麻痹、肠鸣音消失；腹胀严重时，呼吸困难加重；消化道出血时可呕吐咖啡渣样物、便血。④若中毒症状与呼吸困难突然加重，体温持续不退或退而复升，还应考虑脓胸、脓气胸、肺大疱等并发症发生。

【辅助检查】

1. 血常规　细菌性肺炎时白细胞及中性粒细胞增高，并有核左移。病毒性肺炎时白细胞总数正常或降低，并可见异形淋巴细胞。

2. 胸部X线检查　早期肺纹理增多，以后可见两肺中下野有大小不等的点片状阴影，或融合成片状阴影，亦可伴有肺大疱或肺不张。

3. 病原学检查　取痰液或鼻咽拭子做病毒分离和细菌培养，可明确病原。聚合酶链反应（PCR）或特异性基因探针检测病原体DNA可对多种病原体进行特异、敏感的检测；冷凝集试验可作为肺炎支原体的辅助检查。

【诊疗原则】

1. 诊断要点 根据临床表现、胸部 X 线检查，可做出诊断。

2. 治疗要点 ①一般治疗：保持室内空气流通，室温在 18 ～ 20℃、湿度 60% 为宜，及时清除上呼吸道分泌物，常拍背以利痰排出。②抗感染治疗：根据不同病原体选择药物。抗菌药物主要用于细菌性肺炎，肺炎链球菌肺炎首选青霉素类抗菌药物；支原体、衣原体肺炎用红霉素或阿奇霉素；一般应持续用药至体温正常后 5 ～ 7 天，临床症状基本消失后 3 天。病毒性肺炎用抗病毒制剂，如利巴韦林等。

考点 小儿肺炎的临床特征和诊疗原则

自 测 题

单项选择题

A 型题

1. 支气管肺炎区别于支气管炎的主要特点是（ ）
   A. 气促　B. 白细胞升高
   C. 发热咳嗽　D. 呼吸音减弱
   E. 固定的细湿啰音

2. 患儿，7 个月，因“重症肺炎”入院。在治疗中，突然烦躁不安，呼吸困难加重，呼吸 60 次 / 分，心率 170 次 / 分，心音低钝，肝在短期内增大 2cm。最可能发生下列哪项并发症（ ）
   A. 高热惊厥　B. 低血糖
   C. 中毒性脑病　D. 呼吸衰竭
   E. 心力衰竭

3. 肺炎链球菌肺炎首选抗菌药物为（ ）
   A. 青霉素类　B. 氨基糖苷类
   C. 红霉素类　D. 抗病毒类
   E. 头孢菌素类

4. 支原体肺炎治疗用（ ）
   A. 青霉素　B. 红霉素　C. 利巴韦林
   D. 四环素　E. 苯巴比妥

5. 患儿，9 个月，因“重症肺炎”入院。入院后 3 天出现严重腹胀，体格检查发现肠鸣音消失，血清钾测定在正常范围，该患儿可能并发（ ）
   A. 消化功能紊乱　B. 中毒性肠麻痹
   C. 中毒性脑病　D. 低钾血症
   E. 低钙血症

6. 支气管肺炎最常见的病原体是（ ）
   A. 支原体　B. 葡萄球菌
   C. 肺炎链球菌　D. 溶血性链球菌
   E. 呼吸道合胞病毒

（苏春梅）

第29章 儿童腹泻病

学习目标

1. 素质目标　培养学生关心、爱护患儿的意识，以及"以小儿的健康为中心"的健康理念。

2. 知识目标　掌握儿童腹泻病的定义、常见病因、典型临床特征；理解儿童腹泻病的诊疗原则；了解儿童腹泻病的病因病机和辅助检查。

3. 能力目标　能向腹泻的患儿家属提供有效的健康宣教。

案例 29-1

患儿，女性，11 个月。人工喂养。5 天来腹泻，大便次数为 15 ～ 16 次 / 日，黄色水样便，伴有呕吐、低热，尿量尚可，食欲减退，在家服用"双歧杆菌"，未见好转。因"今早婴儿精神萎靡，无尿"，急诊入院。查体：T 38℃，BP 64/40mmHg，精神萎靡，口干，眼窝及前囟明显凹陷，皮肤弹性差，四肢凉，血钠 131mmol/L。

问题：1. 该患儿是轻型腹泻还是重型腹泻？

2. 如何观察腹泻患儿是否发生了脱水？

腹泻病是一组由多病原、多因素引起的以大便次数增多和大便性状改变为主要表现的消化道综合征，是儿童特别是婴幼儿最常见的疾病之一，以婴幼儿尤其 6 个月～ 2 岁发病率最高，是造成儿童营养不良、生长发育障碍的主要原因之一。在我国，随着生活水平的提高、卫生状况的改善，儿童腹泻病的发生率有所下降，但其仍然危害着儿童的健康。

【病因病机】　导致腹泻发生的机制为肠腔内存在大量不能吸收的具有渗透活性的物质、肠腔内电解质分泌过多、炎症所致的液体大量渗出及肠道运动功能异常等。因此可将腹泻分为渗透性腹泻、分泌性腹泻、渗出性腹泻、功能性腹泻。但临床上不少腹泻是在多种机制共同作用下发生的。

1. 易感因素

（1）婴幼儿消化系统发育尚未成熟　胃酸和消化酶分泌少，酶活力偏低，不能适应食物的较大变化；婴幼儿水代谢旺盛，1 岁以内每日摄入及排出的水分占体内总液量的 1/2（成人为 1/7），对缺水的耐受力差，失水时易发生体液紊乱；生长发育快，所需营养物质相对较多，且婴儿食物以液体为主，入量较多，胃肠道负担重；婴儿期神经、内分泌、循环、肝、肾功能发育不成熟，易发生消化功能紊乱。

（2）机体防御功能差　①婴儿胃排空较快，胃酸偏低，对进入胃内的细菌杀灭能力较弱。②血清免疫球蛋白（尤其是 IgM、IgA）和胃肠道分泌型 IgA 均较低。③出生后尚未建立正常肠道菌群或滥用广谱抗菌药物使肠道正常菌群的平衡失调，对入侵的致病微生物的拮抗作用丧失，而易引起肠道感染。

（3）人工喂养　人工喂养的食物和食具极易受污染，故人工喂养儿肠道感染发生率明显高于母乳喂养儿。

2. 感染性因素　病原微生物多随污染的食物或饮水进入消化道，也可通过污染的手、玩具、日用品或带菌者传播。其能否引起肠道感染，取决于感染菌量的多少、微生物的毒力和宿主的防御功能。

（1）肠道内感染　可由病毒、细菌、真菌、寄生虫引起。①病毒感染：寒冷季节的婴幼儿腹泻有 80% 是由病毒感染引起。主要病原体为轮状病毒、柯萨奇病毒、埃可病毒、肠道腺病毒等。②细菌感染（不包括法定传染病）：主要由致病性大肠埃希菌引起，其次由空肠弯曲菌、耶尔森菌、沙门菌、铜绿假单胞菌、变形杆菌等引起。③真菌感染：主要由白念珠菌、弯曲菌、毛霉菌，小儿以白念珠菌多见。

（2）肠道外感染　如上呼吸道感染、肺炎等，其病原体可同时感染肠道，或由于毒素作用致消化功能紊乱引发腹泻。

3. 非感染性因素

（1）饮食因素　喂养不当可引起腹泻，多为人工喂养儿，原因多为饮食量不当、喂养不定时、突然改变食物品种，或过早喂给大量淀粉或脂肪类食品，使消化过程发生障碍。例如，对牛奶或大豆过敏而引起过敏性腹泻。

（2）原发性或继发性双糖酶缺乏或活性降低　主要为乳糖酶，肠道对糖的消化吸收不良而引起腹泻。

（3）气候因素　气候突然变化、腹部受凉使肠蠕动增加；天气过热使消化液分泌减少或由于口渴而饮奶过多等都可能诱发消化功能紊乱而致腹泻。

【临床特征】　连续病程在 2 周以内的腹泻为急性腹泻，病程 2 周至 2 个月为迁延性腹泻，病程 2 个月以上为慢性腹泻。不同病因引起的腹泻常各具临床特点和过程。急性腹泻的共同临床表现如下。

1. 轻型腹泻　常由饮食因素或肠道外感染引起。起病可急也可缓，以胃肠道症状为主，大便次数增多，但每次量不多，呈黄色或黄绿色，稀薄或带水，有酸味，常见白色或黄白色奶瓣和泡沫。食欲减退，偶有溢乳或呕吐，无脱水及全身中毒症状，多在数日内痊愈。

2. 重型腹泻　多由肠道内感染引起。常急性起病，也可由轻型发展而来。除有较重的胃肠道症状外，还有较明显的水、电解质代谢紊乱和全身感染中毒症状，如发热、烦躁或萎靡、嗜睡，甚至昏迷、休克。

（1）胃肠道症状　腹泻频繁，每日大便十余次至数十次，多为黄色水样便或蛋花样便，含有少量黏液，少数患儿也可有少量血便。食欲减退，常有呕吐，严重者可吐咖啡色液体。患儿肛周皮肤由于长时间受腹泻粪便刺激可发生臀红、糜烂甚至感染。

（2）水、电解质代谢紊乱及酸碱平衡失调症状

1）水代谢紊乱：由于吐泻丢失体液过多和摄入量不足，体液总量减少，导致不同程度和性质的脱水。

脱水程度：①轻度脱水：失水量为体重的 5%（50ml/kg）以下，患儿精神稍差，略有烦躁不安，皮肤稍干燥，弹性尚可，前囟和眼窝稍凹陷，口唇黏膜略干，哭时有泪，尿量稍减少。②中度脱水：失水量为体重的 5% ～ 10%（50 ～ 100ml/kg），患儿精神萎靡或烦躁不安，皮肤苍白、干燥、弹性较差，前囟和眼窝明显凹陷，口唇黏膜干燥，哭时泪少，尿量明显减少，四肢稍凉。③重度脱水：失水量为体重的 10% 以上（100ml/kg），患儿精神极度萎靡，表情淡漠，昏睡甚至昏迷，皮肤弹性极差，前囟及眼窝极度凹陷，哭无泪，脉搏细速，四肢厥冷，无尿。

脱水性质：由于患儿水和电解质丢失的比例不尽相同，可造成不同性质的脱水。①等渗性脱水：血清钠在 130 ～ 150mmol/L，临床表现为一般脱水症状，是临床上最常见的脱水类型。②低渗性脱水：血清钠低于 130mmol/L，临床表现大多较为严重，初期可无口渴的症状。除一般脱水表现外，多有血压下降、四肢厥冷、尿量减少等休克症状，严重低钠者可发生脑细胞水肿，故多有嗜睡等神经系统症状，甚至发生惊厥和昏迷，多见于营养不良伴腹泻及病程较长的重型腹泻患儿。③高渗性脱水：血清钠高于 150mmol/L，其临床脱水体征并不明显，患儿常有剧烈口渴、高热、烦躁不安。多见于病程较短的呕吐、腹泻伴高热者或不显性失水增多而给水不足者。

2）代谢性酸中毒：中、重度脱水多有不同程度的代谢性酸中毒，患儿表现为精神萎靡或烦躁不安、口唇樱红、呼吸深大，恶心、呕吐、昏睡、昏迷等，但小婴儿症状可能很不典型。

3）低钾血症：血清钾低于 3.5mmol/L，神经肌肉兴奋性降低，表现为肌无力、腱反射消失、肠麻痹、心音低钝、心动过速、心律不齐等。

4）低钙血症和低镁血症：脱水、酸中毒纠正后可出现手足抽搐和惊厥等低钙症状，极少数久泻和营养不良患儿输液后出现震颤、抽搐。用钙治疗无效时应考虑有低镁血症的可能。

【辅助检查】

1. 血常规检查　白细胞总数及中性粒细胞增多提示细菌感染，嗜酸性粒细胞增多提示寄生虫感染或过敏性病变。

2. 常规检查　无或偶见白细胞者多由侵袭性细菌感染以外的病因引起，有较多的白细胞常由各种侵袭性细菌感染引起。大便涂片发现白念珠菌孢子和菌丝有助于真菌性肠炎的诊断，如怀疑病毒感染需要做病毒学检查。

3. 血液生化检查　血钠测定提示脱水性质，血钾浓度反映体内缺钾的程度，血气分析可了解体内酸碱平衡程度和性质。必要时可查血钙和血镁。

【诊疗原则】　根据发病季节、病史、临床特征和辅助检查可以做出临床诊断。调整

饮食，合理用药，控制感染，纠正水、电解质代谢紊乱和酸碱平衡失调，加强护理，预防并发症。不同时期的腹泻病治疗各有侧重。

1. 饮食疗法　继续饮食，以满足生理需要，补充疾病消耗，以缩短腹泻后的康复时间，应根据疾病的特殊病理生理状况、个体消化吸收功能和平时的饮食习惯进行合理调整。母乳喂养儿继续哺乳，暂停辅食；人工喂养儿可喂以等量米汤或稀释的牛奶或其他代乳品，有严重呕吐者可暂时禁食 4 ～ 6h，但不禁水，待好转后继续喂食，由少到多。病毒性肠炎多有继发性双糖酶（主要是乳糖酶）缺乏，可暂停乳类喂养，改为豆制代乳品、发酵乳、去乳糖配方奶粉。

2. 纠正水、电解质代谢紊乱及酸碱平衡失调　脱水是急性腹泻死亡的主要原因，合理的液体疗法是降低病死率的关键。口服补液可用于腹泻时预防脱水及纠正轻、中度脱水；中度以上脱水，吐泻严重或腹胀的患儿应用静脉补液；重度酸中毒或经补液后仍有酸中毒症状者，补充碱性溶液如碳酸氢钠或乳酸钠；纠正低钾、低钙和低镁血症。

（1）口服补液盐（ORS 液）　是 WHO 推荐用以治疗急性腹泻合并脱水的一种溶液，经临床应用已取得良好效果，是预防和治疗轻、中度脱水的首选方法。目前推荐选择低渗口服补液盐（ORS Ⅲ）（配方：氯化钠 0.650g，枸橼酸钠 0.725g，氯化钾 0.375g，无水葡萄糖 3.375g，温水 250ml）。患儿自腹泻开始就应口服足够的液体以预防脱水，可予 ORS Ⅲ或米汤加盐溶液 [每 500ml 加细盐 1.75g（约为 1/2 啤酒瓶盖）]。每次稀便后补充一定量的液体（＜ 6 个月补充 50ml，6 个月～ 2 岁补充 100ml，2 ～ 10 岁补充 150ml，10 岁以上儿童按需随意饮用），直至腹泻停止。

轻、中度脱水：口服补液用量（ml）= 体重（kg）×（50 ～ 75），4h 内分次服完。4h 后再次评估脱水情况。以下情况提示口服补液可能失败，需要调整补液方案：①频繁、大量腹泻 [＞ 20ml/（kg · h）]；②频繁、严重呕吐；③口服补液服用量不足，脱水未纠正；④严重腹胀。

（2）静脉补液　输入溶液的成分、量和滴注持续时间必须根据患儿的脱水性质和程度决定。同时要注意结合患儿的年龄、营养状况、自身调节功能而灵活掌握。补液原则为先浓后淡、先快后慢、见尿补钾、防惊补钙。

1）入院第 1 天补液：补液总量包括累积损失量、继续损失量和生理需要量，根据脱水程度补给，一般轻度脱水补液量为 90 ～ 120ml/kg，中度脱水补液量为 120 ～ 150ml/kg，重度脱水补液量为 150 ～ 180ml/kg，对少数营养不良、肺炎、心肾功能不全的患儿应根据具体病情分别进行较详细的计算。

2）溶液种类：溶液中电解质与非电解质的比例应根据脱水性质（等渗性、低渗性、高渗性）分别选用，一般等渗性脱水用 1/2 张含钠液（如 2 ∶ 3 ∶ 1 液，即 2 份 0.9% 氯化钠溶液、3 份 10% 葡萄糖溶液和 1 份 1.4% 碳酸氢钠溶液组成），低渗性脱水用 2/3 张含钠液（如 4 ∶ 3 ∶ 2 液，即 4 份 0.9% 氯化钠溶液、3 份 10% 葡萄糖溶液和 2 份 1.4% 碳酸氢钠溶液组成），高渗性脱水用 1/3 张含钠液（如 1 ∶ 2 液，即 1 份 0.9% 氯化钠溶液和2份10%葡萄糖溶液组成)。若临床判断脱水性质有困难时，可先按等渗性脱水处理。

3）输液速度：主要取决于脱水程度和继续损失的量和速度，对重度脱水有明显周围循环障碍者应先快速扩容，用2 ：1等张含钠液（即2份0.9%氯化钠溶液和1份1.4%碳酸氢钠溶液组成），于30～60min内快速输入。累积损失量（扣除扩容液量）一般在8～12h内补完。脱水纠正后，补充继续损失量和生理需要量时速度宜减慢，于12～16h内补完。若吐泻缓解，可酌情减少补液量或改为口服补液。

4）纠正酸中毒：因输入的混合溶液中已经含有一部分碱性溶液，输液后循环和肾功能改善，酸中毒即可纠正。或根据临床症状结合血气测定结果，另加碱性溶液纠正。

5）纠正低血钾：有尿或来院前6h内有尿即应及时补钾，浓度不应超过0.3%；每日静脉补钾时间，不应少于8h；切忌将钾盐静脉注射，否则会导致高钾血症，危及生命，一般静脉补钾要持续4～6天。能口服时可改为口服补充。

6）纠正低血钙、低血镁：出现低钙症状时可用10%葡萄糖酸钙加葡萄糖稀释后缓慢静脉注射。低镁者用25%硫酸镁深部肌内注射，症状缓解后停用。

3. 药物治疗　①水样便患儿（约占70%）：多为病毒和非侵袭性细菌所致，一般不用抗菌药物，应合理使用液体疗法，选用微生态制剂和黏膜保护剂。②黏液、脓血便患儿（约占30%）：多为侵袭性细菌感染，针对病原体选用抗菌药物，再根据大便常规和药物敏感试验结果进行调整。③肠道微生态疗法：常用双歧杆菌、嗜酸乳杆菌等。④肠黏膜保护剂：如蒙脱石散。⑤避免用止泻剂：如洛哌丁胺，因其有抑制胃肠动力的作用，可增加细菌繁殖和毒素的吸收，对感染性腹泻有时是很危险的。

链接　什么是微生态疗法?

肠道内菌群失调是引起婴幼儿腹泻的一个重要原因。为了恢复肠道正常菌群的生态平衡，抑制病原菌的定植与侵袭，临床上常用双歧杆菌、嗜酸乳杆菌、链球菌、芽孢杆菌等活菌制剂，补充肠道益生菌，恢复肠道菌群平衡而达到止泻功效。服用时不可与抗菌药物同服，以免降低疗效。

4. 预防　指导合理喂养，注意饮食卫生，增强体质，消除病因，注意气候变化。

考点　儿童腹泻病的临床特征

课程思政：“最美医生”丁樱和她的三株“苗”

经常穿梭于病区、门诊和义诊的现场，哪怕一直忙碌，河南中医药大学第一附属院儿科医院主任医师丁樱始终面带微笑。年逾古稀，仍心系患儿，坚守儿科临床一线。她被誉为三株“苗”的守护者，这三株“苗”的寓意分别指她的医疗实践、科研探索与人才培养。丁樱医生以精湛的医术和无私的医德，细心诊治每一位患儿，尤其擅长治疗过敏性紫癜等儿科疾病。她紧跟现代医学步伐，深入研究雷公藤等中药在儿科临床的应用，取得显著成果。同时，她致力于中医儿科人才的培养，捐资设立奖学金，为中医儿科事业输送新鲜血液。虽然年事渐高，但是丁樱仍然心心念念要为儿科医学事业“多做点事”。

自 测 题

单项选择题

A 型题

1. 引起秋季腹泻最常见的病原体是（　　）
   A. 柯萨奇病毒　B. 埃可病毒
   C. 轮状病毒　D. 致病性大肠埃希菌
   E. 空肠弯曲菌
2. 小儿腹泻重型和轻型的区别要点是（　　）
   A. 蛋花样大便
   B. 大便有腥臭味，带黏液
   C. 每天大便十余次
   D. 有水、电解质代谢紊乱和酸中毒
   E. 大便镜检有大量脂肪球
3. 判断脱水性质最有效的辅助检查是（　　）
   A. 测量体重　B. 测尿量
   C. 测血钠浓度　D. 测血钾浓度
   E. 测体温
4. 当纠正脱水和酸中毒补液时，患儿突然发生惊厥，最可能的原因是（　　）
   A. 低血钾　B. 低血钠
   C. 低血钙　D. 低血糖
   E. 低血镁
5. 患儿，9 个月。呕吐腹泻 3 天余。大便 10 次 / 天，皮肤弹性极差，无尿。血清钠 135mmol/L，患儿脱水的程度和性质是（　　）
   A. 轻度高渗性脱水
   B. 轻度低渗性脱水
   C. 轻度等渗性脱水
   D. 中度低渗性脱水
   E. 重度等渗性脱水
6. 患儿，女，11 个月。因腹泻呕吐频繁，医嘱禁食，护士告诉家长患儿需要禁食的时间是（ ）
   A. 1 ～ 2h　B. 2 ～ 4h
   C. 4 ～ 6h　D. 6 ～ 8h
   E. 8 ～ 10h

（苏春梅）

第30章
风 湿 热

学习目标

1. 素质目标　培养学生高度的责任感和使命感，以及具有同情心和人文关怀的精神。

2. 知识目标　掌握风湿热定义、常见病因、典型临床特征；理解风湿热的诊疗原则；了解风湿热的病因病机和辅助检查。

3. 能力目标　能够准确向患者或家属传达风湿热的相关知识，提供必要的心理支持。

案例 30-1

患儿，女性，8岁。因“低热4周，游走性关节肿痛3周”入院。患儿半个月前曾患化脓性扁桃体炎。体格检查：神清，面色苍白，T 37.9℃，躯干、四肢可见环形红色斑疹，咽充血，两肺无异常，HR 140次/分，心尖部可闻及Ⅱ级收缩期杂音，主动脉瓣区闻及Ⅱ级舒张期杂音，肝脾肋下未触及。辅助检查：WBC 12×10^9/L，ASO 800U，红细胞沉降率29mm/h，CRP（+），心电图P-R间期延长。

问题： 1. 该患儿的临床诊断是什么？

2. 治疗该病最主要的药物有哪些？

风湿热是一种由咽喉部感染A群乙型溶血性链球菌后发生的急性或慢性的风湿性疾病，可反复发作，主要累及关节、心脏、皮肤和皮下组织，偶可累及中枢神经系统、血管、浆膜及肺、肾等内脏。临床表现以关节炎和心脏炎为主，可伴有发热、皮疹、皮下结节、舞蹈症等。本病发作呈自限性，急性发作时通常以关节炎较为明显，急性发作后常遗留轻重不等的心脏损害，尤其以瓣膜病变最为显著，形成慢性风湿性心脏病或风湿性心瓣膜疾病。发病可见于任何年龄，最常见于5～15岁的儿童和青少年，3岁以内的婴幼儿极为少见。一年四季均可发病，以冬春多见；无性别差异。

【病因病机】 多认为与A群乙型溶血性链球菌感染后的变态反应和自身免疫性相关，链球菌细胞壁与宿主心肌、心瓣膜、血管平滑肌和脑组织存在交叉抗原；某些抗链球菌抗体可与人体的心脏、丘脑等组织发生交叉反应；链球菌抗原与抗链球菌抗体可形成循环免疫复合物沉积于人体关节滑膜、心肌、心瓣膜后激活补体成分，产生炎性病变；风湿性心脏病患者体内可出现抗心肌抗体，损伤心肌组织，发生心肌炎；A群乙型溶血性链球菌感染所产生的细胞介导的细胞毒性反应也是发生机制之一。此外，以遗传特征为基础的人体易感性和免疫应答的个体差异性在风湿热发病中也起一定作用。

【临床特征】 多数患者在发病前1～6周有上呼吸道感染和猩红热病史。其临床表现主要取决于病变侵犯部位和程度。通常急性起病，并伴发热，可有精神不振、疲乏、食欲减退、面色苍白、鼻出血和腹痛等。个别有风湿性胸膜炎和肺炎表现，随后出现下述特征性症状和体征，并有反复发作倾向。

1. 关节炎　占风湿热患儿的 50% ～ 60%，以游走性和多发性为其特点，常对称累及膝、踝、肩、腕、肘等大关节，局部呈红、肿、热、痛和活动受限表现。

2. 心脏炎　为本病最严重的表现，占风湿热患儿的 40% ～ 50%，临床上以心肌炎、心内膜炎最多见。表现为心动过速、心尖区第一心音低钝和奔马律；心包炎时可有心包摩擦音、心音遥远、颈静脉怒张和心脏扩大等。

3. 皮下结节　占风湿热患儿的 5% ～ 10%，常位于肘、膝、腕、踝、指（趾）关节伸侧，结节如豌豆大小，数目不等，较硬，触之不痛，经 2 ～ 4 周可自然消失。

4. 环形红斑　占风湿热患儿的 2% ～ 5%，常见于四肢内侧和躯干，为淡红色环状红晕，边缘轻度隆起，环内皮肤颜色正常。红斑时隐时现，不痒不硬，压之褪色，可反复发作。

5. 舞蹈症　占风湿热患儿的 3% ～ 10%，是由锥体外系受累所致。表现为全身或者部分肌肉的无目的性不自主快速运动，如挤眉弄眼、摇头转颈、咧嘴伸舌等表现。

考点 风湿热的临床特征

【辅助检查】

1. 血常规检查　可有轻度贫血，白细胞总数及中性粒细胞数均增高。

2. 血清抗链球菌溶血素 O（ASO）抗体检查　在链球菌感染后 1 周开始上升，4 ～ 6 周达峰值，2 ～ 3 个月后逐渐下降。

3. 风湿热活动性指标检查　白细胞总数和中性粒细胞数增高、贫血、红细胞沉降率增快、C 反应蛋白（CRP）阳性、球蛋白增高、黏蛋白增高，均提示风湿热活动。

链 接　ASO 测定的临床意义

血清抗链球菌溶血素 O（ASO）是乙型溶血性链球菌的代谢产物，具有抗原性，入侵人体后可产生相应的抗体。测定 ASO 可作为乙型溶血性链球菌感染的重要依据。一般情况，链球菌感染后 1 周，ASO 开始升高，4 ～ 6 周达到高峰，可持续数周，连续检测抗体效价逐渐升高，对诊断急性肾小球肾炎和活动性风湿病有重要意义，抗体效价下降说明病情缓解。

【诊疗原则】

1. 诊断　风湿热的诊断，见表 30-1。

表 30-1　风湿热的诊断标准

主要表现	次要表现	链球菌感染证据
1. 心脏炎 （1）杂音 （2）心脏增大	临床表现 （1）既往风湿热病史 （2）关节痛 [a] （3）发热	1. 近期患过猩红热 2. 咽拭子培养结果为溶血性链球菌阳性 3. ASO 或风湿热抗链球菌抗体增高

续表

主要表现	次要表现	链球菌感染证据
（3）心包炎 （4）充血性心力衰竭 2. 多发性关节炎 3. 舞蹈症 4. 环形红斑 5. 皮下结节	实验室检查 （1）红细胞沉降率增快，C 反应蛋白阳性，白细胞增多，贫血 （2）心电图：P-R 间期延长，Q-T 间期延长[b]	

注：如有前驱的链球菌感染证据，并有 2 项主要表现或 1 项主要表现加 2 项次要表现者，高度提示可能为急性风湿热。但对以下 3 种情况，又缺乏风湿热病因者，可不必严格遵循上述诊断标准，即：以舞蹈症为唯一临床表现者；隐匿发病或缓慢发生的心脏炎；有风湿热病史或现患风湿性心脏病，当再感染 A 群链球菌时，有风湿热复发风险者。

a. 如多发性关节炎已列为主要表现，则关节痛不能作为 1 项次要表现。

b. 如心脏炎已列为主要表现，则心电图不能作为 1 项次要表现。

2. 治疗

（1）一般治疗　风湿热活动期必须卧床休息。若无明显心脏受损表现，在病情好转后，控制活动量直至症状消失、红细胞沉降率正常。若有心脏扩大、心包炎、持续性心动过速和明显心电图异常者，在症状消失、红细胞沉降率正常后仍需要卧床休息 3 ～ 4 周。恢复期也应适当控制活动量 3 ～ 6 个月。病程中宜进食易消化和富有营养的饮食。

（2）抗风湿治疗　有心脏炎者遵医嘱宜早期使用糖皮质激素，总疗程 8 ～ 12 周，无心脏炎者可用水杨酸制剂（阿司匹林），总疗程 4 ～ 8 周。

（3）抗菌药物治疗　应用青霉素治疗以清除溶血性链球菌。

（4）舞蹈症的治疗　遵医嘱给予镇静剂。

3. 预防　合理安排患儿的日常生活，避免剧烈活动，防止着凉和呼吸道感染，坚持应用长效青霉素预防感染。

课程思政：守护患儿生命之光的“中国好医生”王荃

北京儿童医院急诊科每年接诊全国各地患儿近 20 万，抢救急危重症患儿超过 2 万，近 80% 患儿都来自外埠，这些都对儿科急诊医生提出了更高要求。作为首都医科大学附属北京儿童医院急诊科主任，王荃要求自己和团队“一要有过硬的技术，二要有冷静判断的思维，三要有关爱孩子的耐心，缺一不可”。医技高超、诊断精确、处事果断，能啃“硬骨头”，是大家的“主心骨”——这是急诊科医护人员对王荃的评价。从医多年，王荃把最美好的年华留在了北京儿童医院，将青春和梦想倾注于儿科急重症事业。因为心里惦记着患儿，王荃 24 小时待命。护佑祖国未来健康成长是王荃最大的心愿，也是她努力前行的动力。

自 测 题

单项选择题

A_1 型题

1. 风湿热的主要致病菌是（　　）
   A. 金黄色葡萄球菌
   B. 肺炎链球菌
   C. A 组乙型溶血性链球菌
   D. 流感嗜血杆菌
   E. 大肠埃希菌
2. 风湿热最常见的皮肤表现是（　　）
   A. 蝶形红斑　　B. 环形红斑
   C. 皮下结节　　D. 紫癜
   E. 荨麻疹
3. 预防风湿热复发的首选药是（　　）
   A. 阿司匹林　　B. 磺胺药
   C. 红霉素　　D. 吲哚美辛
   E. 长效青霉素
4. 下列哪项不属于风湿热诊断标准中的主要表现（　　）
   A. 多发性关节炎　　B. 舞蹈症
   C. 心脏炎　　D. 多形红斑
   E. 皮下结节

（苏春梅）

第 7 篇　眼耳鼻口腔疾病

第 31 章　眼部疾病

学习目标

1. 素质目标　培养学生科学严谨的工作作风，具有全心全意为患者服务的思想品质。
2. 知识目标　掌握眼科常见疾病的临床特征，理解诊疗原则，了解病因病机。
3. 能力目标　能运用所学知识对眼科患者进行初步诊断和治疗，具备基本的临床操作技能。

第 1 节　结　膜　炎

案例 31-1

患者，女性，18 岁。因“2 天前游泳后双眼先后出现发痒、疼痛、流泪及灼热感，双眼分泌物多，晨起时睁眼困难”入院。检查：双眼睑红肿，双眼结膜充血水肿，以穹隆部结膜为甚，分泌物为黏脓性，睑结膜无乳头、滤泡增生。

问题：1. 患者初步诊断是什么疾病？

2. 确诊后如何指导患者正确用药？

结膜大部分暴露在外界，容易受到各种病原微生物和各种理化因素的刺激而发病。以传染性结膜炎最为多见。根据病因分为细菌性结膜炎、病毒性结膜炎等。

一、急性细菌性结膜炎

急性细菌性结膜炎，是由细菌感染引起的急性传染性眼病，也称“红眼病”。其主要特征为发病急，结膜明显充血，大量脓性或黏脓性分泌物，有一定自愈倾向。传染性强，多见于春秋季节，可散发感染，也可在集体公共场所流行，多为双眼发病。

【病因病机】　常见的致病菌为肺炎链球菌、流感嗜血杆菌、金黄色葡萄球菌等。

【临床特征】

1. 症状　患眼有疼痛、畏光、流泪、灼热和异物感及大量分泌物等。当分泌物附着在角膜表面时，可造成暂时性视物不清，冲洗后即可恢复视力。由于分泌大量黏液脓性分泌物，晨起时常因上下眼睑的睫毛被分泌物粘连在一起而导致睁眼困难。当病变侵及角膜时，畏光、疼痛及视力下降等症状明显加重。少数患者可同时有上呼吸道感染的表现和全身症状。

2. 体征　可见眼睑肿胀，以显著的结膜充血为主要体征，以睑结膜及穹隆部结膜最为显著。球结膜有不同程度的水肿。分泌物初为浆液性，后为黏液脓性。角膜受累时可有角膜边缘浸润、溃疡或角膜浅层点状浸润。

一般情况下，发病急，潜伏期 1 ～ 2 天，发病 3 ～ 4 天病情即达高潮，然后逐渐减轻，10 ～ 14 天即可痊愈。由埃及嗜热杆菌和肺炎链球菌感染引起病情较重者，病情可持续 2 ～ 4 周。

【治疗原则】　根据病情的轻重可选择隔离治疗防止感染扩散，结膜囊冲洗、局部用药等。

1. 隔离治疗　患者应实行接触隔离，避免传染，防止流行。

2. 结膜囊冲洗　对分泌物过多的患者，可用 3% 硼酸溶液或生理盐水冲洗结膜囊。

3. 局部用药　根据不同的病原菌选用有效的抗菌药物滴眼、眼膏或眼用凝胶，如 0.1% 氧氟沙星、0.5% 金霉素等，睡前涂红霉素、妥布霉素眼膏。

4. 禁止热敷或包扎患眼　单眼患病时应防止健眼被感染。

5. 培养良好的卫生习惯　注意洗手和个人卫生，勿用手或衣袖拭眼，手帕、毛巾等经常换洗，阳光下晾晒消毒。畏光时可戴遮光眼镜，但是要注意及时消毒。提倡一人一巾一盆。加强公共卫生管理。

考点　急性细菌性结膜炎的治疗原则

二、病毒性结膜炎

病毒性结膜炎是病毒感染引起的急性传染性结膜炎，好发于夏秋季，多为双眼发病，常形成流行，可同时侵犯角膜和结膜。临床上较为常见的类型是流行性角膜结膜炎和流行性出血性结膜炎。

【病因病机】

1. 流行性角膜结膜炎　由腺病毒 8、19、29 和 37 型（人腺病毒 d 亚组）引起。

2. 流行性出血性结膜炎　由 70 型肠道病毒引起。

【临床特征】　不同的病毒感染引起的结膜炎表现略有不同的表现。

1. 流行性角膜结膜炎

（1）症状　患眼有异物感、刺痒、烧灼感及水样分泌物。当病变累及角膜时异物感加重，出现畏光、流泪、视物不清。

（2）体征　可见眼睑水肿，结膜显著充血水肿、偶有结膜下点状出血，睑结膜、穹窿结膜有大量滤泡，睑结膜可有假膜形成，耳前淋巴结肿大、压痛。数天后，可出现弥散的斑点状角膜损害，多位于角膜中央区，可影响视力。儿童可有全身症状，如发热、头痛、咽痛、中耳炎等。

2. 流行性出血性结膜炎

（1）症状 患眼出现畏光、流泪、异物感、剧烈眼痛、水样分泌物。

（2）体征 眼睑红肿，结膜高度充血、水肿、伴有球结膜下点状或片状出血，睑结膜滤泡增生，角膜上皮点状剥脱，耳前淋巴结肿大。本病自然病程 5 ～ 10 天，多见于成人，婴幼儿症状轻且不易感染。

【治疗原则】 病毒性结膜炎有一定的自限性。采用结膜囊冲洗、局部抗病毒治疗等。

1. 结膜囊冲洗 用生理盐水冲洗结膜囊。

2. 局部治疗 滴用 0.1% 疱疹净、0.1% 阿昔洛韦眼药水。在角膜未发生病变时，可同时滴用 0.5% 醋酸可的松眼药水，可减轻症状。

3. 培养良好的卫生习惯 病毒性结膜炎具有高度接触传染性，由飞沫、分泌物、污染物传播，由手接触到眼。其余的可参考急性细菌性结膜炎的治疗。

三、免疫性结膜炎

免疫性结膜炎又称变态反应性结膜炎，是结膜对外界过敏原的一种超敏性免疫反应。

【病因病机】 病因不明确，临床上以春季角膜结膜炎和泡性角膜结膜炎较多见。

1. 春季角膜结膜炎 又名春季卡他性结膜炎。通常认为和花粉敏感有关，由体液免疫介导的Ⅰ型超敏反应（速发型超敏反应）。常见于青少年，20 岁以下男性多见，无传染性。

2. 泡性角膜结膜炎 是以角膜、结膜上有泡性结节形成特征的结膜炎。可能是对多种微生物蛋白质过敏所致，由细胞介导的Ⅳ型超敏反应（迟发型超敏反应）。多见于儿童、青少年，尤其多发于营养不良和过敏体质者。

【临床特征】

1. 春季角膜结膜炎 是一种季节性、反复发作的角结膜炎。患者双眼奇痒难忍；畏光、流泪、有异物感；分泌物多呈黏丝状。有自愈倾向。

2. 泡性角膜结膜炎 患者有异物感、流泪等。角膜受累有明显的角膜刺激征。根据泡性结节侵犯的部位，临床上分为泡性结膜炎、泡性角膜炎、泡性角膜结膜炎 3 类。

【治疗原则】

1. 目前尚无特效治疗办法，以局部短期用药减轻症状的对症治疗为主。同时积极寻找过敏原，并尽可能避免接触。

2. 药物治疗，局部滴用肥大细胞膜稳定剂；症状严重者可短期局部应用糖皮质激素。对顽固复发的病例可用环孢素滴眼剂与抗菌药物滴眼液联合滴眼；也可口服抗组胺药物等。长期用糖皮质激素滴眼液应警惕激素性青光眼的发生。

3. 对于反复角膜炎引起角膜瘢痕，导致视力严重下降的患者可以考虑采用角膜移植进行治疗。

4. 增强体质，加强体育锻炼、改善营养和个人卫生；尽可能避免接触易致敏物；也

可口服维生素 B_2、鱼肝油、钙剂等。

第 2 节 青 光 眼

案例 31-2

患者，女性，56 岁。因“右眼剧烈胀痛，偏头痛，视力严重下降”就诊。发病前 1 天晚上因在昏暗的灯光下玩麻将至深夜而引发。检查：右眼视力 0.1，右眼混合充血，角膜雾状水肿混浊，前房浅，瞳孔中度散大呈竖椭圆状，对光反射迟钝，晶状体轻度混浊，余窥不清。左眼视力 0.6，未见明显异常。测眼压，右眼 50mmHg，左眼 18mmHg。

问题： 1. 此时首先应考虑的检查是什么？

2. 初步诊断是什么？

青光眼是一组以特征性视神经萎缩和视野缺损为共同特征的疾病。病理性高眼压是其主要危险因素，如不及时治疗，视野可全部丧失直至失明。青光眼是三大致盲眼病之一。青光眼有多种类型，常见的包括原发性青光眼、继发性青光眼和儿童性青光眼。其中原发性青光眼又根据患者前房角外观是正常且开放或关闭且堵塞可分为开角型青光眼和闭角型青光眼。最常见的是急性闭角型青光眼。

一、急性闭角型青光眼

急性闭角型青光眼是一种以眼压急剧升高，出现相应症状和眼前段组织改变为体征的眼病。多发于中老年人，女性发病率较高，男女比例为 2 ∶ 1。常双眼先后或同时发病，具有一定的家族性、遗传性。

【病因病机】 急性闭角型青光眼的病因目前尚未充分阐明，研究认为主要与以下因素有关。

1. 解剖因素　如眼球前后径短、角膜小、前房浅、房角狭窄，有家族遗传倾向性，多为远视眼。此因素被公认为是主要发病因素。

2. 诱因　如情绪激动、视疲劳、用眼过度、长期失眠、习惯性便秘或局部、全身用药不当等。

【临床特征】 典型的急性闭角型青光眼有以下 6 个不同的临床病程阶段，不同的阶段各有其特征。

1. 临床前期　若一眼急性发作已被确诊，另一眼虽无症状也可诊断为急性闭角型青光眼临床前期；另外，有些急性闭角型青光眼在急性发作前虽无自觉症状，但存在发病的解剖因素，在一定诱因作用下，眼压明显升高，也可以诊断为本病的临床前期。

2. 先兆期　表现为一过性或反复多次的小发作，发作多出现在傍晚，突感雾视、虹视，患侧眼眶、额部、鼻根部疼痛，眼压升高，常在 40mmHg 以上。睡眠或休息后可自行缓解，一般不留永久性组织损害。

3. 急性发作期　表现为剧烈头痛、眼球胀痛、畏光、流泪、虹视、雾视、视力急剧下降，可伴恶心、呕吐等全身症状。体征有眼部充血；角膜雾状混浊，前房极浅，房角闭塞；虹膜呈节段性萎缩；瞳孔括约肌麻痹，瞳孔呈竖椭圆形放大，对光反射消失；晶状体前下可有灰白色点状或片状混浊称青光眼斑；眼底可见视网膜动脉搏动、视神经盘水肿或视网膜血管闭塞；眼压急剧升高，多在 50mmHg 以上。高眼压缓解后，症状减轻或消失，视力好转，眼前段常留下永久性组织损害。角膜后色素沉着、虹膜节段性萎缩和青光眼斑，称为青光眼三联征。临床上看到上述改变，即可证明患者曾有过急性闭角型青光眼急性发作史。

4. 间歇期　急性大、小发作后的患者，经过治疗或未经治疗，眼压下降，视力恢复，房角重新开放，小梁功能尚未遭受严重损害，不用药或单用少量缩瞳剂眼压基本维持正常。这种病情缓解是暂时的，随时有再次发作的可能。

5. 慢性期　急性大发作或反复小发作之后，房角广泛粘连（＞180°），小梁网功能严重损害，眼压中度升高，瞳孔散大，眼底见青光眼性视神经萎缩，视神经盘凹陷，视野缺损。

6. 绝对期　高眼压持续过久，视神经萎缩，视功能丧失，偶尔可因眼压过高或角膜变性而剧烈疼痛。

考点 急性闭角型青光眼的临床特征

【辅助检查】　最常用、最基本的检查项目有眼压、房角、视野和眼底检查。

1. 眼压检查　眼压测量用于青光眼的诊治，还可反映降眼压药的效果。

2. 房角检查　房角的开放或关闭是诊断开角型青光眼或闭角型青光眼的依据，也是鉴别原发性青光眼和继发性青光眼的重要手段。

3. 视野检查　视野改变是诊断青光眼的金标准。青光眼视野缺损的类型、发展方式，以及视野缺损与视神经盘改变的关系都具有一定特征性。定期视野检查对于青光眼的诊断和随访都十分重要。

4. 眼底检查　青光眼的眼底检查，主要是检查视神经盘的改变，这是诊断青光眼的客观依据。视杯扩大是青光眼视神经盘损害的重要特征。

【治疗原则】　一般来说青光眼是不能预防的，但早期发现、合理治疗，绝大多数患者可终生保持有用的视功能。因此，青光眼的防盲必须强调早期发现、早期诊断和早期治疗。

1. 一般治疗　避免饮食起居等诱发因素，饮食清淡易消化；多吃水果，保持大便通畅；保证充足睡眠；一次饮水量不超过 300ml；勿在暗处停留时间过长；不宜抽烟，喝酒、浓茶，进食辛辣等刺激性食物；避免举重、倒立等增加张力的运动。

2. 药物治疗

（1）缩瞳剂　常用 1%～4% 毛果芸香碱（匹罗卡品）滴眼液，该药作用是缩小瞳孔、开放房角，改善房水循环，降低眼压以缓解眼痛。

（2）β受体阻滞剂 常用0.25%～0.50%噻吗洛尔滴眼液、0.25%倍他洛尔等，每日1～2次滴眼。其作用是减少房水生成、降低眼压。

（3）碳酸酐酶抑制剂 常用乙酰唑胺片剂，每次口服250mg，每日2～3次，首剂加倍。其作用是抑制房水生成，使眼压下降。

（4）高渗脱水剂 常用20%甘露醇注射液，快速静脉滴注。作用是脱水，减少眼内容，快速降低眼压。

3. 激光疗法 临床前期患者，应尽早做预防性氩激光周边虹膜成形术或激光周边虹膜切除术，有效预防急性发作。

4. 手术治疗 急性闭角型青光眼缓解后，眼压基本平稳，可进行小梁切除术、虹膜根切术等。

5. 辅助治疗 全身症状严重者，可进行止吐、镇静、神经保护治疗。

链 接 激光周边虹膜切除术

激光周边虹膜切除术是在上方虹膜周边薄弱处利用激光造周切孔，经此孔直接使前后房沟通，前后房压力平衡，周边虹膜变平坦，房角开放或增宽，解除了因瞳孔阻滞致虹膜膨隆和房角关闭，是预防和治疗早期原发性闭角型青光眼、保护视功能的一种有效方法。

二、先天性青光眼

先天性青光眼是胎儿发育过程中，前房角发育异常，小梁网-巩膜静脉窦系统不能正常有效排出房水而引起眼压升高致视功能受损的一类青光眼。多为双眼发病，好发于男性。根据发病年龄的早晚分为婴幼儿型青光眼和青少年型青光眼。

【病因病机】 病因尚不完全清楚，认为与遗传有关，可为常染色体显性、隐性或多因子遗传。病理组织表现为虹膜根部附着靠前，致小梁网通透性下降，具有一定的遗传性。

【临床特征】

1. 婴幼儿型青光眼 常在3岁以前发病，患儿有较重的畏光、流泪及眼睑痉挛，尤其在强光下，检查可见患儿常为大角膜，角膜上皮水肿，呈雾状混浊，眼球扩大，前房加深，呈轴性近视，房角检查可能发现虹膜、房角异常，眼底可见视神经盘萎缩及杯盘比值增大，测量眼压升高。

2. 青少年型青光眼 在30岁左右发病，多为轴性近视，早期多无自觉症状，眼压不稳定，昼夜波动较大。24小时动态眼压测量有助于早期诊断。晚期眼压多持续性增高。眼前段：前房深度正常或较深，虹膜平坦，房角开放。眼底：视神经盘凹陷进行性扩大和加深、杯盘比值增大。视网膜血管向内侧移位，呈屈膝爬行状。视网膜神经纤维层缺损。视野检查有缺损等。

【治疗原则】 婴幼儿型青光眼一旦确诊应尽早手术挽救患儿的视力，药物治疗多无效果。青少年型青光眼的治疗可通过药物、激光与手术等多种方式治疗。

1. 病情观察　对手术儿应密切观察患儿术后的前房深浅、瞳孔大小、伤口情况等。

2. 知识指导　提倡优生优育，避免近亲结婚，以减少遗传性疾病。

第3节　白　内　障

晶状体是眼屈光间质重要的组成成分。晶状体的混浊称白内障，是全球性致盲性眼病。

一、年龄相关性白内障

年龄相关性白内障，是指中老年开始发生的晶状体混浊，随着年龄增加，患病率明显增高。由于其主要发生于老年人，以往习惯称为老年性白内障。常双眼患病，但有发病先后，严重程度也不一致。

【病因病机】　年龄相关性白内障的病因较为复杂，是晶状体老化后的退行性改变，是多种因素作用于晶状体氧化损伤的综合结果。例如，年龄、职业、放射和自由基损伤；营养物质、化学物质缺乏和抗菌药物的使用；葡萄糖、半乳糖等代谢障碍；脂质过氧化产物损伤等。

【临床特征】　两眼发病可有先后，视力呈进行性、无痛性减退，由于晶体皮质混浊，晶状体不同部位屈光力不同，可有眩光感，或单眼复视，近视度数增加。根据晶状体混浊开始出现的部位不同，分为皮质性、核性和后囊白内障3种类型。

1. 皮质性白内障　最多见。按其发展过程及表现形式，可分为初发期、膨胀期、成熟期和过熟期。

（1）初发期　晶状体周边皮质呈楔形混浊，尖端指向瞳孔中心，瞳孔区皮质透明，故无视力障碍。

（2）膨胀期　晶状体混浊逐渐加重，其皮质吸收水分而肿胀，晶状体体积增大，将虹膜根部推向前，致前房变浅、房角变窄，可诱发闭角型青光眼急性发作。用斜照法检查，光线侧照瞳孔区时可见新月形虹膜投影，此期视力明显下降，眼底窥不清。

（3）成熟期　皮质肿胀消退，晶状体恢复原来大小，此期晶状体完全混浊呈乳白色，虹膜投影消失，眼底窥不进。视力可降至手动或光感。

（4）过熟期　成熟期持续时间过长，晶状体水分继续丧失，晶状体体积缩小，前房变深，虹膜震颤，晶状体皮质溶解液化，核失去支撑而下沉，此时患者视力突然好转。可因晶状体皮质溶解、液化引起晶状体过敏性葡萄膜炎、晶状体溶解性青光眼。

2. 核性白内障　较皮质性白内障少见。发病较早，一般40岁左右开始发病，进展缓慢。早期视力影响不大，但在强光下因瞳孔缩小而使视力有所减退。晚期核呈深棕色，视力极度减退。

3. 后囊白内障　晶状体后囊膜下的浅层皮质出现棕黄色混浊，由许多致密小点组成，其中有小空泡和结晶样颗粒，外观似锅巴状。由于混浊位于视轴，故早期可出现明显视力障碍。

考点 白内障的临床特征

【辅助检查】

1. 眼部常规检查　视功能检查，检眼镜及裂隙灯显微镜检查晶状体，眼压检查等。

2. B 超检查　对于白内障患者来说，是一种常规检查方法，可排除玻璃体积血、视网膜脱离和眼内肿瘤等疾病。

3. 眼电生理检查及光定位检查　用于判断手术预后效果。

4. 角膜曲率及眼轴长度检查　用以确定手术时人工晶状体的度数。

【治疗原则】

1. 药物治疗　目前尚无使晶状体代谢恢复正常和使混浊吸收的药物。发病早期，使用抗氧化剂药物，可以延缓白内障的进展。

2. 手术治疗　是治疗白内障的最基本、最有效的方法。目前主要采用白内障超声乳化吸除联合后房型折叠式人工晶状体植入术。

链 接　白内障超声乳化吸除联合后房型折叠式人工晶状体植入术

白内障超声乳化吸除术是应用超声波能量将混浊晶状体核和皮质粉碎成乳糜状后吸出、保留晶状体后囊的手术方法。配合后房型折叠式人工晶状体植入术，手术切口小、伤口愈合快、视力恢复迅速、无须住院，是目前公认的最安全有效的白内障手术方法之一。

二、先天性白内障

先天性白内障是指晶状体混浊发生于出生时或出生后第 1 年内，为儿童常见眼病，是造成儿童失明和低视力的重要原因，多为双眼。

【病因病机】

1. 遗传因素　大约一半的先天性白内障与遗传有关。

2. 环境因素　最常见的是母体感染风疹病毒引起的先天性白内障。新生儿早产、缺氧、高浓度吸氧也可引起先天性白内障。

3. 原因不明　许多散发病例没有明显的遗传因素及环境因素。

【临床特征】

1. 症状　患者多为婴幼儿，不能自诉，常为父母观察所发现。可单眼或双眼。多数为静止性，少数出生后继续发展。

2. 体征　晶状体不同部位、不同形状、不同程度地混浊，如膜性、核性、绕核性、前极性、后极性、点状、花冠状白内障等。

【辅助检查】　染色体、血糖、尿糖和酮体等检查可以帮助了解病因。

【治疗原则】

1. 一般治疗　精心呵护患儿、动作轻柔、态度和蔼，使患儿安静与合作。避免哭闹、挠抓而影响术眼康复。

2. 手术治疗　视力明显受影响的患儿，应尽早手术，一般宜在 3 ～ 6 个月手术，最迟不超过 2 岁，过迟可引起形觉剥脱性弱视。

3. 心理疏导　患儿家属缺乏本病的防治知识，要耐心向家属介绍本病防治知识，讲解手术的预期效果，消除患儿家属的恐惧、焦虑心理。

4. 健康指导　①宣传优生优育，禁止近亲结婚，防止先天性疾病发生；②重视孕期保健，尤其孕早期；③如术后视力改善不佳，应尽早进行低视力康复训练。

第 4 节　屈光不正

眼为视觉器官，能接受外界光线的刺激并形成物像，因此眼球的主要特征就是具有光学属性。从光学角度看，眼是一种精密无比的复合光学系统。

当眼调节放松状态时，外界的平行光线通过眼的屈光系统后，聚焦在视网膜上形成清晰物像的状态，称为正视眼。当眼调节放松状态时，外界的平行光线通过眼的屈光系统后，不能聚焦在视网膜上形成清晰物像的状态，称为屈光不正。屈光不正包括近视、远视及散光。

一、近　视

当眼调节放松状态时，外界的平行光线通过眼的屈光系统后，聚焦在视网膜之前的状态称为近视。

【病因病机】　造成近视的原因有很多，目前尚不完全清楚。其中遗传因素是很重要的原因。其次有不合理的长期看近物、看书、写字的姿势不正确，环境光线差，饮食不均衡，户外运动少等。

【分类】

1. 根据近视程度分类　轻度近视：＜ –3.00D；中度近视：–3.00D ～ –6.00D；高度近视：＞ –6.00D。

2. 按照屈光成分分类

（1）轴性近视　眼球前后径（眼轴）较正常人长，眼的屈光力正常。高度近视多为轴性近视。眼轴每延长 1mm，可增加 3.00D 的近视。

（2）屈光性近视　眼的屈光力强，眼球前后径正常。常见于角膜弯曲度大，如圆锥角膜；晶状体弯曲度大，如晶状体变厚。

【临床特征】

1. 视力减退　轻度或中度近视，主要表现为视远距离物体模糊，并无其他症状，在近距离工作时，无须调节或少用调节即可看清细小目标，反而感到方便。

2. 视疲劳　有眼干、异物感、眼胀痛等视疲劳症状，休息后可缓解。

3. 斜视　高度近视眼，工作时目标距离很近，两眼过于向内集合，这就会造成内直肌使用过多而出现眼位向外斜或隐性外斜。

4. 眼底改变　多数高度近视，眼球前后径变长，眼底可出现视网膜变性、近视弧形斑，脉络膜萎缩、豹纹状眼底、黄斑出血、视网膜裂孔、视网膜脱离及后巩膜葡萄肿等并发症。

【辅助检查】　根据视力检查初步分析判断屈光类型及程度。

【治疗原则】　通过各种屈光矫正方法，使光线聚焦在视网膜上，达到看得清楚、看得舒服、看得持久的目的，以获得最佳视觉效果。常用的方法有以下几种。

1. 佩戴框架眼镜　框架眼镜是日常生活中最常见的一种光学矫正器具。可佩戴矫正视力最佳、度数最低的凹透镜矫正视力。

2. 佩戴角膜接触镜　亦称隐形眼镜。

3. 角膜屈光手术　目前主要的手术方式是飞秒激光辅助制瓣的准分子激光原位角膜磨镶术和飞秒激光小切口角膜基质透镜取出术（SMILE）。

4. 眼内屈光手术　是在晶状体和前后房施行手术以改变眼的屈光状态，根据手术时是否保留晶状体分为两类。

（1）屈光性晶状体置换术　是以矫正屈光不正为目的摘除透明或混浊晶状体并植入人工晶状体的一种手术方式。该方法要求手术对象为成年人，年龄偏大者为宜，如40岁以上。不适合角膜屈光手术的高度近视患者或远视患者可选择此手术。

（2）后房型有晶状体眼人工晶状体植入术　适用于屈光状态稳定，不宜或不愿接受框架眼镜、角膜接触镜或角膜屈光手术，但又有接受屈光手术愿望并适宜者。

链 接　后房型有晶状体眼人工晶状体植入术

后房型有晶状体眼人工晶状体植入术已成功运用了10多年。可用于矫正大范围的近视、远视和散光，而无须去除或破坏角膜组织、无须进行角膜缝合。尤其在治疗高度近视的效果上更为明显。该人工晶状体轻巧柔软，植入眼内，既看不到晶状体，也不会感觉到晶状体，必要时还可以取出，同时具有高度精确性和可预测性的个性化定制，患者的满意度非常高。

二、远　　视

当眼调节放松状态时，外界的平行光线通过眼的屈光系统后，聚焦在视网膜之后的屈光状态称为远视。

【病因病机】

1. 轴性远视　眼的屈光力正常，眼球前后径较正常人短，是远视中最常见的原因。眼球发育受影响时，眼轴不能达到正常长度即成为轴性远视。

2. 屈光性远视　眼球前后径正常，由于眼的屈光力较弱，如扁平角膜、无晶状体眼等，形成屈光性远视。

【分类】 根据远视的程度可分为：轻度远视（＜＋3.00D）、中度远视（＋3.00D～＋6.00D）、高度远视（＞＋6.00D）。

【临床特征】

1. 视力减退 其远、近视力可表现均不正常，且近视力比远视力更差。

2. 视力疲劳 远视眼患者出现视物模糊、眉弓部发胀、头痛、嗜睡、失眠、记忆力减退等调节性疲劳体征。

3. 斜视 远视程度较大的学龄前儿童由于过度调节和过多地集合，使视近反射失调而诱发内斜视或隐性内斜。

4. 眼底改变 假性视神经盘炎。

【辅助检查】

1. 超声检查 用B超进行眼轴长度、前房深度、晶状体厚度等指标的测量。

2. 电脑验光及检影镜检查 需要在充分的睫状肌麻痹状态下进行，对青少年更应如此。

【治疗原则】 远视应准确验光确定远视度数，佩戴矫正视力最佳、度数最高的凸透镜矫正。角膜接触镜矫正、屈光手术等，见近视的治疗原则。

三、散 光

散光是指由于眼球屈光系统各子午线的屈光力不同，外界的平行光线进入眼内不能在视网上形成一个焦点的屈光状态。

【病因病机】 散光可为先天性，也可是后天获得，散光包括角膜散光、晶状体散光和眼底散光，其中以角膜散光最为重要。

【分类】 散光包括规则散光和不规则散光。规则散光主要是角膜和晶状体方面的原因；不规则散光主要是由角膜屈光面凹凸不平所致，如角膜瘢痕、翼状胬肉等。

【临床特征】

1. 视力 看远看近都不清楚，似有重影。高度散光患者可有头位倾斜和斜颈。

2. 视疲劳 眯眼以达到针孔或裂隙的作用，轻度散光患者易出现。

【辅助检查】 电脑验光和检影验光可很快查出散光的度数和轴向，整个眼底不能以同一屈光度观察清楚。

【治疗原则】

1. 戴镜矫正 影响视力时应予矫正，规则散光可戴圆柱镜片矫正。不规则散光可试用硬性高透氧性角膜接触镜（RGP）或角膜塑形镜（OK）矫正，18岁以上成人的高度散光可考虑行准分子激光屈光性角膜手术。

2. 健康指导 避免用眼过度导致视疲劳，定期检查视力，保持身心健康，指导患者注意眼镜和角膜接触镜的护理和保养。

自 测 题

单项选择题

A_1 型题

1. 治疗急性细菌性结膜炎方法错误的是（　　）
   A. 点抗菌药物眼液
   B. 分泌物多时进行结膜囊冲洗
   C. 热敷患眼
   D. 禁忌包盖患眼
   E. 睡前可涂抗菌药物眼膏
2. 关于流行性角结膜炎，错误的是（　　）
   A. 一般无耳前淋巴结肿大
   B. 有大量滤泡形成
   C. 双眼发病
   D. 眼睑水肿，球结膜充血、水肿
   E. 眼部刺激症状不明显
3. 白内障的主要症状是（　　）
   A. 视力障碍　B. 眼痛
   C. 结膜充血　D. 流泪
   E. 眼分泌物
4. 先天性白内障尽早手术的预防目的是（　　）
   A. 近视　B. 远视
   C. 弱视　D. 斜视
   E. 散光
5. 急性细菌性结膜炎的常见发病季节（　　）
   A. 夏季　B. 冬季
   C. 春秋季节　D. 春夏季节
   E. 秋冬季节
6. 病毒性结膜炎，好发于（　　）
   A. 夏季　B. 冬季
   C. 夏秋季节　D. 春夏季节
   E. 秋冬季节
7. 结膜炎的治疗过程中，哪一项是错误的（　　）
   A. 冲洗结膜囊
   B. 冷敷
   C. 局部点抗菌药物
   D. 全身应用抗菌药物
   E. 遮盖患眼
8. 闭角型青光眼瞳孔开大是由于高眼压使（　　）
   A. 瞳孔括约肌麻痹
   B. 瞳孔开大肌兴奋
   C. 副交感神经抑制
   D. 交感神经兴奋
   E. 交感及副交感神经失调
9. 屈光不正不包括（　　）
   A. 近视　B. 远视
   C. 散光　D. 老视
   E. 高度近视
10. 近视眼要佩戴合适的（　　）
    A. 凹透镜　B. 凸透镜
    C. 圆柱镜　D. 凹面镜
    E. 凸面镜
11. 正视眼患者晶状体摘除术后的屈光或调节是（　　）
    A. 屈光状态正视无调节力
    B. 屈光状态远视有相当年龄的调节力
    C. 屈光状态远视无调节力
    D. 屈光状态近视无调节力
    E. 屈光状态近视有相当年龄的调节力
12. 对远视眼下列说法错误的是（　　）
    A. 定期检查视力
    B. 散瞳验光
    C. 生理性远视无须戴镜
    D. 视力下降均应配镜矫正
    E. 发生内斜应配镜矫正
13. 散光最主要的症状是（　　）
    A. 视野小　B. 重影
    C. 视疲劳　D. 复视
    E. 以上都不是

（杜冬梅）

第32章 耳部疾病

学习目标

1. 素质目标　培养学生科学严谨的工作作风和全心全意为患者服务的意识。
2. 知识目标　掌握耳部常见疾病的临床特征，理解诊疗原则，了解病因病机。
3. 能力目标　能运用所学知识对耳部疾病患者进行初步诊断，具备基本的临床操作技能。

一、分泌性中耳炎

分泌性中耳炎是以鼓室积液及听力下降为主要特征的中耳非化脓性炎症。冬春季节多发，小儿多见，是小儿听力下降的重要原因。本病的命名除分泌性中耳炎外，还称其为卡他性中耳炎、胶耳等。

【病因病机】

1. 病因

（1）咽鼓管功能障碍　有两方面因素。①咽鼓管机械性阻塞，如小儿腺样体肥大、肥厚性鼻炎、鼻咽部肿瘤或长期的鼻咽部填塞等。②咽鼓管周围肌肉力量薄弱，不能正常开放，鼓室处于负压状态等。

（2）感染　中耳积液中可检出病毒和细菌阳性者为1/3～1/2。

（3）免疫反应　中耳积液中检出细菌的特异性抗体和免疫复合物，以及补体、溶酶体酶等，提示分泌性中耳炎可能与免疫反应有关。

2. 病机　咽鼓管机械性阻塞后，外界空气不能进入中耳，原有的气体逐渐被黏膜吸收，腔内形成相对负压，引起中耳黏膜静脉扩张，通透性增强，液体漏出；同时中耳黏膜腺体和杯状细胞增多，分泌亢进，导致中耳腔出现积液。

【临床特征】

1. 症状

（1）听力减退　听力下降、自听增强。

（2）耳痛　急性者可有隐隐耳痛，慢性者耳痛不明显。

（3）耳鸣　多为低调间歇性，如噼啪声、嗡嗡声及流水声等。当头部运动或打呵欠、擤鼻时，耳内可出现气过水声。

2. 体征　急性者鼓膜呈放射状充血，鼓膜内陷，正常标志改变或消失，锤骨柄向后上移位，锤骨短突、外突。慢性者鼓膜混浊，内陷明显。透过鼓膜可见液平面。

【辅助检查】 听力检查：音叉及纯音测听结果显示为传导性耳聋。反复多次者，做鼻咽部检查排除鼻咽癌。

【治疗原则】 清除中耳积液、改善中耳通气引流，应用抗菌药物和糖皮质激素及病因治疗为本病的治疗原则。

1. 清除中耳积液、改善中耳通气引流

（1）鼓膜穿刺术　在无菌操作下从鼓膜前下方刺入鼓室，抽吸积液。必要时可重复穿刺，亦可于抽液后注入糖皮质激素类药物。

（2）鼓膜切开术　液体较黏稠或局麻下无法做鼓膜穿刺时，应做鼓膜切开术。

（3）鼻腔及咽鼓管通畅　用 1% 麻黄碱滴鼻液或丙酸倍氯米松鼻气雾剂交替滴（喷）鼻，每日 2 ～ 3 次。

（4）咽鼓管吹张　用咽鼓管吹张器、捏鼻鼓气法或导管法。

2. 应用抗菌药物和糖皮质激素　如头孢拉定、氧氟沙星、氨苄西林或罗红霉素等。糖皮质激素类药物可用地塞米松或泼尼松等，以口服为宜。

3. 病因治疗　积极消除病因，彻底治疗原发病。

链 接　分泌性中耳炎的中医治疗

分泌性中耳炎相当于中医学的“耳胀”“耳闭”等范畴，是因为外感风热或风寒及肝胆湿热，致耳窍经络阻塞，气血滞留而发病；或因肾虚，痰湿阻肺，脾虚湿困及气血瘀滞所致。主要治疗方法为用消毒棉签将耳道清洗干净，纸卷成细管或用细塑料管摄入适量中耳炎散药粉，吹入耳道深部，每日 4 ～ 6 次。通过调和气血，入骨通经、清热解毒从而治愈中耳炎。

二、急性化脓性中耳炎

案例 32-1

患儿，男性，10 岁。因“近 2 日感耳痛，听力下降，食欲减退”入院。检查：T 38.4℃，鼓膜呈弥漫性充血，伴水肿，向外膨出，鼓膜标志改变或消失。音叉检查显示：传导性耳聋。

问题：1. 患者的初步诊断是什么？

2. 确诊后如何指导家长正确用药？

急性化脓性中耳炎是中耳黏膜的急性化脓性炎症。好发于儿童，多发于冬春季节。

【病因病机】 主要致病菌为肺炎链球菌、葡萄球菌、溶血性链球菌等。感染主要通过 3 种途径：

1. 咽鼓管途径　最常见。

2. 鼓膜途径　鼓膜穿刺、鼓膜置管、鼓膜外伤时致病菌由外耳道直接侵入中耳。

3. 血行途径　极少见。

【临床特征】

1. 症状　耳痛、耳流脓和听力减退。全身症状轻重不一，可有发热、畏寒、乏力及食欲减退，小儿常表现为哭闹不安、抓耳摇头，甚至出现呕吐、腹泻等胃肠道症状。

2. 体征　鼓膜呈弥漫性充血，伴水肿，向外膨出，鼓膜标志改变或消失。鼓膜穿孔较小时，鼓膜表面可见灯塔征，即脓液从穿孔处呈搏动状流出，形成闪烁之亮点。较大时可见外耳道有脓性分泌物。

【辅助检查】　听力检查显示传导性耳聋。血常规检查可见白细胞总数增多。

【治疗原则】　治疗原则是控制感染、通畅引流、祛除病因。

1. 全身治疗　及早应用足量有效抗菌药物控制感染，一般可用青霉素类、头孢菌素类等药物。一般在症状缓解后，仍要用抗菌药物治疗 3 ～ 4 天，防止病情反复而转为慢性。注意休息，多饮水。全身症状重者给予补液等支持疗法。

2. 局部治疗

（1）鼓膜穿孔前　可用 2% 酚甘油滴耳。

（2）鼓膜穿孔后　①先以 3% 过氧化氢尽量彻底清洗并拭净外耳道脓液或用吸引器将脓液吸净。②局部用抗菌药物水溶液滴耳，如 0.3% 氧氟沙星滴耳液、复方利福平滴耳液等，不主张采用粉剂，以免与脓液结块，影响引流。③穿孔长期不愈者，可做鼓膜修补术。

3. 病因治疗　积极治疗鼻部及咽部慢性疾病，祛除病因。

考点 急性化脓性中耳炎的治疗原则

三、慢性化脓性中耳炎

慢性化脓性中耳炎是指中耳黏膜、骨膜或深达骨质的慢性化脓性炎症。严重者可引起颅内及颅外并发症。

【病因病机】　急性炎症迁延不愈、急性化脓性中耳炎未获得彻底的治疗，或细菌毒力强，患者的抵抗力低，病变迁延至慢性，此为常见原因。

常见致病菌为变形杆菌、溶血性链球菌、铜绿假单胞菌等，病程长者多为混合感染，甚至真菌感染。

【临床特征】　根据病理变化，慢性化脓性中耳炎可分为 3 种类型，即单纯型、骨疡型、胆脂瘤型。

1. 单纯型　最多见。病变主要局限于中耳鼓室黏膜。耳间歇性流脓，脓液呈黏液性或黏脓性，不臭，鼓膜穿孔位于紧张部，多呈中央性穿孔，大小不一。一般有轻度传导性耳聋。

2. 骨疡型　病变超出黏膜组织，有不同程度的骨质破坏。耳持续性流黏稠脓，常有臭味。鼓膜穿孔处可见听骨坏死缺损，鼓室内有肉芽或息肉。外耳道或鼓室脓不多，常带臭味，重者影响听力，有时伴头痛和眩晕。

3. 胆脂瘤型　由于鼓膜、外耳道的复层鳞状上皮在中耳腔生长堆积成团块，非真性肿瘤。其外层由纤维组织包围，内含脱落坏死上皮、角化物和胆固醇结晶，故称为胆脂瘤。

胆脂瘤可产生类似肿瘤样的破坏作用，由骨质破坏处向周围扩散，导致颅内、外并发症。

【辅助检查】

1. 听力检查　表现为不同程度的听力下降。

2. 影像学检查　颞骨高分辨率 CT 可了解乳突的气化程度、听小骨的状态，中耳的各个部位及病变的范围。

【治疗原则】　为控制感染、通畅引流，清除病灶，恢复听力，消除病因。

1. 病因治疗　积极治疗引起中耳炎的上呼吸道的病灶性疾病。

2. 药物治疗　根据脓液做细菌培养及药物敏感试验，选择敏感药物。如合并全身症状，必须全身应用抗菌药物。

3. 手术治疗　①单纯乳突切除术。②经典乳突根治术。③改良乳突根治术。④乳突切除伴鼓室成形术。⑤耳道径路上鼓室切开伴外侧壁重建术。

自 测 题

单项选择题

A_1 型题

1. 婴幼儿易患急性化脓性中耳炎的主要原因是（　　）
   A. 咽鼓管短、宽、平直
   B. 咽鼓管峡部较宽
   C. 咽鼓管发育不成熟
   D. 婴幼儿抵抗力低
   E. 以上都不是

2. 反复单侧分泌性中耳炎除了检查耳部外，还应检查（　　）
   A. 鼻腔　B. 口咽部
   C. 鼻咽部　D. 喉部
   E. 喉咽部

3. 婴幼儿急性化脓性中耳炎最少见的原因是（　　）
   A. 血行感染　B. 鼓膜外伤
   C. 上呼吸道感染　D. 外耳道内进水
   E. 急性传染病

4. 急性期分泌性中耳炎的鼓膜表现为（　　）
   A. 弥漫性充血　B. 紧张部穿孔
   C. 松弛部穿孔　D. 鼓膜内陷
   E. 鼓膜钙化

5. 哪个项目不符合急性化脓性中耳炎（　　）
   A. 婴儿最常见
   B. 以耳鸣眩晕为主
   C. 可引起颅内、外并发症
   D. 咽鼓管途径感染最常见
   E. 可有高热，头痛

（杜冬梅）

第33章 鼻部疾病

学习目标

1. 素质目标　培养学生科学严谨的工作作风和全心全意为患者服务的意识。
2. 知识目标　掌握鼻部常见疾病的临床特征，理解治疗原则，了解病因病机。
3. 能力目标　能运用所学知识对鼻部疾病患者进行初步诊断，具备基本的临床操作技能。

第1节　鼻　　炎

一、慢性鼻炎

案例33-1

患者，男性，20岁。因“间歇性鼻塞和交替性鼻塞2年，白天、夏季或运动后减轻，夜间或寒冷时加重，现伴有嗅觉减退”就诊。查体：鼻黏膜肿胀，尤以下鼻甲为甚，表面光滑，呈暗红色，触之柔软有弹性。

问题：1. 患者的初步诊断是什么？

2. 确诊后应给予哪些治疗？

慢性鼻炎是鼻黏膜和黏膜下组织的慢性炎症。病程长或反复发作。表现为鼻黏膜的慢性充血肿胀，称慢性单纯性鼻炎。若发展为鼻黏膜和鼻甲骨的增生肥厚，称慢性肥厚性鼻炎。

【病因病机】

1. 局部病因

（1）急性鼻炎　反复发作或治疗不彻底而演变成慢性鼻炎。

（2）慢性炎症　邻近的长期慢性炎症刺激或畸形，致鼻腔通气不畅或引流阻塞，如慢性鼻窦炎、鼻中隔偏曲、慢性扁桃体炎或腺样体肥大等。

（3）长期使用血管收缩剂　尤其是萘甲唑啉，可导致药物性鼻炎。

（4）环境及职业因素　高温、寒冷、潮湿、长期或反复吸入粉尘或有害气体等均可诱发慢性鼻炎。

2. 全身病因

（1）长期慢性疾病　如内分泌失调、长期便秘、肾脏病和心血管疾病等，可致鼻黏膜长期淤血或反射性充血。

（2）烟酒过度、营养不良及维生素缺乏　可影响鼻黏膜血管舒缩而发生功能障碍或黏膜肥厚。

【临床特征】

1. 慢性单纯性鼻炎

（1）鼻塞　常有间歇性和交替性鼻塞，白天、夏季或运动后减轻；夜间或寒冷时加重。由于鼻塞可伴有嗅觉减退。

（2）多涕　常为黏液性，偶呈脓性。脓性者多在继发感染后出现。

（3）检查　可见鼻黏膜肿胀，尤以下鼻甲为甚，表面光滑，呈暗红色，触之柔软有弹性，探针轻压黏膜凹陷，移去探针凹陷立即恢复，对 1% 麻黄碱滴鼻液反应敏感。

2. 慢性肥厚性鼻炎

（1）鼻塞　呈持续性，较重，常有闭塞性鼻音，伴明显的嗅觉减退。

（2）鼻涕少而稠　为黏液性或黏脓性，不易擤出。

（3）若肥大的下鼻甲压迫咽鼓管咽口，可引起耳鸣及听力障碍。

（4）检查　黏膜增生、肥厚，呈暗红色或淡紫红色，尤以下鼻甲前端及游离缘明显，表面不平，呈结节状或桑葚状或分叶状肥厚，探针轻压凹陷不明显，触之有硬实感，对 1% 麻黄碱滴鼻液反应不敏感。

慢性单纯性鼻炎及慢性肥厚性鼻炎鉴别要点，见表 33-1。

表 33-1　慢性单纯性鼻炎及慢性肥厚性鼻炎鉴别要点

	慢性单纯性鼻炎	慢性肥厚性鼻炎
鼻塞	间歇性或交替性	持续性
鼻涕	黏液性	黏液性或黏脓性
嗅觉减退	不明显	明显
头痛、头昏	可有	常有
鼻腔检查	下鼻甲黏膜充血肿胀，表面光滑	下鼻甲肿胀，可呈结节状、桑葚状或分叶状肥厚
对麻黄碱反应	黏膜收缩明显	黏膜不收缩或轻微收缩

【治疗原则】

1. 慢性单纯性鼻炎　根除病因，消除黏膜肿胀，恢复鼻腔通气引流。

（1）1% 麻黄碱滴鼻液滴鼻或 0.05% 盐酸羟甲唑啉喷鼻，每日 3 次。

链接　滴鼻法

患者取仰卧位或者坐位，坐位者头向后稍仰，并略偏向患侧，操作者用拇指将患者鼻尖向上翘起，滴管距前鼻孔 1 ～ 2cm 向鼻腔滴药。卧位者仰卧于床上，头垂于床沿，肩垫小枕，鼻孔朝上，然后向鼻腔滴药，两侧鼻腔交替进行，每侧每次 2 ～ 3 滴，然后用拇指、示指轻捏鼻翼数次，让药液流向鼻腔深处。

（2）短波或红外线理疗，可改善局部血液循环以减轻症状。

（3）寻找病因并及时治疗，锻炼身体增强抵抗力。

（4）根据病情选用千柏鼻炎片、藿胆丸等中成药。

2. 慢性肥厚性鼻炎　可缩小鼻甲，恢复鼻腔通气功能。

（1）局部应用血管收缩剂反应尚好者，治疗同慢性单纯性鼻炎。

（2）局部治疗效果不好时，可行硬化剂注射或选用激光、微波、射频治疗。

（3）病情顽固者建议行下鼻甲部分切除术。现在多采用等离子射频消融术。

二、变应性鼻炎

变应性鼻炎又称过敏性鼻炎，是指特应性个体接触变应原后，主要由 IgE 介导的介质（主要是组胺）释放，并有多种免疫活性细胞和细胞因子等参与的鼻黏膜非感染性炎症疾病。

【病因病机】

1. 遗传因素　变应性鼻炎患者具有特应性体质，通常显示出家族聚集性，已有研究发现某些基因与变应性鼻炎相关联。

2. 变应原暴露　多来源于动物、植物、昆虫、真菌或职业性物质，诱导特异性 IgE 抗体并与之发生Ⅰ型变态反应。

【临床特征】　变应性鼻炎的典型症状主要是突发性鼻痒、阵发性喷嚏、清水样鼻涕和鼻塞。部分伴有嗅觉减退。

【辅助检查】

1. 皮肤点刺试验。

2. 血清特异性 IgE 检测　抽取患者静脉血，做免疫学检测，不受药物及皮肤状态的影响。可确诊变应性鼻炎的过敏原。

【治疗原则】

1. 避免接触变应原。

2. 药物治疗　常用鼻内和口服给药。

（1）抗组胺药　口服或鼻用第 2 代或新型 H_1 抗组胺药，适用于轻度间歇性和轻度持续性变应性鼻炎，与鼻用糖皮质激素联合治疗中 - 重度变应性鼻炎。

（2）糖皮质激素　用糖皮质激素可有效缓解鼻塞、流涕和打喷嚏等症状。

（3）抗白三烯药　对变应性鼻炎和哮喘有效。

（4）色酮类药　对缓解鼻部症状有一定效果，滴眼液对缓解眼部症状有效。

（5）鼻内减充血剂　对鼻充血引起的鼻塞症状有缓解作用，疗程应控制在 7 日以内。

（6）鼻内抗胆碱能药　可有效抑制流涕。

（7）中药　部分中药可缓解症状。儿童和老年人的治疗原则与成人相同，但应特别注意避免药物的不良反应。

3. 免疫治疗　可能出现局部和全身不良反应。

（1）适应证　主要用于常规药物治疗无效的变应性鼻炎患者。

（2）禁忌证　①哮喘发作期。②患者正使用β受体阻滞剂。③合并其他免疫性疾病。④妊娠期妇女。⑤患者无法理解治疗的风险性和局限性。

链接　免疫治疗

免疫治疗诱导了临床和免疫耐受，具有长期效果，可预防变应性疾病的发展。变应原特异性免疫治疗常用皮下注射和舌下含服。疗程分为剂量累加阶段和剂量维持阶段，总疗程不少于2年。应采用标准化变应原疫苗。

第2节　鼻　窦　炎

一、急性鼻窦炎

急性鼻窦炎是鼻窦黏膜的急性化脓性炎症。中医称为"鼻渊"。上颌窦因其窦腔大、腔底低、窦口高，引流条件差而最易发病。

【病因病机】　常见的致病菌有肺炎链球菌、溶血性链球菌、葡萄球菌和流感嗜血杆菌等，牙源性上颌窦炎多为厌氧菌，脓液有恶臭。

1. 局部病因

（1）急性鼻炎　最常见的原因。

（2）鼻窦引流障碍　如鼻中隔偏曲、中鼻甲肥大、鼻息肉、鼻肿瘤、异物或填塞物留置过久。

（3）外伤　前组鼻窦，特别是上颌窦和额窦位置表浅，易受外伤而发生骨折，细菌可由皮肤或鼻黏膜侵入鼻窦。游泳或跳水方法不当，可使污水经鼻腔进入鼻窦而发病。

（4）牙源性感染　上颌第二前磨牙及第一、第二磨牙的根尖感染或拔牙时损伤窦壁均可引起上颌窦炎。

（5）气压改变　航空、潜水、登山时，可因气压骤变，鼻腔内发生负压而引起气压创伤性鼻窦炎。

2. 全身病因　过度疲劳、营养不良、卫生条件差或身体患有慢性病，如贫血、肺结核、糖尿病、慢性肾炎等，身体抵抗力减弱，也是鼻窦炎的诱因。

【临床特征】

1. 全身症状　因该病常继发于急性鼻炎或上呼吸道感染，故原症状加重，出现畏寒、发热、食欲减退、周身不适等，儿童较成人重，甚至发生呕吐、腹泻、抽搐等。

2. 局部症状

（1）鼻塞　多为持续性，常伴有嗅觉减退。

（2）流涕　大量黏液脓性涕或脓性涕，有擤之不尽感，牙源性感染者脓涕常有恶臭味。

（3）头痛和局部痛　通常各鼻窦引起的疼痛有特定的部位和规律性。

1）急性上颌窦炎：前额部、同侧面颊部或上列牙痛。晨起轻，午后重。

2）急性额窦炎：前额部周期性疼痛，晨起感头痛逐渐加重，午后减轻，晚间消失。

3）急性筛窦炎：局限于内眦或鼻根部。

4）急性蝶窦炎：颅底或眼球深处钝痛，可放射至头顶或枕部，晨起轻，午后重。

3. 体征

（1）局部红肿　多见于儿童，一般为受累鼻窦邻近部位的皮肤及软组织。

（2）压痛和叩痛　压迫受累鼻窦的窦壁或叩击其菲薄处可引起局部剧烈疼痛。

（3）鼻腔检查　见鼻黏膜充血、肿胀，尤以中鼻甲和中鼻道黏膜为甚，鼻腔内可见大量黏脓性或脓性分泌物。

考点 急性鼻窦炎的临床特征

【治疗原则】　根除病因，保证脓液引流通畅，控制感染，预防并发症。

1. 一般治疗　卧床休息，保持室内适宜的温度和湿度，多饮水、清淡饮食。

2. 全身治疗　全身应用足量的抗菌药物治疗，应首选青霉素类药物，也可根据药物敏感试验选用敏感的抗菌药物。

3. 局部治疗　常用 1% 麻黄碱滴鼻液等血管收缩药和类固醇皮质激素滴鼻或喷雾。

4. 病因治疗　查明病因，清除病灶。

5. 体位引流　减少窦腔分泌物，缓解头痛。

二、慢性鼻窦炎

慢性鼻窦炎为鼻窦黏膜、黏膜下组织以及骨质的慢性化脓性炎症。多见于成人，常为双侧及多个鼻窦同时受累。

【病因病机】　多因对急性鼻窦炎治疗不当，或对其未予以彻底治疗致反复发作、迁延不愈，使之转为慢性。此为本病的首要病因。鼻息肉、鼻甲肥大、鼻腔结石、鼻中隔偏曲、鼻腔肿瘤、鼻腔填塞等阻碍鼻腔鼻窦通气引流，可引发本病。某些毒力较强的致病菌，如患猩红热时的 β 溶血性链球菌，其所致的急性鼻窦炎，极易转为慢性。上列磨牙根尖与上颌窦底部毗邻，若上列磨牙根尖炎未根治，易成为牙源性慢性上颌窦炎。

【临床特征】

1. 症状

（1）全身症状　症状较轻缓或不明显，一般可有头昏、易倦、精神抑郁、萎靡不振、纳差、失眠、记忆力减退、注意力不集中、工作效率降低等症状。

（2）局部症状　①脓涕：鼻涕多为脓性或黏脓性，黄色或黄绿色。②鼻塞：轻重不等，多由鼻黏膜充血肿胀和分泌物增多所致。③嗅觉障碍：鼻塞和炎症反应可导致嗅觉障碍。④头痛：常表现为钝痛或头部沉重感，白天重，夜间轻。

（3）其他症状　可伴有慢性咽炎症状如异物感、咽干等。

2. 体征　鼻腔黏膜慢性充血肿胀或增生肥厚，可有息肉样变。

【辅助检查】

1. 内镜检查　即前、后鼻孔镜检查，用麻黄碱收缩鼻黏膜，然后仔细检查鼻腔各部。

2. 上颌窦穿刺冲洗术　上颌窦穿刺冲洗既是对上颌窦炎的一种诊断方法，也是一种治疗措施。冲出液宜做需氧细菌培养和药物敏感试验。

3. X线鼻窦摄片　对诊断不明确或怀疑有其他病变者，可协助诊断。

4. 鼻窦CT诊断　有助于明确病变范围和局部骨质变化情况，有助于与鼻腔肿瘤相鉴别，是目前诊断慢性鼻窦炎的良好方法。

【治疗原则】

1. 全身治疗　慢性期治疗神经衰弱，增强机体抵抗力。急性发作期用抗菌药物控制感染。

2. 改善鼻腔通气　常用1%麻黄碱滴鼻液或呋喃西林麻黄碱液滴鼻。

3. 上颌窦穿刺冲洗术　适用于慢性化脓性上颌窦炎，每周1～2次，若连续多次穿刺冲洗无效；或冲出恶臭、大量溶水性脓，可考虑手术治疗。

4. 鼻窦负压置换法。

5. 理疗　一般用超短波透热疗法，以辅助治疗。

6. 中医中药　以芳香通窍、清热解毒、祛湿排脓为治疗原则，常用苍耳子散加味。

7. 手术治疗　可行鼻中隔矫正术、上颌窦根治术和上颌窦鼻内开窗术等。

第3节　鼻　出　血

鼻出血是临床常见的症状之一，也称鼻衄。多为单侧，少数情况下可出现双侧鼻出血。

【病因病机】　引起鼻出血的原因很多，可因鼻腔本身疾病引起，也可因鼻腔周围或全身性疾病诱发。

1. 局部原因

（1）鼻部损伤　①机械性创伤；②气压性损伤；③放疗性损伤。

（2）鼻中隔偏曲。

（3）鼻部炎症。

（4）鼻腔、鼻窦及鼻咽部肿瘤。

（5）鼻腔异物　常见于儿童，多为单侧鼻出血。

2. 全身原因　①出血性疾病及血液病；②急性发热性传染病；③心血管疾病；④其他全身性疾病及妊娠、绝经前期、绝经期均可引起鼻出血，可能与毛细血管脆性增加有关。

严重肝病患者可因肝脏合成凝血因子障碍引起鼻出血。尿毒症也可引起鼻出血。鼻出血可以是风湿热的早期表现之一。

【临床特征】 鼻出血由于原因不同其表现各异，多数鼻出血为单侧，也可为双侧；可间歇反复出血，也可呈持续性出血。出血量多少不一，轻者涕中带血、数滴或数毫升，重者可达几十毫升甚至数百毫升以上，导致失血性休克。反复出血可引发贫血。少数少量出血可自止或自行压迫后停止。

【治疗原则】 鼻出血属于急症，应首先维持生命体征，尽可能迅速止血，并对因治疗。

1. 鼻腔止血方法 根据出血的轻重缓急、出血部位、出血量及病因，选择不同的止血方法。

（1）指压法（简易止血法） 对于易出血区的出血，嘱患者用示指和拇指紧捏双侧鼻翼 10 ～ 15min，同时用冷水袋或湿毛巾敷前额和后颈，促进血管收缩、减少出血。

（2）局部使用止血药物 适用于较轻的鼻腔前段出血，此方法简单，患者痛苦较小。常用棉片浸以 1% 麻黄碱、1‰ 肾上腺素、3% 过氧化氢溶液或凝血酶，紧塞鼻腔数分钟至数小时，可达到止血的目的。

（3）烧灼法 常用的有化学药物烧灼法和物理烧灼法。

（4）前鼻孔填塞术 前鼻活动性出血剧烈或出血部位不明确时可应用。常用凡士林油纱条经前鼻孔填塞鼻腔，也可用吸收性明胶海绵、淀粉海绵等填塞鼻腔。

（5）后鼻孔填塞术 前鼻孔填塞后出血仍不止，向后流入咽部或从对侧鼻腔涌出，应选择后鼻孔填塞术。后鼻孔填塞纱球应预先制备，常将纱球做成锥形，其长度约 3cm，直径为 2cm，粗线缝紧，在其尖端有长约 20cm 的双线，消毒备用。

（6）血管结扎法及血管栓塞法 用于严重出血者。

2. 全身治疗 引起鼻出血的病因很多，出血的程度也有不同。鼻出血的治疗及处理不能只是鼻腔止血，要根据病情采取必要的全身基本和特殊治疗，即止血期间要积极治疗原发病。

自 测 题

单项选择题

A_1 型题

1. 关于慢性肥厚性鼻炎正确的是（ ）
   A. 间歇性鼻塞
   B. 多涕
   C. 持续性鼻塞
   D. 对血管收缩剂敏感
   E. 鼻甲光滑

2. 关于慢性单纯性鼻炎正确的是（ ）
   A. 间歇性鼻塞
   B. 鼻涕少而稠
   C. 持续性鼻塞

D. 对血管收缩剂不敏感

E. 鼻甲呈桑葚状

3. 最常见的急性鼻窦炎是（ ）

A. 上颌窦炎 B. 蝶窦炎

C. 筛窦炎 D. 额窦炎

E. 以上都不是

4. 头痛晨起后逐渐加重，午后轻，晚间消失的是（ ）

A. 上颌窦炎 B. 蝶窦炎

C. 筛窦炎 D. 额窦炎

E. 以上都不是

5. 确定变应原的最可靠的方法是（ ）

A. 变应原皮肤试验

B. 鼻黏膜激发试验

C. 血清特异性 IgE 检测

D. IgA 检查

E. 局部活检

6. 鼻出血的处理中下列哪一项不正确（ ）

A. 少量出血可采取局部止血的方法

B. 出血点找不到时可先行前鼻孔填塞

C. 有明确出血点者可予以冷冻或化学烧灼等

D. 只要有鼻出血均采取后鼻孔填塞

E. 局部止血的同时可适当配合全身用药

（杜冬梅）

第34章
口腔疾病

学习目标

1. 素质目标　培养学生科学严谨的工作作风和全心全意为患者服务的意识。
2. 知识目标　掌握口腔常见疾病的临床特征，理解治疗原则，了解病因病机。
3. 能力目标　能运用所学知识对口腔疾病患者进行初步诊断和治疗。

第1节　龋　　病

龋病又称虫牙、蛀牙，是在以细菌为主的多种因素影响下，牙齿硬组织发生慢性进行性破坏的一种疾病。龋病是一种常见病、多发病，对人类健康危害大，已被 WHO 列为重点防治的疾病。

【病因病机】　目前公认的龋病病因学说是四联因素论。

1. 细菌因素　一般认为细菌致龋病离不开牙菌斑，它较紧密地附着于牙面上，不易被唾液冲洗掉，也不易在咀嚼时被除去，并吸附大量致龋菌，致龋菌产酸，导致牙体硬组织脱矿，条件适合便会致龋。

2. 食物因素　蔗糖对龋病的发生起重要的促进作用。其程度与蔗糖的物理性状、摄入量、频率、时间和方式有关。

3. 宿主因素　主要是指牙齿、唾液与机体的全身状态 3 个方面。

（1）牙齿　牙齿的结构、形态、排列以及牙齿的理化性质、钙化程度、微量元素的含量均与龋病的发生有很重要的关系。

（2）唾液　唾液分泌量少、流速慢，易致龋。

（3）全身状态　宿主的全身健康与龋病的发生有密切的关系，患有全身慢性病者，患龋率比健康人明显增高。

4. 时间因素　龋病的发生和发展是一个较长的过程，一般需要 1.5 ～ 2 年。因此保持口腔卫生、控制牙菌斑形成，减少糖类食物在口腔内停留的时间，可在龋病的预防工作中起重要作用。

【临床特征】　龋齿可致牙齿的色、形、质发生变化，为了便于诊断和治疗，临床上常根据龋坏程度分为浅、中、深龋。

1. 浅龋　病变只在釉质内，牙齿的颜色本来应该是同个颜色，当表面开始有黑点或是脱钙的白点出现，或是某处老是塞住食物，表示此处牙齿的牙釉质已遭到破坏，患儿可无不适感。

2. 中龋　病变已达牙本质，形成浅层龋洞，此时小儿对冷、酸、热的刺激感觉明显，容易感到酸痛，或是食物一卡进牙缝，就觉得不舒服，但清掉后，不舒服就解除了。

3. 深龋　病变已达牙髓腔，疼痛持续一段时间才会消失，如不进行治疗，细菌沿着牙根达到牙尖，会引起根尖炎，造成慢性病灶，引起牙槽骨、下颌骨炎症，骨髓炎及全身疾病。

【辅助检查】

1. X线牙片　龋坏处可见黑色阴影。

2. 其他检查　有条件者可用光导纤维透照器、电阻抗、超声波、弹性模具分离、染色等技术，以提高龋病早期诊断的准确性和灵敏性。

【治疗原则】　目的在于终止病变过程，恢复牙齿的固有形态和功能。

1. 药物治疗　在磨除龋坏的基础上，应用药物抑制龋病发展的方法。常用药物包括氨硝酸银和氟化钠等。

2. 银汞合金充填术　对已形成实质性缺损的牙齿，充填术是目前应用最广泛且成效较好的方法。

3. 复合树脂充填术　适用于充填前牙和不承受咀嚼力量的后牙洞。

4. 酸蚀法光敏复合树脂充填术　适应证同复合树脂充填术，还适用于牙体缺损较多、固位较差和遮盖变色牙等。

5. 嵌体　用金属或其他材料制成与牙齿窝洞适合的修复体，镶嵌在洞内，称为嵌体；盖在颌面的为盖嵌体。适用于：①后牙颌面较大的窝洞或后牙有折裂可能者。②颌面洞充填无法修复与邻牙的邻接关系者。③作为半固定桥基牙。

第2节　牙　龈　炎

牙龈是指围绕并覆盖在牙齿周围的软组织，发生于牙龈组织的急慢性炎症称为牙龈炎。

【病因病机】　龈缘附近的牙面上长期积聚的牙菌斑是引起牙龈炎的最初原因，牙垢、牙石、食物嵌塞、不良修复体等均可引发或加重牙龈炎。

【临床特征】

1. 牙龈出血　常为牙龈炎患者的主要自觉症状，多在刷牙或咬硬物时发生，也可偶有自发性出血。

2. 牙龈颜色　患龈缘发炎时游离龈和龈乳头变为深红或暗红色。

3. 牙龈外形　龈缘变厚，龈乳头变得圆钝肥大，与牙面不再紧贴。以炎症和渗出为主要病变者，牙龈松软肥大，表面光亮，龈缘时有糜烂渗出；在以纤维增殖为主的病例中，牙龈坚韧肥大，有时可呈结节状并盖过部分牙面。

4. 牙龈质地　牙龈变得松软脆弱，缺乏弹性。有些慢性炎症的牙龈表面上皮增生变厚，胶原纤维增生，使牙龈表面看起来坚硬肥厚，但牙周袋内壁有炎症，探诊有出血。

5. 牙周袋深度　龈沟可加深达 3mm 以上，形成假性牙周袋。

6. 探诊出血　健康的牙龈在刷牙或探测龈沟时均不引起出血。患牙龈炎时轻触即出血，探诊也出血。探诊后出血是诊断牙龈有无炎症的重要客观指标。

7. 龈沟液增多　牙龈有炎症时，龈沟液渗出增多，其中的白细胞也明显增多，有些患者还可有龈沟溢脓。因此测量龈沟液量可作为判断炎症程度的指标。

8. 有些患者偶尔感到牙龈局部痒、胀等不适，并有口臭等。

【治疗原则】

1. 去除病因　通过洁治术彻底清除牙菌斑、牙石，消除造成牙菌斑滞留和局部刺激牙龈的因素。

2. 局部治疗　常用 1% 过氧化氢、复方氯己定含漱液。

3. 手术治疗　少数增生性龈炎的患者牙龈纤维增生明显，炎症消退后牙龈形态仍不能恢复正常，可施行牙龈成形术，以恢复牙龈的生理外形。

4. 防止复发　指导患者正确刷牙，合理使用牙线、牙签，养成良好的口腔卫生习惯，定期（半年到 1 年）进行复查和维护，才能保持疗效、防止复发。

考点　牙龈炎的治疗原则

第 3 节　复发性口腔溃疡

案例 34-1

患者，女性，26 岁。因“口内溃疡剧痛 2 天”就诊。检查：下唇及舌前部可见小米粒大小的浅表溃疡十余个，溃疡中心微凹，周围红晕，散在分布。双侧下颌下淋巴结肿痛。问诊得知，患者以往类似发作每年均有多次，但溃疡数目较本次少，且不治自愈。

问题：1. 患者的初步诊断是什么？

2. 确诊后如何指导患者正确用药？

复发性口腔溃疡，临床又称复发性阿弗他溃疡、复发性阿弗他口炎或复发性口疮，发病率居口腔黏膜病之首，是一种具有疼痛性、复发性、自限性、炎症性和病因不明等特征的口腔黏膜溃疡性损害。

【病因病机】　本病的病因仍不明确。多数学者认为，此病可能是一种自身免疫性疾病。可能与局部创伤、精神紧张、胃肠功能紊乱、激素水平改变，以及维生素或微量元素缺乏等有关。

【临床特征】　临床上将本病分为以下 3 种类型。

1. 轻型　多见于青少年，好发于唇、舌、颊、前庭沟等部位。数个（1 ～ 5 个）溃疡同时或先后发生，直径 2 ～ 4mm，圆形或椭圆形，移行沟处可呈线状，表面覆以浅黄色假膜，四周黏膜充血形成红晕。初起疼痛尖锐，遇刺激疼痛加剧，影响患者说话与进食。7 ～ 14 天自行愈合，不留瘢痕。间歇期长短不同，严重时可数月不止，此起彼伏。

2. 重型　多发生于口腔后部、软腭、扁桃体周围或颊部黏膜。一个或两三个溃疡同时或先后出现。直径 1 ～ 3cm 或更大，外形多不规则，深达黏膜下层甚至肌层，疼痛剧烈。病程持续数周或数月，愈合后遗留瘢痕或组织缺损。可同时伴发小溃疡。

3. 疱疹样溃疡　好发于口底、舌腹黏膜。多数为 1 ～ 2mm 直径的小溃疡，可有数十个同时或先后出现。邻近溃疡可融合成片，黏膜充血，疼痛显著，可伴有头痛、低热、全身不适、局部淋巴结肿大。可持续数周或数月。愈合后不留瘢痕。

【治疗原则】

1. 全身治疗　目的在于防止或减少溃疡的复发。可用免疫抑制剂、免疫增强剂。其他可通过补充维生素、微量元素或口服中药等治疗。

2. 局部治疗　抗炎、镇痛、预防感染以及促进溃疡愈合，减轻患者的痛苦。可用各种含漱液，局部应用口腔溃疡药膜贴敷，金霉素甘油糊剂、西瓜霜剂、养阴生肌散剂等涂布。单个溃疡可用 10% 硝酸银或 50% 三氯醋酸等烧灼。

3. 预防　避免和减少诱发因素的刺激，注意调整生活规律，调整情绪，均衡营养，少吃刺激性食物，多食新鲜的水果和蔬菜，注意口腔卫生，餐后漱口，早晚刷牙，避免和减少诱发因素，防止复发。

自 测 题

单项选择题

A_1 型题

1. 龋病形成一般需（　　）
   A. 半年　　B. 1 年
   C. 1.5 ～ 2 年　　D. 5 年
   E. 3 个月
2. 龋病的病因不包括（　　）
   A. 细菌　　B. 食物
   C. 宿主　　D. 时间
   E. 病毒
3. 引起牙龈炎的最初原因是（　　）
   A. 牙菌斑　　B. 牙垢
   C. 牙石　　D. 食物嵌塞
   E. 不良修复体
4. 轻型复发性阿弗他溃疡临床表现错误的是（　　）
   A. 直径 2 ～ 4mm，圆形或椭圆形
   B. 表面覆有浅黄色假膜
   C. 经治疗后才能愈合
   D. 灼痛感明显
   E. 痊愈后不留瘢痕
5. 下列溃疡中愈合后会留下瘢痕的是（　　）
   A. 轻型复发性阿弗他溃疡
   B. 重型复发性阿弗他溃疡
   C. 疱疹样 = 溃疡
   D. 白塞病口腔溃疡
   E. 以上均可以

（杜冬梅）

第8篇 传染病

第35章 传染病概述

学习目标

1. 素质目标　培养学生防大于治的思想。

2. 知识目标　掌握传染病流行过程的3个基本条件；理解传染病的基本特征及临床特点；了解传染病的预防方法。

3. 能力目标　能对传染病的流行采取有效的预防措施。

传染病是指由病原体感染人体后产生的有传染性、在一定条件下可以造成流行的疾病。人类在与传染病较量的过程中，取得了许多重大成果，一些传染病已经被消灭，如天花等。许多传染病，如流行性乙型脑炎、百日咳、新生儿破伤风的发病率已明显下降。然而，1981年的艾滋病、2003年的严重急性呼吸综合征、2012年的中东呼吸综合征、2020年的新冠肺炎等新的传染病相继出现，不断给人类敲响警钟。

感染性疾病是指由病原体感染所致的疾病，传染病是有传染性的感染性疾病，属于感染性疾病的特殊类型。病原体包括病原微生物，如朊粒、病毒、衣原体、立克次体、支原体、细菌、真菌、螺旋体和寄生虫如原虫、蠕虫、医学昆虫等。病原体在人群中传播，常造成传染病流行。

法定传染病指的是各政府在其传染病防治法规内，条列出特定项目的传染病发生时，医生或医疗机构需要向卫生主管机关报告,并依照法律的规定进行治疗甚至隔离等措施。法定传染病通常具有传播速度快、病情严重、致死率高等特性。截至2024年5月14日，我国法定传染病共41种，其中甲类传染病2种，乙类传染病28种，丙类传染病11种。

甲类传染病也称为强制管理传染病，包括鼠疫、霍乱；乙类传染病也称为严格管理传染病，包括猴痘、新型冠状病毒感染、严重急性呼吸综合征（传染性非典型肺炎）、获得性免疫缺陷综合征（艾滋病）、病毒性肝炎、脊髓灰质炎、人感染高致病性禽流感、麻疹、流行性出血热、狂犬病、流行性乙型脑炎、登革热、炭疽、细菌性痢疾和阿米巴痢疾、肺结核、伤寒和副伤寒、流行性脑脊髓膜炎、百日咳、白喉、新生儿破伤风、猩红热、布鲁氏菌病、淋病、梅毒、钩端螺旋体病、血吸虫病、疟疾、人感染H7N9禽流感。其中，乙类传染病中传染性非典型肺炎和炭疽中的肺炭疽，采取甲类传染病的预防、控制措施；

丙类传染病也称为监测管理传染病，包括流行性感冒，流行性腮腺炎，风疹，急性出血性结膜炎，麻风病，流行性和地方性斑疹伤寒，黑热病，包虫病，丝虫病，除霍乱、细菌性和阿米巴性痢疾、伤寒和副伤寒以外的感染性腹泻病，手足口病。

一、感染的概念及感染过程的表现

感染是病原体和人体之间相互作用、相互斗争的过程。在一定的环境条件影响下，根据人体防御功能的强弱和病原体数量及毒力的强弱，感染过程可以出现 5 种不同的表现形式，即感染谱。

1. 病原体被清除　病原体进入人体后，人体通过非特异性免疫或特异性免疫将病原体消灭或排除，人体不产生任何病理变化和临床症状。

2. 隐性感染　又称亚临床感染，是指病原体感染人体后，仅引起机体发生特异性免疫应答，而不引起或仅引起轻微的组织损伤，因而在临床上不出现任何症状和体征甚至生化改变，需要通过免疫学检查才能发现的感染。在大多数病毒性传染病中隐性感染是最常见的表现形式，远远超过显性感染。

3. 显性感染　又称临床感染，是指病原体侵入人体后，不但引起机体发生免疫应答，而且通过病原体本身的作用或机体的变态反应，导致组织损伤，生理功能改变，临床出现传染病特有的临床表现。

4. 病原携带状态　病原体存在或寄生于体内，不引起病变或临床表现，但在特殊条件下可致病或排出体外而成为传染源的状态。

5. 潜伏性感染　又称潜在性感染，病原体潜伏于体内某些部位，既未被机体清除，又不引起明显症状、体征，但待机体免疫功能低下或有其他诱发因素时则可引起显性感染。潜伏性感染期间，病原体一般不排出体外，这是与病原携带状态的不同之处。一般不会成为传染源。潜伏性感染并不是在每种传染病中都存在。

感染过程的 5 种表现形式在一定条件下可互相转变，同一种疾病的不同阶段可以有不同的表现形式。一般来说，隐性感染最多见，病原携带状态次之，显性感染所占比重最低，但一旦出现，则最容易识别。

二、感染过程中病原体的作用及发病机制

（一）感染过程中病原体的作用

1. 侵袭力　指病原体侵入机体并在机体内生长、繁殖的能力。有些病原体可直接侵入人体，有些病原体黏附于特定的定居部位才产生毒素，有些细菌的表面成分有抑制吞噬作用的能力而促进病原体扩散。

2. 毒力　是指病原体产生各种毒素的能力。包括毒素和其他毒力因子。毒素包括外毒素和内毒素，其他毒力因子有穿透能力（钩虫丝状蚴）、侵袭能力（志贺菌）、溶组织能力（溶组织内阿米巴）等。

3. 数量　在同一传染病中，入侵病原体的数量一般与致病能力成正比。然而，在不同的传染病中引起疾病的最低病原体数量可有较大差别，如沙门菌需要数十亿至数百亿个菌体，而细菌性痢疾仅需要 10 个菌体。

4. 变异性　病原体可因环境、药物或遗传等因素而产生变异。病原体的抗原变异可逃避机体的特异性免疫作用而引起疾病或使疾病慢性化（如流行性感冒病毒）。

（二）发病机制

传染病中病原体导致组织损伤的方式有以下 3 种。

1. 直接损伤　病原体借助机械运动及分泌的酶可直接破坏组织，或通过细胞病变而使细胞溶解，或诱发炎症过程而引起组织坏死。

2. 毒素作用　外毒素选择性地损害靶器官或引起功能紊乱；内毒素可激活单核 - 巨噬细胞分泌肿瘤坏死因子和其他细胞因子而致发热、休克等。

3. 免疫机制　有些传染病能抑制细胞免疫（如麻疹）或直接破坏 T 细胞（如艾滋病）；更多的病原体通过变态反应而导致组织损伤。

三、感染过程中机体的免疫反应

（一）非特异性免疫

非特异性免疫是机体对入侵异物的一种清除机制，并非针对某一抗原物质的免疫应答。包括天然屏障（皮肤、黏膜及其分泌物、血 - 脑屏障、胎盘屏障等）、吞噬作用（单核吞噬细胞系统）、体液因子（包括补体、溶菌酶、各种细胞因子等）。

（二）特异性免疫

特异性免疫指由于对抗原特异性识别而产生的免疫，包括细胞免疫和体液免疫。特异性免疫通常只针对一种病原体。

四、传染病的流行过程及影响因素

传染病的流行过程是指传染病在人群中发生、发展和转归的过程。有 3 个基本条件（环节）。这 3 个环节必须同时存在，若切断任何一个环节，流行即终止。

（一）流行过程的基本条件

1. 传染源　指体内有病原体生存、繁殖并能将病原体排出体外的人和动物。传染源包括下列 4 个方面：

（1）患者　是大多数传染病重要的传染源。

（2）隐性感染者　在病原体被清除前是重要的传染源。

（3）病原携带者　由于不出现症状，不易被识别，因而是重要的传染源。

（4）受感染的动物　某些动物间的传染病也可传染给人类，如鼠疫、狂犬病等。

2. 传播途径　指病原体从传染源到达另一个易感者的途径，同一种传染病可以有多种传播途径。

（1）呼吸道传播　病原体由患者的口、鼻腔排出，以空气作为媒介，再经其他人的呼吸道吸入引起传播的方式，如新冠肺炎等。

（2）消化道传播　病原体通过污染的食物和饮水而经消化道传播的方式，如细菌性痢疾。

（3）接触传播　病原体通过直接接触传播或间接接触传播的方式。易感者与被病原体污染的水或土壤接触（如血吸虫病）；日常生活的密切接触（如流行性感冒）；不洁性接触（如艾滋病）。

（4）虫媒传播　携带病原体的节肢动物通过叮咬吸血或机械携带而传播传染病的方式。包括生物性虫媒传播和机械性虫媒传播，如流行性乙型脑炎。

（5）血液、体液传播　经接触带有病原体的血液、血液制品或体液而感染的方式，如艾滋病、乙型肝炎等。

（6）母婴传播　病原体通过母亲胎盘、分娩、哺乳等方式感染胎儿或婴儿。

3. 人群易感性　是指人群作为一个整体对传染病的易感程度。判断这个程度的高低需要依据该人群每个个体的易感状态，取决于整个群体中易感个体所占比例和机体的免疫程度。人群中易感者越多，人群易感性越高，传染病越容易流行。

（二）影响流行过程的因素

1. 自然因素　主要包括地理、气象和生态环境等。

2. 社会因素　社会制度、经济状况、生活条件、风俗习惯、医疗卫生状况等。

3. 个人行为因素　人类自身不文明、不科学的行为或生活习惯，体现在旅游、集会、打猎、喂养宠物等过程中。

五、传染病的基本特征及临床特点

（一）传染病的基本特征

1. 有病原体　每种传染病都由特异性病原体引起。特异性病原体的检出在确定传染病的诊断和流行中有重大意义。

2. 有传染性　传染性是传染病与其他感染性疾病的主要区别，也是传染病最主要的特征。传染病患者有传染性的时期称为传染期。它在每一种传染病中都相对固定，可作为隔离患者的依据之一。

3. 有流行病学特征

（1）流行性　指在一定条件下传染病能在人群中传播蔓延的特性，可分为 4 种形式。①散发：指某传染病在某地的常年发病情况处于常年一般发病率水平。②暴发：指在某一局部地区或集体单位中，短期内突然出现许多同一疾病的患者，大多是同一传染源或同一传播途径。③流行：指某病发病率显著超过该病常年发病率水平或为散发发病率的数倍。④大流行：指某病在一定时间内迅速传播，波及全国各地，甚至超出国界或洲境。

（2）季节性　不少传染病的发病率每年都有一定的季节性升高，如呼吸道传染病常发生在冬春季节，肠道传染病及虫媒传染病好发于夏秋季节。

（3）地方性　有些传染病由于中间宿主的存在、地理条件、气温条件、人民生活习惯等原因，常局限在一定的地理范围内发生，如血吸虫病。

（4）外来性　指在国内或地区内原来不存在，而从国外或外地通过外来人口或物品传入的传染病，如霍乱。

4. 感染后免疫　人体感染病原体后，产生针对该病原体及其产物的特异性免疫。不同传染病免疫力的持续时间有很大差异，有的传染病患病一次后免疫力持续时间较长，甚至终身免疫，如麻疹。有的传染病免疫力持续时间较短，如细菌性痢疾。

（二）传染病的临床特点

1. 病程发展的阶段性　急性传染病的发生、发展和转归，通常分为潜伏期、前驱期、症状明显期、恢复期4个阶段。其中潜伏期指从病原体侵入人体起至开始出现临床症状为止的时期，是检疫工作观察、留验接触者的重要依据。

有些传染病在病程中可出现复发与再燃。复发是指某些患者进入恢复期后，已稳定退热一段时间，由于体内残存的病原体再度繁殖而使临床表现再度出现的情形。再燃是指临床症状已缓解，体温尚未正常又再次升高，初发病的症状与体征再度出现的情形。复发与再燃见于伤寒、疟疾和细菌性痢疾等传染病。

2. 症状与体征

（1）发热　是许多传染病最常见的症状。热型具有鉴别诊断意义。

（2）发疹　许多传染病在发热的同时伴有发疹，称为发疹性传染病。出疹时间、部位先后次序对传染病的诊断和鉴别诊断有重要参考价值。

（3）毒血症状　病原体的各种代谢产物可引起除发热以外的多种症状，如疲乏、全身不适、厌食、头痛、关节痛等，严重者可有意识障碍、呼吸衰竭、休克等，有的还可引起肝、肾功能的改变。

（4）单核吞噬细胞系统反应　可出现出血、增生等反应，临床表现为肝、脾、淋巴结肿大。

3. 临床类型　根据起病缓急及临床过程的长短可为急性、亚急性和慢性；根据病情轻重可分为轻型、中型（典型或普通型）、重型和暴发型。

六、传染病的预防

传染病的预防工作主要针对流行过程的3个基本环节采取综合性措施。

（一）管理传染源

1. 对患者的管理　要求做到五早，即早发现、早诊断、早报告、早隔离、早治疗。一旦发现传染病患者或疑似患者，应立即隔离治疗，应在临床症状消失后做2～3次病原学检查（每次间隔2～3天），结果均为阴性方可解除隔离。

2. 对传染病接触者的管理　根据该种疾病的潜伏期，分别按具体情况采取检疫措施，密切观察，并适当做药物预防或预防接种。

3. 对病原携带者的管理　做到早发现、早隔离、早治疗。特别是对食品生产、加工、销售人员及保育员做定期带菌检查，及时发现、及时治疗和调换工作。

4. 对动物传染源的管理　应根据动物的病种和经济价值予以隔离、治疗或杀灭。

（二）切断传播途径

根据传染病的不同传播途径，采取不同防疫措施。对于消化道传染病，应注重加强饮食卫生、个人卫生和粪便管理，保护水源，消灭苍蝇、蟑螂、老鼠等。对于呼吸道传染病，应注重进行空气消毒，提倡外出戴口罩，流行期间避免到公共场所。对于虫媒传染病，应有防虫设备，并采用药物杀虫、防虫、驱虫。加强血源和血液制品的管理，防止血源性传染病的传播。

（三）保护易感人群

根据传染病的不同加强体育锻炼、改善营养、养成良好的卫生习惯、改善卫生条件、保持心情愉快等，可提高机体的非特异性免疫力。在传染病流行期间，应保护好易感人群，避免与患者接触。对有职业性感染可能的高危人群，及时给予预防性措施，一旦发生职业性接触，立即进行有效的预防接种或服药。儿童计划免疫在传染病的预防中起关键性作用。

课程思政：医者仁心，大爱无疆之最美医生——王新华

解放军第 302 医院护士长王新华扎根传染病护理岗位 24 年，以精湛的护理技术为患者提供优质服务，曾圆满完成抗击非典、抗震救灾、援塞抗埃等多项急难险重任务。王新华荣获第 45 届南丁格尔奖章。对患者的爱不分国界，非洲暴发了埃博拉疫情，王新华主动请缨成为首批援塞医疗队的一员，紧急奔赴塞拉利昂。在塞拉利昂期间，王新华还和队友一起，手把手地对当地护士、抽血员等近百名工作人员进行持续性培训，为塞拉利昂留下了一支“带不走的传染病防护队伍”。

自 测 题

单项选择题

A_1 型题

1. 传染病的下列特征中最主要的是（　　）
   A. 有病原体　B. 有传染性
   C. 有地方性　D. 有季节性
   E. 有感染免疫

2. 隐性感染的发现主要是通过（　　）
   A. 获得病原体　B. 生化检查
   C. 体征的发现　D. 病理检查
   E. 免疫学检查

3. 下列哪项不属于传染源（　　）
   A. 患者　B. 病原携带者
   C. 易感者　D. 隐性感染者
   E. 受感染的动物

4. 熟悉各种传染病的潜伏期，最重要的意义是（　　）
   A. 有助于诊断　B. 预测疫情
   C. 确定检疫期　D. 估计病情严重程度
   E. 推测预后

（李茂良　吴红侠）

第 36 章 常见传染病

学习目标

1. 素质目标 培养学生预防大于治疗的思想。

2. 知识目标 掌握常见传染病的预防方法；理解常见传染病的流行特征；了解常见传染病的治疗方法。

3. 能力目标 能对常见传染病的流行采取有效特定的预防措施。

第 1 节 病毒性传染病

一、病毒性肝炎

案例 36-1

患者，男性，因“5 天前喝白酒 0.5kg 后感觉全身乏力、纳差伴上腹饱胀感”就诊于当地医院。实验室检查: ALT 1682U/L，血清总胆红素升高。7 年前体检发现“乙肝小三阳”，既往没有血液透析、外伤手术史。家族史：母亲有“乙肝小三阳”。收住院治疗。

问题：1. 该患者的初步诊断是什么？

2. 该患者通过什么途径被传染了该病？

3. 该病如何预防？

病毒性肝炎是由多种肝炎病毒引起的，以肝脏损害为主的一组全身性传染病。目前按病原学明确分类的有甲型、乙型、丙型、丁型、戊型 5 型肝炎病毒，分别引起甲、乙、丙、丁、戊型病毒性肝炎。甲型和戊型主要表现为急性感染，经粪 - 口途径传播；乙型、丙型、丁型主要经血液、体液传播，多为慢性感染，并可发展为肝硬化和肝细胞癌。

【病原学】

1. 甲型肝炎病毒（HAV） 一种 RNA 病毒，在体外抵抗力较强，室温下可生存 1 周，干粪中 25℃能生存 30 天，在 –20℃条件下保存数年。80℃ 5min 或 100℃ 1min 能完全使之灭活。

2. 乙型肝炎病毒（HBV） 一种嗜肝 DNA 病毒，抵抗力很强，对热、低温、干燥、紫外线及常用消毒剂均能耐受。对 0.2% 苯扎溴铵、0.5% 过氧乙酸敏感。100℃ 10min 或高压蒸汽消毒可将其灭活。HBV 的抗原抗体系统：①乙型肝炎表面抗原（HBsAg）和表面抗体（HBsAb）。HBsAg 在感染后 1 ～ 2 周出现，可在血液中测到，急性感染持续 1 ～ 6 周，可长达 20 周，慢性感染持续存在多年或终身。HBsAg 只有抗原性而无传染性。HBsAg 转阴后一段时间，可自血中测到 HBsAb，可持续存在多年。HBsAb 阳性表示对 HBV 有免疫力，见于乙型肝炎恢复期、既往感染及乙肝疫苗接种后。②乙型肝炎核心抗原（HBcAg）和核心抗体（HBcAb）。HBcAg 主要存在于受感染的肝细胞核内，血清中可出现 HBcAb 阳性，该抗体是非保护性抗体。HBcAb-IgM 阳性提示急性期或慢性肝炎急性发作，IgG 型在感染后持续阳性。③乙型肝炎 e 抗原（HBeAg）和 e 抗体（HBeAb）：HBeAg 仅存在于 HBsAg 阳性者的血液中，通常伴有肝内 HBV-DNA 的复制，HBeAg 阳性是病毒活动性复制的重要指标，传染性高。HBeAb 在 HBeAg 消失后出现，提示病毒复制减少和传染性降低。④ HBV-DNA。HBV-DNA 聚合酶是病毒复制和有传染性最直接的证据。在急性乙肝的潜伏期内，血清 ALT 升高之前，血清 DNA 聚合酶活力即已升高，因此，DNA 聚合酶活力测定具有早期诊断意义。急性肝炎患者在发病 1 个月后若 HBV-DNA 聚合酶活力仍持续升高，是肝炎转为慢性的征兆。

3. 丙型肝炎病毒（HCV）　一种 RNA 病毒。HCV 感染者血中的 HCV 浓度极低，抗体反应弱而晚，血清抗 HCV 在感染后平均 18 周转阳，至肝功能恢复正常时消退，而慢性患者抗 HCV 可持续多年。抗 HCV 不是保护性抗体，是 HCV 感染的标志。

4. 丁型肝炎病毒（HDV）　一种缺陷的嗜肝 RNA 病毒，需要 HBV 的辅助才能进行复制，因此，HDV 和 HBV 同时或重叠感染。感染 HDV 后，血液中可出现抗 HDV，该抗体无保护作用。HDV 有高度的传染性及很强的致病力。

5. 戊型肝炎病毒（HEV）　一种 RNA 病毒。对高热、氯仿、氯化铯敏感。血液中测不到 HEVAg。抗 HEV-IgM 阳性是近期 HEV 感染的指标。

【发病机制】　肝炎病毒经各种途径侵入人体，经短暂病毒血症，即进入肝脏和其他脏器复制，以肝细胞内复制最高，病变最显著，对肝细胞的直接作用和免疫病理反应在肝损害中起重要作用。

【流行病学】

1. 传染源　甲型肝炎的传染源是急性期患者和隐性感染者。乙型肝炎的传染源是急、慢性患者及病毒携带者。丙型肝炎的传染源是急、慢性患者和无症状病毒携带者。丁型肝炎的传染源与乙型肝炎相似。戊型肝炎的传染源与甲型肝炎相似。

2. 传播途径

（1）甲型肝炎　主要经粪 - 口途径传播。粪便污染手、水、苍蝇和食物等经口感染引起流行，水源或食物污染可致暴发流行。以日常生活接触为主要方式的甲型肝炎通常为散发性发病。

（2）乙型肝炎　①输血、血液制品、体液、器官移植、使用污染的注射器或针刺等。

②母婴传播。③性传播。④生活上的密切接触。

（3）丙型肝炎　类似乙型肝炎，主要通过肠道外途径传播。例如，输血及血液制品；注射、针刺、器官移植、骨髓移植、血液透析；性传播。

（4）丁型肝炎　与乙型肝炎相似。

（5）戊型肝炎　与甲型肝炎相似。

3. 人群易感性　人类对各型肝炎普遍易感。甲型肝炎感染后机体可产生较稳固的免疫力，发病者以儿童居多。乙型肝炎在高发地区新感染者及急性发病者主要为儿童，成人患者则多为慢性迁延型及慢性活动性肝炎。丙型肝炎的发病以成人多见，常与输血与血液制品、血液透析等有关。丁型肝炎的易感者为乙型肝炎表面抗原（HBsAg）阳性的急、慢性肝炎或无症状携带者。戊型肝炎各年龄普遍易感，感染后具有一定的免疫力。各型肝炎之间无交叉免疫，可重叠感染亦可先后感染。

【临床特征】

1. 急性肝炎

（1）急性黄疸型肝炎　临床经过的阶段性较明显，总病程 2 ～ 4 个月。

1）黄疸前期：起病可急可缓，主要症状为全身乏力、食欲减退、厌油、恶心、呕吐、腹胀、尿色加深、ALT 升高。本期持续 5 ～ 7 天。

2）黄疸期：尿黄加深，巩膜、皮肤出现黄疸，1 ～ 3 周内达高峰。部分可有一过性粪色变浅、皮肤瘙痒、心率缓慢等梗阻性黄疸表现。肝大，质软，有压痛及叩痛，肝功能异常，部分患者有轻度脾大。本期持续 2 ～ 6 周。

3）恢复期：症状消失，黄疸逐渐消退，肝、脾回缩，肝功能恢复正常，本期持续 1 ～ 2 个月。

（2）急性无黄疸型肝炎　较黄疸型肝炎多见。临床症状较轻，有些患者常在普查时被发现。主要表现为全身不适、乏力、食欲减退、腹胀、肝区痛等，肝大，有压痛和叩痛，肝功能异常，但无黄疸。病程多在 3 个月内。

2. 慢性肝炎　见于急性病程超过半年，或原有乙型、丙型、丁型肝炎急性发作再次出现肝炎症状、体征及肝功能异常者。仅见于乙型肝炎、丙型肝炎、丁型肝炎。

（1）轻度　病情较轻，反复出现乏力、头晕、食欲减退、厌油、尿黄、肝区不适、睡眠欠佳、肝稍大有轻触痛，肝功能指标仅一项或两项轻度异常。

（2）中度　症状、体征、实验室检查居于轻度和重度之间。

（3）重度　一般情况较差，有明显或持续的肝炎症状，如乏力、食欲减退、腹胀、尿黄、便溏等，伴肝病面容、肝掌、蜘蛛痣、肝大而质较硬及脾大。

3. 重型肝炎（肝衰竭）　是病毒性肝炎中最严重的一种类型，病死率高。

（1）急性重型肝炎　又称暴发性肝炎。常有身体过劳、精神刺激、营养不良、妊娠、合并感染、饮酒及应用损害肝的药物等诱因。病后 10 天内出现病情急剧恶化，有高热、极度疲乏、呕吐、嗜睡甚至昏迷，黄疸迅速加深，有出血倾向，肝进行性缩小及不同程度的肝性脑病。本型病死率高，病程不超过 3 周。

（2）亚急性重型肝炎　又称亚急性肝坏死。起病较急，发病 15 天～ 26 周出现上述症状。本型病程较长，常超过 3 周至数月，容易转化为慢性肝炎或肝硬化。

（3）慢加急性（亚急性）重型肝炎　是在慢性肝病基础上出现的急性或亚急性肝功能失代偿。

（4）慢性重型肝炎　是在肝硬化基础上，肝功能进行性减退导致的以腹水或门静脉高压、凝血功能障碍和肝性脑病为主要表现的慢性肝功能失代偿。

4. 淤胆型肝炎　临床上以梗阻性黄疸为主要表现，如皮肤瘙痒、黄疸、粪便颜色变浅、肝大。

【辅助检查】

1. 肝功能检查

（1）胆红素测定　黄疸型肝炎尿“三胆”（胆红素、尿胆原及尿胆素）可升高。

（2）血清酶测定　丙氨酸氨基转移酶（ALT）最常用，是判定肝细胞损害最敏感的指标。天冬氨酸氨基转移酶（AST）升高表示病情易持久且较严重，与肝病严重程度呈正相关。

（3）血浆胆固醇测定　肝细胞损害时，血浆总胆固醇明显下降，胆固醇越低，预后越险恶。梗阻性黄疸时，胆固醇升高。

2. 病原学检查

（1）抗 HAV-IgM　早期诊断甲型肝炎最简单而可靠的血清学标志物。

（2）HBV 标志　HBsAg、HBeAg、HBcAg 及 HBsAb、HBeAb、HBcAb 对判断有无乙型肝炎感染有重大意义。HBV-DNA 是病毒复制和传染性的直接指标。

（3）丙型肝炎　血清抗 HCV-IgM 或（和）HCV-RNA 阳性可确诊。

（4）丁型肝炎　HDVAg 阳性是诊断急性 HDV 感染的直接证据。血清抗 HDV-IgM 阳性是现正感染的指标。

（5）戊型肝炎　确诊有赖于血清抗 HEV-IgM 阳性或通过逆转录聚合酶链反应（PT-PCR）在粪便或血液中测到 HEV-RNA。

3. 肝组织病理检查　对明确诊断、评估疗效具有重要价值。

【诊疗原则】

1. 诊断　各型肝炎的诊断必须依据流行病学资料、临床表现和实验室检查等综合分析做出诊断。病原学检查对各型肝炎有确诊价值，必要时可做肝穿刺病理检查。

2. 治疗　病毒性肝炎目前仍缺乏特效治疗措施，治疗均以足够的休息、合理饮食，辅以适当药物，避免饮酒、使用肝毒性药物为原则。

（1）急性肝炎　多为自限性，多可完全康复。以一般治疗及对症支持治疗为主，急性期应进行隔离。尽早卧床休息，症状明显减轻后，可逐渐开始活动，但要避免过劳。饮食宜清淡、易消化，但应注意含有适量的热量、蛋白质，适当补充维生素，热量不足者应静脉补充葡萄糖。避免饮酒和使用对肝脏有害的药物。一般不采用抗病毒治疗，急性丙型肝炎则例外。

（2）慢性肝炎　根据患者具体情况采用综合性治疗方案，包括合理地休息和营养，保持心理平衡，改善肝功能，调节机体免疫，抗病毒，抗纤维化等措施。可根据病情采用下列药物。①改善和恢复肝功能的药物：维生素类、五味子类、山豆根类、退黄药物等。②免疫调节剂：胸腺素、转移因子、免疫核糖核酸、猪苓多糖等。③抗病毒药物：包括干扰素和核苷类似物。

（3）重型肝炎　以支持、对症、抗病毒等内科综合治疗为基础，早期免疫控制，中、后期预防并发症及免疫调节为主，辅以人工肝支持系统疗法，争取适当时机进行肝移植治疗。

（4）淤胆型肝炎　早期治疗同急性黄疸型肝炎，黄疸持续不退时，可加用泼尼松口服或静脉滴注地塞米松，2 周后如血清胆红素显著下降则逐渐减量。

3. 预防

（1）管理传染源　急性患者应隔离治疗至病毒消失。慢性患者和携带者可根据病毒复制指标评估传染性大小。符合抗病毒治疗情况的尽可能给予抗病毒治疗。凡肝炎患者和病毒携带者不能从事食品加工、饮食服务、托幼保育等工作。献血者每次献血前均应进行体格检查，不合格者不得献血。

（2）切断传播途径

1）甲型和戊型肝炎：搞好环境卫生和个人卫生，抓好水源保护、粪便管理，做好食品卫生、食具消毒等工作，防止“病从口入”。

2）乙型、丙型、丁型肝炎：加强托幼保育单位及其他服务行业的监督和管理工作，严格执行餐具、食具消毒制度。理发、美容、洗浴等用具应按规定进行消毒处理。医疗和预防用的注射器提倡使用一次性用具，各种医疗器械及用具实行“一人一用一消毒”措施。对带血清的污染物进行严格消毒处理。加强血液制品管理。采取主动和被动免疫阻断母婴传播。

（3）保护易感人群

1）主动免疫：甲型肝炎可通过接种甲肝疫苗获得免疫力。接种乙肝疫苗是预防和控制乙型肝炎流行的最关键措施，现普遍采用 0、1、6 个月的接种程序，每次注射 10 ～ 20μg（基因工程疫苗），高危人群可适量加大剂量。

2）被动免疫：①在暴露于病毒之前或在潜伏期的最初 2 周内，肌内注射正常人免疫球蛋白，可防止甲型肝炎早期发病，或减轻临床症状，但对戊型肝炎无效。②对由各种原因已暴露于 HBV 的易感者，包括 HBV 感染母亲所分娩的新生儿，均宜用乙型肝炎免疫球蛋白（HBIG）进行被动免疫，保护期约 3 个月。

二、流行性乙型脑炎

案例 36-2

患者，女性，30 岁。因“5 天来无明显诱因发热，体温 38 ～ 40℃，全身乏力、咳嗽、咳痰，恶心、呕吐”入院就诊。在当地医院给予利巴韦林、清开灵、氨苄西林等治疗，体温不降，查尿蛋白（++），1 天前意识不清，呈谵妄状态，半天后出现牙关紧闭，四肢屈曲，转入省级医院。病前无外耳道流脓史，无咽痛、无传染病接触史，也未注射过乙型脑炎疫苗。居住地蚊虫较多。血常规：白细胞升高、中性粒细胞升高。脑脊液：白细胞增多、蛋白增高。乙脑特异性抗体（+）。

问题：1. 该患者最可能的诊断是什么？

2. 该病是如何传播的？该如何预防？

流行性乙型脑炎简称乙脑，是由日本脑炎病毒（JEV）（简称乙脑病毒）引起的、主要侵犯中枢神经系统的急性传染病，也称日本脑炎，属自然疫源性疾病，经蚊媒传播，流行于夏秋季。

【病原学】 乙脑病毒属虫媒病毒乙组的黄病毒科，易被常用消毒剂杀灭，不耐热，100℃加热 2min 或 56℃加热 30min 即可灭活。乙脑病毒的抗原性稳定，具有较好的免疫原性。

【发病机制】 带有乙脑病毒的蚊叮咬人后，病毒进入人体，先在单核吞噬细胞系统内繁殖，随后进入血液循环，形成病毒血症。当机体免疫力强时，病毒很快被清除。临床上表现为隐性感染或轻型病例，并获得终身免疫力。当机体免疫力弱，病毒数量大且毒力强时，病毒可侵入中枢神经系统，引起脑实质病变。

【流行病学】

1. 传染源　乙脑是人畜共患的自然疫源性疾病。人和许多动物（如猪、牛、马、羊、鸡、鸭、鹅等）都可成为本病的传染源，其中猪是乙脑的主要传染源。

2. 传播途径　主要通过蚊叮咬传播。

3. 易感人群　人对乙脑普遍易感，以隐性感染最为常见。感染后可获持久免疫力。病例主要集中在 10 岁以下儿童。

4. 流行病学史　居住在乙脑流行地区且在蚊虫孳生季节发病，或发病前 25 天内在蚊虫孳生季节曾去过乙脑流行地区。

【临床特征】 潜伏期一般为 10 ～ 14 天，可短至 4 天，长至 21 天。

1. 症状　急性起病，发热、头痛、喷射性呕吐，发热 2 ～ 3 天后出现不同程度的意识障碍，重症患者可出现全身抽搐、强直性痉挛或瘫痪等中枢神经症状，严重病例出现中枢性呼吸衰竭。

2. 体征　浅反射消失、深反射亢进。脑膜刺激征和病理反射阳性、痉挛性瘫痪或大脑强直。可伴有瞳孔大小改变、血压升高、心率减慢等颅内压升高体征。

3. 临床分型

（1）轻型　发热，体温一般不超过 39℃；头痛、呕吐、精神萎靡，神志清楚，无抽搐，病程 7 ～ 10 天。

（2）普通型　发热，体温 39℃～ 40℃；剧烈头痛、喷射性呕吐、烦躁、嗜睡、昏睡或浅昏迷，局部肌肉小抽搐，病程约 2 周。

（3）重型　发热，体温 40℃以上；剧烈头痛、喷射性呕吐，很快进入昏迷，反复抽搐，病程约 3 周，痊愈后可留有后遗症。

（4）极重型　起病急骤，体温在 1 ～ 2 天可上升至 40℃以上，反复或持续性强烈抽搐，伴深昏迷，迅速出现脑疝及呼吸衰竭，病死率高，幸存者发生后遗症概率较高。

【辅助检查】

1. 血常规　白细胞总数增多，多为（10 ～ 20）$\times10^9$/L，中性粒细胞达 80% 以上。

2. 脑脊液　压力增高，外观清亮，白细胞总数增多，多在（50 ～ 500）$\times10^6$/L，早期以多核细胞增多为主，后期以单核细胞增多为主，蛋白轻度增多，糖与氯化物正常。

3. 血清学检查　①一个月内未接种乙脑疫苗者，血液或脑脊液中抗乙脑病毒 IgM 抗体阳性。②恢复期血清中抗乙脑病毒 IgG 抗体或乙脑病毒中和抗体滴度比急性期有 4 倍及以上升高。③急性期抗乙脑病毒 IgG 抗体阴性，恢复期阳性。

4. 病原学检查　①早期感染者脑脊液或血清中分离出乙脑病毒。②检测出乙脑病毒的特异性核酸。

【诊疗原则】

1. 诊断　根据流行病学资料和临床表现及实验室检查，综合分析后做出疑似诊断、临床诊断。确定诊断必须依靠血清学或病原学检查。

（1）疑似病例　符合流行病学史 + 临床表现 + 血常规阳性值。

（2）临床诊断病例　疑似病例同时符合脑脊液阳性值。

（3）确诊病例　临床诊断病例 + 同时符合血清学检查中任一项者；或临床诊断病例 + 同时符合病原学检查中任一项者。

（4）在临床诊断或确定诊断基础上，进行临床分型诊断。

2. 治疗　目前尚无特效抗病毒药物，主要是对症、支持、综合治疗。

3. 预防　采取以防蚊、灭蚊及预防接种为主的综合措施。

三、麻　疹

案例 36-3

患儿，男性，1 岁。因“咳嗽、流涕 5 天”入院。患儿于发病第 4 天开始出疹，体温下降，皮疹开始于耳后发际，继之发展到全身，为充血性斑丘疹。

问题：1. 考虑该患儿可能的诊断是什么？

2. 该患儿需要隔离吗？如果需要，隔离多长时间？

麻疹是由麻疹病毒引起的急性出疹性呼吸道传染病。主要表现为发热、流涕、咳嗽、流泪、畏光和斑丘疹等，少部分可出现肺炎、喉炎、中耳炎、心肌炎、脑炎等并发症，重症可导致死亡。

【病原学】 麻疹病毒为副黏病毒科麻疹病毒属，只有一个血清型，人是麻疹病毒的唯一宿主。麻疹病毒对外界抵抗力较弱，对热、酸、干燥、紫外线和一般消毒剂均敏感。在日光照射或流通空气中 20min 即失去致病力，56℃加热 30min 可灭活。

【发病机制】 麻疹病毒进入人体口咽部后，吸附并侵袭呼吸道上皮细胞，繁殖扩展至局部淋巴组织，进入巨噬细胞或淋巴细胞，在感染后第 2 或第 3 天发生第一次病毒血症，到达全身网状内皮细胞，并在该处广泛繁殖，在第 5 ～ 7 天发生第二次病毒血症，散布到全身皮肤黏膜、组织和器官，造成病变。

【流行病学】

1. 传染源　患者是主要传染源。从潜伏期末至出疹后 5 天内都有传染性，以前驱期最强。

2. 传播途径　主要经呼吸道飞沫传播和气溶胶传播。

3. 易感人群　人群对麻疹普遍易感，对麻疹病毒没有免疫力的人群暴露后的显性感染率达到 90% 以上。

【临床特征】 潜伏期 7 ～ 21 天，一般为 10 ～ 14 天。

1. 前驱期　持续 2 ～ 4 天。首先出现发热、不适和厌食，随后出现流涕、打喷嚏、鼻塞、声音嘶哑和咳嗽等表现。结膜炎严重程度不一，可伴流泪或畏光。起病后 2 ～ 3 天约 90% 患者口腔出现麻疹黏膜斑（又称柯氏斑），为 0.5 ～ 1.0mm 白色、浅灰色隆起，基底发红，可发生融合，通常位于与第二磨牙相对的颊黏膜，也可蔓延至硬腭和软腭，为麻疹前驱期特征性体征，具有临床诊断意义。

2. 出疹期　多于发热第 3 ～ 4 天开始出疹，持续 3 ～ 5 天。皮疹首见于耳后、发际、颜面部和颈部，逐渐蔓延至躯干和四肢，最后至手掌和足底。皮疹为淡红色斑丘疹，大小不等，直径 2.0 ～ 5.0mm，压之褪色，可融合成片，疹间皮肤正常。此期中毒症状加重，体温升高，咳嗽加剧，全身淋巴结、肝、脾可肿大。儿童可有高热、惊厥。手掌、足底出疹后，若无并发症，体温开始下降，进入恢复期。

3. 恢复期　出疹 3 ～ 5 天后，全身情况改善，皮疹按出疹顺序消退，疹退后留下棕褐色色素沉着及糠麸样脱屑，1 ～ 2 周后消失。儿童麻疹肺炎、心力衰竭更多见，成人麻疹肺炎少见，几乎没有心力衰竭。孕妇感染麻疹病情相对较重。妊娠早期可引起自然流产和死胎；妊娠中、晚期可发生死产和早产，但一般不引起胎儿发育畸形；在分娩前不久患麻疹的孕妇可经胎盘将麻疹病毒传给胎儿，发生新生儿麻疹。重症麻疹可表现为持续高热或体温不升，皮疹可呈出血性，可并发呼吸衰竭、循环衰竭、脑炎或脑病等。既往接种过麻疹疫苗者一般不会感染麻疹病毒，个别感染者临床表现不典型。

4. 并发症

（1）肺炎　为麻疹最常见的并发症，主要为麻疹病毒所致间质性肺炎，也可继发细菌及其他病毒性肺炎。多发生于出疹期，以 5 岁以下婴幼儿和儿童多见，是引起患儿死亡的主要原因。

（2）心肌炎、心功能不全　多见于 2 岁以下并发肺炎或营养不良的患儿。

（3）喉炎　多见于低龄儿童，易发生喉梗阻，出现“三凹征”，重者可窒息死亡。

（4）中耳炎　主要发生于婴幼儿，由麻疹病毒或继发细菌感染引起。

（5）中枢神经系统受累　较少见。主要表现为脑炎，好发于婴幼儿，见于麻疹急性期，大多预后良好，严重者可有智力障碍、癫痫、偏瘫等后遗症。极少数出现急性播散性脑脊髓炎（ADEM），发生在麻疹感染后期。亚急性硬化性全脑炎（SSPE）是一种罕见的致死性慢性进行性脑退行性病变，发病率为 1/100 万，多发生于 2 岁前患过麻疹的儿童，预后差。

（6）肝损伤　主要表现为丙氨酸氨基转移酶（ALT）、天冬氨酸氨基转移酶（AST）轻、中度升高，多见于成人。

【辅助检查】

1. 一般检查　血常规检查可见外周血白细胞总数正常或减少，淋巴细胞计数可减少。其他检查如 ALT、AST、肌酸激酶（CK）及其肌酸激酶同工酶（CK-MB）、乳酸脱氢酶（LDH）等可升高。

2. 病原学和血清学检查　核酸检测和病毒分离常用标本为咽拭子、鼻咽拭子或鼻咽分泌物、唾液、尿液，出疹 5 天内采集标本最佳。

（1）核酸检测　麻疹病毒核酸检测阳性。

（2）病毒分离　分离到麻疹病毒。

（3）血清学检查　未接种麻疹疫苗的患者血清麻疹病毒 IgM 抗体在出疹后 1 ～ 4 天出现，1 周左右达高峰，可持续 6 ～ 8 周。4 ～ 28 天内检测 IgM 抗体最敏感，出疹 3 天内可能为阴性。麻疹病毒 IgG 抗体在出疹后 7 ～ 10 天出现，2 周左右达高峰，可持续终身。接种麻疹减毒活疫苗后 8 ～ 56 天内麻疹病毒 IgM 抗体也可呈阳性。

3. 胸部影像学检查　合并肺炎时，胸部影像学可表现为累及多叶段的小叶间隔增厚和网格影，小片状和或大片状磨玻璃影和实变影，微结节、小结节，马赛克征，合并胸膜腔、心包积液，合并纵隔气肿。

【诊疗原则】

1. 诊断　根据流行病学史、临床表现、实验室检查等综合分析，做出诊断。

（1）疑似病例　出疹前 7 ～ 21 天有麻疹患者接触史，或麻疹流行地区居住或旅行史，并有发热、流涕、咳嗽、流泪、畏光和斑丘疹等临床表现者。

（2）临床诊断病例　疑似病例，出现柯氏斑或有麻疹典型的皮疹特点及出疹顺序。

（3）确诊病例　疑似病例或临床诊断病例，具有以下任一项者可确诊麻疹。①麻疹病毒特异性核酸阳性。②培养分离到麻疹病毒（非疫苗株）。③出疹后 28 天内麻疹病毒 IgM 抗体阳性（采血前 8 ～ 56 天内无麻疹疫苗接种史）。④血清麻疹病毒 IgG 抗体阳转或恢复期较急性期滴度呈 4 倍及以上升高。

2. 治疗　以对症支持治疗为主，无有效抗病毒治疗药物。

四、水　痘

案例 36-4

患儿，男性，3 岁。因“昨天从幼儿园回来时萎靡不振，食欲减退”来院就诊。查体：T 38.9℃，咽部轻度充血，前胸及后背可见散在红色斑丘疹及椭圆形小水疱，水疱清亮，周围有红晕，瘙痒。患儿家庭及邻居未发现类似患者。临床初步诊断为水痘。

问题：1. 本病的皮疹有什么特点？

2. 本病的治疗原则是什么？

水痘是由水痘 - 带状疱疹病毒感染引起的一种呼吸道传染病，传染性强。以斑疹、丘疹、疱疹、结痂同时出现为特点。免疫功能低下者感染时可发展为重症，也可因潜伏的水痘 - 带状疱疹病毒再激活而引起带状疱疹。

【病原学】　水痘 - 带状疱疹病毒（VZV）为双链 DNA 病毒，仅有 1 个血清型，人类是唯一自然宿主。VZV 对热敏感，60℃加热 30min 可灭活；对紫外线、乙醇、碘伏、碘酊、含氯消毒剂等敏感。

【发病机制】　病毒自上呼吸道黏膜侵入，在局部淋巴结繁殖，释放入血，感染后约 5 天发生第一次病毒血症。病毒到达肝、脾和其他脏器内增殖后再次入血（第二次病毒血症），引起皮肤黏膜损害。水痘痊愈后，病毒可潜伏在神经节内，在机体免疫功能低下时被激活，沿神经支配的皮肤出现带状疱疹，并具有传染性。

【流行病学】

1. 水痘和带状疱疹患者是主要传染源。传染期通常从出疹前 1 ～ 2 天开始到所有皮损干燥结痂为止。

2. 呼吸道传播：吸入含有病毒的飞沫、气溶胶可导致感染；接触传播：接触患者疱液、黏膜分泌物及污染物可导致感染；母婴传播：孕妇感染后，可垂直传播给胎儿。

3. 人群普遍易感。初次感染后可获长久免疫，罕见再感染。

【临床特征】　潜伏期为 10 ～ 21 天，多为 14 天。原发感染通常发生于儿童期，常呈良性自限性，成人及免疫抑制患者可发展为重症。

1. 前驱期　部分患者有发热头痛、全身不适、纳差及上呼吸道症状，偶可出现前驱疹。此期持续 1 ～ 2 天。婴幼儿常无前驱期症状。

2. 出疹期　多于发热当天出疹，皮疹先见于躯干、头部，后延及全身。皮疹发展迅速，开始为红斑疹，数小时变为丘疹，逐渐形成疱疹、结痂，伴皮肤瘙痒。皮疹分批出现，同一部位可见斑疹、丘疹、疱疹和结痂同时存在。1 ～ 2 周后痂皮脱落，色素沉着可持续数周，一般不留瘢痕。皮疹常呈椭圆形，3 ～ 5mm，周围有红晕，疱疹浅表易破，顶部可见脐凹。疱液初为透明，后混浊，若继发细菌感染可呈脓性。皮疹呈向心性分布，躯干最多，其次为头面部及四肢近端，数目由数个至数千个不等。口腔、外阴、眼结合膜等处可发生浅表疱疹，易破溃形成浅表性溃疡，伴有疼痛。

【辅助检查】

1. 血常规　发病早期可见外周血白细胞总数正常或稍高。

2. 核酸检测　疱液、咽拭子、血液、脑脊液等标本中水痘病毒核酸检测阳性。

3. 病毒培养　疱疹液病毒培养分离到水痘病毒。

4. 抗原检测　疱疹基部刮片或疱疹液 VZV 抗原检测阳性。

5. 血清学检查　VZV-IgG 抗体由阴性转为阳性或恢复期较急性期滴度呈 4 倍及以上升高。VZV-IgM 阳性提示近期感染。

【诊疗原则】

1. 诊断　结合流行病学史、临床表现、实验室检查等综合分析，做出诊断。

（1）临床诊断病例（具有以下任一项者）：①有典型临床表现。②临床表现不典型者，但具有流行病学史（发病前 3 周内接触过水痘或带状疱疹患者）。

（2）临床确诊病例（具有以下任一项者）：①水痘核酸检测阳性。②水痘抗原检测阳性。③水痘病毒培养分离阳性。④ VZV-IgM 阳性（排除近期接种水痘减毒活疫苗）。⑤ VZV-IgG 抗体由阴性转为阳性或恢复期较急性期滴度呈 4 倍及以上升高。

2. 治疗　本病按呼吸道和接触传播传染病进行隔离。①注意休息，保持皮肤清洁，防止搔抓致疱疹破溃。②疱疹已破溃可涂以聚维酮碘软膏。皮肤局部继发感染者可以使用抗生素软膏涂抹，感染严重者使用敏感的抗菌药物，主要覆盖金黄色葡萄球菌和化脓性链球菌。③儿童患者发热时给予布洛芬或对乙酰氨基酚，避免使用阿司匹林以免增加并发瑞氏综合征的风险。用药首选阿昔洛韦。

3. 预防　①患者应隔离至全部皮疹干燥结痂。做好患者所在房间通风，并按照《医疗机构消毒技术规范》做好房间物体表面的清洁和消毒。接触患者时佩戴医用防护口罩，并严格执行手卫生。②未患过水痘且未全程接种水痘疫苗者，存在暴露风险时，可接种水痘疫苗。暴露后可在 3 天内紧急接种疫苗。不能接种水痘疫苗但有重症高风险因素的人群发生暴露后，建议给予 VZV 免疫球蛋白或丙种球蛋白，或在暴露 10 天内进行抗病毒治疗，推荐口服阿昔洛韦，持续 1 周。

五、人感染禽流感

案例 36-5

患者，男性，23 岁。因“发热，体温可达 39℃以上，伴咳嗽、头痛、肌肉酸痛，还伴有恶心、腹痛、腹泻等消化道症状”就诊。血常规：白细胞总数一般正常。呼吸道标本中检测到禽流感病毒特异性核酸。

问题： 1. 本病的流行病学有哪些特点？

2. 本病的治疗原则是什么？

人感染禽流感是由禽流感病毒中某些亚型（如 H5、H6、H7、H9 及 H10 等亚型病毒中的一些毒株）感染人所引起的急性呼吸道传染病，临床症状因感染病毒的亚型不同而异，重症病例可出现急性呼吸窘迫综合征（ARDS）和多器官功能衰竭，甚至死亡。

【病原学】 禽流感病毒属正黏病毒科甲型（A 型）流感病毒属，至今发现能感染人的禽流感病毒亚型有 H3N8、H5N1、H5N2、H5N6、H5N8、H6N1、H7N2、H7N3、H7N4、H7N5、H7N7、H7N9、H9N2、H10N3、H10N5、H10N7、H10N8 等。

禽流感病毒对乙醚、氯仿、丙酮等有机溶剂均敏感。常用消毒剂（如氧化剂、含氯消毒剂和碘剂）、紫外线等均可迅速破坏其感染性。65℃加热 30min 或 100℃加热 2min 可灭活。

【发病机制】 病毒可通过细胞内吞作用进入下呼吸道黏膜上皮细胞和Ⅱ型肺泡上皮细胞，并在细胞核内进行转录和复制，形成子代病毒并感染其他细胞，感染严重者可诱发细胞因子风暴，导致全身炎症反应，造成广泛组织和器官损伤，可出现 ARDS、休克、脑病及多器官功能衰竭等。

【流行病学】 人感染禽流感全年均可发生，冬春季多发。

1. 传染源　主要为病 / 死禽和携带禽流感病毒的健康禽类，也可以为携带禽流感病毒的猪、牛等哺乳动物，感染禽流感病毒的人或其他动物也是可能的传染源。

2. 传播途径

（1）呼吸道传播　吸入含有禽流感病毒颗粒的飞沫或气溶胶感染。

（2）接触传播　通过接触感染的禽、其他动物或其分泌物、排泄物，或接触被病毒污染的环境或物品感染。

3. 易感人群　人群普遍缺乏对禽流感病毒的预存免疫，但由于禽流感病毒具有较严格的宿主特异性，一般认为人群对禽流感病毒不易感，仅可造成少数个体暴露后感染和发病，特别是从事家禽养殖、运输、加工、交易等的人群。

【临床特征】 潜伏期为 1 ～ 7 天，个别可达 12 天以上。

症状、体征因感染不同亚型禽流感病毒而异。常表现为发热，体温可达 39℃以上，伴咳嗽、头痛、肌肉酸痛，还可伴有恶心、腹痛、腹泻等消化道症状。重症病例进展迅速，多在发病 5 ～ 7 天出现肺炎，多有中至重度 ARDS，部分出现休克、急性肾损伤、横纹肌溶解、DIC、瑞氏综合征、急性坏死性脑病、细菌或真菌感染等并发症。轻者表现为上呼吸道感染症状，如鼻塞、流涕、咽痛、咳嗽等，或仅表现为结膜炎。

人感染禽流感的预后与感染病毒的亚型有关，感染 H5N1、H5N6、H7N9 和 H10N8 者预后较差，病死率可达 40% 以上，还与患者年龄、基础疾病、并发症等有关。

【辅助检查】

1. 实验室检查

（1）血常规　白细胞总数一般正常或降低，重症患者白细胞、淋巴细胞和血小板减少。

（2）血生化　血清氨基转移酶升高（AST 较 ALT 升高更为明显）、乳酸脱氢酶、肌酐、C 反应蛋白、乳酸等升高，少数患者肌酸激酶、肌红蛋白升高，白蛋白明显下降。

（3）动脉血气分析　ARDS 患者血氧分压、血氧饱和度、氧合指数下降，酸碱失衡。

2. 影像学检查　肺炎患者肺部出现弥漫性、多灶性或斑片状浸润影，也可表现为节段性或小叶实变和间质性浸润。重症者可在短时间快速进展为双肺多叶段弥漫性磨玻璃影和实变，病变内可见“空气支气管征”，可合并胸腔积液。

3. 病原学和血清学检查　核酸检测和病毒分离常用标本为鼻咽拭子、咽拭子、痰、气管抽取物、肺泡灌洗液和支气管灌洗液等呼吸道标本。

（1）呼吸道标本中检测到禽流感病毒特异性核酸阳性。

（2）培养分离出禽流感病毒，并经亚型鉴定确认。

（3）血清禽流感病毒 IgG 抗体由阴性转为阳性或恢复期血清 IgG 抗体滴度比急性期升高 4 倍及以上。

【诊疗原则】

1. 诊断　应结合流行病学史、临床表现和实验室检查结果进行综合判断。

（1）疑似病例　具备上述临床特征，同时具备以下流行病学史中任何一项者，即为疑似病例。①发病前 14 天内，接触或处理过禽（尤其是病 / 死禽）及未经熟制加工的禽 / 蛋制品，或暴露于被禽的排泄物和分泌物污染的物品或环境。②发病前 14 天内，曾经到过有活禽交易和（或）宰杀的场所。③发病前 14 天内，与人感染禽流感疑似或实验室确诊病例有过密切接触，包括共同生活、居住或陪护等。④发病前 14 天内，居住、生活、工作或到访过的地区曾出现异常病 / 死禽。⑤高危职业史：从事禽类饲养、贩卖、屠宰、加工、诊治等工作的职业人员；可能暴露于禽流感病毒或潜在感染性材料的实验室职业人员；未采取有效的个人防护措施，处置动物禽流感疫情的人员；未采取有效的个人防护措施，诊治、护理、调查、处置人感染禽流感疑似或实验室确诊病例的医疗卫生专业人员。

（2）确诊病例　符合疑似病例者，且具备病原学和血清学检查阳性结果中任何一项，即可确诊。①禽流感病毒特异性核酸阳性。②培养分离出禽流感病毒，并经亚型鉴定确认。③血清禽流感病毒 IgG 抗体由阴性转为阳性或恢复期较急性期滴度呈 4 倍及以上升高。

（3）重型与危重型病例

1）重型：成人符合下列任何一条，即为重型病例。①出现气促，呼吸频率（RR）≥ 30 次 / 分。②静息状态下，吸空气时指氧饱和度≤ 93%。③动脉血氧分压（PaO_2）/ 吸氧浓度（FiO_2）≤ 300mmHg（1mmHg=0.133kPa）。④临床症状进行性加重，肺部影像学显示 24 ～ 48h 内病灶明显进展＞ 50% 者。⑤严重呕吐、腹泻，出现脱水表现。

儿童符合下列任何一条：①持续高热超过 3 天。②出现气促（＜ 2 月龄，RR ≥ 60 次 / 分；2 ～ 12 月龄，RR ≥ 50 次 / 分；1 ～ 5 岁，RR ≥ 40 次 / 分；＞ 5 岁，RR ≥ 30 次 / 分），

除外发热和哭闹的影响。③静息状态下，吸空气时指氧饱和度≤93%。④出现辅助呼吸（鼻翼扇动、三凹征）。⑤出现嗜睡、惊厥。⑥拒食或喂养困难，有脱水征。

2）危重型：符合以下情况之一者，即为危重型病例。①出现呼吸衰竭，且需要机械通气。②出现休克。③急性坏死性脑病。④合并其他器官功能衰竭需要重症监护病房（ICU）监护治疗。

2. 治疗

（1）一般治疗

1）按呼吸道传染病要求隔离治疗，疑似病例应单间隔离；保证充分营养摄入，注意水、电解质平衡，维持内环境稳定；高热者物理降温，合理选用退热药物，儿童忌用阿司匹林或含阿司匹林药物以及其他水杨酸制剂；咳嗽、咳痰严重者给予祛痰药物；密切监测生命体征，特别是静息和活动后的血氧饱和度等；对基础疾病相关指标进行监测。

2）根据病情给予规范氧疗措施，包括鼻导管、面罩给氧和经鼻高流量氧疗（HFNT）。

3）抗菌药物治疗：有继发细菌感染征象时方可使用抗菌药物，应避免盲目或不恰当使用抗菌药物，尤其是联合使用广谱抗菌药物。

4）有基础疾病者给予相应治疗。

（2）抗病毒治疗 对疑似病例应尽早经验性给予抗流感病毒治疗，不必等待病毒检测结果。发病 48h 内进行抗病毒治疗可减少并发症、降低病死率、缩短住院时间；发病时间超过 48h 的患者依然可从抗病毒治疗中获益。

常用药物有：①神经氨酸酶抑制剂：奥司他韦（胶囊 / 颗粒）、扎那米韦（吸入喷雾剂，适用于成人及 7 岁以上青少年）、帕拉米韦。② RNA 聚合酶抑制剂：玛巴洛沙韦（适用于 5 岁以上儿童及成人）、法维拉韦（适用于成人）。③血凝素抑制剂：阿比多尔（适用于成人）。

目前，甲型流感病毒对金刚烷胺和金刚乙胺耐药，不建议使用。

（3）重型、危重型治疗原则 在上述治疗的基础上，积极防治并发症，治疗基础疾病，预防继发感染，及时进行器官功能支持。

（4）中医治疗。

3. 预防 避免接触生病或死亡动物，包括野生鸟类，与动物或其环境接触应做好个人防护和手卫生；保持良好饮食习惯，生熟分开，生肉煮熟后食用；不要购买活禽，鼓励购买集中宰杀处理好的冷鲜或冰鲜禽。若有发热等不适症状，应尽快就诊，并告知接诊医生发病前有无禽类接触史或是否去过活禽市场。

第 2 节　细菌性传染病

一、细菌性痢疾

案例 36-6

患者，男性。因“2 天前在饭店吃凉拌菜后出现阵发性腹部隐痛不适，排稀水便 5～6 次，有黏液，无脓血，排便后腹痛有所缓解，伴里急后重，并出现发热，伴寒战、恶心，未呕吐，自行服用小檗碱，症状无明显好转”，急来就诊。

问题：1. 该患者的初步诊断是什么？

2. 欲进一步确定诊断，最应进行何种检查？

3. 该病如何预防？

细菌性痢疾简称菌痢，是由志贺菌属引起的一种肠道传染病，又称志贺菌病，是全球范围内引起人类腹泻的主要病因之一。

【病原学】　志贺菌属于肠杆菌科，志贺菌属。革兰氏染色阴性。志贺菌可以产生内毒素和外毒素。内毒素可引起全身炎症反应，而外毒素具有神经毒性和细胞毒性。志贺菌生存能力较强，对理化因素的抵抗力较其他肠杆菌弱，对紫外线、高温和常用化学消毒剂敏感。

【发病机制】　志贺菌进入下消化道侵入结肠黏膜上皮细胞，进入固有层繁殖、释放毒素，进而引起肠黏膜炎症反应，固有层毛细血管及小静脉充血，炎症细胞浸润，血浆渗出，进而导致固有层小血管循环障碍引起上皮细胞变性、坏死。坏死的上皮细胞脱落后可形成小而浅的溃疡，因而出现腹痛、腹泻、脓血便。直肠壁受炎症刺激出现里急后重感。引起微循环障碍、血浆外渗，进而引发感染性休克、DIC 及重要脏器功能障碍，临床表现为中毒性菌痢。脑组织出现微循环障碍则发生脑水肿甚至脑疝。极少数患者因外毒素导致上皮细胞损伤，引发凝血障碍、肾微血管病变及溶血后血红蛋白堵塞肾小管引起溶血性尿毒症综合征。

【流行病学】

1. 传染源　患者和带菌者是主要传染源。

2. 传播途径　主要经消化道传播。通过手、食物和水等经口摄入感染，也可通过接触患者或带菌者的生活用具而感染。

3. 易感人群　人群普遍易感。学龄前儿童和青壮年为高发人群。儿童、老年人和营养不良者较易出现重症和死亡。部分成人感染后可无症状。病后可获得一定的免疫力，但持续时间短。不同血清群间无交叉保护性免疫。

【临床特征】

1. 症状、体征　潜伏期 1～7 天，多为 1～2 天。

（1）急性菌痢　根据毒血症及临床症状严重程度，分为四型。①轻型：全身中毒症状轻，可无发热或仅低热。表现为急性腹泻，大便次数及量少，脓血便少见。可有轻微腹痛，里急后重较轻或缺如。病程 3 ～ 7 天。②中型：起病急骤，畏寒发热，体温可达 39℃以上，伴头痛、乏力、食欲减退，数小时后出现腹痛、腹泻、里急后重等肠道症状。排便初为稀便，后转为黏液脓血便。排便次数较多，可达每天 10 余次。可有左下腹压痛。病程 1 ～ 2 周。③重型：除上述腹泻症状外，出现严重腹胀及中毒性肠麻痹，严重失水可引起外周循环障碍，出现心、肾功能不全。多见于老年、体弱、营养不良者。④中毒型（或暴发型）：起病急骤，以高热、休克、惊厥和神志障碍为主要表现。初期腹泻症状轻或缺如。多见于 2 ～ 7 岁儿童，病死率高。急性中毒型菌痢按临床表现分为三型：a. 休克型（周围循环衰竭型），以感染中毒性休克为主要表现，可致多器官功能衰竭；b. 脑型（呼吸衰竭型），以脑水肿、脑疝为主要表现，可致中枢性呼吸衰竭；c. 混合型，兼有休克型和脑型的表现，可迅速出现呼吸衰竭及循环功能障碍。

（2）慢性菌痢　反复发作或迁延不愈 2 个月以上。

2. 并发症　溶血性尿毒症综合征、反应性关节炎、赖特（Reiter）综合征等。

【辅助检查】

1. 常规检查　急性期血白细胞计数轻至中度增高，多在（10 ～ 20）$\times 10^9$/L，以中性粒细胞为主，慢性菌痢可有贫血。粪便外观少量红细胞，如有吞噬细胞更有助于诊断。

2. 病原学检查

（1）细菌培养　粪便培养到志贺菌。为提高细菌培养阳性率，应在抗菌药物使用前取粪便脓血黏液部分或肛拭子，及时送检。

（2）核酸检测　聚合酶链反应（PCR）等方法检测志贺菌核酸阳性。

3. 结肠镜检查　一般用于慢性菌痢，特别是需要与其他炎症性肠病或肿瘤相鉴别时。

【诊疗原则】

1. 诊断　根据流行病学史、临床表现、实验室检查等综合分析，做出诊断。

（1）疑似病例　腹泻，有脓血便、黏液便、水样便或稀便，伴里急后重，尚未确定其他原因引起的腹泻者。

（2）临床诊断病例　同时具备以下 3 点，即可认为是临床诊断病例。①有不洁饮食和（或）与菌痢患者接触史。②具有菌痢的临床表现。③粪便常规检查每高倍视野可见白细胞或脓细胞≥ 15 个。

（3）确诊病例　疑似病例或临床诊断病例粪便培养到志贺菌或志贺菌核酸检测阳性。

2. 治疗

（1）一般治疗　应实施消化道隔离、以流食为主、及时补液、发热以物理降温为主。

（2）病原治疗　选择药物需要结合本地流行株药物敏感结果，首选口服抗菌药物，严重病例可静脉给药，疗程 3 ～ 5 天。常用抗菌药物包括以下几种：氟喹诺酮类药物（环丙沙星、左氧氟沙星等）；磺胺类（复方磺胺甲噁唑）；头孢菌素类（头孢曲松钠、头孢噻肟钠、头孢曲松、头孢噻肟等）。慢性菌痢应根据药敏和临床症状缓解情况，合理使用抗菌药物。

（3）重型和中毒型菌痢治疗　毒血症严重时可采用短期小剂量糖皮质激素治疗。中毒性菌痢出现休克或多器官功能衰竭时，应立即进行液体复苏、纠正酸中毒及给予器官功能支持等治疗。

（4）中医治疗。

3. 预防　保持饮食和个人卫生是预防菌痢最重要的措施。患者使用的厕所、洗手盆等应用含氯消毒剂进行消毒。患儿应避免与其他儿童直接接触，玩具应定期清洁消毒。照护人员应规范手卫生。

二、流行性脑脊髓膜炎

案例 36-7

患儿，男性，11 岁，因“高热、头痛、频繁呕吐 3 天”就诊。3 天前，患儿无明显诱因突然高热达 40℃，伴畏寒、寒战，同时出现剧烈头痛，频繁呕吐，呈喷射性。所在学校有类似患者发生。查体：T 39.2℃，急性病容，皮肤散在少量出血点，咽充血（+），颈部有抵抗，克尼格征（+）。

问题：1. 该患者最可能的诊断是什么？

2. 对本病最有诊断价值的检查是什么？

3. 本病最有效的预防措施是什么？

流行性脑脊髓膜炎（简称流脑）是由脑膜炎奈瑟菌（又称脑膜炎球菌）感染引起的急性化脓性脑脊髓膜炎，在世界范围内散发或小范围流行，但也可大规模流行或暴发。暴发型流脑病情进展迅速，病死率高，存活者可遗留严重后遗症。

【病原学】　流脑病原体为脑膜炎奈瑟菌，也称脑膜炎球菌，为革兰氏染色阴性菌。脑膜炎奈瑟菌对环境的抵抗力低，对寒冷、干燥、高温、日光及紫外线都敏感。1% 苯酚、75% 乙醇、0.1% 苯扎溴铵等可将其灭活。

【发病机制】　脑膜炎奈瑟菌自鼻咽部侵入人体，如人体免疫力强，可迅速将病原菌杀灭，或成为带菌状态；若体内缺乏特异性杀菌抗体，或细菌毒力较强时，病菌可从鼻咽部黏膜进入血液引起菌血症、败血症，如通过血 - 脑屏障累及脑脊髓膜，形成化脓性脑脊髓膜炎。

【流行病学】

1. 传染源　患者和带菌者是主要传染源。

2. 传播途径　主要通过呼吸道飞沫传播。病原菌在体外生活能力极弱，通过物品间接传播机会极少，但同寝、哺乳和接吻等密切接触对 2 岁以下婴幼儿的传播有重要意义。

3. 易感人群　人群普遍易感，6 月龄～ 2 岁时发病率最高，发病率随着年龄的增长逐渐降低。

【临床特征】　潜伏期为 1 ～ 7 天，一般为 2 ～ 3 天。

1. 普通型

（1）前驱期　仅部分患者有前驱期症状，主要表现为低热、咽痛、咳嗽及鼻塞等。

可持续 1 ～ 2 天。

（2）败血症期 突起寒战、高热，伴头痛、食欲减退及神志淡漠等毒血症症状，体温迅速升高达 40℃左右。多数患者可出现皮肤黏膜瘀点或瘀斑，病情重者瘀点瘀斑迅速增多、扩大，可出现皮肤坏死。此期可持续 1 ～ 2 天。

（3）脑膜炎期 可与败血症期症状同时出现。表现为剧烈头痛，频繁呕吐，呈喷射状，烦躁不安，可出现颈项强直、克尼格（Kernig）征及布鲁津斯基（Brudzinski）征等脑膜刺激征。重者可有谵妄、神志障碍及抽搐。此期持续 2 ～ 5 天。

（4）恢复期 体温逐渐下降至正常，皮肤瘀点、瘀斑逐渐吸收，意识及精神状态改善。约 10% 的患者可出现唇周疱疹。

2. 暴发型 少数患者起病急骤，病情凶险，若不及时救治，常于 24h 内死亡。

（1）休克型 多见于儿童，主要表现为循环衰竭，出现面色苍白、四肢厥冷、口唇及指端发绀、脉搏细速、血压明显下降、脉压缩小、尿量减少或无尿。脑膜刺激征大多缺如，脑脊液检查多正常或仅细胞数量轻度增加。

（2）脑膜炎型 主要表现为脑膜和脑实质损害，可在 24h 内出现频繁惊厥、昏迷，严重者发展为脑疝。

（3）混合型 兼有上述两型的临床表现，常同时或先后出现，是本病最严重的类型。

3. 轻型 主要表现为轻微头痛、低热及咽痛等上呼吸道症状，可见少量出血点。

4. 慢性败血症型 本型较为少见，多见于免疫功能低下或有其他慢性病者。

5. 特殊人群流脑的特点

（1）婴幼儿 因颅骨骨缝及囟门未闭合的患儿，颅内高压表现常不典型，可表现为前囟隆起，张力高。

（2）老年人 因基础疾病较多，免疫力低下，症状不典型，血白细胞数量可不多，但预后差，病死率高。

【辅助检查】

1. 血常规 白细胞计数升高，以中性粒细胞升高为主。

2. 脑脊液检查 压力升高，外观混浊；白细胞计数明显升高，以多形核白细胞为主；糖及氯化物明显减少，蛋白含量升高。

3. 病原学和血清学检查 用于病原学诊断的临床标本包括脑脊液、血液、瘀点（斑）组织液，由于脑膜炎奈瑟菌在健康人群中具有较高的携带率，咽拭子标本一般不用于病原学检测。标本在体外易自溶，采集后应及时送检。

【诊疗原则】

1. 诊断 根据流行病学史、临床表现、实验室检查等综合分析，做出诊断。

（1）疑似病例 流脑流行季节，有流脑相关临床表现或脑脊液检查符合化脓性脑膜炎表现者。

（2）临床诊断病例 同时满足以下两项者，即为临床诊断病例。①疑似病例伴有皮肤黏膜瘀点、瘀斑。②瘀点（斑）组织液、脑脊液涂片可见革兰氏染色阴性肾形双球菌。

（3）确诊病例　疑似或临床诊断病例，具有以下任一项者，即为确诊病例。①血液、脑脊液和瘀点（斑）组织液培养到脑膜炎奈瑟菌。②血液、脑脊液和瘀点（斑）组织液脑膜炎奈瑟菌核酸检测阳性。③脑膜炎奈瑟菌特异性多糖抗原检测阳性。④血清 IgG 抗体由阴性转为阳性或恢复期较急性期滴度呈 4 倍及以上升高。

2. 治疗

（1）一般治疗　按呼吸道传染病隔离；卧床休息，保证热量，注意水、电解质平衡，维持内环境稳定；密切观察病情，保持口腔、皮肤清洁，预防并发症。高热者可进行物理降温和使用退热药物。

（2）病原治疗　流脑治疗的关键是早期、足量应用敏感且能透过血 - 脑屏障的抗菌药物，疗程常为 7 天（根据临床恢复情况必要时延长疗程）。在开始抗菌治疗前应留取标本并及时送检。

（3）其他　降颅压治疗、抗休克治疗、DIC 治疗、中医治疗等

3. 预防

（1）一般预防　保持良好的卫生习惯，保持环境清洁和通风，在流脑流行季节避免前往人群密集、通风不良的场所。

（2）疫苗接种　接种脑膜炎奈瑟菌疫苗是控制和预防流脑传播最有效的措施。免疫程序与接种方法按照《国家免疫规划疫苗儿童免疫程序及说明（2021 年版）》规定执行。当针对流脑疫情开展应急接种时，应根据引起疫情的菌群选择相应种类流脑疫苗。

第 3 节　性传播疾病

性传播疾病指主要通过性接触、类似性行为及间接接触传播的一组传染性疾病。主要发生在泌尿生殖器官，也可通过淋巴系统侵犯泌尿生殖器官所属的淋巴结，甚至通过血行播散侵犯全身各组织和器官。性传播疾病是在全世界范围内流行的一组常见的传染病，我国目前重点防治的性传播疾病包括淋病、梅毒、尖锐湿疣、非淋菌性尿道炎（子宫颈炎）、生殖器疱疹、软下疳、性病性淋巴肉芽肿和艾滋病等 8 种。

一、艾　滋　病

案例 36-8

患者，男性，40 岁。因“低热伴乏力、纳差及消瘦 1 月余”就诊。因血友病有多次血液制品输注史。查体：唇周苍白，口腔黏膜布满白色膜状物，四肢大关节畸形。实验室检查：WBC 2.3×10^9/L，Hb 78g/L。

问题： 1. 患者最可能的诊断是什么？

2. 本例患者首先应做何实验室检查建立病因诊断？

3. 患者口腔所见提示有什么？

艾滋病是获得性免疫缺陷综合征（AIDS）的简称，是由人免疫缺陷病毒（HIV）所引起的慢性传染病。临床表现为明显的后天获得性免疫缺陷。以发生各种机会性感染及恶性肿瘤为特征。具有传播迅速、发病缓慢、病死率高的特点。

【病原学】 HIV 是 RNA 病毒，属反转录病毒科，目前已知有 2 型，即 HIV-1 型和 HIV-2 型，两者均能引起艾滋病，我国以 HIV-1 型为主要流行株。HIV 对外界抵抗力低，100℃加热 20min 可将其完全灭活，能被 75% 乙醇、0.2% 次氯酸钠及漂白粉灭活。HIV 感染人体后产生抗体，血清中病毒和抗体同时存在，故抗体阳性者的血清具有传染性。

【发病机制】 HIV 主要侵犯人体免疫系统，有选择性地损伤和破坏 CD_4^+ T 淋巴细胞，病毒在细胞内大量复制，导致细胞溶解或破裂，使 CD_4^+ T 淋巴细胞数量不断减少，导致免疫功能缺陷。引起各种机会性感染和恶性肿瘤的发生。目前研究发现艾滋病的发病主要与 CD_4^+ T 淋巴细胞、自然杀伤细胞、单核吞噬细胞和 B 淋巴细胞的损伤有关。

【流行病学】

1. 传染源　患者及 HIV 感染者是主要传染源，无症状病毒携带者危险性更大。

2. 传播途径

（1）性接触传播　为本病的主要传播途径，包括同性、异性和双性性接触。

（2）经血液及血液制品传播　输入血液、血液制品里有病毒或共用针具静脉吸毒以及介入性医疗操作等均会被感染。

（3）母婴传播　感染 HIV 的孕妇可经胎盘将病毒传给胎儿，产道及产后血性分泌物、哺乳可使婴儿感染。

（4）其他途径　接受 HIV 感染者的器官或人工授精，医护人员可被 HIV 污染的针头刺伤或被病毒污染皮肤破损处而感染。

3. 易感人群　人群普遍易感。男性同性恋者、静脉吸毒成瘾者、性乱交者、血友病及多次接受输血及其他血液制品者为高危人群。

【临床特征】 潜伏期平均 8 ～ 9 年，可短至数月，长达 15 年。根据我国有关艾滋病的诊疗标准和指南，将艾滋病分为 3 期。

1. 急性期　初次感染 HIV 的 2 ～ 4 周，临床表现以发热最为常见，伴有咽痛、皮疹、乏力、出汗、恶心、呕吐、腹泻、肌痛、关节痛、淋巴结肿大等，此期持续 1 ～ 3 周后缓解。大多数患者临床症状轻微、无特异性，容易被忽略。此期血清可检出病毒及抗原。

2. 无症状期　可由急性期延伸而来，或无明显的急性期症状而直接进入此期。临床患者无症状，但血清中能检出 HIV 及 HIV 抗体，具有传染性。此期持续一般 6 ～ 8 年。

3. 艾滋病期　是该病的终末期。

（1）HIV 相关症状表现　持续 1 个月以上的发热、盗汗、腹泻、体重下降达 10% 以上；伴持续性全身淋巴结肿大，其特点为除腹股沟以外有两个及以上部位的淋巴结肿大，直径≥ 1cm，无压痛，无粘连，移动性好，一般持续 3 个月以上。部分可出现记忆力减退、精神淡漠、性格改变、头痛、癫痫、进行性痴呆等神经精神症状。

（2）各种机会感染及肿瘤　由于细胞免疫缺陷而出现多种条件致病性微生物感染，如肺孢子菌、隐球菌属、白念珠菌、隐孢子虫、弓形虫、巨细胞病毒、疱疹病毒、结核分枝杆菌等。卡氏肺孢子菌肺炎占艾滋病肺部感染的 70% ～ 80%，且是引起艾滋病患者死亡的主要原因。肿瘤以卡波西肉瘤及恶性淋巴瘤多见。

【辅助检查】

1. 一般检查　白细胞、红细胞、血红蛋白及血小板可不同程度减少。尿蛋白呈阳性。

2. 免疫学检查　T 淋巴细胞总数下降，CD_4^+T 淋巴细胞进行性减少。可以了解 HIV 感染者机体免疫状况和病情进展，确定疾病分期和治疗时机，判断治疗效果和临床并发症。

3. 病原学检查　①病毒分离主要用于科研。② HIV 抗体检测是 HIV 感染诊断的金标准。经筛查试验（初筛和复检）、确证试验两步。采用酶联免疫吸附试验（ELISA）检测抗 HIV 作为初筛 / 复检，对连续两次阳性者，再用蛋白印迹检测确认，即确证试验。但近年全球出现了数十例 HIV 抗体阴性的艾滋病患者。③ HIV 抗原检测有助于抗体产生窗口期和新生儿早期感染的诊断。④近年蛋白质芯片技术发展较快，能同时对 HIV、HBV、HCV 联合感染者进行核酸和相应抗体的检测，有较好的应用前景。

【诊疗原则】

1. 诊断　结合流行病学史、临床表现和实验室检查（诊断 HIV 感染必须是经确证试验证实 HIV 抗体阳性）等进行综合分析，慎重做出诊断。

2. 治疗　目前尚无根治 HIV 感染的有效药物，强调综合治疗。

（1）抗病毒治疗　高效抗反转录酶病毒治疗，是针对病原体的特异治疗，最大限度地抑制病毒复制。

（2）免疫重建　通过抗病毒治疗及其他医疗手段使 HIV 感染者受损的免疫功能恢复或接近正常。

（3）机会性感染疾病的治疗　针对相应的病原体，选择有效药物。

（4）对症支持治疗　加强营养、补充维生素等。有条件可辅以心理治疗。

3. 预防

（1）管理传染源　对患者和无症状病毒携带者，应及时发现并做好隔离。高危人群普查 HIV 感染有助于发现传染源。同时加强国境检疫。

（2）切断传播途径　加强艾滋病防治知识宣传教育；加强性道德教育；严格筛查血液及血液制品，使用一次性注射器；对患者用过的医疗器械严格消毒，对职业暴露采取及时干预；注意个人卫生，不共用牙刷、剃须刀等；感染 HIV 的孕妇采用产科干预（如终止妊娠、选择剖宫产等）加抗病毒药物干预，分娩者不喂母乳。

（3）保护易感人群　艾滋病疫苗仍在试验研究阶段。

二、梅 毒

案例 36-9

患者，男性，39 岁，因“全身多处皮疹”就诊。自述发病前数月有过多次异性接触史，后在躯干、四肢出现不痛不痒的红色皮疹。2 个月前，其生殖器有过不痛的溃疡，未治疗，1 个月前自愈。查体：全身多处红色斑丘疹，排列无规律，表面有少许皮屑。手掌、足底处见有硬性脓疱，边缘有鳞屑，颈、腋等处淋巴结肿大，外生殖器检查未见皮损。梅毒螺旋体血凝试验（TPHA）阳性，快速血浆反应素环状卡片实验（RPR）阳性。

问题：本病诊断的主要依据是什么？

梅毒是由梅毒螺旋体引起的慢性传染病，主要通过性接触传播。可损害皮肤、黏膜及全身多系统多脏器，是一种复杂的全身性疾病。

【病原学】 梅毒螺旋体是一种小而纤细的螺旋状微生物，梅毒螺旋体的抵抗力极弱，在体外不易生存，煮沸、干燥、肥皂水及一般消毒剂均可将其杀灭。对青霉素敏感。

【发病机制】 梅毒的发病机制尚不完全明确。梅毒螺旋体表面的黏多糖酶可能与致病性有关，此外，在梅毒螺旋体感染的不同病期，细胞免疫和体液免疫均部分涉及。

【流行病学】

1. 传染源 梅毒是人类特有的疾病，显性感染和隐性感染患者均是传染源。

2. 传播途径 ①主要通过性接触传播。②垂直传播。③其他途径：输入冷藏 3 天以内的梅毒患者血液；少数通过医源性途径、接吻、握手、哺乳或接触污染衣物、用具而感染。

3. 易感人群 人群普遍易感，卖淫、同性恋等性乱行为者及吸毒者均为梅毒的高危人群。

【临床特征】

1. 潜伏梅毒 感染梅毒后可经过一定的活动期，由于机体免疫力增强或不规则治疗的影响，症状暂时消退，但未完全治愈，梅毒血清反应仍为阳性，脑脊液检查正常，此阶段称为潜伏梅毒。

2. 获得梅毒

（1）一期梅毒 标志性特征是硬下疳。感染后 2 ～ 4 周出现，典型硬下疳为单发、无痛无痒的丘疹，很快破溃形成具有特征性的溃疡，上有渗出物，触之边缘及基底可为软骨样硬度，内含大量梅毒螺旋体，传染性极强。好发部位为阴茎、龟头、冠状沟、包皮、尿道口、大小阴唇、阴蒂、子宫颈、肛门、肛管等，也可见于唇、舌、乳房等处。出现硬下疳 1 周内，大部分患者出现腹股沟或患部近处淋巴结肿大、质硬、不粘连、不化脓破溃、无痛，表面皮肤无红肿，称为硬化性淋巴结炎。

（2）二期梅毒 以梅毒疹为特征。皮疹常见的为斑疹和斑丘疹。分布广泛、对称，全身皮肤均可发生。特征部位是掌跖部及外阴部，皮疹不痒、铜红色和对称分布是其特征。同时可见脱发、扁平湿疣、梅毒性咽炎、梅毒性舌炎、梅毒性脑膜炎、梅毒性睫状体炎、梅毒性脉络膜视网膜炎及神经系统受累的相应表现。

（3）三期梅毒　主要表现为皮肤黏膜的溃疡性损害或内脏器官的肉芽肿病变。①梅毒性树胶肿：三期梅毒的标志，常发生在面部、肩胛和四肢，表现为单发的皮下或深部硬结，逐渐增大，中心变软，破溃后流出胶样分泌物。溃疡愈合后可形成瘢痕。发生在上颚及鼻中隔时，可导致上颚及鼻中隔穿孔和马鞍鼻。②梅毒螺旋体还可侵犯升主动脉，可引起主动脉瓣闭锁不全和冠状动脉狭窄。③神经梅毒：分为无表现神经梅毒、梅毒性脑膜炎、脑膜血管梅毒、脑实质梅毒和树胶肿性神经梅毒。

3. 先天性梅毒　是母体的梅毒螺旋体经胎盘传给胎儿，引起胎儿的各种病变。

（1）早期先天性梅毒　多在生后 2～10 周发病，病变类似于成人的严重二期梅毒，有传染性。

（2）晚期先天性梅毒　2 岁后发病，无传染性，多表现为对骨骼、感觉器官（眼、耳）的损害。

【辅助检查】

1. 暗视野显微镜检查　可见梅毒螺旋体，对梅毒有病原学诊断的价值。

2. 梅毒血清学检测

（1）非螺旋体抗原血清试验　可用作临床筛选，并可作定量，用于疗效观察。

（2）螺旋体抗原血清试验　检测抗螺旋体抗体。

【诊疗原则】

1. 诊断　不洁性接触史或其配偶及父母有梅毒病史；根据体格检查（皮肤黏膜及全身各系统检查）及实验室检查结果，进行综合分析诊断。

2. 治疗　强调早诊断、早治疗，疗程规则，剂量足够。

青霉素（常用水剂青霉素 G、普鲁卡因青霉素 G、苄星青霉素）为首选药物。近年来对青霉素过敏者优选头孢曲松。梅毒治疗后应定期随访，第一年内应每 3 个月复查 1 次，第 2 年内每 6 个月复查 1 次，第 3 年在年末复查 1 次，共检查 3 年。

3. 预防　早发现、早治疗，防止播散。发现梅毒患者必须强迫进行隔离治疗。加强对性病知识教育，倡导正确的性道德观，洁身自爱，杜绝不正当的性行为，提倡使用性隔离工具。

三、淋　病

案例 36-10

患者，男性，因“尿道口有脓性分泌物”入院。自述几天前有不洁性行为，2 天前尿道口红肿痒感，小便时灼痛、有血丝，今晨起发现尿道口有黄色分泌物并伴恶臭。查体：T 36℃；龟头红肿，分泌物为黄色脓性；分泌物涂片检查示：淋球菌（++）。

问题：1. 该患者通过什么途径被传染？

2. 该病治疗的首选药是什么？

淋病是淋病奈瑟球菌（简称淋球菌）引起的一种泌尿生殖黏膜传染病，以泌尿生殖系统的化脓性感染为主，也包括眼、咽、直肠感染和播散性淋病奈瑟菌感染。淋病潜伏期短，传染性强，可导致多种并发症和后遗症。

【病原学】 淋病奈瑟球菌是革兰氏阴性球菌，对外界理化因素的抵抗力差。60℃加热 1min 内死亡，在完全干燥的环境中仅存活 1 ～ 2h，但在不完全干燥的环境（如微湿的衣服和被褥中）和脓液中则能存活十余小时甚至数天。

【发病机制】 淋病奈瑟球菌首先侵入前尿道或子宫颈黏膜，借助外膜上的菌毛和蛋白质粘连到阴茎或阴道上皮细胞上，然后直接侵入上皮细胞或刺激上皮细胞吞饮而进入。淋病奈瑟球菌进入上皮细胞后大量繁殖，并使上皮细胞溶解破裂，进而进入黏膜下间隙，从而突破黏膜屏障，引起黏膜上皮的皮下感染。淋病奈瑟球菌的内毒素和外膜脂多糖可引起急性炎症反应。偶尔细菌入血引起播散性淋球菌感染，治疗不当可转为慢性炎症。

【流行病学】

1. 传染源　患者是主要传染源

2. 传播途径　①主要通过性接触传播。②少数通过接触污染的物品间接传染，如内裤、便盆、浴盆、被褥等。③垂直传播：分娩时新生儿经患淋病母亲的产道感染，引起淋菌性眼炎，如妊娠期女性患者可累及羊膜腔导致胎儿感染。

3. 易感人群　人群普遍易感，不洁性生活的成人居多。

【临床特征】 潜伏期一般为 2 ～ 10 天。

1. 男性淋病　表现为淋菌性尿道炎，大多数患者开始表现为尿道瘙痒及烧灼感，尿道口红肿，有稀薄透明黏液流出，24h 后病情加重，分泌物为黄色脓性，量多，可有尿道刺激症状，双侧腹股沟淋巴结炎。

2. 女性淋病　开始症状轻微或无症状。子宫内膜和尿道是最常被感染的部位。常见的症状表现为外阴瘙痒，阴道内轻微疼痛或烧灼感，阴道分泌物异常和增多，经期不正常出血和中下腹疼痛。

3. 泌尿生殖器外的淋病　以淋菌性结膜炎常见，新生儿自孕妇阴道感染，出生后 2 ～ 3 天出现症状，眼睑水肿、发红，有脓性分泌物，一旦延误治疗，则角膜呈蒸气状，可能穿透角膜，导致失明。还可出现淋菌性肛门直肠炎、淋菌性咽炎等疾病。

【辅助检查】 取患者分泌物或脓液涂片，可见大量多形核白细胞，细胞内可找到革兰氏阴性双球菌；细菌培养用于进一步确诊和需要做药物敏感试验者，为确诊淋病的主要方法；也可采用免疫荧光抗体法鉴定。

【诊疗原则】

1. 诊断　有可疑的性病接触史及其他直接或间接接触患者的分泌物史、典型临床表现和实验室检查结果即可诊断。

2. 治疗　尽早诊断、及时治疗，正确、足量、规则、全面治疗，禁酒、浓茶、咖啡，禁止性生活，同时检查、治疗其性伴侣。药物用于淋菌性尿道炎、子宫颈炎、直肠炎、咽炎的治疗，如头孢曲松、大观霉素、氧氟沙星等。

3. 预防　宣传性传播疾病知识，严禁嫖娼卖淫。在公共浴池洗浴时，提倡淋浴。公共场所如浴池、游泳池，应做好卫生消毒工作。患病后要及时治疗，以免传染给配偶及他人。新生儿要预防性滴眼，防止发生淋菌性眼炎。

四、尖锐湿疣

案例 36-11

患者，女性，因“3个月前与丈夫同房时出现接触性出血”，于2个月前就诊于本院，医院诊断为宫颈糜烂Ⅱ～Ⅲ度，用洗必泰栓、洁尔阴洗液、麦迪霉素治疗半个月无效。后来她丈夫到院诊断为尖锐湿疣，同时她检查了外阴，发现阴道内有成团成片的尖状凸起，面积较大，且有肿痛。

问题：1. 她患的是什么病，该进一步做哪些检查？

2. 她与丈夫染病的可能原因有哪些？该如何预防？

尖锐湿疣是由人乳头状瘤病毒（HPV）感染引起的一种性传播疾病。常发生在肛门及外生殖器等部位，主要通过性接触传播。

【病原学】　HPV 属 DNA 病毒，适合在温暖潮湿的环境中生存繁殖，且只能感染人类，不能感染动物。人是 HPV 的唯一宿主。

【发病机制】　HPV 感染表皮引起的增生性病变称为“疣”，感染黏膜鳞状上皮引起的增生性病变称为“乳头瘤”。病毒入侵细胞核引起细胞分裂，同时伴随病毒颗粒的繁殖与播散，形成特征性的乳头状瘤。

【流行病学】　尖锐湿疣主要通过性行为传染，少数可因直接接触或经污染的内裤、浴巾、浴盆、便盆感染。性活跃的中青年人群 HPV 感染率最高。

【临床特征】　潜伏期2周～8个月，平均3个月。男性患者好发于包皮、系带、冠状沟、龟头、尿道口、阴茎体、肛周、阴囊等处。女性患者好发于大小阴唇、阴道、子宫颈、尿道口、会阴及肛周。病初为小而柔软的淡红色小丘疹，顶端尖锐，以后逐渐增大，数目增多，可融合成乳头状或菜花样赘生物。疣体表面比较粗糙，呈白色或粉红色，易发生糜烂，有渗液、浸润及破溃，可合并出血或感染。多数患者无明显自觉症状，少数可伴有异物感、灼痛、刺痒或性交不适。绝大多数生殖器官及肛门的 HPV 感染是潜伏感染或亚临床感染，与尖锐湿疣的复发有关。

【辅助检查】

1. 醋酸白试验检查　用5%醋酸外涂疣体2～5min，病灶部位变白稍隆起为阳性。用来检测亚临床的 HPV 感染，特别对女性子宫颈亚临床 HPV 感染诊断有一定意义。

2. 免疫组织学检查　常用过氧化物酶-抗过氧化物酶染色（即 PAP 染色），显示湿疣内的病毒蛋白质，以证明疣损害中有病毒抗原。

3. 组织病理学检查　特征性凹空细胞或角化不良细胞和角化过度细胞。

4. 基因诊断　PCR 方法具有特异、敏感、简单、快速的优点。

【诊疗原则】

1. 诊断　根据病史、典型临床表现和实验室检查进行诊断。

2. 治疗

（1）外用药物治疗　0.5% 足叶草毒素酊、10% ～ 25% 足叶草酯酊、50% 三氯醋酸或二氯醋酸液等。

（2）物理治疗　常用冷冻疗法、CO_2 激光、电灼治疗、微波治疗。

（3）内用药物治疗　可配合干扰素使用。

3. 预防　目前尚无特异的预防方法，切断传播途径是有效的措施。①避免不安全性生活，注意个人卫生（尤其是经期卫生，房事卫生）。②确诊患者应及早治疗，避免性生活，必要时可使用避孕套进行防护。

课程思政：医者仁心，大爱无疆之最美医生——康敏

中东呼吸综合征（MERS）冠状病毒、寨卡病毒、新冠病毒……在同事的印象中，每次进行新发突发传染病的调查，作为广东省疾病预防控制中心传染病预防控制所所长的康敏总是带头冲在前面，一句“没事，交给我”让大家吃下定心丸。从事公共卫生工作 18 年来，他的足迹遍布广东全省 21 个地市，一次次跟新发突发传染病打交道，带队“逆行”深入疫情处置现场，与病原体“赛跑”，奋力阻断疫情传播。康敏说：“一切为了公众健康，这是我们公共卫生医生的信念和动力源泉。”

自 测 题

单项选择题

A 型题

1. 麻疹患儿皮疹最先出现的部位是（　　）
   A. 面部　　B. 耳后发际
   C. 前胸　　D. 后背
   E. 双下肢
2. 麻疹患儿有传染性的时间是（　　）
   A. 出疹当天至出现发热
   B. 出疹前 3 天至出疹当天
   C. 出疹前 5 天至出疹后 5 天
   D. 出疹前 7 天至出疹后 5 天
   E. 出疹后 10 天
3. 典型水痘患儿皮疹特点是（　　）
   A. 均为水滴样疱疹
   B. 皮疹呈离心性分布
   C. 首发于头面部
   D. 疹间皮肤不正常
   E. 丘疹、新旧疱疹和结痂同时存在
4. 水痘患儿传染性较强的时间是（　　）
   A. 接触患者后 3 天至出现发热
   B. 接触患者后 3 天至出疹
   C. 自发热至出疹
   D. 自出疹前 1 日至皮疹全部结痂
   E. 出疹前 7 天至出疹后 5 天
5. 患儿小芳，女，1 岁，上午到邻居家玩耍，现已得知邻居家孩子患有麻疹，可小芳未接种过麻疹减毒活疫苗，现对小芳应首先采取的措施是（　　）
   A. 注射麻疹减毒活疫苗
   B. 注射青霉素

C. 口服维生素 C
D. 注射丙种球蛋白
E. 口服中药板蓝根

6. 患者，女性，4 岁，昨日发热38.5℃，轻咳，疲乏，今发现背部及胸部有淡红色斑丘疹及小水疱，较痒，最可能的疾病是（　　）
A. 荨麻疹　　B. 麻疹
C. 水痘　　D. 带状疱疹
E. 猩红热

7. 输血不是作为主要传播途径的病毒性疾病为（　　）
A. 乙型肝炎　　B. 丙型肝炎
C. 戊型肝炎　　D. 艾滋病
E. 丁型肝炎

8. 护士给 HBeAg 阳性患者采血时，不慎刺破手指，下列哪项处理最为重要（　　）
A. 立即酒精消毒
B. 接种乙肝疫苗
C. 肌内注射高效价乙肝免疫球蛋白
D. 肌内注射高效价乙肝免疫球蛋白，接种乙肝疫苗
E. 定期复查肝功能和 HBV-IgM

9. 下列哪一项不是乙型肝炎的传播途径（　　）
A. 消化道传播
B. 输血或血液制品
C. 注射途径
D. 母婴传播
E. 密切接触

10. 流行性乙型脑炎的主要传染源是（　　）
A. 患者　　B. 蚊
C. 猪　　D. 鼠类
E. 病毒携带者

11. 预防流行性乙型脑炎的综合措施应是（　　）
A. 管理好动物传染源及治疗患者
B. 早期发现患者及时隔离、治疗
C. 抓好灭蚊、防蚊工作
D. 管理动物传染源及预防接种
E. 灭蚊与疫苗接种为主

12. 细菌性痢疾患者的典型粪便呈（　　）
A. 稀水样便　　B. 糊状便
C. 黏液脓血便　　D. 果酱样便
E. 柏油样油

13. 鉴别流行性脑脊髓膜炎和流行性乙型脑炎，具有很大意义的依据是（　　）
A. 意识障碍的出现和程度
B. 生理反射异常和出现病理反射
C. 皮肤淤点
D. 发病季节
E. 颅内压增高的程度

14. 确诊流脑最重要的依据是（　　）
A. 剧烈头痛、频繁呕吐、神志变化
B. 脑脊液压力升高及化脓性改变
C. 冬春季发病
D. 血或脑脊液检查阳性
E. 典型的脑膜刺激征

15. 关于淋病的确诊，下列哪项正确（　　）
A. 必须有尿道口溢脓
B. 涂片检查找到革兰氏阳性双球菌
C. 涂片检查阳性即可排除诊断
D. 细菌培养阳性即可确诊
E. 尿道炎

16. 下列关于梅毒的传播方式，错误的是（　　）
A. 梅毒患者是唯一的传染源
B. 性接触是主要的传染方式
C. 输血可传染梅毒
D. 接吻、哺乳不会传染
E. 可垂直传播

17. 临床上最常用哪个试验来辅助诊断尖锐湿疣（　　）
A. 组织病理
B. 醋酸白试验
C. HPV 分子生物检测
D. 血清抗体格检查测
E. 免疫荧光试验

18. 确诊艾滋病的依据是（　　）
A. 周围血常规淋巴细胞减少

B. 血清艾滋病毒抗体阳性，病毒分离阳性

C. 咽拭子涂片检查

D. 血培养阳性

E. 做分泌物培养

19. 艾滋病最重要的预防措施是（　　）

A. 治疗和隔离患者

B. 治疗和隔离无症状的病毒携带者

C. 切断传播途径

D. 对高危人群进行人工主动免疫

E. 对接触者采用人工被动免疫

20. 患人感染禽流感，可选用的抗病毒药物不包括下列哪项（　　）

A. 奥司他韦　　B. 扎那米韦

C. 帕拉米韦　　D. 阿比多尔

E. 金刚烷胺

21. 感染者预后较差的人感染禽流感病毒不包括（　　）

A. H5N1　　B. H5N6

C. H7N9　　D. H10N8

E. H3N8

（吴红侠　李茂良）

参考文献

陈教平，汪建平，赵继宗，2018. 外科学 [M]. 9 版 . 北京：人民卫生出版社 .

催焱，仰曙芬，2017. 儿科护理学 [M]. 6 版 . 北京：人民卫生出版社 .

葛均波，徐永健，王辰，2018. 内科学 [M]. 9 版 . 北京：人民卫生出版社 .

贺平泽，张丽华，2024. 病理学基础 [M]. 5 版 . 北京：科学出版社 .

李兰娟，任红，2018. 传染病学 [M]. 9 版 . 北京：人民卫生出版社 .

万学红，卢雪峰，2018. 诊断学 [M]. 9 版 . 北京：人民卫生出版社 .

王卫平，孙锟，常立文，2018. 儿科学 [M]. 9 版 . 北京：人民卫生出版社 .

吴红侠，2021. 疾病概要 [M]. 3 版 . 北京：科学出版社 .

席淑新，肖惠明，2021. 眼耳鼻咽喉科护理学 [M]. 5 版 . 北京：人民卫生出版社 .

谢幸，孔北华，段涛，2018. 妇产科学 [M]. 9 版 . 北京：人民卫生出版社 .

自测题参考答案

第 1 章

1. D　2. A　3. B　4. D　5. E　6. E　7. C　8. B　9. B　10. A　11. A　12. B　13. C　14. C

第 2 章

1. A　2. C

第 3 章

1. A　2. A　3. E　4. A　5. D　6. B

第 4 章

1. A　2. E　3. B　4. C　5. C　6. D　7. D　8. B

第 5 章

1. C　2. A　3. C　4. E　5. A　6. C

第 6 章

1. C　2. A　3. A　4. B　5. B　6. A　7. C　8. A　9. A

第 7 章

1. D　2. A　3. A　4. B　5. E　6. B　7. E　8. A　9. C　10. D　11. C　12. D　13. D

第 8 章

1. C　2. B　3. A　4. C　5. C　6. A　7. B　8. E　9. C　10. A　11. E　12. D

第 9 章

1. B　2. A　3. A　4. A　5. B　6. A　7. C　8. B

第 10 章

1. D　2. E　3. E　4. E　5. B　6. C　7. C

第 11 章

1. A　2. D　3. B　4. D　5. D　6. A　7. C　8. E　9. D　10. B

第 12 章

1. B　2. B　3. C　4. B　5. E　6. A

第 13 章

1. D　2. E　3. B　4. B　5. E

第 14 章

1. D　2. C　3. D　4. C　5. A　6. B　7. A　8. B　9. D　10. A

第 15 章

1. D　2. C　3. C　4. D　5. A　6. C

第 16 章

1. C　2. E　3. E　4. E　5. A　6. A　7. E

第 17 章

1. A　2. D　3. A　4. C　5. C　6. B　7. A　8. C

第 18 章

1. D　2. E　3. C　4. D　5. C　6. E　7. A　8. E　9. E　10. E　11. C　12. E　13. A　14. E　15. A　16. E　17. E

第 19 章

1. E　2. C　3. C　4. A　5. A　6. A　7. A

第 20 章

1. E　2. A　3. D　4. C　5. D　6. C　7. C　8. A

第 21 章

1. E　2. C　3. C　4. B

第 22 章

1. A　2. D　3. B　4. B　5. E　6. B

第 23 章

1. C　2. B　3. E　4. B　5. E

第 24 章

1. D　2. A　3. D　4. B　5. B　6. A

第 25 章

1. D　2. A　3. B　4. C

第 26 章

1. E　2. C　3. C　4. D

第 27 章

1. C　2. E　3. B　4. B　5. E

第 28 章

1. E　2. E　3. A　4. B　5. B　6. E

第 29 章

1. C　2. D　3. C　4. C　5. E　6. C

第 30 章

1. C　2. B　3. E　4. D

第 31 章

1. C　2. E　3. A　4. C　5. C　6. C　7. D
8. A　9. D　10. A　11. C　12. D　13. B

第 32 章

1. A　2. C　3. A　4. D　5. C

第 33 章

1. C　2. A　3. A　4. D　5. C　6. D

第 34 章

1. C　2. E　3. A　4. C　5. B

第 35 章

1. B　2. E　3. C　4. C

第 36 章

1. B　2. C　3. E　4. D　5. D　6. C　7. C
8. D　9. A　10. C　11. E　12. C　13. D
14. D　15. D　16. D　17. B　18. B　19. C
20. E　21. E